『十五』国家古籍整理重点图书

主编◎ 盛维忠

陈自明

医学全书

唐宋金元名医全书大成

总主编◎ 胡国臣

中国中医药出版社

图书在版编目（CIP）数据

陈自明医学全书/盛维忠主编. —2 版. —北京：中国中医药出版社，2015.2
（唐宋金元名医全书大成）
ISBN 978 - 7 - 5132 - 2320 - 1

Ⅰ. ①陈…　Ⅱ. ①盛…　Ⅲ. ①中国医药学 - 古籍 - 中国 - 南宋
Ⅳ. ①R2 - 52

中国版本图书馆 CIP 数据核字（2015）第 013715 号

中 国 中 医 药 出 版 社 出 版
北京市朝阳区北三环东路 28 号易亨大厦 16 层
邮政编码　100013
传真　010 64405750
山东临沂新华印刷物流集团有限责任公司印刷
各地新华书店经销
*
开本 787×1092　1/16　印张 24　字数 518 千字
2015 年 2 月第 2 版　　2015 年 2 月第 1 次印刷
书　号　ISBN 978 - 7 - 5132 - 2320 - 1
*
定价　70.00 元
网址　www. cptcm. com

陈自明医学全书编委会

主　编　盛维忠

副主编　顾　漫

编　者　（以姓氏笔画为序）

王　彤　王亚芬　王治华

李洪晓　杨　莉　黄齐霞

董书平

前　言

　　《唐宋金元名医全书大成》是集唐宋金元4个朝代22位著名医学家医学著作而成的丛书。唐宋金元时期是中国封建社会发展中的鼎盛时期，国家统一，经济繁荣，科学文化发展迅猛，中医药学也同时得到巨大的发展。在继承古代医学成就的基础上，学术争鸣，新的学派不断涌现，使中医药学特别是在方剂学及临床各科都有长足的发展，为后世中医药学的发展奠定了坚实的基础，并做出了巨大贡献。

　　唐宋金元时期是继承与发扬中医药学的最佳时期，呈现出一派继承不泥古、发扬不离宗的空前学术繁荣景象。学术的争鸣，学派的创立，有力地推动了中医药学的迅猛发展。一是伤寒学派：以研究张仲景的《伤寒论》为指归，各自从不同角度用不同方法进行研究和发挥。如唐代医家孙思邈创制了"方证同条，比类相附"的研究方法，以揭示六经辨证的规律，更重视太阳病桂枝、麻黄、青龙三法的运用；朱肱重视经络的作用，著《南阳活人书》，称曰："治伤寒须先识经络，不识经络，触途冥行，不知邪气之所在。"其又重视病与证的鉴别诊断，同时强调脉与证合参以辨阴阳表里；庞安时曾著《伤寒总病论》，强调冬伤于寒杀厉之气，即发病为伤寒，春发为温病，夏发为暑病，长夏发为湿病，于八节可为中风，又强调人的体质强弱、宿病之寒热、地域之高低南北、气候季节等对伤寒发病与转归的影响；许叔微对《伤寒论》的八纲辨证最有研究，著有《伤寒百证歌》《伤寒发微论》《伤寒九十论》等；成无己是注解《伤寒论》的第一家，著有《注解伤寒论》《伤寒明理论》，其注释以经释论，重视对伤寒症状的鉴别，其于定体、分形、析证、明理，颇有独到见解。综上诸家对伤寒学的研究，对外感热病的辨证论治体系的发展，具有深远的影响。二是寒凉学派：以刘完素为代表强调"六气皆能化火"，治病善用寒凉，促进了病机学说的发展，著有《素问玄机原病式》《医方精要宣明论》《三消论》等，为攻邪派及养阴派学说的形成奠定了基础。三是补土学派：是以李东垣为代表，师承了张元素的脏腑辨证学说，专注脾胃的研究，创立了著名的"脾胃内伤，百病由生"的理论，提出了升阳泻火、甘温除热之法，创立了补中益气汤、升阳益胃汤等名方；其弟子王好古在其学术思想的基础上又提出了阴证学说，罗天益又揭示了脾胃与其他四脏以及营卫津液的关系，并重视三焦分治。这都丰富了中医学的脏腑学说，推动了脏腑病机、辨证治疗的发展。四是攻邪学派：以张子和为代表,强调邪留则正伤,邪去则正安之理,治病以攻击病邪为首任,提出了汗、吐、下三法,充实和发展了中医辨证论治体系。五是滋阴学派:以朱丹溪为代表,强调"阳常有余,阴常不足"论,治疗以滋阴降火为主,强调保存阴气对人体健康的重要意义,其"相火论"成为后来温补学派诸家论命门之火的理论依据。

方剂学在唐宋金元时期得到了空前的发展,官修民著纷纷面世,是方剂学发展史上内容最为丰富,观点最为新颖,理论最为系统的时期。尤其是唐代著名医学家孙思邈的巨著——《备急千金要方》凡三十卷,计233门,收载方剂约5300首,广泛搜集和保存了前代医家的大量方剂及当时流传于民间的许多有效良方;而其后的《千金翼方》中又有不少补充,使许多名方得以流传后世。宋代林亿赞之为:"上极文字之初,下迄有隋之世,或经或方,无不采摭,集诸家之秘要,去众说之所未至……厚德过于千金,遗法传于百代。"还有唐代王焘所著的《外台秘要》,凡四十卷,计1104门,其资料丰富,条理分明,方法严谨,体例统一,对所引用理论,以及6000余首医方等都一一注明原始出处和来源等,并注明校勘正误,唐以前医方赖《外台秘要》得以保存者甚多。宋代则出现了国家官修的大型方书,有《太平圣惠方》,全书为一百卷,1670门,收方16834首,为现存的第一部国家官修的方书。还有《圣济总录》《太平惠民和剂局方》。同时这一时期医家方书辈出,有陈无择的《三因极一病证方论》,载方1500余首,按"三因"和病证归类,强调了审证求因而施治。钱乙在《小儿药证直诀》一书中化裁和创制了许多治疗小儿疾病的新方。严用和强调不能概以古方治今病,结合自己30余年的临床经验将古人有效方剂总结而著成《济生方》《济生续方》,载方450首。许叔微的《普济本事方》选方300余首。金元四大家的学术思想更丰富了方剂学的内容,如刘完素创制具寒凉派特色的代表方剂桂苓甘露饮、益元散等;张子和创制的具有攻下特点的代表方剂三圣散、禹功散等;李东垣创制的具有补土派特点的代表方剂补中益气汤、升阳益胃汤等;朱丹溪创制的具有滋阴派特色的代表方剂大补阴丸、虎潜丸等,至今仍是临床医生常用的治疗方剂。总之,这一时期的方书为后世方剂学的发展作出了巨大的贡献。

妇科学在唐代得到了长足的发展,特别是孙思邈所著《备急千金要方》,把妇产一门列入卷首,并强调妇科必须另立一科的必要性,其曰:"妇人之别有方者,以其胎妊、生产、崩伤之异故也,是以妇人之病,比之男子十倍难疗……所以别立方也。"并以540余首方药对求子、妊娠、产难、胞衣不出、月经、带下、杂病等证候予以治疗。同时对难产、产后护理也作了精辟论述。宋代产科已发展为在太医局设置的九科中的独立专科,同时妇产科专著不断面世,尤其是陈自明的《妇人大全良方》,为当时妇产科的代表作。全书分8门,总260余论,系统论述了调经、众疾、求嗣、胎教、妊娠、坐月、难产、产后等病证的病因与治疗。对妇产科的发展影响颇大。金元四大家对妇产科各有独到之处，如刘河间对女子"不月"之治疗，提出"先泻心火，血自下也"。其还十分重视女性不同年龄阶段的生理特点，并强调肾、肝、脾三脏的作用，对当今研究女性青春、育龄、更年期都具有十分重要的意义。张子和对妇人精血不足，认为"当补之以食，大忌有毒之药，偏盛而成夭阏"。李东垣治妇科经、带疾病，以补脾益气、升阳摄血、升阳除湿等法，收效卓著。朱丹溪对妇科病强调"滋阴降火"，反对滥用辛热，对胎前病提出"清热养血"法，以黄芩、白术为安胎圣药，至今对临床仍具有指导意义。

儿科学的独立发展，始于晋唐而盛于宋。唐宋时期儿科已为独立之科，称为少小科或小方脉科。唐·孙思邈在《备急千金要方》中载有儿科用方320首，并强调胎教、胎养。王焘的《外台秘要》中，"小儿诸疾"专卷，分86门，着重论述了小儿初生调护、喂养、保育以及惊悸、夜啼、中风、咳嗽、天行、伤寒等，载方400首。宋时专著日益增多，特别是北宋儿科专家钱乙，在《小儿药证直诀》中，明析儿科生理病理特点，发展了儿科诊断方法，确立儿科五脏辨证纲领。南宋刘昉的《幼幼新书》是现存的宋代儿科巨著，全书40卷，包括病源形色、禀受诸病、惊风急慢、斑疹麻痘以及眼目耳鼻、口唇、齿诸条，对痈疽、外伤尤为重视。金元四大家对儿科亦有不同创见，丰富了儿科内容。

外科学在唐宋金元时期有了很大发展，有多家专著或方论，但主要是陈自明的《外科精要》，强调外疡的整体疗法，创托里排脓诸方至今仍为医家所宗。及朱丹溪的《外科精要发挥》，特别是危亦林的《世医得效方》中，有关外科方面的内容非常丰富，其中有关正骨的篇章，可谓当代比较成熟的创伤外科学。

骨伤科学在唐宋金元时期的发展，集中反映在唐·蔺道人的《理伤续断方》中，特别是元代危亦林的《世医得效方》，其在《正骨兼金镞》里，充分反映了元代骨伤科的治疗水平，其对治疗损伤骨关节，要用草乌散使之"麻倒不识痛，或用刀割开，或用剪剪去骨锋者，以手整顿骨节归原……或用凿凿开取出，后用盐汤或盐水与服立醒。"并强调"服后麻不倒，可加曼陀罗花……若其人如酒醉，即不可加药。"在骨折的诊断技术和闭合复位手法上，其对关节脱白的复位方面，除一般关节复位外，特别对髋关节脱白创造性地提出了悬吊复位法。其最为突出的贡献为脊柱骨折悬吊复位法，这一创见在世界骨伤科学史上也是罕见的。

在这一时期，其他临床各科也都有所发展，特别是在养生学方面，有很多论述，尤其是孙思邈，不但在其著作中有很多有关养生的论述及养生方法，而且自己就活到了百岁以上。

唐宋金元时期是中医药学发展的昌盛时期,是中医药学派创立的关键时期,为后世中医药学发展奠定了坚实基础。为了让后人了解唐宋金元名医的成长过程,以及各位医家的学术思想,特编撰了《唐宋金元名医全书大成》。

全书共收录了 22 位医家,集成 20 册医学全书(钱乙、刘昉两位医家为一册,庞安时、朱肱两位医家为一册),其中唐代 3 位医家,两宋时期 9 位医家,金元时期 10 位医家。收录原则:收入医家的全部存世著作;对该医家有争议的著作,当考镜源流,分辨正伪,尽量做到正本清源;在正本清源的基础上,对其弟子收集其遗论整理而成又确能反映其学术思想的亦可收入。

本书为国家新闻出版总署"十五"重点规划图书之一,在编写和论证过程中得到了国家中医药管理局李振吉副局长、洪净副司长,中国中医研究院医史文献研究所马继兴教授、余瀛鳌教授、李经纬教授,上海中医药大学严世芸教授,北京中医药大学鲁兆麟教授的指导帮助,在此表示衷心感谢。

本书由于作者较多,工程量较大,不足之处在所难免,望各位专家及读者多多指教。

《唐宋金元名医全书大成》编委会

校注说明

　　《陈自明医学全书》共收录《妇人大全良方》、《外科精要》及《管见大全良方》三种。此次整理，在版本上作了精选，在排版上作了调整。今就校注中的有关问题分述如下：

　　一、版本选择

　　1.《妇人大全良方》，以元·勤有书堂刻本为底本；以明·正德年间刻本（简称"正德本"）为第一校本；以清·《四库全书》本（简称"四库本"）为第二校本；以明·正统年间刻本（简称"正统本"）为参校本。

　　2.《外科精要》，以日本宽政年间（1797年）津轻健寿校订本为底本；以建国后排印本《医方类聚》本（简称"类聚本"）为主校本；以明刻《薛氏医案二十四种·外科精要》本（简称"薛氏本"）为参校本。

　　3.《管见大全良方》，以清代抄本为底本。此书长19.5厘米，宽13.5厘米，正文每页11行，每行20字。以建国后排印本《医方类聚》本为主校本；以清·《续知不足斋丛书·太平惠民和剂局方》本（简称"《局方》本"）为参校本。

　　二、校注凡例

　　1. 版式一律改为简体字横排。

　　2. 因版式变更，原书中"右"、"左"方向性词，一律改为"上"、"下"，不出校注。

　　3. 对原书中所引前人方剂，凡剂量、炮制法、原用法有出入处一般不作更动，以保持原貌。必要时出注说明。

　　4. 对底本中明显的错字、异体字、假借字予以径改，不作校注。

　　5. 凡底本有脱、讹、衍、倒之处，均出注说明。

　　6. 底本与校本不同，若底本文意可通，则原文不动，不作校注；若校本有参考价值，则原文不动，出注说明。

　　7. 凡目录与正文标题不符处，参照各本或正文内容予以统一，不出校注。

　　8. 个别生僻字句，出注诠释。

盛维忠

2004年5月

总 目 录

妇人大全良方

宋·陈自明 撰

目　录

妇人大全良方①

---

① 本书又名《妇人良方》。其各种版本目录不尽相同，此处编目主要参考四库本。底本有误者，据此改之。

② 凡十方：正文只载九方。书中方数与目录方数不符屡有所见，为保持原貌，均不改动。（后略）

《妇人良方》原序

世之医者，于妇人一科，有《专治妇人方》，有《产宝方》。治以"专"言，何专攻也；方以"宝"言，爱重之也。盖医之术难，医妇人尤难，医产中数体则又险而难。彼其所谓《专治》者、《产宝者》，非不可用也。纲领散漫而无统，节目谆略而未备。医者尽于简易，不能深求遍览。有才进一方不效，辄束手者；有无方可据，揣摩臆度者；有富贵家鄙药贱，而不服者；有贫乏人惮药贵，而无可得服者；有医之贪利以贱代贵，失其正方者。古云：看方三年，无病可治；治病三季，无药可疗。又云：世无难治之病，有不善治之医；药无难代之品，有不善代之人。此之谓也。

仆三世学医，家藏医书若干卷。既又遍行东南，所至必尽索方书以观。暇时闭关净室，翻阅涵泳，究极未合，采撷诸家之善，附以家传经验方，秤而成编。始自调经，讫于产后，凡八门，门数十余体，总二百六十余论。论后有药，药不惟其贵贱，惟其效。纲领节目，灿然可观。庶几病者随索随见，随试随愈。

仆于此编，非敢求异昔人也，盖亦补其偏而会其全，聚于散而敛于约，期更无憾云。愚者千虑，必有一得。君子毋以人废言。

时嘉熙元年八月良日建康府明道书院医谕 临川陈自明良父序。

辨识修制药物法度

　　凡药有宜火、宜酒者，有用子、用皮者，有去子、去皮者，有去苗、芦者，有别研入药者，有煎成汤去滓后入者，若此之类，各各不同。今备于前，无复更注于逐方之下。

　　辰砂（如镜面粉，旋者为上）　雄黄（如鸡冠，通明者为上）　雌黄（无夹石者为上）　石硫黄（如鹅儿黄色为上，赤者名石亭脂）　伏龙肝（正对釜月下土是也）　太阴玄精石

　　以上并研，令极细如面，无声为妙。

　　禹余粮　代赭石　磁石（极细者妙）　自然铜　紫石英（有紫色如箭簇者为上）　云母石　太乙余粮

　　以上并用火煅，令通赤，醋淬，如此七次或十次，方可研令极细如面，或用水飞尤妙。

　　赤石脂　白石脂　阳起石（有云头雨脚，轻松如狼牙者，产于此地方可用。若是铺茸苗角者不可用。以上并用火煅，一出时研如面，或有生用者）　青礞石（每一两用硝石二两，入银锅子内煅一日一夜，自然解散。研为面，仍用水飞为妙）　梁上尘（炒令烟尽，研如粉）　绛矾　青矾（并生研细）　白矾（枯过，亦有生用者）　石膏（如无真者，以方解石代之。凡诸石入汤，并碎以绵裹）　滑石（出桂府者，明白而坚者方可用。若赤色而暗者，是吉州所产。色黑者名厮石，皆不可用）

　　苏合香油（先用生布绞去滓，秤，却用炼熟蜜解开用）　竹茹（轻轻刮淡竹皮是也）

　　桑寄生（仆随仓使吴常丞寓广州方识此物。枝梗类木，其叶如柘，对节而生，根侵入树柯上

而生，度冬不凋，夏生小花，用之果有奇效。锉细用）　木通（有川木通，有钱子木通，即挈藤者为正。今之所用者力浅，但得随众，宜去皮节，细切）　罂粟壳（去须、蒂、筋膜，净洗，蜜水淹一宿，炒令焦黄）　阿魏（以面搜和成饼，炙黄用）　葛根（当用家葛，切片晒干用。今人多取于铺家者，乃野葛也，有大毒，能动胎气。多见医者赎铺家现成升麻葛根汤，孕妇服之动了胎孕。小儿药中亦不宜用）

　　麻黄（拣小者为上，去根节。若以止汗用根节，用水煮，去黄沫，焙干。不尔，令人发烦躁）　人参（拣色黄明莹，里面有泽而不油者为上。《本草》云：不去芦则吐。人仍煎煮，喜河水）　北细辛（拣直而极细，味辛辣如川椒者为上）　地榆　威灵仙　柴胡　前胡　羌活　独活（宜用紫色，言有蚕头、节稀者为上。王子亨云：独活乃是极大羌活。自是有日如鬼眼状。寻常白色者乃是老宿前胡，谨不可用。《本草经》云：二物同一类。今人以紫色节密者为羌活，黄色作块者为独活。又云：独活即羌活母类也。疗风宜用独活，兼水宜用羌活）

　　白薇　紫菀（取茸芦如北细辛者良，以牢山出者为上，沂、兖次之。郓以东，市上皆有之，形色、气味皆与《神农本经》唐注、日华子相应，此药肺病最为急需。今京师所有，皆车前草、旋覆花根以赤土染之。又味咸，大抵咸走血，又能热中腹，利小便。且肺病本因亡津液而得之，今又服走津液药，为害滋甚，医者宜思之）　秦艽　茜根　藁本　升麻　漏芦　防风（拣软而里面有泽，芦似蚕头者为上，去叉、股、芦）　桔梗（今人多以荠苊为之。要拣味苦、肥白者为上，或生或炒皆有用）

　　以上并洗，去苗、芦，细切、晒干，秤用。

木香（拣如朽骨，气味辛辣甚者为上。近时川人采南云根以乱真，其性大寒，利大小便。《本草》谓之青木香；《证类》谓之独行根。又云土青木香，不堪入药。凡方书云当用青木香者，皆当用南木香）　沉香（种类不一，惟色黄而沉者为上）　丁香　檀香　白芷　官桂（愈嫩则愈厚，愈老则愈薄。仍用紫色紧卷者，去皮至有油处，别为末用）　藿香　荆芥　薄荷　紫苏

诸香药并不可见火，或急用，宜多纸裹怀燥用。

北艾（先去梗，焙燥碾烂，以马尾罗隔去灰末，只留黄。先秤分量，却用糯米粉打糊捏成饼子，炙黄用。或以酒炒亦可）　败酱（即今之苦苬也）　喝起草（即苍耳也）　泽兰叶　紫苏　藿香　荆芥　薄荷　香薷（音柔）　柏叶　茵芋　大青　莽草　樗枝　庵蕳　石楠叶　石韦（去毛）　枇杷叶（先用温水浸，刷去毛，却用姜汁炙）

以上并去梗取叶，以纱隔去尘土。惟紫苏、藿香饮药中宜兼嫩梗，大能下气。

黄连（宜拣大而似鹰爪者尤佳）　石菖蒲（一寸九节者佳。此种类甚多，取生于石上，叶有剑脊者真，无剑脊者名溪荪，生于泥中者名昌阳，可解巴豆毒。二味并去须，细切）　舶上茴香　北茴香　胡芦巴（酒炒）　破故纸　蛇床子　薏苡仁　紫苏子（除是自种自取方是真者，可以伐病。虽云细而香者是真，今人多采野苏子以乱其真。其子亦小，却以真苏叶捼令香，更不可辨）　庵蕳子　葶苈子（甜者，拣细而脆者真。要分甜苦）　黑牵牛（亦有半生半炒）　牛蒡子　芫花（醋浸过，炒令黄色，去梗）

以上并隔纸炒香。

五味子（色黑内有羊肾形佳。入补药中宜炒用，入嗽药中宜生用）　木鳖子（去壳切，以麸炒）　巴豆（川中来者似菘子而差小者为上。去壳及皮，必用皮纸裹打去油，如此者三五次油方尽。或有不去油者）　车前子　菟丝子（二味先用温水淘洗，去泥砂，控干，以好酒浸四五日，蒸四五次，研令极烂，捏成饼子，焙干，方可为末）　香附子　金毛狗脊　骨碎补（并细切，炒令黄色，舂擦去毛令尽方秤）　石斛（拣色黄如金，大者。去根皮，细切，用好酒浸一宿，蒸一炊久，慢火炒燥，秤用）　卷柏　甘松（并洗，去根土用）　肉苁蓉（拣肥而肥，有鳞甲分明者，乃其端有心者方真。有盐霜者不用）　当归（拣如马尾，重半两以上，气香味甜者为上。微妙）　川牛膝（拣如鼠尾，软而甜者为上）

并去芦，酒浸半日，不可太过，久则失味。洗净，慢火焙干，切，方秤分两。

五加皮　桂心（补药用厚者，发散用薄者）　海桐皮　黄柏皮　杨梅皮　白鲜皮　杜仲　厚朴　桑白皮（或炙炒。今人多以橘树根皮为伪，最要仔细辨）

并削去粗皮，细切方用。惟杜仲、厚朴，每一斤用生姜一斤研取自然汁，罨一宿，次日炒令黄色。

甜瓜子　瓜蒌子　冬瓜仁（去皮）　杏仁　桃仁　郁李仁（并先去尖、双仁，却用水煮一二沸，去皮，以麦麸炒黄，秤用）　酸枣仁（去皮，炒香用）　柏子仁（拣去壳，别炒、研用）　皂角（去皮弦子，酥炙）　川椒（拣色红而口白，辛香者为上。去棱目及闭口者，然后慢火炒令色变，以纸乘于地上，碗覆出汗为度）　山栀（小者佳，一名越桃）　缩砂　白豆蔻　益智　草果（并去皮，取仁秤）　槟榔（如鸡心者佳）　大腹子（二味生用）　肉豆蔻（三味面裹炮，令面黄为度）　山茱萸　诃子（炮去核，取肉秤。双核者名诃黎勒，独核名诃子）　川楝子（蒸，去皮核，炒秤）　大黄（湿纸裹煨令香熟。亦有酒洗、生用）　三棱（亦有以红蒲根为伪者）　蓬莪术（二味并用湿纸裹，炮令香软，细切。或更用酽醋浸半日用）　郁金　狼毒　紫河车（三味并洗、切、焙）　神曲　半

夏曲　麦芽　谷芽（并捣碎、炒黄用）　白姜（出大通池州者尤佳）　天雄（重两半以上，有象眼者佳）　附子（拣圆而坚实者为上）　草乌　川乌（重七八钱，如鹅脑者为上）

五味并用灰火炮裂，去皮、尖、脐用。

天南星（重一两者佳，忌用虎掌。炮去皮，或以白矾水浸一二宿）　吴茱萸（去枝叶）　半夏

二味并用，汤泡七次。

半夏曲（以洗过半夏为末，以生姜自然汁捏为饼子，炙黄用）　生地黄（洗，焙干，秤。亦用研取自然汁）　熟地黄（温水净洗，焙干，却以好酒发湿，却用巾子乘于甑上蒸，再用酒洒，九蒸九爆，焙燥秤。地黄生者平宣，熟者温补。虚人须补药，当用熟。《本草》云：男子宜用熟者，女子宜用生者）　滴乳香（用蚌粉略炒，挂窗孔中风干，研）　延胡索（去根皮）　贝母（去心，姜浸一宿）　山药　川芎　芍药　知母　续断（川中来者，色赤而瘦者佳）　小蓟根（以上略洗、细切，慢火焙干用）　巴戟（拣紫色者为上，水浸软）　牡丹皮　枸杞根（即地骨皮也。初虞世云：此药至贱，都下并无真者。大抵都人虽一贱亦作伪）　石莲　乌药（洪州者为上）　麦门冬　天门冬（略用水浸软。此二门冬去心、子，火上焙热，即当风凉之。如此不过三四次即易干，仍不损药力。它药并宜如此）　远志（泔浸一宿）　黄芩（一名枯肠草，刮去朽者）

以上有心者并捶去心，只取肉焙干秤用。

青橘皮　橘皮（取多年拣小而红者佳；若大而黄者，柑皮也，恐不堪入药。大治产后肌浮。雷公云：产后肌浮，柑皮酒服者此也）

二味用温水洗净，却于砂盆内磨去白，焙干秤。

枳壳（拣小而实者为上，去穰，麸炒黄用。《本草》有枳实一条。王子亨云：此物本名曰枳，凡草木有花必有实。夫枳壳即枳实之类也）　茯苓（补药宜用白色，利水药宜赤色。坚者佳）　茯神（去木用，色白者为上）　猪苓（水浸软）

以上三味，并去黑皮，细切、焙燥秤。

苍术（取茅山者为上，米泔浸二三宿，打洗去皮，切、焙）　白术（拣白而肥者，方是浙术；瘦而皮黄色者，出幕阜山，力弱不堪用。油者去之）

二术并去芦，切细、焙干，却以麦麸炒令黄燥用。

甘草（炙黄）　黄芪（拣如箭竿，直而甜者佳。去叉芦，锉令长四五寸，捶扁，以蜜水或盐水浸透，炙令酥脆者为上）　甘菊花（取自栽可以烹茶者，俟花未开者采之佳）　旋覆花　鹤虱

诸花并去萼、蒂。

血余（皂角水洗尽，烧存性）　童子小便（夏月要入薄荷浸之，方免臭坏）　龙齿　龙骨（并拣有布纹者佳。色白为上，五色者次之，黑者为下。火煅通赤，以乳钵炙令极细，不可犯铁器。或有生用者）　虎头骨　虎脊骨　天灵盖　虎前胫骨　龟甲　鳖头　鹿茸（拣嫩而有血色者佳。大者为麋茸，小者为鹿茸。冬至日麋角解，夏至日鹿角解。麋得阳而角解，所以利补阳；鹿得阴而角解，是以利补阴。麋茸性热，鹿茸性温。并洗，撩去毛，涂酥、炙令黄脆。无酥，以好酒浸炙）

并用酥炙黄用。

紫梢花（即湖泽中鱼生卵于竹木之上，如糖澈状者是，去木用之）　鹿角胶　阿胶（拣明亮者为上。阿胶不必须东平，自为之甚佳。补虚用牛皮胶，治风用驴皮胶。东平皆京师伪胶，杂以马皮，并故鞍鞯、鞋底之类，其恶为甚）

二味并细切，以蚌粉炒燥如珠方用。

桑螵蛸（去木，涂酥、炙黄，或以酒炒亦可）　真珠母（取未钻者研令极细）　玳瑁

（宜生用） 犀角（有竹纹者色黑为上） 羚羊角（有马鞭节，仍有柄煅痕者佳）

诸角宜用马齧先镑取屑，怀燥为末，方可入药。

牡蛎（取左顾者佳。用盐泥固济煅用） 地龙（以生布袋盛，捶出沙土，只取皮秤） 乌贼骨（一名海螵蛸，去壳用） 僵蚕（去嘴，切，炒令丝尽） 穿山甲（又名鲮鲤甲。去大皮，细切、蛤粉炒燥用） 水蛭（伪者，以血调面为之，宜仔细辨认，以盐炒黄） 虻虫 蚖青 红娘子 斑蝥（并去头、翅、足，用糯米同炒，令米赤为度） 蜈蚣（去头、足，炙黄用） 全蝎（去毒，略炒） 蛇蜕（拣全而头向下者为妙，烧存性用。亦有缠于青竹上，炙黄焦用） 蝉蜕（温水洗去土石，仍去前足） 石蜥蜴 蛤蚧（并酒炙用）

乌蛇（拣尾小穿得一百二十钱者，仍眼如活者为上） 白花蛇（拣眼如活者，尾端有佛指甲，腹两边有念珠斑者为上）

二蛇并用酒浸一二百宿，去皮骨，取肉炙香用，仍经久不蛀。

晚蚕沙（炒） 鳖甲（拣大而有九肋生者尤佳。先用淡醋煮去裙，却用酽醋炙令黄脆为妙） 五灵脂（拣似鼠屎者为上，似砂糖者次之。先以水浸，淘去沙土，日干碎之，亦有炒用） 干漆（碎之，炒令烟尽） 猪羊肾及肝（并去脂膜，仍不可经水） 鲤鱼鳞 獖猪左悬蹄甲 猬皮 露蜂房 牛角䚡 蚕蜕

并用火烧存性，研为细末用。

鹿角霜（研细用） 麝香（拣味辣者真，名生麝。亦有用当门子者。研极细用） 獭肝（炙干用）

并用研细为末用。

莲蓬 荷叶 棕榈（为墨刷者妙）

用荷叶中心蒂者生用。

益母草（去根，阴干。今名大香，其子名茺蔚子） 鬼臼（去毛用） 鬼箭羽（去骨，取翎用） 五倍子（去心中灰虫） 麒麟竭 安息香（去砂石） 没药 乳香 琥珀

五味并细研。

卷　一

调　经　门

凡医妇人，先须调经，故以为初。

月经绪论第一

岐伯曰：女子七岁肾气盛，齿更发长，二七而天癸至，任脉通，太冲脉盛，月事以时下。天，谓天真之气降；癸，谓壬癸，水名，故云天癸也。然冲为血海，任主胞胎，肾气全盛，二脉流通，经血渐盈，应时而下。所以谓之月事者，平和之气，常以三旬一见，以像月盈则亏也。若遇经脉行时，最宜谨于将理。将理失宜，似产后一般受病，轻为宿疾，重可死矣。盖被惊则血气错乱，经脉斩然不行，逆于身则为血分、瘕癖等①疾。若其时劳力，则生虚热，变为疼痛之根。若恚怒则气逆，气逆则血逆，逆于腰腿，则遇经行时腰腿痛重，过期即安也。逆于头腹、心肺、背胁、手足之间，则遇经行时，其证亦然。若怒极则伤肝，而有眼晕、胁痛、呕血、瘰病、痈疡之病，加之经血渗漏于其间，遂成窍穴，淋沥无有已也。凡此之时，中风则病风，感冷则病冷，久而不愈，变证百出，不可言者。所谓犯时微若秋毫，感病重如山岳，可不畏哉！

精血篇第二齐·光禄大夫褚澄遗书

饮食五味，养髓、骨、肉、血、肌肤、毛发。男子为阳，阳中必有阴，阴中之数八，故一八而阳精升，二八而阳精溢。女子为阴，阴中必有阳，阳中之②数七，故一七而阴血升，二七而阴血溢。皆饮食五味之实秀也。方其升也，智虑开明，齿牙更始，发黄者黑，筋弱者强。暨其溢也，凡充身体、手足、耳目之余，虽针芥之历，无有不下。凡子形肖父母者，以其精血尝于父母之身，无所不历也。是以父一肢废，则子一肢不肖其父；母一目亏，则子一目不肖其母。然雌鸟牝兽无天癸而成胎，何也？鸟兽精血往来尾间也。精未通而御女以通其精，则五体有不满之处，异日有难状之疾。阴已痿而思色以降其精，则精不出而内败，小便道涩而为淋。精已耗而复竭之，则大小便道牵疼，愈疼则欲大小便，愈便则愈疼。女人天癸既至，逾十年无男子合，则不调。未逾十年，思男子合，亦不调。不调则旧血不出，新血误行或溃而入骨，或变而之肿，或虽合而难子。合男子多则沥枯、虚人；产乳众则血枯杀人。观其精血，思过半矣。

---

① 分、瘕癖等：底本此四字残，据正德本补。

② 中之：底本作"之中"，据正德本改。

《产宝方》序论第三

大率治病，先论其所主。男子调其气，女子调其血。气血，人之神也，不可不谨调护。然妇人以血为基本，气血宣行，其神自清。所谓血室，不蓄则气和。血凝结，则水火相刑。月水如期，谓之月信。不然血凝成孕，此乃调燮之常。其血不来，则因风热伤于经血，故血不通。或外感风寒，内受邪热，脾胃虚弱，不能饮食。食既不充，荣卫抑遏，肌肤黄燥，面无光泽，时发寒热，腹胀作痛，难于子息。子脏冷热，久而劳损，必挟带下，便多淋沥，忽致崩漏。经云：腹中如块，忽聚忽散，其病乃瘕。血涸不流而抟，腹胀，时作寒热，此乃成痕。或先后爽期，虽通而或多或寡，究病之源，盖本于此。

王子亨方论第四

论曰：经者常候，谓候其一身之阴阳愆伏，知其安危。故其来必以月，太过不及，皆为不调。过于阳则前期而来，过于阴则后时而至。其有乍多乍少，断绝不行，崩漏不止，亦由阴阳衰盛，寒热为邪，详说于下。

月水不调方论第五①

夫妇人月水不调者，由劳伤气血致体虚，风冷之气乘也。若风冷之气客于胞内，伤于冲任之脉，损手太阳、少阴之经。冲任之脉皆起于胞内，为经络之海。手太阳小肠之经、手少阴心之经也，此二

经为表里，主上为乳汁，下为月水。然则月水是经络之余，若冷热调和，则冲脉、任脉气盛，太阳、少阳所生之血宣流依时而下。若寒温乖适，经脉则虚。若有风冷，虚则乘之，邪搏于血，或寒或温，寒则血结，温则血消。故月水乍多乍少，故为不调也。

紫石英圆（出《本事方》）治妇人病。多是月经乍多乍少，或前或后，时发疼痛，医者一律呼为经病。不曾说是阴胜阳、是阳胜阴，所以服药少得效。盖阴气胜阳，则胞寒气冷，血不运行。经所谓天寒地冻，水凝成冰，故令乍少而在月后。若阳气胜阴，则血流散溢。经所谓天暑地热，经水沸溢，故令乍多而在月前。当知阴阳，调其气血，使不相胜，以平为福。

紫石英　禹余粮　人参　龙骨　川乌　官桂　桑寄生　杜仲　五味子　远志　泽泻　当归　石斛　苁蓉　干姜各一两　川椒　牡蛎　甘草各半两

上为细末，炼蜜圆如梧桐子大。每服三五十圆，空心米饮吞下。（《指迷方》同）。

加减吴茱萸汤　治冲任衰弱，月候愆期，或前或后，或崩漏不止，赤白带下，小腹急痛。每至经脉行时头眩，饮食减少，气满心忪，肌肤不泽，悉皆主之。出张氏方。

吴茱萸半两　麦门冬　干姜　白茯苓　牡丹皮　南木香　苦梗各三钱　甘草三钱半　当归半两　北细辛一钱半　防风　官桂各一分　半夏七钱

上㕮咀，每服四大钱。水一盏半，生姜五片，枣子一枚，煎至七分，去滓，空心温服。

治妇人室女经脉不调，脐腹冷痛，恶

心，腹常胀满，至晚则增。宜服小乌沉汤，吞下艾煎圆。（见《和剂局方》）

姜黄散 治血脏久冷，月水不调，脐腹刺痛。（出《专治妇人方》）

川姜黄（成片子者）四两 蓬莪术 红花 桂花 川芎各一两 延胡索 牡丹皮 当归各二两 白芍药三两

上为细末，每服一钱。水半盏，酒半盏，煎至七分，热服。

桃仁散 治妇人月水不调，或淋沥不断，断后复来，状如泻水，四体虚翕①，不能饮食，腹中坚痛，不可行动。月水或前或后，或经月不来，举体沉重，唯欲眠睡，多思酸物。

桃仁 粉草 半夏各一两 赤芍药 生地黄各三两 泽兰叶 川牛膝 当归 桂心 牡丹皮 人参 蒲黄 川芎各二两

上为粗末，每服五大钱。水盏半，姜三片。煎七分，空心，去滓温服。

月水不通方论第六

夫妇人月水不通者，由劳伤血气致令体虚，受风冷邪气客于胞内，伤损冲任之脉，并手太阳、少阴之经，致胞络内血绝不通故也。冲任之脉起于胞内，为经脉之海。手太阳小肠之经也，手少阴心之经也，此二经为表里，主上为乳汁，下为月水。风冷伤其经血，血性得温则宣流，得寒则涩闭。既为风冷所搏，血结于内，故令月水不通也。又云：肠中鸣则月水不来，病本在胃，胃气虚，不能消化水谷，使津液不生血气故也（所以《梅师方》单用厚朴，其理可见。再出《易简方》）。又云：醉以入房，则内气竭绝伤于肝，使月水衰少不来。所以尔者，肝藏于血，劳伤过度，

血气枯竭于内也。又先唾血及吐血、下血，谓之脱血，名曰血枯，亦月水不来也。所以尔者，津液减耗故也。但益津液，其经自下也。诊于肾脉微涩者，是月水不通也。又左手关后、尺内浮为阳绝，无膀胱脉也，月水则闭。又肝脉沉而急，隐之亦然。时小便难，苦头眩痛，腰背痛，足寒时疼，月水不来时，恐得之时有所堕坠也。月水不通，久则血结于内，生块变为血瘕，亦作血癥。血水相并，壅涩不通，脾胃虚弱，变为水肿也。所以然者，脾候身之肌肉，象于土，土主克消于水，水血既并，脾气衰弱，不能克消，故水气流溢，浸渍肌肉，故肿满也。

《产宝方》论

论曰：经脉不通日久，此非细事，实为沉病。若是室女经脉不通，初因贪食酸咸之物，遂致血脉干涸，变成劳疾。若因经脉正行，误食热面、生冷、房室，遂成此疾。腹内颗块，误认为胎，时日稍深，必见困笃。

《养生必用》论经病第七

初虞世云：女子十四天癸至，任脉通，月事以时下，故令有子。天癸者，物之自然。月者，以月至；经者，有常也。其来不可过与不及、多与少，反此皆谓之病。不行犹甚，百疾生焉。血既不能滋养百体，则发落面黄，身羸瘦。血虚则发热，故身多热。水不足则燥气燔，燥气燔则金受邪，金受邪则肺家嗽，嗽则为肺痈、肺痿必矣。医见经不行，则用虻虫、水蛭等行血药，见热则用除热诸寒药，实

① 四体虚翕（xī 吸）：四肢无力地抽搐。

出妄意。就中不行，以药行之，为害滋大。经水枯竭，则无以滋养，其能行乎？譬犹索万金于乞丐之人，虽捶楚并下，不可得也。但服以养气益血诸药，天癸自行。又有一种妇人盛实，月经瘀闭，利之则行。自有证候，学者宜审焉。

当归散　治血脉不通。

当归　川山甲（灰炒）　蒲黄各半两（炒）　辰砂一钱　麝香少许

上为细末研停，每服二钱。热酒调下。如不吃酒，薄荷、醋汤亦可。

琥珀散　治心膈迷闷，腹脏撮痛，气急气闷，月信不通等疾。

天台乌药二两　当归　莪术　各一两

上为细末，每服二钱。温酒调下，服后以食压之。大忌生冷、油腻等物。若产后诸疾，用炒姜、酒调下。（以上出《妇人经验方》）

《救急》疗妇人月经不调，或一月不来，或隔月不来，或多或少，脐下绞痛，面色痿黄，四体虚吸，羸瘦不能食方。

当归　川牛膝　牡丹皮　桃仁各一两半　大黄　芎䓖　土瓜①根　芍药　朴硝　桂心　蝱虫（去翅足，炒）　水蛭各半两（炒）

上吹咀，以水九升，煮取三升，分温五服。忌如常法。

疗月经不通，腹中痛。（见《产宝方》）

牛膝六分　大黄　桃仁（去皮尖、双仁，炒）　细辛各五分　川芎　当归各四分　水蛭三分（糯米炒黄）

上为末，炼蜜圆如梧桐子大。每服二十圆，空心温酒下。

治月水不通。（出《梅师方》，已试有验）

厚朴（姜汁炙香，细切）不以多少，浓煎去滓，空心温服。

治妇人经候不来数月，脐腹疼痛，或有一块上下相拄，饮食减少，腹满恶心，大便秘涩者，宜服《局方》北亭圆。用石菖蒲、马鞭草煎汤送下三四十圆，两服必通。

万病圆　治女人月经瘀闭，月候不来，绕脐寒疝痛彻，及产后血气不调，腹中生瘕，结而不散，及癥瘕等病。

干漆（杵碎，炒令大烟出，烟头青白，如此一时久）　牛膝（去苗，酒浸一宿，焙）各一两

上为末，以生地黄汁一升入二味药末，银石器内慢火熬，俟可圆，即圆如梧桐子大。空心米饮或温酒下二圆，日再。勿妄加，病去止药。

红花当归散　治妇人血脏虚竭，或积瘀血，经候不行或断续不定，时作腹痛，腰胯重疼，攻刺小腹紧硬，及室女月经不通，并宜服之。

红花　当归尾　紫葳　牛膝　甘草　苏木（捶碎，细锉）各二两　白芷　桂心各一两半　赤芍药九两　刘寄奴（去梗）五两

上为细末，空心热酒调三钱服，食前临卧再服。若血久不行，浓煎红花酒调下。孕妇休服。一名凌霄花散。

鳖甲圆　治妇人月经不调，肌肉黄瘁，胁下积气结硬，时发刺痛，渐成劳状。（出《博济方》）

鳖甲（去裙，醋炙）　桂心　三棱（醋煮，急炒）　牡丹皮　牛膝（去苗，炒）　诃子肉　琥珀　大黄（煨）　土瓜根　桃仁（去皮尖、双仁，麸炒）

上各等分，为细末，炼蜜圆如梧桐子大。煎桃仁汤送下十五圆。破血瘕、气块尤妙。

桃仁煎　治月水不调，阻滞不通。

---

① 瓜：底本此字不清，据四库本补。

（出《博济方》）

大黄（炮）　朴硝　桃仁（去皮尖、双仁，麸炒）各二两　虻虫一两（去足翅，炒黑用）

上为细末，用醋五升入银石器内慢火熬成膏，可圆，圆如梧桐子大。当日晚不须吃食，五更初以温酒吞下一圆。至明日午际，取下如赤豆汁，或似鸡肝、蛤蟆衣。其病下了，即一圆分作二服，未下再服，候鲜红即住服。仍以调气汤散补之。

室女月水不通方论第八

论曰：夫冲任之脉起于胞内，为经脉之海。手太阳小肠之经、手少阴心之经也，二经为表里。心主于血，上为乳汁，下为月水也。女子十四而天癸至，肾气全盛，冲任流通，经血既盈，应时而下，名之月水。常以三旬而一见，谓之平和也。若愆期者，由劳伤血气壅结，故令月水不通也。

治妇人、室女月候不通，疼痛或成血瘕。**通经圆**。

桂心　青皮　大黄（煨）　川椒　莪术　川乌（泡去皮）　干漆（碎之，炒令烟尽）　当归　桃仁（去皮尖、双仁，麸炒）　干姜各等分

上为细末，分为四份，用一份以米醋熬成膏，和余份药末成剂，臼中治之，圆如梧桐子大，晾干。每服二十圆，淡醋汤下至三十圆，温酒亦得，空心，食前服。治室女月水不通。（出《圣惠方》）

雄鼠屎一两，烧存性，为细末。空心，温酒调下一钱，神效。

室女经闭成劳方论第九

寇宗奭曰：夫人之生，以气血为本。人之病，未有不先伤其气血者。世有室女、童男，积想在心，思虑过当，多致劳损。男子则神色先散，女子则月水先闭，何以致然？盖忧愁思虑则伤心，心伤则血逆竭，血逆竭则神色先散而月水先闭也。火既受病，不能荣养其子，故不嗜食；脾既虚，则金气亏，故发嗽；嗽既作，水气绝，故四肢干；木气不充，故多怒，鬓发焦，筋痿。俟五脏传遍，故卒不能死者，然终死矣。此一种于劳中最难治。盖病起于五脏之中，无有已期，药力不可及也。若或自能改易心志，用药扶接，如此则可得九死一生。举此为例，其余诸劳，可按脉与证而治之。

张氏云：室女月水久不行，切不可用青蒿等凉药。医家多以为室女血热，故以凉药解之。殊不知血得热则行，冷则凝，《养生必用方》言之甚详，此说大有理，不可不知。

若经候微少，渐渐不通，手足骨肉烦疼，日渐羸瘦，渐生潮热，其脉微数，此由阴虚血弱，阳往乘之，少水不能灭盛火，火逼水涸，亡津液。当养血益阴，慎无以毒药通之，宜柏子仁圆、泽兰汤。

柏子仁圆

柏子仁（炒，别研）　牛膝　卷柏各半两　泽兰叶　续断各二两　熟地黄三两

上为细末，炼蜜圆如梧桐子大。空心，饮下三十圆。

泽兰汤

泽兰叶三两　当归　芍药各一两　甘草半两

上为粗末，每服五钱。水二盏，煎至一盏，去滓温服。

治室女荣卫不调，经候凝滞，或时头目昏闷，上膈积涎，肢体不利，五心虚烦，饮食进退，多困少力。**沉香鳖甲散**。（《博济方》）

沉香　甘草（炙）　槟榔各三分　木香一两　鳖甲一两半　常山　当归　柴胡　人参　半夏　桂心　生地黄　白茯苓　青皮　陈皮各一两

上为细末，每服二钱。水一盏，生姜三片，煎至七分，温服，空心，日三服。

金花散　治室女骨蒸热劳。

藿香　零陵香　延胡索　芍药　白芷　川芎　当归　桂心各一分　莲子心　晚蚕蛾各二分

上为细末，温酒调下一钱，日二服。

劫劳散　治心肾俱虚，劳嗽二三声，无疾。遇夜发热，热过即冷，时有盗汗，四肢倦怠，体劣黄瘦，饮食减少，夜卧恍惚，神气不宁，睡多异梦。此药能治微嗽有唾，唾中有红线，名曰肺痿。若上件疾不治，便成羸劣之疾。

白芍药六两　绵黄芪　甘草　人参　当归　半夏　白茯苓　熟地黄　五味子　阿胶各二两（炒）

上吹咀，每服三大钱。水盏半，生姜十二片，枣三个，煎至九分，无时温服，日进三服。

陈总领曰华云：乡人杨元鼎女及笄，病证甚危，一岁之间百药俱试，无有效者。亦尝从余求治法，无有应之者。偶遇名医得此方，只一料遂除根。专录此方传人。

资血汤　治妇人血热气虚，经候涩滞不通，致使血聚，肢体麻木，浑身疼痛，烦倦，或室女年及，经脉未行，日渐黄瘦，将成劳疾。切不可便投红花破硬等药，他日为患也。若是前证，则憎寒发热，五心烦躁，饮食减少，宜服此药滋养而通利也。

马鞭草　荆芥穗各四两　桂心　枳壳　川芎　当归　赤芍药各二两　牡丹皮一两

上为粗末，每服四钱。乌梅一个，水二盏，同煎至一盏，去滓，空心、食前，日四服。有此证服至半月，经脉自通。此方至妙，不可轻视，非一二服便见特达之效而鄙之，仍服后，素有诸疾，因此药皆去矣。

麦煎散　治少男、室女骨蒸，妇人血风攻疰，四肢心胸烦壅。（出《苏沈良方》）

鳖甲　大黄（煨）　常山　赤茯苓　柴胡　白术　当归　干漆（炒令烟尽）　生地黄　石膏各一两　甘草半两

上为细末，每服二钱。水一盏，小麦五十粒，煎至六分，食后、临卧时温服。有虚汗加麻黄根一两。此黄州吴判官方。治骨热黄瘦，口臭，肌热，盗汗极效。麦煎散甚多，此方吴君宝之如稀世之珍，其效可知。

鳖甲煎圆　治男子、妇人、童男、室女五劳七伤，传疰飞尸，尸注，八极，骨蒸，肺痿黄瘦，虚劳无力，肌肉不生，妇人血蒸，五心烦热，血风劳气，室女月闭黄瘦，气块腹痛，经脉不调，干嗽，咽膈不利，癥瘕积块，脸赤，口疮。以上等疾，无不效验。

黄芪　柴胡　枳壳　知母　白茯苓　沉香　人参　附子　木香　升麻　肉桂　胡黄连　杏仁　当归　常山　羌活　京三棱　乌梅肉　安息香（明者，同胡桃肉细研）

上十九味修制了，各称一两，为末。用活鳖一个，重十两或半斤者，以河水养七日，须逐日换新水；用童子小便五升，无灰酒五升，银石器内慢火熬百沸。先更入桃、柳枝，东南上者，各锉三合，乌梅五十个拍破，此三味用绵裹，同鳖煎煮至一半，去桃、柳枝等三味，鳖烂取去，将肉研如膏，骨并壳焙干为末，再入汁中熬如漆色，或更入酒少许，此在临时斟酌，盛放瓷器中，搜和前药入臼中，杵千下，圆如梧桐子大。丈夫、妇人十五岁以上二十圆至三十圆，温酒下，妇人荆芥酒下。所煮膏子须契勘多少，勿令剩却，但少些子不妨，却别熬酒。若膏剩，恐鳖不全故也。凡服此药，恐热，三日更须服八仙饮子一服解之。

八仙饮子　常山　白术　秦艽　洪州鬼臼　赤芍药　甘草　紫苏　银州柴胡

上等分，洗净为粗末，每服半两。水一碗，乌梅肉二个，葱白、薤白、桃、柳、槐枝各七寸，同煎至一盏，去滓温服，滓并煎。

茅香饮子①　治女子经脉不行，胸膈满闷，身体麻木，或有寒热证候。

厚朴　牡丹皮　茅香　藿香　甘草各三钱　陈皮　生半夏　麦芽　当归　苍术（炒）各半两　赤芍药三分

上㕮咀，每服半两。水一大盏，姜三片，煎服。热甚，加北柴胡三钱半。（罗宅大师传，有效）

血枯方论第十（出骆龙吉方）

《腹中论》曰：有病胸胁支满者，妨于食。病至则先闻腥臊臭，出清液，四肢清，目眩，时前后血，病名曰血枯。此得之年少时，有所大脱血。若醉入房中，气竭肝伤，故月事衰少不来也。注云：夫藏血受天一之气，以为滋荣者也。其经上贯膈，布胁肋，今脱血失精，肝气已伤，故血枯涸而不荣。胸胁满，经以络所贯然也。妨于食，则以肝病传脾胃。病至则先闻腥臊臭，出清液，则以肝病而肺乘之。先唾血，四肢清，目眩，时时前后血，皆肝病血伤之证也。

治妇人血枯，胸膈四肢满，妨于食饮，病至闻腥臊臭气，先唾血，出清液，

或前后泄血，目眩转，月事衰少不来。**乌贼鱼骨圆**。（岐伯方）

乌贼鱼骨（去甲）四两　藘茹一两

上为末，以雀卵和成剂，圆如小豆大。每服五圆，加至十圆。以鲍鱼煎汤下，以饭压之。

治妇人胸胁支满，闻腥臊气，唾血目眩，不能饮食，泄血不已，日久血枯。**苁蓉圆**。

苁蓉（酒浸）　熟地黄　白茯苓　菟丝子（制）　附子（炮）　当归（炒）　白石英（研）　五味子　禹余粮（制，研）乌贼鱼骨（去甲）各一两　人参半两

上为末，炼蜜为圆如梧桐子大。酒下二三十圆，米汤亦可。空心、日中、临卧各一服。

治妇人先有所脱血，或醉入房劳伤，故月事衰少不来。宜**干地黄汤**。

干地黄　泽兰叶　白茯苓　人参　五味子　附子（炮）　禹余粮（制）　当归

上等分，为粗末，每服三钱。姜五片，水一盏，煎至七分，空心温服。

磁石圆　治妇人阴气衰弱，血枯不荣，月事不来。

磁石（制，研）　白茯苓　附子（炮）干地黄　人参　当归

上各一两为细末，炼蜜圆如梧桐子大。酒下三十圆，米汤亦可。空心、日中、临卧各一服。

月水不利（不流利也）方论第十一

夫妇人月水不利者，由劳伤血气，致令体虚而受风冷，客于胞内，损伤冲任之脉，手太阳、少阴之经故也。冲任之脉，为经脉之海，皆起于胞内。手太阳小肠之

---

① 茅香饮子：原脱，据目录补。

经、手少阴心之经也，此二经为表里，主下为月水。风冷客于经络，搏于血气，血得冷则壅滞，故令月水来不宣利也。诊其脉，寸口弦。苦腹痛，主月水不利，孔窍生疮。又肝脉沉，是厥阴经也。沉为阴，主月水不利，腰腹痛。尺脉滑，血气实，经络不利。又尺脉来而断绝者，月水不利也。寸关调如故，而尺脉绝不至者，月水不利也，当患小腹引腰痛，气滞上攻胸膈也。

白薇圆　治妇人月水不利，四肢羸瘦，吃食减少，渐觉虚乏，故令无子。

白薇　柏子仁　白芍药　当归　桂心　附子　萆薢　白术　吴茱萸　木香　细辛　川芎　槟榔各半两　熟地黄二两　牡丹皮一两　紫石英一两　人参三分　石斛　白茯苓　泽兰叶　川牛膝各三分

上为细末，炼蜜为圆如梧桐子大。每服三十圆，空心，晚食前温酒吞下。

疗女人脐下憋逆，气胀满，月经不利，血气上攻，欲呕不得睡。（出《产宝方》）

当归四钱　干漆三钱（炒令烟尽）

上为细末，炼蜜圆如梧桐子大。空心，温酒下十五圆。

牡丹散　治妇人月水不利，脐腹疼痛，不欲饮食。

牡丹皮　川大黄（炒）各一两　赤茯苓　生地黄　桃仁　当归　桂心　赤芍药　白术各三分　石韦（去毛）　木香各半两

上㕮咀，每服三大钱。水一盏，姜三片，煎七分，去滓，空心温服。

治妇人月水不利，脐腹疼痛。**牛膝散。**

牛膝一两　桂心　赤芍药　桃仁　延胡索　当归　牡丹皮　川芎　木香各三分

上为末，每服方寸匕，温酒调下，食前。

月水行或不行心腹刺痛方论第十二

论曰：夫妇人月经来腹痛者，由劳伤气血，致令体虚，风冷之气客于胞络，损于冲任之脉，手太阳、少阴之经。冲脉、任脉皆起于胞内，为经脉之海也。手太阳小肠之经、手少阴心之经也，此二经为表里，主下为月水。其经血虚，则受风冷。故月水将行之际，血气动于风冷，风冷与血气相击，故令痛也。（亦可就第七卷第十五论寻方）

若经道不通，绕脐寒疝痛彻，其脉沉紧。此由寒气客于血室，血凝不行，结积血为气所冲，新血与故血相搏，所以发痛。譬如天寒地冻，水凝成冰。宜温经汤及桂枝桃仁汤、万病圆。（方见第一卷第七论）

温经汤方

当归　川芎　芍药　桂心　牡丹皮　莪术各半两　人参　甘草　牛膝各一两

上㕮咀，每服五钱。水一盏半，煎至八分，去滓温服。

桂枝桃仁汤

桂枝　芍药　生地黄各二两　桃仁（制）五十个　甘草一两

上为粗末，每服五钱，水二盏，姜三片，枣一个，煎至一盏，去滓①温服。若经候顿然不行，脐腹疼痛，上攻心胁欲死。或因不行，结积渐渐成块，脐下如覆杯，久成肉癥，不可治。由惊恐、忧思，意所不决，气郁抑而不舒，则乘于血，血随飞行，滞则血结。以气主先之，血主后

---

① 去滓：底本此二字不清，据正德本补。四库本作"空心"。

之，宜服桂枝桃仁汤。不瘥，宜地黄通经圆。已成块者，宜万病圆。（方见前）

地黄通经圆

熟地黄三两　虻虫（去头、足、翅，炒）水蛭（用糯米同炒黄，去糯米）　桃仁（制）各五十个

上为细末，炼蜜圆如梧桐子大。空心温酒下五圆。未知，加至七圆。

琥珀散　治妇人月经壅滞，每发心腹脐疠痛不可忍，及治产后恶露不快，血上抢心，迷闷不省，气绝欲死。（出《本事方》）

三棱①　莪茂②　赤芍药　牡丹皮　刘寄奴　当归　熟地黄　桂心　甘菊　真蒲黄（炒）各一两（细锉）

上前五味，用乌豆一升，生姜半斤切片，米醋四升同煮，豆烂为度，焙干，入后五味，同为细末，每服三钱。空心，食前温酒调下。

一方：不用菊花、蒲黄，却用乌药、延胡索亦佳。予家之秘方也。

若是寻常血气痛，只一服。产后③血冲心，二服便下。常服尤佳，前后救人急切不少。此药④易合，宜多合以救人。乌豆一升，约用五两。

又一方：延胡索　当归各等分

上二味为粗末，每服三钱。姜三片，水一大盏，煎至七分，去滓，稍热服。

陈氏方有桂，名如神汤，最治腰痛。

《雷公炮炙论》只有延胡索一味，治心痛。

仆详此方，大能治血气腰腹痛，药简功专，治疾有效。

荜拨圆　治妇人无时月水来，腹痛。

荜拨（盐炒，去盐，为末）　蒲黄各一两（炒）

上为细末，炼蜜圆如梧桐子大。每服三四十圆，食后用盐、米饮吞下。

月水不断方论第十三

夫妇人月水不断者，由损伤精血，冲任脉虚损故也。冲任之脉，为经脉之海。手太阳小肠之经也，手少阴心之经也，此二经为表里，主下为月水。若劳伤经脉，冲任气虚，故不能制经血，令月水不断也。凡月水不止而合阴阳，则冷气上入于脏，令人身体、面目痿黄，亦令绝子不产也。

若经候时行时止，或淋沥不断，腹中时痛，其脉沉细。此因寒热邪气客于胞中，冲任不调，此非虚弱，盖邪气伏留，滞于血海，譬如有积之人，下利不定，有所去即愈。宜**牡丹圆**。

牡丹皮　牡蒙　附子（炮）　大黄（蒸）　葶苈（炒）　苦梗　茯苓各半两　当归　制厚朴　吴茱萸　川椒（炒出汗）　人参　川芎　北柴胡　桂心　干姜各半两　细辛一两半　虻虫五十个（去头、足、翅，炒）

上为细末，炼蜜圆如梧桐子大。空心，温酒下十圆。未知，渐加至二十圆，以知为度。

治妇人月水不断，口干心烦，四肢羸瘦，饮食无味，渐加乏弱。**续断圆**。

川续断　当归　乌贼骨　黄芪　牛角䚡（烧）　五味子　甘草　龙骨（煅，研）

① 棱：原脱，据正德本补。
② 茂：同上。
③ 后：同上。
④ 药：同上。

赤石脂　熟地黄各一两　地榆半两　艾叶　附子　干姜　川芎各三分

上为末，炼蜜圆如梧桐子大。每服三十圆，食前，温酒下。

治妇人久冷，月水不断，面色痿黄，四肢瘦弱，心神虚烦，饮食减少。**禹余粮圆。**

禹余粮二两　鹿角胶三分（粉炒）　紫石英　续断　赤石脂　熟地黄　川芎各一两　干姜　黄芪　艾叶　柏叶（炒）　当归（炒）　人参　白茯苓各半两

上为末，炼蜜圆如梧桐子大。每服三十圆，空心，米饮下。

治妇人血海虚损，月水不断。**牡蛎圆。**

牡蛎粉　赤石脂　代赭石各一两　阿胶　川芎　当归　鹿茸　续断　干姜各三分　甘草一分

上为末，炼蜜圆如梧桐子大。每服三十圆，食前，温酒下。

疗经血不止。

黄芩五分　当归　柏叶　蒲黄各四分　生姜二分　艾叶一分　生地黄二十四分　伏龙肝十二分

上㕮咀，用水二升，煎取八合，分为二服。

疗经血不止。歌曰：（出《妇人经验方》，已试有效）妇人经血正淋漓，旧瑞莲蓬烧作灰；热酒一杯调八字，自然安乐更无疑。

又一方：莲蓬壳　拒霜花

上二味等分，为末，每服二钱。空心，米饮调服。

妇人杀血心痛方论第十四

凡妇人血崩心痛甚者，名杀血心痛。小产血过多，而心痛甚者亦然。

乌贼鱼墨，炒，醋汤调下。（此鱼腹内有墨汁，遇见人过，必吐其墨，以蔽其身）

崩暴下血不止方论第十五

论曰：夫妇人崩中者，由脏腑伤损冲脉、任脉，血气俱虚故也。冲任之脉为经脉之海[①]，血气之行，外循经络，内荣脏腑。若无伤损，则阴阳和平而气血调适，经下依时。若劳动过多，致脏腑俱伤，而冲任之气虚，不能约制其经血，故忽然暴下，谓之崩中暴下。诊其寸口脉微迟[②]，尺脉微弦。寸口脉微迟，为[③] 寒在上焦，但吐尔。今尺脉微弦，如此即小腹痛。引腰脊痛者，必下血也。

若经候过多，遂至崩漏，色明如水下，得温则烦，甚者至于昏闷。其脉数疾小为顺，大甚者逆。此由阴阳搏，为热所乘，攻伤冲任。血得热则流散，譬如天暑地热，则经水沸溢，阳伤于阴，令人下血，当补其阴。宜服小蓟汤、阿茄陀圆。

小蓟汤

小蓟茎叶（洗、切、研）取汁一盏　生地黄汁一盏　白术半两（锉）

上三件，入水一盏，煎至一半，去滓温服。

阿茄陀圆

胡椒　紫檀　郁金　茜根　小柏皮（乃山石榴皮也）

上等分，为细末，滴水圆如梧桐子

---

① 海：原误作"故"，据正德本改。
② 迟：原作"长"，据正德本改。
③ 微迟，为：此三字原脱，据正德本补。

大。阿胶汤化下二圆。

玻珀散　治崩暴下血。（陈总领方）

赤芍药　香附子　荷叶（枯）　男子发（皂荚水洗）　当归　棕榈（炒焦）　乌纱帽（是漆纱头巾，取阳气冲上故也）

上等分，除棕外，其余并切粗片，新瓦上煅成黑炭，存性三分，为细末，每服三五钱。空心，童子小便调下。如人行十里，再进一服，不过七八服即止。如产后血去多，加米醋、京墨、麝少许。余亲戚黄守正卿为和剂局日，内子凌妇人忽苦此疾，危殆，百药不效，偶得此方，旋即安愈。

张声道云：大率治血崩先用此。譬如治痢，有积不先去之，徒服断下药，一时暂止，久则毒气愈深，甚至危殆。血崩乃经脉错乱，不循故道，淖溢妄行，一二日不止，便有结瘀之血，凝成窠臼；更以药涩住，转见增剧。宜先以五积散加醋煎，投一二服，次服灵脂散及顺气药，去故生新，自能平治。此切当之说。

五灵脂散　治妇人血山崩，及治丈夫脾积气。张氏云：治血崩诸药不能止者妙。好五灵脂炒令烟尽为末，每服一钱，温酒调下。此药兼能解药毒及蛇、蝎、蜈蚣咬，涂伤处立愈。

一方，每服三钱。水、酒、童便各半盏，煎至八分，通口服，名抽刀散。治产后有病，服三服，散恶血，或心腹、胁肋、脚痛不可忍者。或只用童子小便尤佳。或中风，即入草乌头半钱重，同煎，此邓知县方。张氏云：亦治肠风下血。如不能饮酒者，煎乌梅柏叶汤调下。如心烦口干渴者，加蒲黄炒，减半用。一方烧存性，霹雳酒①调下。然此药气恶难吃，烧之存性极妙。

又一方：五灵脂十两为末，水五大盏，煎至三盏，去滓澄清，再煎成膏，入神曲二两，为末和圆如梧桐子大。每服二三十圆，温酒下。

荆芥散　治妇人崩中，连日不止。（夏太君娘娘方）

用荆芥穗于灯盏，多着灯心，好麻油点灯，就上烧荆芥焦色，为细末。每服三钱，童便调下。

独圣散　治妇人血山崩不止。（出《经验方》）

防风（去叉芦）

上不以多少为细末，酒煮，白面清调下二钱，空心，食前，日二服。更以面作糊，酒投之极验。

以上三方似非止血之药，如灵脂、荆芥、防风，皆是去风之药，然风为动物，冲任经虚，被风所伤，致令崩中暴下。仆因览许学士《伤寒脉歌》曰：脉浮而大，风伤荣。荣，血也。而用此药，方悟古人见识深奥如此矣！

一方：熟艾如鸡子大　阿胶半两　干姜一钱

上为粗末，用水五盏先煮艾、姜，至二盏半，入胶消烊，温分二服，空心服，一日服尽。

又方：牛角䚡　乌贼骨各一分　麝香一钱

上为细末，入麝香令停，酒调下一钱匕，一日二三服。

神应散　治妇人血崩不止。

桂心，不拘多少，甘锅内煅，微存性。

为末，每服一二钱，米饮调下。

又方：治崩中下血。（出《本事方》）

黄芩，不以多少，为细末，每服一

---

① 霹雳酒：用铁秤砣烧赤后淬过之酒。

钱，霹雳酒调下。

许学士云：崩中多是用止血药、补血药。此治阳乘于阴，前所谓天暑地热，经水沸溢是也。近朝有王御医值夜唤起，忽有一宫女，血如山崩。其时暑月，药笥中只有大顺散两帖，用冷水调服，旋即奏效。以此知医药杂变。金华散妙。

金华散　治妇人血室有热，崩下不止，服温药不效者。

延胡索　瞿麦穗　当归　干葛　牡丹皮各一两　石膏二两　桂心（别为末）三分　蒲黄半两　威灵仙三分

上为细末，每服二钱。水一盏，煎至六分，空心温服，日二服。

凡血崩之疾，亦有阴阳冷热之不同，不可一概用药。仆尝疗一妇人崩漏暴下，诸医投姜、桂、附子等药，服之愈甚。召余诊之，六脉紧数，遂用此药兼《局方》龙脑鸡苏圆，数服即安。《本事方》单用黄芩者，亦此意也。

如圣散　治妇人血山崩。

棕榈　乌梅各一两　干姜一两五分（并烧过存性）

上为细末，每服二钱。乌梅酒调下，空心、食前服。久患者不过三服即愈。

一方：用乌梅烧灰为末，乌梅汤调下。

一方：用棕榈烧存性为末，汤破酒令淡，调下三钱，空心服。

一方：用棕榈、白矾煅为末，酒调二钱服。

治妇人血崩。屡效方。

当归　白芍药　干姜　棕榈各等分

上各煅存性，碾为细末，称过，醋汤调，以有节朱箸左搅四十九转，食前服。

《千金翼方》治妇人崩中，去血不止。

大小蓟根一斤，用酒一斗，渍五宿，任意服之。《千金方》用白茅根六两半，酒煮服。

缩砂散　治血崩。

新缩砂仁不以多少，于新瓦上炒香，为细末，米饮调下三钱。

一方：用益智仁炒为细末，盐米饮调下。

如神散　治妇人血崩不止，赤白带下。

香附子　赤芍药各等分

上为细末，每服二钱。盐一捻，水一盏，煎至七分，温服无时候，日二服。十服见效。

一方：用香附子去毛，炒焦为细末，用极热酒调下二钱，放温服，不过两服立愈。昏迷甚者，三钱匕。如山崩不可止①者，亦能解之。米饮调亦可。

许学士云：治下血不止，或成五色崩漏，常服资血调气，是妇人仙药也。（以上并出《妇人经验方》）

煮附圆　治妇人、室女一切血气、经脉不调，脐腹疼痛，面色痿黄，心怔乏力，腹胀胁痛，头晕恶心，饮食减少，崩漏带下，大肠便血，积聚癥瘕，并皆治之。虔心服饵，自见其功尔。（以上三方，大同小异，出《产宝方》）

香附子不以多少，先擦去毛，用好醋煮出、焙碾为末，醋煮糊为圆，如梧桐子大，每服三十圆，米饮送下，无时候。妇人数堕胎，由气不下降，所以胎气不固，此药尤妙。一方有艾，同煮亦好。

治血崩方。

夏枯草为细末，每服二钱，米饮调下，无时候。

治崩中下血不止，小腹痛。

①　止：原脱，据四库本补。

芍药一两半（炒黄） 柏叶六两（微炒）

上水一升，煎取六合，入酒五合，再煎取七合，空心分为二服。一方为细末，酒调二钱。一方有鹿角胶等分，炒燥为细末，酒调服方寸匕。治白带，脐腹疼痛，面黄瘦悴。（出《千金》、《圣惠方》）

治崩中下血久不止，或赤或黑，脐下痛。

侧柏（炒） 芍药 龟甲（炙） 桑耳各六分 干地黄 黄芪 续断各五分 当归（炒） 艾叶 牛角䚡（煅）各四分 禹余粮十分

上为末，炼蜜圆如梧桐子大。每服三十圆，煎黄芪汤，空心下。

治崩中昼夜不止，医不能治。

芎䓖一两 生地黄汁二合

先用酒五升，煮芎䓖一升，去滓；下地黄汁，再煎三二沸，分为三服。不耐者渐进。（《小品方》无地黄汁。不饮酒者，水煮亦可）

一方：丁香二两为细末。用酒三升，煮取一升，空心顿服。《必效方》用丁香百颗，酒煎服。（《梅师方》同）

治忽患崩中血不止，结作血片，如鸡肝色，碎烂。

芎䓖十二分 阿胶 青竹茹各八分 续断 地榆 小蓟根各十分 当归六分 生地黄 伏龙肝各十二分

上用水九升，煮取三升，去滓，分作三服。先服此药，后服**补药圆子**。

阿胶 鼍甲① 川芎 当归 赤石脂 丹参各六分 续断 甘草 鹿茸各五分 龙骨十一分 龟甲十分 地榆四分 乌贼骨八分

上为末，炼蜜圆如梧桐子大。空心酒下二十圆，日二服。常煮小蓟汁，服之尤佳。

治崩中泄血无度，经年淋沥，并黄瘦骨立。

芍药 白芷 黄芪 龟甲 川芎 乌贼骨各八分 干地黄 牡蛎 五色龙骨 干姜各十分 桂心六分 附子五个（炮）

上为细末，空心，酒调方寸匕。

又一方：白芷 牡蛎 龙骨 芍药 赤石脂 阿胶 当归 川芎 龟甲 乌贼骨 人参各六分 艾叶四分 干地黄八分 诃子四分 干姜 黄芪各五分

上为细末，空心，酒调方寸匕。

竹茹圆 治妇人崩中、赤白带下。（邓元老方）

当归 白术 青木香 蚕蜕（煅） 墨棕刷（煅） 川山甲（煅）各一两 地榆 竹茹 川芎 白茯苓 粉草 血余（煅） 牡蛎（煅） 绵子（煅）各半两 熟地黄四两 赤石脂（煅）三两

上七味煅，药用绵子裹定，入瓶子内，用盐泥固济，用炭则半煅存性，却同前药碾为细末，炼蜜圆如梧桐子大。每服四十圆，空心，温酒吞下。

经验方 治崩暴下血。

百草霜二钱，狗胆汁一处拌停，分作两服，当归酒调下。

如圣无比散 治血山崩。

晚蚕沙一两，伏龙肝半两，同为细末，酒调二钱匕。

《千金方》治崩中去血不止。《千金翼》无茅根。

白茅根二斤 小蓟根五斤（一方无小蓟根）

上二味细切，用酒五升，煮取四升。去滓，分温四服。

妇人崩中，无问久近，悉皆治之。

---

① 鼍（tuó 驼）甲：即扬子鳄的鳞甲，俗称"猪婆龙"。

伏龙肝一斤　小蓟根　桑寄生　续断　地榆　艾叶各三两　阿胶　当归　赤石脂　厚朴各二两　生姜五两

上十味①切，以水一斗，煮取三升，绞去滓，分作三服。忌如常法。

崩中带下方论第十六

论曰：崩中带下者何？答曰：其患有五。夫病之中人，皆有受处，因起之候，须尽心讲究。窃寻方书，唯言带下有色之与形，此不参先贤医中之理也。且五崩是妇人极重之患，疗之最难，后之学者，莫识其源。殷②幼习医方，济众服饵，当极济人之道，偏以思虑于兹弥久，其功颇有精妙。夫此病者，起于风气、寒热之所伤，或产后早起，不避风邪，风邪之气入于胞门，或中经脉，流传脏腑而发下血，名为带下。若伤足厥阴肝之经，其色则青如泥色；若伤手少阴心之经，其色赤如红津；若伤手太阴肺之经，其色则白形如涕；若伤足太阴脾之经，则其色黄如烂瓜；若伤足少阴肾之经，则其色黑如坏血，此为其因也。

问曰：风邪气之所中，是人皆受之，何为妇人独患此病？答曰：五脏六腑，男女虽同，其中细微各有差别。缘妇人有胞门、子脏，风冷中之，则为所病，若男子则为他病矣。

又问：何以名为带下？复有冷热者何？答曰：脉有数经，名字不同，奇经八脉，有带在腰，如带之状，其病生于带脉之下。其有冷热者，即随其性也，又号崩中者，二带之下别名也。诸君子有留心于医，存志备者，以此推之，万不失一。

崩中漏下生死脉方论第十七

论曰：夫妇人崩中漏下者，由劳伤血气，冲任之脉虚损故也。冲脉、任脉为经脉之海，皆起于胞内。而手太阳小肠之经也，手少阴心之经也，此二经上为乳汁，下为月水。妇人经脉调适，则月水依时。若劳伤冲任，气虚不能制其经脉，血非时而下，淋沥而不断，谓之漏下也。

致五脏伤损，五脏之色，随脏不同。若五脏皆虚损者，则其色随血下。诊其脉，寸口弦而大，弦则为脏，大则为芤；脏则为寒，芤则为虚。虚寒相搏，其脉为牢，妇人即半产而漏下。又云：尺脉急而弦大，风邪入少阴之经，女子漏白下赤。又漏下赤白不止，脉小虚滑者生，脉大紧实数者死也。又漏血下赤白，日下血数斗，脉急疾者死，迟者生也。又云：尺寸脉虚者漏血。漏血脉浮，不可治也。

若经候过多，其色瘀黑，甚者崩下，吸吸少气，脐腹冷极则汗出如雨，尺脉微小。由冲任虚衰，为风冷客乘胞中，气不能固，可灸关元百壮（在脐下当中三寸），宜**鹿茸圆**。

鹿茸（燎去毛，酥炙）　赤石脂　禹余粮（制）各一两　艾叶　柏叶　附子（炮）各半两　熟地黄（洗、焙）　当归　续断各二两

上为细末，酒糊圆如梧桐子大。空心，温酒下三十圆。

柏叶散　治妇人崩中漏下，不问年月远近。

柏叶　续断　川芎　当归　生干地黄　鳖甲　龟甲各一两半　禹余粮二两半　阿胶　赤石脂　牡蛎　地榆　艾叶　鹿茸各

---

① 十味：各本同，当作"十一味"。
② 殷：为唐代妇产科名医咎殷的自称。此段当是陈自明转引咎殷《经效产宝》的文字。

一两

上为末，每服二钱，食前、粥饮调下。

一方有丹参，如鹿茸数。炼蜜圆如梧桐子大。每服三四十圆，空心，温酒吞下。

益母草散 治赤白，恶露下不止。

益母草，开花时采，阴干为细末，空心，温酒调二钱，日三服。

疗带下赤白，年月深久不瘥。

干姜半两　白芍药二两

上各炒黄色，同为末，空心，米饮调二钱，日二服。

张氏方　干姜、芍药等分。又云：加香附子等分，甘草减半。

上各炒黄色，同为末，空心，米饮调下方寸匕。

白芷散 治妇人赤白带下。

白芷一两　海螵蛸二个（烧）　胎发一团（煅）

上为细末，空心，温酒调下二钱。

乳香散 治赤白带下。

草果一个（去皮，入乳香一小块，用面饼裹，火炮焦黄留性，取出和面用之）

上为细末，每服二钱。陈米饮调下，重者三钱。

破故纸散 治赤白带下。

破故纸　石菖蒲等分（并锉，炒）

上为末，每服二钱。用菖蒲浸酒调，温服。更入斑蝥五分。（去翅、头、足，糯米同炒黄，去米）

搐鼻香 治子宫久冷，赤白带下。

牡蛎（煅）　黄狗头骨（煅）　紫梢花　韶脑　母丁香　蛇床子　破故纸　桂心等分

上为细末，炼蜜圆如鸡头大。临事用一粒。

白矾圆 治妇人血脏久冷，赤白带下，补虚进食，暖血海。

北矾四两（枯）　大附子二个，二两　黄狗头骨灰四两

上为末，粟米粥为圆，如梧桐子大。每服三十圆，醋汤吞下，或饭饮亦可，空心，日三服。忌生冷、毒物。

伏龙肝散 治妇人赤白带下，久患不瘥，肌瘦黄瘁，多困乏力。

棕榈（不以多少烧灰，火燃，急以盆盖阴，令火住）　伏龙肝（于锅灶直下去取赤土，炒令烟尽）　屋梁上尘（悬长者如绳，以灶头虚空中者，炒令烟尽，于净地出火毒）

上三味等分，碾和令停，入龙脑、麝香各少许。每服二钱，温酒调下，淡醋汤亦可。患十年者，半月可安。

一亲戚，妇人年四十五，经年病崩漏不止，面黄肌瘦，发黄枯槁，语言声嘶，服诸药无效。召仆诊之，六脉微濡。问之服何药？云：凡是当归、川芎、涩血诸品、丹药服之皆不作效。仆遂合《博济方》伏龙肝散，兼白矾圆，服之愈。

茯苓散 治妇人血海不调，因虚冷成积，经络无定，赤白带下，崩中不止，面色痿黄，胎气多损。（三方出《博济》）

白茯苓　青木香　杜仲　菖蒲　干地黄　柏子仁　秦艽　青皮　菟丝子　诃子皮　当归　艾叶　青石脂　五加皮　牛角䚡　乌贼骨等分

上为末，每日空心，以糯米粥一盏，将一匙粥摊温，抄药一钱，相和吃下，后吃余粥。或有胎息，用鲤鱼糯米粥下。

治冷白带下。

桑寄生　芍药　柏叶各四分　桑耳　禹余粮各六分　吴茱萸　干地黄各八分　乌贼骨五分

上为细末，空心，用饭饮调下二钱匕。

治白崩中不绝。

牡蛎 禹余粮 鳖甲各六分 黄皮
阿胶 乌贼骨 续断 白芷各四分 当归
赤石脂各六分 白石脂 龙骨各五分

上为末，炼蜜圆如梧桐子大。每服四
十圆，空心温酒下。

治带下。

茅花一握（炒） 棕榈炭三寸 嫩莲
叶三张 甘草节一钱

上为细末，空心酒调方寸匕。

治赤白带下，骨立者。（崔元弼方）

地榆一斤（洗，锉） 用水三升，煮
至一半，去滓，再煎如稠饧，绞滤，空心
服三合，日二服。

《圣惠方》治漏下五色，亦治呕血。

地榆三两（锉。《本草》注云：地榆主带
下十二病。一曰多赤，二曰多白，三曰月水不
通，四曰余蚀，五曰子脏坚，六曰子门僻，七
曰合阴阳患痛，八曰小腹寒痛，九曰子门闭，
十曰子宫冷，十一曰梦与鬼交，十二曰五脏不
足）用醋一升，煮十余沸，去滓，食前、
稍热服一合。

治妇人漏下不断方。

乱发（皂荚水洗，烧，为细末）空心，
温酒调下一钱。

又一方：鹿角烧灰，细研，食前、温
酒调下二钱。

又一方：桃仁烧灰，细研，食前、温
酒调下二钱。

《千金》温经汤[1] 治女人曾经小
产，或带下三十六病。腹胀，唇口干，日
暮发热，小腹急痛，手足烦热，大腑不
调，时时泄利，经脉不调，久不怀孕。

吴茱萸三两 白芍药 当归 芎䓖各
二两 麦门冬（去心） 半夏各二两半 人
参 阿胶（粉炒） 牡丹皮（去心） 甘草
桂心各一两

上为粗末，每服三钱。水一盏，姜五
片，煎七分，去滓，空心，食前温服。忌
生冷、羊肉、生葱、海藻、菘菜等。（《千
金方》同）

紫金散 治冲任虚损，月水过多，崩
漏带下，淋沥不断，腰腹重痛。凡是五色
带疾，并皆治之。（男天德续添）

禹余粮（煅赤，酽醋中淬，如此者七次，
细研，水飞，挹干，称三两） 赤石脂（煅）
龙骨（煅，石器研）各一两 白芍药 川
芎 附子 熟地黄 当归各一两 干姜
（炮） 肉桂各半两

上为细末，每服二钱。入麝香少许，
米饮调下，空心，食前，一日二服。

文仲治妇人崩中漏下，青黄赤白，使
人无子方。

禹余粮（煅，研） 赤石脂（煅，研）
牡蛎（煅，研） 桂心 乌贼骨（去皮）
伏龙肝（炒，研）

上等分为末，温酒调下方寸匕，日二
服。忌生葱。

又一方：鹿茸（酥炙） 当归各二两
蒲黄半两（炒）

上三味为末，温酒调下五分匕，日三
服。

又一方：京墨，为末，二匕。若烧露
蜂房为末，三指撮，酒调服。

又一方：常炙猪肾食之。

《千金》疗妇人白崩中方。

干地黄四两 芎䓖 阿胶 桂心 赤
石脂 小蓟根各二两 伏龙肝七枚（如鸡子
大）

上七味切，以酒六升，水四升，煮取
三升，去滓，入胶令烊，分为三服，日三
服。（《千金翼》有白马通汁二升，用白石脂）

沉香牡丹圆 治妇人血海久虚，经候

---

[1] 《千金》温经汤：此方原出《金匮要略》。

不利，赤白带下，血气冲心，多发刺痛，四肢困烦。（《博济方》）

沉香三分　牡丹皮（去心）　赤芍药　当归　桂心　川芎　黄芪（去芦，蜜炙）　人参　茯苓　山药　白芷　橘红　吴茱萸（泡七次，炒）　白巴戟（去心）　木香　牛膝（酒洗，去苗）　枳壳（去穰，麸炒）　肉豆蔻　制厚朴　生干姜　白龙骨各半两

上为末，炼蜜圆如梧桐子大。每服二十圆，空心，温酒下。若心腹痛，煎白芷酒下。

《广济》治带下病方。

芍药七两，熬，令黑，为末，每服三钱匕，以酒调下。

《千金》治带下方，脉数者可用。

枸杞根一斤，生地黄五斤。

上二味，以酒一斗，煮取五升，分为三服。

白芷暖宫圆　暖血海，实冲任。治子宫虚弱，风寒客滞，因而断绪不成孕育。及数尝堕胎，或带下赤白，漏下五色，头目虚晕，吸吸少气，胸腹苦满，心下烦悸，脐腹刺痛，连引腰背，下血过多，两胁牵急，呕吐不食，面色青黄，肌肤瘦瘁，寝常自汗。

禹余粮（制）一两　白姜（炮）　芍药　白芷　川椒（制）　阿胶（粉炒）　艾叶（制）　川芎（各三分）

上为末，炼蜜圆如梧桐子大。每服四十圆，米饮下。或温酒、醋汤亦得。常服温补胞室，和养血气，光泽颜色，消散风冷，退除百病，自成孕育，性平不热。

竹茹圆　治妇人赤白带下。（方见崩暴下血不止方）

地黄圆　治妇人月经不调，每行数日不止，兼有白带，渐渐瘦瘁，饮食少味，累年无子。（庞安常方）

熟地黄一两一分　山茱萸　芜荑（仁）各一两　干姜三分　白芍药（微炒）　代赭石各一两　白僵蚕　厚朴各三分

上为细末，炼蜜为圆如梧桐子大。空心，温酒下五十圆，日三服。

许学士云：凡妇人有白带是第一病，令人不产育，宜速治之。此扁鹊过邯郸，闻贵妇人有此病，所以专为带下医也。

妇人白浊白淫方论第十八

论曰：夫妇人小便白浊、白淫者，皆由心肾不交养，水火不升降，或由劳伤于肾，肾气虚冷故也。肾主水而开窍在阴，阴为溲便之道，胞冷肾损，故有白浊、白淫，宜服《局方》金锁正元丹。或因心虚而得者，宜服平补镇心丹、降心丹、威喜圆。若因思虑过当，致使阴阳不分，清浊相干而成白浊者，然思则伤脾故也。宜用四七汤吞白圆子，此药极能分利（方见《简易方》），更宜小乌沉汤，每贴加茯苓一钱重，益智二十枚，去壳，碾盐，煎服。

治血脏久冷，腹胀疼痛，小便浓白如泔。**姜黄散**。

片子姜黄二两　大附子（炮）一两　赤芍药　柳桂　红蓝子　三棱各半两　牡丹皮　芫花（醋浸，炒）　木香　郁李仁（去皮）　没药各一分

上为细末，每服一钱，酒煎服。如腹痛用当归、没药为末，以水七分，酒三分，同煎至七分，热服。

妇人天癸过期经脉
不调方论第十九

许学士云：妇人天癸过期而经脉不调，或三四月不行，或一月再至，腰腹疼痛。《素问》云：七损七益，谓女子七七

数尽，而经脉不依时者，血有余也，不可止之。但令得依时，不腰痛为善，宜服**当归散**。

当归　川芎　白芍药　黄芩　白术各半两　山茱萸肉两半

上为细末，空心、食前，温酒调下二钱，日三。如冷者去黄芩，加桂心一两。

茱萸鹿茸圆　补气固血，治本脏因虚生寒，月经行多。或来不及期，腹痛怯风，脏腑不和。

鹿茸　五味子　苁蓉　杜仲　赤石脂各一两　吴茱萸　附子　干姜　黑龙骨　肉豆蔻　白茯苓各半两　干地黄一两半

上为细末，酒煮，面糊为圆如梧桐子大。空心、食前，热米饮吞下五七十圆。一月后血气已安，去龙骨，加沉香半两，可以常服。中年以后妇人，最宜服此药。

妇人血分水分肿满方论第二十

夫妇人肿满，若先因经水断绝，后至四肢浮肿，小便不通，名曰血分。水化为血，血不通则复化为水矣，宜椒仁圆。若先因小便不利，后身面浮肿，致经水不通，名曰水分，宜服葶苈圆。

椒仁圆　治血分。

椒仁　甘遂　续随子（去皮，研）附子　郁李仁　黑牵牛　五灵脂（碎之，炒）　当归　吴茱萸　延胡索各半两　芫花（醋浸一宿，炒黄）　石膏各一分　信砒　胆矾各一钱　斑蝥（糯米炒黄，去米不用）蚖青各三十枚（去头、足、翅，糯米炒黄）

上为细末，面作糊为圆如豌豆大。每服一圆，橘皮汤下。

治经脉不利，即为小。水流走四肢，悉皆肿满，名曰血分。其候与水相类，医作水治之，非也。宜此方。（《养生必用》）

人参　当归　大黄（湿纸裹，三斗米下蒸，米熟去纸，切，焙）　桂心　瞿麦穗赤芍药　白茯苓各半两　葶苈（炒，别研）一分

上为末，炼蜜圆如梧桐子大。空心，米饮下十五圆至二三十圆。

葶苈圆　治水分（《王氏指迷方》）。

葶苈（炒，别研）　续随子（去壳）各半两（研）　干笋末一两

上为末，枣肉圆如梧桐子大。每服七圆，煎扁竹汤下。如大便利者，减续随子、葶苈各一分，加白术半两。

又有肠覃、胪胀①、脾气、血气、血蛊、水蛊、石蛊、血瘕（此数证亦与肿相类），并见后拾遗门。（出二十四卷）

---

① 胪胀：即腹部发胀。

卷　二

众　疾　门

经脉不调，众疾生焉，故以次之。

《极一方》总论第一

夫天地造端于夫妇，乾坤配合于阴阳，虽清浊动静之不同，而成像效法之有类。原兹妇人之病与男子不同者，亦有数焉。古方以妇人病比男子十倍难治，不亦言之深乎！但三十六病，产褥一门，男子无之。其余外伤风暑寒湿，内积喜怒忧思，饮食房劳，虚实寒热，悉与丈夫一同也。依源治疗，可得而知之。

《产宝方》论第二

古书治妇人别著方论者，以其胎妊、生产、崩伤之异，况妇人之病比之男子十倍难疗。盖女子嗜欲多于丈夫，感病倍于男子，加之慈恋、爱憎、嫉妒、忧恚，染着坚牢，情不自抑，所以为病根深，治于难瘥。况怀胎、妊娠而挟病也，不特避其毒药，仍须审其虚实、冷热而调治之，无使妄投汤剂，以致夭枉。

《博济方》论第三

夫人将摄顺理，则血气调和，风寒暑湿不能为害。若劳伤血气，则风冷乘虚而干之。或作之于经络，或循入于腹中，内受风邪，脾胃虚弱，故不能消于饮食也。食既不充，荣卫凝涩，肌肤黄燥，面不光泽。若大肠气虚，则变为下利。若流入关元，致绝子嗣，随其所伤而变成疾。医经云：凡妇人三十六种病，皆由子脏冷热、劳损而挟带下，起于胞内也。是故冲任之脉，为十二经之会海。妇人之病，皆见手少阴、太阳之经而候之。

寇宗奭论第四

治妇人虽有别科，然亦有不能尽圣人之法者。今豪足之家，居奥室之中，处帷幔之内，复以帛幪手臂。既不能行望色之神，又不能殚切脉之巧，四者有二阙焉。黄帝有言曰：凡治病，察其形气、色泽。形气相得，谓之可治；色泽已浮，谓之易已；形气相失，谓之难治；色夭不泽，谓之难已。又曰：诊病之道，观人勇怯，骨肉皮肤，能知其情，以为诊法。若患人脉病不相应，既不得见其形，医人只据脉供药，其可得乎？如此言之，于能尽其术也。此医家之通患，世不能革。医者不免尽理质问，病家见所问繁，逮为医业不精，往往得药不肯服，似此甚多。扁鹊见齐侯之色，尚不肯信，况其不得见者乎？呜呼！可谓难也已。

通用方序论第五

夫通用方者，盖产前、产后皆可用

也。或一方而治数十证，不可入于专门，皆是名贤所处。世之常用有效之方。虽曰通用，亦不可刻舟求剑，按图索骥而胶柱者也。

加减四物汤　治妇人经病，或先或后，或多或少，疼痛不一。腰足腹中痛，或崩中漏下，或半产恶露多，或停留不出；妊娠腹痛下血、胎不安，产后块不散；或亡血过多，或恶露不下，服之如神。

张声道云：此方治妇人百疾，只是四物汤加茱萸煎服。若阳脏，少使茱萸；若阴脏，多使茱萸。吴兴周端仁郎中，倾赴省试，照瞩。一邻案出场云：某本医家，凡妇人百病，只是四物汤加茱萸，无不效者。谨以此为报。（徐明仲方加香附子。）

当归　白芍药　川芎（陆氏云：川芎减半）　生干地黄（洗、焙。《养生必用方》熟者，《和剂》亦然。《本草》云：男子宜熟者，女子宜生者，合用生者为是）

上等分，为粗末，每服四钱。水一盏半，煎至八分，去滓，取六分清者，带热服，食前。

若平常血气不调及常服，只用本方。日二三服。

治经血凝滞。腹内血气作疼，加莪术、官桂等分用之。王硕肤云：熟地黄滞血，安能止痛？不若用五味子代之。如因产后欲推陈致新，补血海，治诸疾，加生姜煎。若胎动不安，下血，每服加艾叶五七片，更加葱白、阿胶末，减四味之半，当归用小半。如疾势甚者，以四味各半两细锉，以水四盏，熟艾一块如鸡子大，阿胶五七片，煎至二盏半，去滓，分作四服，一日令尽（一方有粉草、干姜、黄芪），日二三服。至二腊（以一七日为一腊）以前，产后

每日可一二服。如气虚弱，血海不调，服一月不妨。如产后被惊，气滞，种种积滞，败血，一月内恶物微少，败血作病，或胀或疼，胸膈胀闷；或发寒热，四肢疼痛，加延胡索、没药、香白芷，与四物等分，为细末，淡醋汤或童子小便、酒调下。如血风于产后乘虚发作，或产后伤风，头痛发热，百骨节痛，加荆芥穗、天麻、香附子、石膏、藿杏各一分，四物料共一两中加之。每服三钱，水一盏，煎七分服。如虚热心烦，与血相搏，口舌干渴，欲饮水者，加瓜蒌根一两，麦门冬（去心）三分。如腹刺痛，恶物不下，加当归、芍药各一分。如血崩不止，加熟地黄、蒲黄各一两。呕逆，加白术、人参各半两。如寒热往来，加炮了干姜、牡丹皮各一分。因热生风，加川芎一分，柴胡半两。腹胀加厚朴、枳实各一分。身热脉数，头昏项强，加柴胡、黄芩各半两。如脏腑滑泄，加桂心、附子（炮熟）各一分。若虚烦不睡，加竹叶、人参各一分。烦躁引饮，头痛大渴，加知母、石膏各半两。若水停心下，微吐逆，加木猪苓、防己各三分同煎。若平常些少虚眩，肢体瘦倦，月信不调，只用生姜、薄荷，如常煎服（此是妇人常服之药。盖味寡而性缓，效迟而功深）。一方治妇人血虚，心腹疼痛不可忍者，去地黄加干姜，名四神汤。治老人风秘，加青皮等分，煎服。

一方治小便涩、大便秘，加大黄、桃仁（去皮尖，炒黄），减半煎。

一方治血痢不止，加阿胶、艾叶[1]煎。（陈氏方治痢疾，腹痛难忍，以此名六物汤）

一方治妇人腹痛作声，经脉不快，加熟地黄一倍，添桂心半倍煎。治疮疾加荆

---

① 艾叶：原作"艾药"，据四库本改。

芥，酒煎常服。

一方添柴胡，名五神汤。柴胡大能补虚，退虚热。

一方以四物汤共四两为细末。炼蜜为圆，如梧桐子大。空心，米饮下三四十圆。以疗年高妇人白带，又良验方，请详用之。

一方四物汤共四两，加甘草半两，细末，炼蜜为圆，每两作八圆。酒醋共半钱，温汤同化，调停下，名当归煎。去败血，生好血。如人行五里，再进一圆，无时候（用生地黄为正）。此药不知起于何代。或云始自魏·华佗。按巢氏云：佗之术精微，方类单省。传称佗术针灸不过数处。《千金方》云：自三代以来，医方药论未有如此详备者。其间有汉、晋各公诸方。今《产宝方》乃末梁时节度巡官昝殷所撰。其中有四物散，国朝太平兴国中修入《圣惠方》者数方，自后医者易散为汤，虽无杰特之功，但善用者，若驭良马以意驱策之，则随意无所不至，自可珍也。自皇朝以来，名医于此四物中增损品味随意，虚实寒燠，无不得其效者，然亦非止妇人之疾可用而已。

怀娠产前后加减良方。

川芎（洗）　当归　桂心（不见火）白芍药（洗）

上四味，各为细末，取净一两，各随病证加减用。

产前初觉胎动，川芎、芍药各半钱，米饮下。临产腹痛甚，川芎、芍药、当归各半钱，桂末一钱（温酒下，扶产妇运行）。产后恶露未快，川芎、当归各半钱，童子小便调下。仍时时打醋炭，令香不绝，则血脉自收，安乐无病。切不可妄投药，恐逐血过多，则心虚气劣。三日内只服当归、川芎末各一钱，童便调下，日三服。三日后只服四顺理中圆，空心，童子小便吞下。七日内补虚，当归、川芎末各一钱，童子小便或米饮调下。七日外，方可服补药，补得太早，则留住恶血。才平善，四味各半钱，童便调下。产后头昏目晕，川芎、芍药、当归末各半钱，童子小便调下。未满月、已满月，四味各半钱，水一盏，煎至八分温服。腹痛，当归末一钱，桂心末半钱，童子小便调下。心胸烦闷，当归、芍药各一钱，童子小便调下。恶露过多，桂心、芍药、当归各一钱，童子小便调下。大便冷，用理中圆，水一盏，煎八分温服。

佛手散　治产前、产后腹痛，体热头痛及诸疾。才产了，未进别物，即先服此药。能除诸疾，逐败血，生新血。

川芎二两　川当归三两

上为细末，每服二钱。水一盏，酒二分，煎七分温服。

一方为粗末，每服四钱，水七分，酒三分，同煎至七分热服。将产前先安排此药，将两服药末煎之，产了速进之。三日内，日二服；三日外，日一服。

一方名芎归汤，只是此二味等分，㕮咀，水煎。专治失血，伤胎去血，产后去血，崩中去血，金疮去血，拔牙去血不止，及一切去血过多，心烦眩晕，闷绝不省人事，头重目暗，举头欲倒，悉能治之。若产后眩晕，宜加芍药服之。

一名桂香散，治产后腹疼不可忍者，加桂心，等分酒与童子小便合煎，服之立效。

一名当归汤，治妊娠子死或未死，胎动不安。每服用酒、水合煎，连进数服。胎若已死，服之便下；若未死，其胎即安。此经累效，万不失一。

一名琥珀散，临月服之，则缩胎易产，兼治产后诸疾。

一名羊肉汤，治虚损羸乏，腹中疼

痛，往来寒热，吸吸少气，不能支持，头眩自汗，腹内拘急。每服用精羊肉一两，姜十片，水二盏，煎至六分，温服。

一名君臣散，治妇人、室女心腹疗痛，经脉不调，用水煎服。若妊妇胎气不安，产后诸疾，加酒煎服。

一名芎当散，治妇人血气，上喘下肿。二味等分为细末，每服二钱，空心煎艾汤调下。又治产后损身，血冲心及腹胀气绝者，神验。

难生倒横，子死腹中，先用黑豆一大合炒熟，水一盏，入童子小便一盏，药末四钱，煎至一盏，以上分为二服，未效再作。产后恶血注心，迷闷喘急，腹痛依前，用黑豆加生姜自然汁半合煎服。

又此药兼治脏毒，每服一钱半，入炒槐花末半钱，水一盏，煎至六分，无时候服。三日取下血块，即愈。如产后头痛，加荆芥煎。如吐血，亦宜服。

论丹参散主治（出《明理方论》）　四物汤，妇人多用者，以其不问产前、产后、经水多少，皆可通用。惟丹参散一味，其主治颇相类。何者？以其能破宿血，补新血，安生胎，落死胎，止崩中带下，调经脉。大类当归、地黄、芍药、川芎也。

丹参散　治妇人经脉不调，或前或后，或多或少，产前胎不安，产后恶血不下，并治之。兼治冷热劳暖，脊痛，骨节烦疼。

丹参（不以多少，去土，切）

上为细末，每服二钱，温酒调下，经脉不调，食前服；冷热劳，无时候服。

胜金圆（一方名不换金圆。治妇人诸虚不足，心腹疼痛。一名胜金丹，有沉香）　治妇人久虚无子；产前产后一切病患。兼疗男子下虚无力。此药能安胎催生，妊娠、临月服五七圆，产时减痛。妇人无子，是子宫冷，如服二十圆，男女自至。又治积年血风，脚手麻痹，半身不遂，赤白带下，血如山崩，及治产后腹中结痛，吐逆心痛，子死腹中，绕脐痛，气满烦闷，失盖汗不出，月水不通，四肢浮肿无力，血劳、虚劳，小便不禁，中风不语，口噤，产后痢疾，消渴，眼前见鬼，迷运，败血上冲，寒热头痛，面色痿黄，淋涩诸疾，血下无度，血痢不止，饮食无味，产后伤寒，虚烦劳闷，产后血癖，产后羸瘦。凡妇人众疾，不论年月日深，并皆治之。

白芍药　藁本　石脂（赤、白皆可）
川芎（不见火）　牡丹皮　当归　白茯苓　人参　白薇　白芷　桂心　延胡索
白术　没药　甘草（炙，江西安抚司没药、甘草减半）

上十五味，等分为细末，炼蜜为圆如弹子大，每服一圆，温酒化下。初产了并用热醋汤下，空心、食前。

此方系王承宣祖传渠家。凡妇人怀身，便服此药，甚神妙，常服尤好。系在京师于能家传到。

金钗煎　专治妇人诸疾。产前产后风虚痼冷，手足僵痹，豆淋酒化下。血风头痛，产后中风，荆芥酒化下。产前产后痰涎咳嗽，桑白皮汤下。经脉不调，或前或后，或多或少，血气攻刺，腰胁重痛，温酒化下。经脉不通，产后血喘，苏木、人参煎汤化下。血崩不止，赤白带下，侧柏烧灰调酒下。妊娠将理失宜，或因惊动，痛极妨闷，漏胎下血，胶艾煎汤化下。临产艰难，乳香研，酒化下。子死腹中，胎衣不下，用朴硝三钱重研细，童便和酒化下。产后劳倦，伤败血气，如疟寒热，遍身疼痛，喘嗽盗汗，地黄、乌梅煎汤化下。产后败血，浮肿，姜汁少许和酒半盏化下。产前服之则安胎，临产亦易产，产后则逐出恶血，不生诸疾。用童便和酒化下。常服活血驻颜，大暖血海，升降阴阳，滋养荣卫。或子宫久冷，多病少子，能久服之，见效立致。忌生冷、油腻、鱼腥、猪母、白猪，一切毒物。

当归 白芍药 川芎 石斛（酒炒）香附子（炒） 糯米（炒）各二两 降真香（细锉） 熟地黄各四两 秦艽 贝母（去心） 羌活 桂心 粉草 干姜（炮）北细辛 牡丹皮 大豆卷（炒） 茴香（炒） 枳壳（去穰，麸炒） 延胡索 白芷各一两 人参 木香 石膏（煅）沉香 黄芩各半两 川椒三分 交加①（修制）八两

上为细末，炼蜜为圆，每两作七圆。依前服饵，常服，温酒化下。（檀峰晓公方）

交加散 治产前后百病。治妇人荣卫不通，经脉不调，腹中撮痛，气多血少，结聚为瘕。产后中风尤妙。

生地黄一斤（研取自然汁） 生姜十二两（研取自然汁）

上将地黄汁炒生姜滓，姜汁炒地黄滓，各稍干，焙为细末，每服三钱，温酒调下。寻常腹痛亦宜服，产后尤不可阙。

交加散 治荣卫不和，月经湛浊。大能滋养血络，逐散恶血。脐腹撮痛，腰腿重坠，血经诸疾，并皆治之。

生姜十二两 生地黄一斤（取二味制度如前法） 白芍药 延胡索（醋纸裹煨令熟，用布揉去皮） 当归 桂心各一两 红花（炒，无恶血不用） 没药（别研）各半两蒲黄一两（隔纸炒）

上为细末，每服二钱，温酒调下。如月经不仍常，苏木煎酒调下。若腰疼，用糖球子煎酒调下，无时候。

玉露通真圆 治妇人诸疾。（出《经验妇人方》）

半夏（姜汁制，炒） 人参各半两 食茱萸（醋炒） 制厚朴各一两一分 泽兰叶二两半 甘草 蝉蜕（炒） 白芍药 石膏 蚕蜕（炒用，如无，以蚕故纸三张代）白术 当归 羌活 熟地黄（洗，焙）白茯苓各二两 防风 干姜 柏子仁 苍术 白薇 木香 黄芪 川牛膝 附子白芜荑（与蝉蜕同炒。然此方无蝉蜕，想马鸣蜕是也②） 川芎 藁本各一两 川椒 苦梗各三两 白芷一两半

上为细末，炼蜜为圆，每九钱重，分作十圆。切记炼蜜无令太过及生。男子妇人诸虚不足，状如劳疾，黄芪煎酒下。

血气痛，烧秤锤淬酒下。产前安胎用醋汤下。产后诸疾用酒或盐汤下。产前产后泻，用米饮送下。男子妇人牙疼，用半圆揩痛处，良久盐汤咽下。产前产后血闷，用童子小便送下。经脉不调，用红花煎酒送下。产后风毒，生疮疥，荆芥茶下。冷痰、翻胃、醋心，干嚼下。妇人子宫久冷，崩漏亦白带下，用童子小便、米醋、好酒一处，暖热下。

补中圆 常服。

川芎 白芍药 黄芪 当归 人参陈皮各半两 白术 地黄各一两

上为末，炼蜜圆如梧桐子大。每服五七十圆，温水下。

二圣散 产前服之则安胎，产后恶血不尽、胎衣不下方。

川芎 羌活（二味等分）

上为细末，每服二大钱。水七分盏，酒少许，煎七沸，温服。

二圣大宝琥珀散

生地黄一斤 生姜一斤（二味修制如前

---

① 交加：即下文所载交加散。
② 然此方无蝉蜕，想马鸣蜕是也：此十二字恐属衍文。

交加散）　当归　川芎　牡丹皮　芍药　莪术　蒲黄　香白芷　羌活八味各炒　桂心（不见火）　熟地黄（炒）

上十味各一两，同前二味为细末，于瓷盒内收之（汤使于后）。妇人冷气痛，并血海不调，膈气，炒姜、酒下二钱。

产后胞衣不下，暖酒调下二钱。产妇临月，日进三服，则滑胎易产，温酒调二钱。产后血犯心，眼见鬼神，用童便半盏，酒半盏同煎，调二钱。妇人久服，则颜色红白，无血来相攻，一生无子者，久服则有孕。

此药治疗妇人百病，空心，日午、食前，日二服。产后百病，并暖酒调下。

朱翰林白术煎　治妇人胎前、产后血气诸疾。（出《明理方论》）

木香半分（炮）　三棱　莪术　白术各一两　枳壳（去穰，麸炒黄）　白茯苓　当归　延胡索　人参　熟地黄（洗）　丹皮　粉草各半两

上为末，米糊圆如梧桐子大。每服十五圆至二十圆，常服，温酒吞下。汤使于后。胎前浑身并脚手痛，炒姜，酒下。胎前腹内疼，并安胎，紫草煎酒下。胎前呕逆吐食，糯米饮下。胎前饮食不得，浑身倦怠，豆淋酒下。胎前浑身发热，甘草汤下。胎前咳嗽，煨姜、盐汤下。胎前头痛，煨葱、茶下。胎前、产后泻，紫苏、姜、酒下。

催生胎衣不下，嚼葱白三寸，暖酒下。产后赤白痢，干姜甘草汤下。产后下血不止，烧纱帽灰一钱，调酒下（无，烧漆亦可）。产后浑身虚肿，陈皮去白，焙干，浸酒下。

头疼，薄荷茶下。常服，饭饮下。赤白带下，烧棕榈灰三钱，调酒下。久年血气成块，筑心痛，温酒下；炒姜、酒下；及良姜浸酒下皆可。妇人、室女红脉不通，煎红花苏木酒下。经脉不调，或前或后，或多或少，煎当归酒下。大小便秘结，灯心煎汤下。乳汁不行，苦苣煮猪蹄羹下。产后腰疼，煎芍药酒下。

沉香琥珀煎　益荣卫，滋气血。经脉不调，心松倦乏，腰膝疼痛，赤白带下，五心烦热，面无颜色，血海久冷，胎孕不固，憎寒壮热，妇人诸疾，并能治之。

沉香　琥珀（别研）　附子（炮）　川芎　肉桂　五味子　石斛（去根，切，酒蒸，炒）　辰砂（研）　阿胶各半两　没药（研）　续断　苁蓉（酒洗）　人参　当归　牛膝各三分　木香　地黄各一两

上为末，蜜圆如梧桐子大。每服四十圆，空心酒吞下，日午再服。

滋血汤　滋养荣血，补妇人诸虚，治血海久冷。（二方并出胡氏方）

当归　川芎　芍药　人参　麦门冬　牡丹皮　阿胶各二两　琥珀三分（别研）　酸枣仁（炒）　粉草　桂心各一两　半夏曲一两半

上为粗末，每服三大钱。水一盏，姜三片，煎七分，去滓温服，一日三服。

乌鸡煎圆　治妇人百病。（出《三因方》）

吴茱萸　良姜　白姜　当归　芍药　延胡索（炒）　椒（炒）　陈皮　青皮　刘寄奴　生地黄　莪术　川芎各一两　荷叶灰四两　北艾二两　破故纸（炒）一两

上为细末，醋煮面糊圆如梧子大。每服四五十圆。

月水不通，红花苏木酒下。白带，牡蛎粉酒下。子宫久冷，白茯苓煎汤下。赤带，建茶清下。血崩，豆淋酒调绵灰下。胎不安，蜜和酒下。肠风，陈米饮调百草霜下。心疼，菖蒲煎酒下。漏胎下血，乌梅温酒下。耳聋，腊茶煎汤下。胎死不动，斑蝥三个，煎酒下。腰脚痛，当归酒

下。胞衣不下，芸薹研，水下。头风，薄荷茶下。血风眼黑，豆粉草汤下。生疮，生地黄汤下。身体疼痛，黄芪末调酒下。四肢浮肿，麝香汤下。咳嗽喘满，桑白皮汤下。腹痛，芍药末调酒下。产前、产后白痢，干姜汤下。赤者，甘草汤；杂者，二宜汤常服，温酒、醋汤任下，并空心、食前服。

卷 三

此一卷论中风，角弓反张，风痹，手足不随，偏枯，口噤，口眼㖞斜，风眩头痛，血风，心神惊悸，癫狂，骨节痛风，血风走注，瘙痒瘾疹，风痰，脚气，腰痛，诸痰。已上诸证，虽各有言论，亦要先明其大体，察脉之虚实，辨证之冷热，相人之强弱，入脏入腑，在络在经。首以《局方》调治，未要猛浪用药。今之治法，先宜顺气，然后治风，万不失一。盖有中风、中寒、中暍、中痰、中气，皆能令人涎潮昏塞。所谓朱紫相凌，玉石不分，医者不可不详而究之。如中风若作中气治之，十愈八九；中气若作中风治之，十无一生。所以疑惑之间，不问中风、中气，首以苏合香圆、麝香煎、五积散。如中痰则有参苏饮；如中寒则有理中汤；如中暍则有白虎汤。如的然见得是中风，如三生饮、木香煮散、排风、续命、风引大小、竹沥、大八风汤、至宝丹、牛黄清心圆，辨其冷热虚实而投之，未有不安者也。然此疾积袭之久，非一日所能致。今人服药，三五服便责无效，其责医者亦速矣。正宜大剂，久服方有其效。孟子曰：七年之病，求三年之艾也。

妇人中风方论第一

夫中风者，虚风中于人也。风是四时八方之气，常以冬至之日自坎而起，候其八方之风，从其乡来者，主长养万物；若不从其乡来者，名为虚风，贼害万物。人体虚者则中之，当时虽不即发，停在肌肤，后或重伤于风，前后重沓，因体虚则发，入脏腑俞。俞皆在背，中风多从俞入，随所中之俞而乃发病。妇人血气虚损，故令中风也。当察口眼开合以别重轻，涎沫有无以明证治。如眼开口闭，手足不开，涎不作声者可治，如眼闭口开，声如鼾睡，遗尿者死。至宝丹、苏合香圆、五积散（加麝香煎）、牛黄清心圆（见《和剂》方）、大八风汤。（方见偏枯第七篇）

排风汤 治男子、妇人风虚湿冷，邪气入脏，狂言妄语，精神错乱，及风入五脏等证。（详见《和剂方》）

白鲜皮 白术 白芍药 桂心 川芎 当归 防风 杏仁（去皮尖，麸炒） 甘草各二两 白茯苓 麻黄（去节） 独活各三两

上㕮咀，每服三钱。水一盏半，生姜四片，煎成八分，去滓温服，无时候。

癸丑春，有一妇人，年四十四五，其证说话气短，足弱，行得数步则口若含霜。七十日内三次经行，遇行则口冷，头目眩晕，足冷则透心冷痛。每行则口中冷，气不相续，有时鼻中热，面赤翕然而热。身体不仁，不能行走，手足不随，不能俯仰，冷痹骨痛，有时悲伤。梦与前夫相随，则上气奄然而极，心惊、志意不定，恍惚多忘，却能食，如此仅一年许。医者投热药则面翕然而热，气满胸中，咽中窒塞，闷厥。投冷药则泻。又一医者以十全汤服之，则发烦躁，心惊而跳。一医者以双和汤服之，觉得面上与腹中甚如火燀，心愈惊，欲吐不吐，大便秘，里急后重。求仆诊之，六脉弦缓，喜见于春，此是可治之疾，未供药间，忽然吐泻，泻后

觉肛门如火，虽泻六次，却不多。仆一时识证未尽，且与俞山人降气汤八服。次日诊之，脉差有力，云服药之后，觉鼻中热，心烦闷绝，齿噤。与参苏饮八服，黄连圆二两许。越三日，云服药之后，其疾如故。与茯苓补心汤服之，皆无效。仆以脉证详之，只有排风汤甚对此证。或曰：何以见得是此证？一、能食饮，此风饥也；二、七十日三次经行，此是荣经有风，血得风散也；三、头目眩晕，此肝风也；四、面赤翕然而热，悲伤，此心风也；五、身体不仁，不能行走，梦与前夫相随，此脾风也；六、手足不随，腰痛难以俯仰，冷痹骨疼，此肾风也。诸有此疾，令人心惊，志意不定，恍惚多忘，真排风汤证也。或曰风脉当浮，今脉弦缓微弱，恐非风也。答曰：风无一定之脉，大抵此证虚极生风。然排风汤所用之药有十全大补汤料，亦有平补之意，却不僭燥。共十服。越三日，云服之有效。脉亦差胜，只是心中如烟生，似有微热，大便尚秘。此真是风证，再与排风汤十服，兼牛黄清心圆、皂角圆助之。越三日，云服前药一二日，大烦躁，于热诸证悉除。只是足弱不能支持，脉亦弱，予秘传降气汤十服。又越三日云诸证悉退，只是梦里虚惊，大便滑泄，如食伤相似，奏厕频数，脉尚弱。与五积散数服，加人参、盐煎，兼感应圆即愈。自后云，皆无恙矣。但上重而头眩，不能久立久坐，服与排风汤，则脱然安矣。以此方之药依上法，不可杜撰、臆度处方。

三生饮　治卒中，昏不知人，口眼㖞斜，半身不遂，咽喉作声，痰气上壅，无问外感风寒、内伤喜怒，或六脉沉伏，或指下浮盛，并宜服之。兼治痰厥、饮厥及

气虚眩晕，悉有神效。

生南星一两　生乌头（去皮尖）　生附子各半两（去皮）　木香一分

上㕮咀，每服半两。水二大盏，生姜十片，煎至六分，去滓温服。或口噤不省人事者，用北细辛、皂角各少许为细末。或只用半夏为细末，用少许以芦管吹入鼻中，俟喷嚏，其人少苏，然后进药。如气盛人，只用南星五钱重，木香一钱，加生姜十四片，煎作两服饮之，名星香饮。

参苏饮　治痰饮停积胸中，中脘闭塞，呕吐痰涎，眩晕嘈烦，怔悸哕逆；及痰气中人，停留关节，手足軃曳，口眼㖞斜，半身不遂，食已即呕，头疼发热，状如伤寒。

人参　紫苏叶　半夏　茯苓　干葛　前胡各三分　甘草　木香　陈皮　枳壳（制）　苦梗各半两

上㕮咀，每服四钱。水一盏半，姜七片，枣一枚，煎七分，去滓，空心温服。腹痛加芍药。

木香煮散　治左瘫右痪，并素有风湿，诸药不效。常服调气、进食、宽中。（《苏沈良方》言之甚详）

羌活　麻黄（去节）各一两　防风三分　白术　陈皮　黑附子（炮）　南木香　槟榔　牛膝　大川乌（炮）　草豆蔻（连皮，煨）　杏仁（去皮尖，麸炒）　人参　白茯苓　川芎　当归　甘草　桂心各半两

上㕮咀，每服四钱重。水一大盏半，生姜五片，煎至八分，去滓热服。大便不通加大黄。心腹胀加苦葶苈、滑石。膈上壅滞，咳嗽气促，加半夏、川升麻[①]、天门冬、知母。

缪安人年六十五六，忽然中风，不省人事，无汗有痰。已办后事，众医为不可

---

① 川升麻：四库本作"川芎、升麻"。

活也。召仆诊之，六脉浮缓，脾脉溢关，此真风脉也。先投参苏饮六服，先宽气下痰，次以木香煮散而愈。又享十年之寿。

附子理中汤　治五脏中寒，口噤，四肢强直，失音不语。昔有武士守边，大雪出帐外观瞻，忽然晕倒，时时继作，随行医官灌以此药，两剂遂醒。

大附子（炮）　人参（去芦）　干姜（炮）　甘草（炙）　白术等分

上细锉，每服四钱重。水一盏半，煎七分，去滓，不以时候服。口噤，斡开灌之。

开庆已未年七月间，裕斋马观文夫人曹氏，病气弱倦怠，四肢厥冷，恶寒自汗，不进饮食。一医作伏暑治之，投暑药；一医作虚寒治之，投热药；无效。召仆诊之，六脉虽弱而两关差甚。裕斋问曰：此何证也？仆答曰：以脉说之，六部虽弱而关独甚，此中焦寒也。中焦者，脾也；脾胃既寒，非特但有是证，必有腹痛、吐泻之证。今四肢厥冷，四肢属脾，是脾胃虚冷，无可疑者。答曰：未见有腹痛、吐泻之证，合用何药治之？仆答曰：宜用附子理中汤。未服药间，旋即腹痛而泻，莫不神之！即治此药，一投而瘥。

加减小续命汤　治卒暴中风，不省人事，渐觉半身不遂，口眼㖞斜，手足战掉，语言蹇涩，肢体麻痹，神情昏乱，头目眩重，痰涎并多，筋脉拘挛，不能屈伸，骨节烦疼，不得转侧。及治诸风，服之皆验。若治脚气缓弱，久服得瘥。久病风人，每遇天色阴晦，节候变更，宜预服之，以防暗哑。

麻黄（去根节）　防己　人参（去芦）　黄芩　桂心　甘草　白芍药　川芎　杏仁各一两　附子（炮）半两　防风一两半

上㕮咀，每服五钱。水一盏半，姜七片，枣两个，煎至七分，去滓，不以时候服。取汗随人虚实与所中轻重。有人脚弱，服此六七剂得瘥。

精神恍惚，加茯神、远志。骨节烦痛有热者，去附子，倍芍药。心烦多惊者加犀角半两。骨节烦痛有热者，去附子，倍芍药。心烦多惊者加犀角半两。骨节冷痛者倍用桂、附。呕逆腹胀者，倍人参，加半夏一两。躁闷、大便涩者，去附子，倍芍药，入竹沥一合煎服。脏寒下利者，去防己、黄芩，倍附子一两，加白术一两（《古今录验》有白术，无杏仁）。《救急》无芎𦬼、杏仁，只十味。《延年》无防风（一云违失）。便利、产后失血并老人、小儿，用麻黄、桂心、甘草各二两。

一法治或歌哭，或笑语，无所不及。用麻黄三两，人参、桂枝、白术各二两，无附子、防风、生姜，有当归一两。自汗者，去麻黄、杏仁，加白术。

脚弱，加牛膝、石斛各一两。身疼痛，加秦艽一两。腰疼，加桃仁、杜仲各半两。失音，加杏仁一两。（春加麻黄一两，夏加黄芩三分，秋加当归四两，冬加附子半两）

小风引汤　防风　独活　细辛　川芎　北五味子　白茯苓　人参　白芍药　白术　甘草等分

上㕮咀，第服三钱。水一盏，姜三片，杏仁五个，去皮尖捶碎，同煎至七分，去滓温服。如加麻黄、苁蓉、附子、当归、羚羊角六味等分，即大风引汤。

《千金》竹沥汤　大治热即生风。

竹沥二升　生葛汁一升　生姜汁三合

上三味相和，温暖，分三服，朝、晡、夜各一服。

《必效》竹沥汤　治中风涎潮，谵语昏塞，四肢缓纵。

秦艽　防风　独活　附子各一分

上㕮咀，以水四盏，煎至二盏。入生地黄汁、淡竹沥各半盏，再煎四五沸，去滓，分作四服，无时热服。病势去，以他药扶持，未愈再作。近世贵人用之，多有神效。

烧竹沥法 新竹截尺许长，去节，作两边用。两砖对立，相去八寸，置竹仰在砖上，急着焰火烧之；砖外两头以碗盛沥，沥尽，以绢澄清。夏、秋须沉冷水中，以防沥酸。凡大热、有风人亦可单服。冷暖随人，勿过度。荆沥亦然。

妇人中风角弓反张口噤方论第二

夫妇人角弓反张者，是体虚受风，风入诸阳之经也。人之阴阳经络周环于身，风乘虚入于诸阳之经，则腰痛反折挛急如[①] 角弓之状，宜用小续命汤。（方见前）

《活人书》论曰：妇人产后血虚多汗出，喜中风，身体强直，口噤，背反张作痉，治之属太阳经。先因伤风，又感寒湿而致然也。古人谓之痉病，外证发热恶寒，与伤寒相似，但其脉沉迟、弦细，而项背反张、强硬如发痫之状，此为异耳（新产血虚多汗出，喜中风，亦有此证）。当察有汗、无汗，以分刚柔二痉（无汗恶寒，名刚痉，有汗不恶寒，名柔痉）。阳痉属刚痉，阴痉属柔痉。无汗，葛根汤主之；有汗，桂枝加葛根汤主之。凡刚、柔二痉，小续命汤并可与之。有汗者去麻黄，加葛根。若审知刚痉者，胸满口噤，其人卧不着席，脚挛急，咬齿，当行大承气汤（《外台》注云：热而痉者死。热病痉者，反折瘛疭，齿噤龂也）。附术汤、桂心白术散、附子防风汤、八物白术汤、桂枝煮散，可选而用之。（《解惑论》云：合面而卧为阴痉；仰目者

为阳痉。又云：或因湿寒，发汗多，则发痉也）

葛根汤 治刚痉。无汗恶风。（产后有疾，凡用麻黄更宜斟酌）

葛根一两　麻黄（去根节，炮）　姜皮各三分　桂枝　粉草　芍药各半两　大枣三个

上㕮咀，每服三钱。水一盏，煎七分，去滓温服，取汗为度。

桂枝加葛根汤 治柔痉，有汗不恶寒[②]。

桂枝　芍药　甘草各六钱三分　干葛一两三钱　生姜一两　枣四枚

上㕮咀，每服三钱。水一盏，煎七分，去滓温服，取汗为度。

大承气汤（愚详之产后难用此药，故不录）

附术散 治伤寒手足厥冷，筋脉拘急，汗出不止，项强直，摇头口噤。

附子　白术各一两　川芎二钱　肉桂二钱　独活半两

上为细末，每服三钱。枣二个，水中一盏，煎至一半，温服。

桂心白术汤 治伤寒阴痉，手足厥冷，筋脉拘急，汗出不止。

白术　桂心　附子（炮）　防风　川芎　甘草各两半

上㕮咀，每服五钱。水二盏，姜四片，枣三枚，煎八分，去滓温服。

附子防风散 治伤寒阴痉，闭目合面，手足厥逆，筋脉拘急，汗出不止。

柴胡一两半　五味子　白术各一两　茯苓　甘草　干姜　附子（炮）　防风各三分　桂心半两

上为粗末，每服三钱。姜四片，水一盏，煎七分，去滓温服。

---

① 如：原作"于"，据四库本改。
② 寒：正德本作"风"。

八物白术散　治伤寒阴痉，三日不差，手足厥冷，筋脉拘急，无汗。恐阴气内伤。

白术　麻黄（去根节）　茯苓　五味子　羌活各半两　附子（炮）　桂心各三分　良姜一分

上为粗末，每服四钱。水一盏，姜四片，煎七分，去滓温服。（凡用麻黄，宜斟酌用之，不可过多）

白僵蚕散　治妇人中风，角弓反张，口噤不能言，皮肤顽痹，筋脉抽掣。

僵蚕一两　乌蛇肉（炙）　天麻　独活　南星（炮）　川乌（炮，去皮尖）　防风　蝉蜕（洗）　白附子（炮）　犀角屑　朱砂（研）　桑螵蛸各半两　麝香一分（研）

上为细末，每服一钱。温酒调下，无时候。

乌蛇圆　治妇人中风，牙关紧急，手足顽麻，心膈痰涎壅滞。

乌蛇肉（炙）　天麻　白附子（炮）　南星（炮）各一两　独活　乌犀屑　僵蚕（炒）　全蝎（炒）　半夏曲　麻黄（去根节）　当归　晚蚕沙各半两

上为细末，炼蜜圆如梧桐子大。每服七圆，温酒吞下。亦治角弓反张。

妇人中风口噤方论第三

夫妇人中风口噤者，是体虚受风，风入颔颊夹口之筋也。手三阴之筋，结入于颔颊；足阳明之筋，上夹于口，而风挟冷乘虚入其筋则筋挛，故引牙关急而口噤也。

天南星散　治妇人中风，口噤，四肢拘急。

天南星（姜汁炒黄）　白附子（炮）　黑附子（炮）　乌蛇肉（酒炙）　全蝎（炒）等分

上为细末，每服半钱。以生姜汁、温酒调下，无时，拗开口灌。

走马散　治妇人中风，口噤，四肢强直。

黑附子（炮）　天麻各半两　桂心　石膏　麻黄（去根节）　蝎梢（炒）　川乌（炮，去皮尖）　南星（炮）各一两　麝香半分（研）

上为细末，入研药令停，每服一字。无时，豆淋酒调灌。

乌蛇散　治妇人中风、口噤。

乌蛇肉（炙）　全蝎（炒）　天麻　南星（炮）　僵蚕各半两（炒）　腻粉半分

上为细末，入腻粉令停，每服一字，以生姜酒调灌下。

妇人中风不语方论第四

巢氏云：脾脉络胃夹咽，连舌本，散舌下；心之别脉系舌本。今心脾二脏受风邪，故舌强不得语也。喉咙者，气之所以上下也；会厌者，音声之户；舌者，声之机；唇者，声之扇。风寒客于会厌之间，故卒然无音。皆由风邪所伤，故谓之中风、失音不语。经云：醉卧当风，使人发瘖。

神仙解语丹　治心脾经受风，言语蹇涩，舌强不转，涎唾溢盛，及疗淫邪搏阴，神内郁塞，心脉闭滞，暴不能言。

白附子（炮）　石菖蒲（去毛）　远志（去心，甘草水煮十沸）　天麻　全蝎（酒炒）　羌活　白僵蚕（炒）　南星（牛胆酿，如无，只炮）各一两　木香半两

上为细末，煮面糊为圆，如梧桐子大，量入辰砂为衣。每服二十圆至三十圆，生薄荷汤吞下，无时候。

治中风内虚，脚弱语蹇。**防风汤。**

石斛一两半（酒炒）　干地黄　杜仲（去皮，切，姜汁炒）　丹参各一两一分　防风　川芎　麦门冬（去心）　桂心　川独活各一两

上㕮咀，每服五钱。水盏半，枣二枚，煎至八分，去滓温服。

治中风入肝脾，经年四肢不遂，舌强语蹇。**竹沥汤**。

威灵仙　附子（炮）　苦梗　蔓荆子　防风　枳壳（去穰，麸炒）　川芎　当归各等分

上㕮咀，每服四钱。水一盏，竹沥半盏，姜三片，煎至八分，温服。日四服，忌茶。

妇人风痹手足不随方论第五

夫妇人风痹者，由风、寒、湿三气合而为痹。风多者为风痹，其状肌肤尽痛。诸阳之经皆起于手足而循行于身体，风寒之气客于肌肤，始为痹。复伤阳经，随其虚处而停滞，与血气相搏。血气行则迟缓，使机关弛纵，故风痹而复手足不随也。

三痹汤　治血气凝滞，手足拘挛、风痹、气痹等疾皆疗。

川续断　杜仲（去皮切，姜汁炒）　防风　桂心　华阴细辛　人参　白茯苓　当归　白芍药　甘草各一两　秦艽　生地黄　川芎　川独活各半两　黄芪　川牛膝各一两

上㕮咀为末，每服五钱。水二盏，姜三片，枣一枚，煎至一盏，去滓热服，无时候，但腹稍空服。有人病左臂不随，后已痊平，而手指不便，无力，试诸药不验，服此药才半即安。

三五七散亦妙。（方见《局方》，不复赘留）

妇人中风自汗方论第六

寻古治中风方，续命、排风、越婢等悉能除去。而《千金》多用麻黄，令人不得虑虚。凡以风邪不得汗，则不能泄也。然此治中风无汗者为宜。若治自汗者更用麻黄，则津液转使脱泄，反为大害。中风自汗，仲景虽处以桂枝汤，至于不住发搐，口眼瞤动，遍身汗出者，岂胜对治？当此之时，独活汤、续命煮散复荣卫，却风邪，不可缺也。

独活汤　治风虚昏愦不自觉知，手足弃纵[①]，坐卧不能，或发寒热。血虚不能服发汗药。及中风自汗，尤宜服之。

川独活　羌活　人参　防风　当归　北细辛　茯神（去木）　半夏　桂心　白薇　远志（去心）　菖蒲（去毛）　川芎各半两　甘草三分

上㕮咀，每服五钱。水盏半，姜五片，煎七分去滓，无时温服。

续命煮散　治风气留滞，心中昏愦，四肢无力，口眼瞤动，有时搐搦，亡失津液，渴欲引饮。此能扶荣卫、去虚风。中风自汗及产后中风自汗，尤宜服之。

防风　独活　当归　人参　细辛　葛根　芍药　川芎　甘草　熟地黄　半夏　远志（去心）　荆芥穗各半两　桂心七钱半

上㕮咀，每服五钱。水一盏，生姜三大片，煎至七分，去滓温服，不拘时。汗多不止者，加牡蛎粉一分半。

---

① 弃纵：义同"瘫痪"。

妇人臂痛方论第七

论曰：夫妇人臂痛，筋脉挛急，不得屈伸，遇寒则剧。由肝虚，为风寒邪气流于血脉，客于经络，搏于筋，筋不荣则干急而痛。其脉紧细，宜服柏子仁圆、舒经汤。若臂痛不能举，或左或右，时复转移一臂，由中脘伏痰，脾气滞而不行，上与气相搏。四肢皆属于脾，脾气滞而气不下，上攻于臂，故痛。其脉沉细，宜茯苓圆、控涎丹。

柏子仁圆（王氏《指迷方》）

柏子仁　干地黄各二两　茯苓　枳实（去穰，麸炒）　覆盆子（炒）　北五味　附子（炮）　石斛（去根、切、酒蒸、炒）　鹿茸（酥炙）　酸枣仁（炒）　桂心　沉香　黄芪各一两（蜜水炙，一方等分）

上为细末，炼蜜为圆如梧桐子大。空心酒下三十圆。

舒经汤　治臂痛。又名五痹汤。亦治腰下疾。

片子姜黄四两　甘草　羌活各一两　白术　海桐皮　当归　赤芍药各二两

上为粗末，每服三钱。水一盏半，煎至七分，去滓温服。如腰以下疾，空心服；腰以上疾，食后服。

茯苓圆　茯苓一两　半夏二两　枳壳半两（制）　风化朴硝一两

上四味为末，姜汁煮糊为圆，如梧桐子大。生姜汤下二十圆，食后服。

控涎丹　凡人忽患胸背、手足、颈项、腰胯隐痛不可忍，连筋骨牵隐钓痛，坐卧不宁，时时走易不定。俗医不晓，谓之走疰。便用风药及针灸皆无益。又疑是风毒结聚，欲为痈疽，乱以药贴，亦非

也。此乃痰涎伏在心膈上下，变为此疾。或令人头痛不可举，或神意昏倦多睡，或饮食无味，痰唾稠粘，夜间喉中如锯声，多流唾涎，手脚重，腿冷，脾气脉不通。误认为瘫痪，亦非也。凡有此疾，但以此药，不过数服，其疾如失。

甘遂（去心）　大戟（去皮）　真白芥子（炒）各等分

上为细末，糊圆如梧桐子大。临卧淡姜汤吞下五七圆。如痰猛，加至十圆。

白芥子散　治臂痛外连肌肉，牵引背胛，时发时止。此由荣卫之气循行失度，留滞经络，与正气相搏，其痛发则有似瘫痪。

真白芥子　木鳖子各二两（麸炒）　没药（别研）　桂心　木香各半两

上为细末，入研药令停，每服一钱，温酒调下。

流气饮子　紫苏叶　青皮　桔梗　大黄（煨）　当归　芍药　乌药　茯苓　川芎　黄芪　枳壳（去穰，麸炒）　防风各半两　甘草　橘皮各三分　木香①　连皮大腹二两（锉，姜汁炒）

上㕮咀，每服五钱。水二盏，姜二片，枣一枚，煎一盏，去滓服。

妇人贼风偏枯方论第八

论曰：贼风偏枯者，是体偏虚受风，风客于半身也。人有劳伤血气，半身偏虚者，风乘虚入，客于半体，名为偏风也。其风邪入深，真气去，邪气留，发为偏枯。此由血气衰损，为风所客，令血气不相周荣于肌，故令偏枯也。

论曰：夫偏枯者，其状半身不遂，肌肉枯瘦，骨间疼痛，神智如常，名曰偏

①　木香：此下原脱剂量，《全生指迷方》卷三作"一分"。

枯。仆原疾之由，皆由阴阳偏亏，脏腑怯弱，经络空虚，血气不足，当风冲坐，风邪乘虚而入，疾从斯作。《内经》云：汗出偏沮，使人偏枯。详其义理，如树木或有一边津液不荫注而先枯槁，然后被风所害。人之身体，或有一边血气不能荣养而先枯槁，然后被风所苦，其理显然。王子亨有云：舟行于水，人处于风。水能泛舟而亦能覆舟；风能养体而亦能害体。盖谓船漏水入，体漏风伤。古人有云：医风先医血，血行风自灭是也。治之先宜养血，然后驱风，无不愈者。宜用大八风汤、增损茵芋酒、续断汤。

大八风汤　治中风偏枯、失瘖、半身不遂，时复恍惚。

当归　杏仁（去皮尖，麸炒黄）　甘草　桂心　干姜各二两（炮）　五味子　升麻各两半　川乌（炮，去皮尖）　黄芩　芍药　独活　防风　川芎　麻黄（去节）　秦艽　石斛（去根，切，酒蒸，炒）　人参　茯神　石膏　黄芪　紫菀各一两　大豆三两（去皮，炒）

上为粗末，每服五钱。水二盏，酒一合，煎至一盏，去滓温服。恍惚者，不用酒煎。

增损茵芋酒　治半身不遂，肌肉干燥，渐渐细瘦，或时酸痛，病名偏枯。

茵芋叶　川乌（炮，去皮尖）　石楠叶　防风　川椒（炒去汗）　女萎　附子（炮）　北细辛　独活　卷柏　肉桂　天雄（炮，去皮）　秦艽　防己各一两　踯躅花（炒）　当归　生干地黄各二两　芍药一两

上㕮咀，酒二斗渍之。冬七日，夏三日，春、秋各五日。初服一合，渐增之，以知为度。令酒气相续。（出《指迷方》）

续断汤　治偏枯少血。

续断（酒浸，炒）　当归三两　陈皮　芍药　北细辛各一两　生干地黄二两

上为粗末，每服五钱。水二盏，煎至八分，去滓温服。脏寒多利者，入熟附子一两，和前药。

妇人[①]偏风口㖞方论第九

论曰：偏风口㖞者，是体虚受风，风入于夹口之筋也。足阳明之筋上夹于口，其筋偏虚，风因虚而乘之，使其筋偏急不调，故令口㖞僻也。

防风汤　治卒然口㖞斜，言语牵急，四肢如故，别无所苦。

防风一两　羌活半两　甘草一分

上为粗末，每服五钱。水二盏，煎至一盏，去滓；入麝香研，一字，温服。

治口眼㖞斜：用蓖麻子七粒，去皮壳，细研作饼，安在手心（右㖞安左手，左㖞安右手），却用铜盂乘汤坐于药上，才正即洗去。（一方用巴豆，不用蓖麻。出《本草》）

《广济》疗风著口面㖞斜，语声不转方。

生地黄汁一升　竹沥一升　独活（切）三两

上相和煎，取一升顿服；未正，更进一剂。

深师续命汤　疗中风口僻、噤诸疾，卒死不知人。补虚、起死神方。

人参　防己　麻黄（去根节）　芍药　川芎　甘草　黄芩　白术各半两　桂心　附子（炮）　防风各一两　生姜五两

上切，以水一斗二升，煮取三升，分为三服，不差复作。忌海藻、菘菜、桃、

---

① 妇人：原脱，据目录补。

李、生菜、葱、雀肉、猪肉。

又《千金》方：炒大豆三升令焦，以酒三升淋取汁，顿服。

又方：用大皂荚五两，去皮、子为末，以三年大醋调。如左㖞涂右，右㖞涂左，干更涂。

妇人血风心神惊悸方论第十

夫妇人血风惊悸者，是风乘于心故也。心藏神，为诸脏之主。若血气调和，则心神安定；若虚损，则心神虚弱，致风邪乘虚干之，故惊而悸动不定也。其惊悸不止，则变恍惚而忧惧也。（排风汤亦可用）

茯神散　治妇人血风，五脏大虚，惊悸，安神定志。

茯神（去木）　人参　龙齿（别研）独活　酸枣仁（炒）各一两　防风　远志（去心）　桂心　细辛　白术各三分　甘草干姜（炮）各半两

上为粗末，每服四钱。水盏半，煎至八分，去滓温服。

龙齿圆　治妇人血风上攻，心神恍惚，惊悸，眠卧不安。

龙齿（别研）　茯神各一两　朱砂（研）　人参　当归　天麻各三分　犀角屑槟榔　防风　生干地黄各半两　远志（去心）　赤箭各一分　麝香一钱

上为细末，炼蜜圆如梧桐子大。每服二十圆，薄荷温酒下。

朱贲琥珀散　治妇人血风。

琥珀（研）　没药（研）　木香　当归　芍药　白芷　羌活　干地黄　延胡索川芎各半两　土瓜根　牡丹皮（去心）白术　桂心各一两

上为末，每服一钱。水一盏，煎至七分，益酒三分，再煎少时，热服。重者数服效。

失血过多心神不安方论第十一

宁志膏　治妇人因失血过多，心神不安，言语失常，不得睡。

辰砂（研）　酸枣仁（炒）　人参白茯神（去木）　琥珀各一分（研）　滴乳一钱（研）

上为末，和停，每服一钱。浓煎，灯心枣汤空心调下。（一方无茯神[①]、琥珀，蜜圆如弹子大，薄荷汤化下一粒）

妇人风邪颠狂方论第十二

夫妇人颠狂病者，犹血气虚受风邪所为也。人禀阴阳之气而生，而风邪入并于阴则为颠，入并于阳则为狂。阴之与阳，有虚有实，随其虚时，为邪所并则发也。颠者，卒发意不乐，直视仆地，吐涎沫，口㖞目急，手足撩戾，无所觉知，良久乃苏。狂者，少卧不饥，自高贤也，自辩智也，自贵倨也；妄笑好歌乐，妄行不休，故曰颠狂也。

防风散　治妇人风邪颠狂，或啼泣不止；或歌笑无度，或心神恐惧，或言语失常。

防风　茯神　独活　人参　远志（去心）　龙齿　菖蒲（去毛）　石膏　牡蛎（煅）各一两　秦艽　禹余粮　桂心各半两甘草三分　蛇蜕一尺（炙）

上为粗末，每服三钱。水盏半，煎七分，去滓温服。

又一方：羚羊角屑三分　独活　远志

---

① 茯神：原误作"茯苓"，据方中所载及四库本改。

（去心）　菖蒲（去毛）　防风各半两　茯神（去木）　石膏　麦门冬（去心）　龙齿（别研）　白鲜皮各一两　人参　生干地黄各三分

上为粗末，每服三钱。水盏半，煎七分，温服无时。

《素问》云：阳厥狂怒，饮以铁落。（狂怒出于肝经，肝属木。铁落，金也，以金制木之意）

愚曾治一女人，眼见鬼物，言语失常，循衣直视。众医多用心药治之，无效。仆投养正丹二贴，煎乳香汤送下，以三生饮佐之，立愈。

又一男子亦曾病此证，亦用此药收效。然养正丹与《百一方》抱胆圆无异。抱胆圆内中无硫黄，有乳香也，自合方见效。

妇人飞尸血厥方论第十三

夫飞尸者，游走皮肤，穿脏腑，每发刺痛，变作无常；遁尸者，附骨入肉，攻凿血脉，每发不可得近，见尸丧、闻哀哭便发；风尸者，淫濯四肢，不知痛之所在，每发昏沉，得风雪便作；沉尸者，缠骨结脏，冲心胁，每发绞切，遇寒冷便作；注尸者，举身沉重，精神错乱，常觉昏废，每节气至变辄成大恶。皆宜用此方：忍冬叶锉数斤煮令浓、取汁煎之。服如鸡子大，日三服。

太乙神积丹　治中风之要药。治客忤，霍乱，腹痛胀满，尸注恶风，颠狂鬼语，蛊毒魅魉，癥瘕积聚，温疟积久，百方不差，但是一切恶毒，无所不治。但近世少得曾青、磁石，为难合尔，故不录。

苏合香圆　亦治此疾。方见《和剂》，更不赘录。

雄朱散　治因丧惊、忧、悲哀、烦恼，感尸气而成，变动不已，似冷似热，风气触则发。

雄黄（研）　朱砂（研）　苦梗　羌活　当归　升麻　川乌（炮）　龙齿（别研）　犀角屑　白术　芍药　鬼箭羽　白僵蚕（炒）　木香　虎骨头（酥炙）　紫苏子（炒）　川芎　南星（炮）　山栀子　陈皮　莽草　枳壳（去穰，麸炒）　黄芩各一分　麻黄半两（去根节）　蜈蚣二条（炙，去头足）　槟榔两个　全蝎一分（炒）

上为细末，每服二钱。温酒调下，一日三服。

人平居无疾苦，忽如死人，身不动摇，默默不知人。目闭不能开，口噤不能言，或微知人，恶闻人声，但如眩冒，移时方寤。此由汗过多血少，气并于血，阳独上而不下，气壅塞而不行，故身如死。气过血还，阴阳复通，故移时方寤，名曰郁冒，亦名血厥。妇人多有之，宜服白薇汤、仓公散。

白薇汤

白薇　当归各一两　人参半两　甘草一分

上㕮咀，每服五钱。水二盏，煎至一盏，温服。

仓公散　治卒鬼击，鬼疰，鬼刺，心腹如刺，下血便死，不知人及卧魇，啮脚趾不觉者，并诸毒气等疾。

瓜蒂末（《九籥卫生方》无瓜蒂末，有皂角末）　藜芦末　雄黄（研）　矾石（煅，研）各等分

上为末，研停。用少许吹入鼻中得嚏，气通便活。未嚏再吹，以得嚏为度。此药能起死人，恐皂荚者为正。

白术散　治中风、身体麻痹不仁。

白术（炒）　芍药　藁本（去苗土）各一两　续断（去枯者）　当归（酒洗，焙）

各二两　虎骨（酥炙）　乌蛇肉各半两

　　上为细末，每服二钱匕，温酒调下。

脏寒多利者，加附子半两。骨中烦热者，加生地黄一两。

卷 四

妇人血风身体骨节疼痛方论第一

夫妇人血风，身体骨节疼痛者，由体虚、气血不调为风冷所侵故也。其状风邪在于皮肤、肌肉，历于骨节，邪气与正气交击，故令疼痛也。

芎劳散 治妇人血风，身体骨节疼痛，心膈壅滞，少思饮食。

川芎一两 赤茯苓 赤芍药 酸枣仁（炒） 桂心 当归 木香 川牛膝各三分 羌活 枳壳（去穰，麸炒） 甘草各半两

上为粗末，每服三钱。水一大盏，姜三片，煎至七分，去滓热服，无时候。

羚羊角散 治血风，身体疼痛，手足无力，心神壅闷。

羚羊角屑 酸枣仁（炒） 生干地黄 槟榔各一两 五加皮 防风 赤芍药 当归 骨碎补（炒，去毛） 海桐皮 川芎各三分 甘草半两

上为末，每服二钱，温酒调下。

通灵圆 治男子、妇人手足痛风，不可忍者。

白附子 僵蚕（炒去丝）各一两 全蝎半两（炒） 麝香一字

上为末，炼蜜圆如梧子大。每服七圆，温酒下，一日三服。

当归没药圆 疗妇人血风、血气，腹胁刺痛，筋挛骨痹，手足麻木，皮肤瘙痒。

当归 五灵脂（炒）各一两 没药半两

上为末，醋糊圆如梧桐子大。每服三十圆，生姜汤空心下①。

大效虎骨散 治血风走痓疼痛，丈夫筋骨疼，及打扑伤折②疼痛甚者。

虎骨（酥炙） 败龟（醋炙） 当归 桂心 地龙（去土） 牛膝 漏芦 威灵仙 延胡索 自然铜（制）

上各等分为末，每服二钱。热酒调下，每日一服。

妇人血风白虎历节走痓方论第二

夫妇人体虚，受风邪之气，随血而行；或淫溢皮肤，卒然掣痛，游走无有常处，故名为走痓也。加减小续命汤主之。

漏芦散 治妇人血风，走痓疼痛，无有常处。

漏芦 当归 牛膝各三分 桂心 地龙（去土） 防风 羌活 白芷 没药（研） 甜瓜子各半两 虎胫骨（酥炙） 败龟（醋炙）各一两

上为细末，每服二钱，热酒调下。无时候。

四生圆 治血风骨节疼痛，抬举臂不起，行履不得，并浑身麻痹。

白僵蚕（炒去丝） 地龙（去土） 白附子（生） 五灵脂 草乌（去皮尖）各等

---

① 空心下：此三字原脱，据正德本补。
② 伤折：此二字原脱，据正德本补。

分

上为末，以米糊圆如梧桐子大。每服二十圆，茶酒任下。或作末，酒调半钱亦可。

麝香圆　治白虎历节，诸风疼痛，游走不定，状如虫啮，昼静夜剧，及一切手足不测疼痛。

大八角川乌头三个（去皮尖，生）　生全蝎二十一个　生黑豆（二十一粒）　生地龙（去土，净）半两

上为细末，入麝香一字，同研停，糯米糊为圆如绿豆大。每服七圆，甚者十圆，夜卧令膈空，温酒吞下，微出冷汗一身，便瘥。（许学士云：余得此方，凡是历节及不测疼痛，一二服便瘥。在歙川日，有一贵家妇人，遍身走疰疼痛，至夜则发，如虫啮其肌。多作鬼邪治。余曰：此正历节病也。三服愈）

芍药知母汤　治诸肢节疼痛，身体尪羸[①]，脚肿如脱，头眩短气，温温欲吐。（《三因方》）

桂心　知母　防风各四两　芍药　甘草　麻黄（去根节）各三两（炮）　附子三两（炮）

上㕮咀，每服四钱。水一盏半，生姜五片，煎七分，去滓，空心服。一法有白术、川芎、杏仁、半夏。

附子八物汤　治风历节，四肢疼痛如锤锻，不可忍。

附子　干姜　芍药　茯苓　人参　甘草　桂心各三两　白术四两

上㕮咀，每服四大钱。水二盏，煎七分，去滓，食前服。一方去桂，用干地黄二两。

独活寄生汤　最治历节风，近人用之甚效。（见本卷第七论）

小续命汤　大治白虎历节，痛不可忍。（方见第三卷）

有一妇人，先自两足踝骨痛不可忍，次日流上于膝，一二日流于髀骨，甚流至于肩，肩流于肘，肘流于后溪。或如锤锻，或如虫啮，痛不可忍，昼静夜剧。服诸药无效。召仆诊之，六脉紧。余曰：此真历节证也，非解散之药不能愈。但用小续命汤，一剂而愈。

又邓安人，夏月亦病历节，痛不可忍，诸药无效。召仆诊之，人迎与心脉虚。此因中暑而得之，合先服酒蒸黄连圆，众医莫不笑，用此药服一帖即愈。自后与人良验。

妇人血风瘾疹瘑痒方论第三

《局方》治妇人时发遍身瘙养，或赤肿瘾疹，五心烦热，血风攻疰。与人参荆芥散、消风散、四物汤加荆芥煎，或人参当归散，或逍遥散兼服导赤圆。如不通者，食后服皂角圆（气虚、老人不可久服）。如服皂角圆不退者，此凝滞热甚者，宜先服青木香圆三两服，以开气道，却服前药即效。

夫妇人体虚，为风邪气客于皮肤，复逢风寒相折，则起风瘙瘾疹。若赤疹者，由凉湿折于肌，肌中之极热结成赤疹也。得天热则剧，取冷则瘥。白疹者，由风气折于肌中，肌中热，热与风相搏，所以为白疹也。得天阴，雨冷则剧，出风中亦剧，得晴暖则减，着衣暖亦瘥也。脉当浮而洪，浮即为风，洪即为气，风气相搏，则为瘾疹，身体为痒。凡人汗出，不可露卧及浴（《素问》云：汗出见湿，乃生痤痱），使人身振寒热生风疹也。

---

① 尪羸：原作魁瘰，据《三因方》改。

《雷公炮炙》序云：遍体疹风，酒调生侧①。

何首乌散 治妇人血风，皮肤瘙痒，心神烦闷及血风游走不定，并宜服之。

何首乌 防风 白蒺藜 枳壳 天麻 僵蚕 胡麻 茺蔚子 蔓荆子各等分

上为细末，每服二钱。煎茵陈汤调下，无时候。

附子酒 治痛风、妇人血风、身上瘙痒。（出张氏方）

生附子（不去皮）重一两一只 皂角刺二十一个 黑豆一合

上三味细锉，分为二处，用好酒二瓶，入上件药，慢火煿，候干至半瓶，却合作一处，蜜缚泥头，经二宿。每服一盏，温服，无时候。未效再服。

治女人风痒、瘾疹不止。（出《圣惠方》）

苍耳花、叶、子各等分

上为细末，用豆淋酒调下二钱。

治瘾疹 白蜜不拘多少，好酒调下，已试有效。

治皮肤有风热，遍身生瘾疹方。（初虞世）

牛蒡子（水煮一两，净，晒干，炒令香） 浮萍（蒸过，焙干）等分

上为细末，每服二钱。薄荷汤调下，日二服。

又治风气客于皮肤，搔之不已方。

蝉蜕洗 大叶薄荷

上等分为细末，无时，温酒调下方寸匕。（此一方出《本草》）

又方：露蜂房（洗过，蜜炙令焦） 蛇蜕（洗，炙令焦）等分

上为细末，温酒调下一钱，日二三

服。

妇人虚风头目眩晕及心眩方论第四

夫妇人风眩，是体虚受风，风入于脑也。诸脏腑之精，皆上注于目，其血气与脉并上属于脑也，循脉引于目系，目系急，故令眩也。其眩不止，风邪甚者，变成癫疾也。

养正丹 治虚风头眩，吐涎不已。盖此药升降阴阳，补接真气，非止头旋而已。

黑铅 水银 硫黄（研） 朱砂各一两（研）

上用建盏一只，火上熔铅成汁，次下水银，用柳杖子打停，取下歇少时，入二味打停，候冷取下，研为粉，以糯米软饭圆如绿豆大。每服三十圆，枣汤吞下，空心、食前，日二服。

钩藤散 治肝厥头晕，清头目。（出《本事方》）

钩藤 陈皮 半夏 麦门冬（去心） 茯苓 茯神 人参（去芦） 甘菊花 防风各半两 甘草一分 石膏一两

上㕮咀，每服四钱。水一盏半，生姜七片，煎至八分，去滓热服。（《素问》云：头痛癫疾，下虚上实，过在足少阴，巨阳，甚则入肾，徇蒙招摇，目眩耳聋，下实上虚，过在足少阳、厥阴，甚则入②肝。下虚者，肾虚也，故肾虚则头痛。上虚者，肝虚也，故肝虚则头晕。徇蒙者，如以物蒙其首，招摇不定，目眩耳聋，皆晕之状。故肝厥头晕、肾厥头痛不同也）

《斗门方》治妇人血风攻脑，头旋闷

---

① 侧：即侧子。与附子根相连而生之形小而有尖角者。

② 入：原作"在"，据《素问·五脏生成篇》改。

绝，忽死倒地，不知人事者。

喝起草，取其嫩心，不以多少，阴干为末，以常酒服一大钱匕，无时候。其功大效。服之多连脑盖，善通顶门。

蔓荆子散　治妇人风眩，头目昏闷烦疼，言语蹇涩，痰逆不下饮食。

蔓荆子　防风　羌活　川芎　羚羊角屑　枳壳　前胡　石膏　赤茯苓　麻黄（去根节）　荆芥穗各三分　北细辛　甘菊花　白芷　藁本　旋覆花　甘草各半两

上为粗末，每服四钱。姜三片，水一盏，煎七分，去滓温服，无时候。

四神散　治妇人血风，眩晕头痛。（《九籥卫生方》）

菊花　当归　旋覆花　荆芥穗各等分

上为细末，每服一钱。水一盏，葱白三寸，茶末一钱，煎至七分，通口服。良久，去枕仰卧少时。

川芎散　治风眩头晕。（庞安常方）

小川芎　山药　白茯神　甘菊花（野菊不用）　人参各半两　山茱萸肉一两

上为细末，无时候，酒调二钱，日三服。

治女人头旋，即天动地转，名曰心眩，非血风也。（心眩方）

胆子矾一两细研，用胡饼剂子一个拌停，放板子上按平、一指厚，以篦子勒成如骰子大块，不须界断，于瓦上焙干。每服一骰子大，为末，煎灯心竹茹汤调下。

妇人血风头痛方论第五
（肾厥头痛，厥逆头痛附）

许叔微云：妇人患头风者，十居其半。每发必掉眩，如在车船上。盖因血虚、肝有风邪袭之尔。余常处此方以授

人，比他药效而捷。

川芎当归散①　川芎一两　当归三分　羌活　旋覆花　华阴细辛　蔓荆子　防风　石膏　藁本　荆芥穗　半夏曲　干地黄　甘草各半两

上㕮咀，每服三钱。水一盏，姜三片，煎至七分，去滓温服。

七生圆　治男子、妇人八般头风及一切头痛，痰厥、肾厥、饮厥，伤寒、伤风头痛不可忍者，并皆治疗。（徐明仲先生方）

川乌　草乌　南星（三味并生、去皮）　半夏（冷水洗去滑）　川芎　石膏　白芷（并生用）等分

上为细末，研韭菜自然汁，圆如梧子大。每服七圆，加至十圆，嚼生葱，茶送下。（仆尝疗邓安人头痛如破，服诸药无效，加北细辛等分，全蝎减半为圆，服二十粒即愈。）

芎辛汤　治状如前。但发热者不可服。

生附子（去皮）　生乌头（去皮尖）　南星　干姜（炮）　北细辛　川芎各一两　甘草三分

上㕮咀，每服四钱。水二盏，姜七片，茶牙少许，煎至六分去滓，食前温服。中脘素有寒者，不用茶牙。

《局方》如圣饼子，加北细辛如半夏数，自合服之，见效甚速。

若头痛筋挛，骨重少气，哕噫腹满，时惊，不嗜卧，咳嗽烦冤，其脉举之则弦，按之石坚。由肾气不足而内著，其气逆而上行，谓之肾厥头痛，宜玉真圆与硫黄圆。

玉真圆方　石膏（煅，研）　半夏（洗，为末）各一两　硫黄二两　硝石一分（并研）

上研令停，生姜自然汁打糊圆，如梧

① 川芎当归散：原无方名，据正统本补。

桐子大。生姜汤下三十圆。一方无半夏，有天南星。

硫黄圆 治头痛不可忍，或头风年深、暴患，无所不治，服此除根。

硝石一两 硫黄二两

研令极细，滴水圆如指头大，空心，蜡茶清嚼下。《百一方》云：中暑者，以冰水服之，下咽即洒然。治伤冷，以艾汤下。

若头痛连齿，时发时止，连年不已，此由风寒中于骨髓，留而不去。脑为髓海，故头痛、齿亦痛，谓之厥逆头痛。宜白附子散，灸曲鬓穴。此穴在耳上，将耳掩前正尖上，可灸七壮，左痛灸左，右痛灸右。

白附子散方 麻黄（不去根节） 乌头（炮，去皮） 南星（炮），各半两 白附子（炮）一两 全蝎（炒）五枚 辰砂（研）一分 麝香（研）一钱 白姜（炮）一分

为细末，酒调一字服讫，去枕卧少时。

裕陵传王荆公偏头疼方，云是禁中秘方。用生芦菔法（即萝卜汁）一蚬壳，仰卧注鼻中，左痛注左，右痛注右，或两鼻皆注。亦可数十年患，皆一注而愈。东坡云：荆公与仆言已愈数人。此方自后晁将仕明甫云：是有效。

治头风痛不可忍者。

硝石 人中白 脑子等分

研令极细，用一字搐入鼻中。

妇人[①] 项筋强痛方论第六

此一卷论项筋拘挛强痛。每得斯疾，疗之似易而实难。然方册中所载亦少，纵有言之，议论亦略。以仆考之，然既有斯

疾，必有是方。何古人言此疾证尚且略，又无的然之论。详之必是挟诸疾而生，所以绝无专门。余因暇日撼古名方，以备检阅。然自明学识浅鄙，未必全备。博学之士见其遗缺，倘能补而完之，不亦宜乎！咸淳元年上元日，药隐老人书于存心堂。

夫颈项之处，乃属足太阳膀胱之经。又许太学云是足少阴肾之经，盖肾与膀胱为表里故也。以感外邪论之，则有太阳经，先因感风，又感寒湿，致令外证发热恶寒，与伤寒相似。颈项强急，腰身反张如中风状，瘛疭口噤，其身体几几。古人以强直为至，其脉沉迟弦细。新产血虚多汗出，喜中风，亦有此证。以上并载第三卷第二论中，言之甚详，不复赘录。

又有挫枕转项不得者，与三五七散（方见《和剂》）、追风散，仍与急风散搽项上。

若因被风吹，头目昏眩，太阳并脑俱痛，项背筋脉拘急，可与蝎附散、都梁圆。

许太学治项筋强痛，不可转侧者，以木瓜煎。

追风散 治年深、日近偏正头疼，又治肝脏久虚，血气衰弱，风毒之气上攻，头痛，头眩，目晕，心忪烦热，百节酸疼，脑昏目痛，鼻塞声重，项背拘急，皮肤瘙痒，面上游风，状若虫行，及一切头风。兼疗妇人血风攻疰，头目昏痛，皆治之。

川乌（炮，去皮、脐、尖） 防风（去芦） 石膏（煅） 川芎 甘草（炙）荆芥穗 白僵蚕（炒去丝）各一两 天南星（炮） 羌活 天麻 地龙 白附子（炮） 全蝎（去尾针） 白芷各半两 草乌（炮，去皮，脐、尖） 没药（研） 乳香

---

① 妇人：原脱，据目录补。

（研） 雄黄（研）各一分

上为细末，每服半钱。入好茶少许同调，食后及临卧服。常服清头目，利咽膈，消风化痰。

急风散

草乌头三两（一半烧存性，于醋内煎令冷，余一半生用） 生黑豆一分（两味一处为末） 丹砂一两（研） 麝香一分（研）

上为细末，研令停，酒调涂痛处。

蝎附散 治一切风邪头痛，夹脑风气，痰涎壅盛，呕逆恶心，口吐清水，暗风眩晕，眼见黑花，牙关紧急，口眼㖞邪，面目瞤动，头项拘急，肩背引疼，耳痒目昏，四肢麻木；及沐头、浴出，暴感风邪，头目昏痛，两太阳穴疼。远年头风经隔岁月，乍差乍发，服药无效者，并皆治之。

附子（炮，去皮、脐） 川乌（炮，去皮、尖） 麻黄（去节） 僵蚕（炒） 南星 防风各三钱 雄黄 朱砂 全蝎各钱半 白芷 藁本各半两

上为细末，每服半钱。葱茶调下，食后服。孕妇不可服。

京城之医用此药，兼嚼如圣饼子，治眼生眵粪，眵眵不明，羞明多泪，见物不明，有效。

都梁圆方 香白芷（择大块白色新洁者，先以棕刷去尘土，用沸汤泡洗四五次）

为细末，炼蜜圆如弹子大。每服一圆，多用荆芥点蜡茶细嚼下，食后常服。只干嚼下亦可，都无所忌。此药大治中风眩晕，妇人产前产后乍伤风邪，头目昏重及血风头痛，服之令人目明。凡浴沐后服一二粒尤佳。暴寒乍暖，神思不清，伤寒头目昏晕，并宜服之。

木瓜煎 宣木瓜二个（取盖去穰） 没药二两（研） 乳香一分（研）

上二味内木瓜中，有盖子合了，竹签定之，饭上蒸三四次，烂，研成膏子，每服三匙。生地黄汁半盏，无灰上醖二盏和之，用八分盏热暖化膏子服。

有人患此病，自午后发，黄昏时定。余曰：此患必先从足起。经言十二经络各有筋，惟足下少阴之筋自足至项。大抵筋者，肝之合也。日中至黄昏，天之阳，阳中之阴也。又曰：阳中之阴，肺也。自离至兑，阴旺阳弱之时。故《灵宝秘法》云：离至乾，肾气绝而肝气弱。肝肾二脏受阴气，故发于是时。余授此方，三服而愈。

妇人腰痛方论第七

夫肾主于腰，女人肾脏系于胞络。若肾气虚弱，外感六淫，内伤七情，皆致腰痛。古方亦有五种之说，如风腰痛，宜小续命汤加桃仁、杜仲煎服；脾胃气蔽及寒湿腰痛，宜五积散加桃仁；如虚损及五种腰痛者，青娥圆、神应圆（诸方并见《和剂局方》）皆可用也。如气滞腰痛，如神保圆、黑牵牛、茴香、橘核必有功也。

如神汤 治男子、妇人腰痛。（陈总领方）

延胡索 当归 桂心等分（一方无当归，有杜仲）

上为末，温酒调下二钱。甚者不过数服。（潭人滕珂云：此方得之于歙州祁门老医，真是如神，故以名之）

独活寄生汤 夫腰痛者，皆由肾气虚弱，卧冷湿地，当风所得。不时速治，喜流入腰膝，为偏枯、冷痹，缓弱疼重；或腰痛拘挛，脚重痹，宜急服之。

独活三两 桑寄生 续断[①] 杜仲 北

---

① 续断：《千金要方》卷八所载本方无此药而有甘草。

细辛 川牛膝 秦艽 茯苓 白芍药 桂心 川芎 防风 人参 熟地黄 当归各二两

上㕮咀,每服三钱,水一盏,煎至七分,去滓温服,空心。气虚下利除地黄。并治新产腹痛,不得转动,及腰脚挛痛,痹弱不得屈伸。此药最能除风消血。《肘后》有附子一枚,无寄生、人参、当归、粉草①。近人将治历节风、脚气流注亦效。

妇人腰脚疼痛方论第八

夫肾主于腰脚,女人肾脏系于胞络。若劳伤肾气虚弱,而风冷客于胞络,邪气与真气交争,故令腰脚疼痛也。

酸枣仁散 治妇人血气风虚腰脚疼痛,头目昏闷,食少无力。

酸枣仁(炒) 川牛膝 当归各三分 羌活 川芎 桂心 防风 木香 海桐皮 杜仲 附子(炮) 萆薢 川续断 粉草各半两

上㕮咀,每服四钱。水一盏半,姜三片,煎七分,去滓温服。

骨碎补散 治妇人血风气攻,腰脚疼痛,腹胁拘急,肢节不持。

骨碎补(炒) 萆薢 川牛膝 桃仁 海桐皮 当归 桂心 槟榔各一两 赤芍药 附子 川芎各三分 枳壳半两

上为粗末,每服三钱。水一大盏,姜三片,枣一个,煎至七分,去滓,食前热服。

妇人脚气方论第九

凡头痛身热,肢节痛,大便秘,或呕

逆而脚屈弱者,脚气也。轻者可与香苏散加木瓜、槟榔、生姜煎服,然后随证治之。要知有脚气之人,先从脚起。或先缓弱疼痹,或行起忽倒,或两胫肿满,或脚膝枯细,或心中忪悸,或小腹不仁(皮顽,不知有无也),或举体转筋,或见食呕逆,恶闻食气,或胸满气急,或遍体酸痛,皆脚气候(或之一字,有无是也)。黄帝所谓缓风湿痹是也。顽弱名缓风,疼痛为湿痹。寒中三阳,所患必冷,小续命汤主之(煎成,入生姜自然汁最快)。暑中三阴,所患必热,小续命汤去附子,减桂一半主之。大烦躁者,紫雪最良。若无紫雪,以自合薄荷煎,冷水调服极妙。大便秘者,脾约圆、麻仁圆、三和散主之(方并见《和剂局方》中)。仍针灸为佳。服补药与汤淋洗,皆医之大禁也。

《圣惠方》妇人脚气论

夫妇人脚气与丈夫不同。男子则肾脏虚弱,为风湿所乘;女子以胞络气虚,为风毒所搏。是以胞络属于肾也,肾主于腰脚。又肝、脾、肾三脏,经络起于十足指。若脏腑虚损,则风邪先客于脚,从下而上动于气,故名脚气也。此皆由体虚,或当风取凉,或久坐卑湿,或产后劳损,或恚怒伤肝,心气滞,致令月候不通。因其虚伤,风毒搏于肌骨,则令皮肤不仁,筋骨抽痛,五缓不遂,六急拘挛。或即冷疼,或即肿满,或两脚痹弱,或举体转筋,目眩心烦,见食即呕,精神昏愦,肢节烦疼,小便赤黄,大便秘涩,并皆其证也。其妇人脚气治之与丈夫不同者,以其气血不调,怀胎难产、崩伤之异。是以褚澄疗寡妇、师尼与妻妾殊别,即其义也。

---

① 粉草:原方中此药脱。

（凡妇人有脚气疾者，必无生育）

牛膝散 治脚气浮肿，心神烦闷，月候不通。

川牛膝 羚羊角 槟榔 大黄（炒）芒硝各一两 防己 桂心 牡丹皮 赤芍药 甘草各三分 桃仁五十粒（制）

上为粗末，每服三大钱。水一盏，煎至七分，去滓温服。利下恶物为度，亦要相其强弱用之。

大腹皮散 治妇人风毒脚气，肢节烦疼，心神壅闷。

大腹皮 紫苏 木通 桑白皮 羌活 荆芥 赤芍药 青皮 木瓜 独活各一两 枳壳二两

上㕮咀，每服四钱。水一盏，姜五片，葱白七寸，煎至七分，去滓，空心温服。

半夏散 治妇人脚气发动，心腹胀满，饮食不下，呕逆不止。

半夏 陈皮 人参 大腹皮 桂心各三分 槟榔一两 赤茯苓 紫[1]苏各两半

上㕮咀，每服四钱。水一盏半，姜三片，煎七分，去滓温服。

犀角散 治妇人脚气忽发，冲心闷乱，四肢烦疼有热者。

犀角屑 木香各半两 紫苏 赤茯苓 槟榔各一两 赤芍药 红花各三分 红雪一两半

上㕮咀，每服四钱。水一盏，煎至七分，去滓温服。

木香散 治妇人脚气卒发，冲心闷乱。

木香半两 郁李仁 赤芍药 大腹皮 紫雪各一两 桑白皮 桂心 槟榔 茯苓各三分

上㕮咀，每服三钱。水一盏，姜三片，煎至七分，去滓温服。

治妇人脚气冲心，闷乱不识人，宜服此药。

紫苏 松节各二两 吴茱萸半两 槟榔 干木瓜各一两 陈皮三分

上㕮咀，每服四钱。水一盏，煎至一半，入童子小便二合，再煎三沸，温服。

紫苏散 治妇人风毒脚气，腹内壅塞，痰恶，不思饮食，脚重虚肿。

紫苏（茎、叶） 木通 桑白皮 茴香根各一两 枳壳二两 羌活 独活 荆芥穗 木瓜 青皮 甘草各半两 大腹子十个

上㕮咀，每服三钱。水一盏，姜三片，葱白一茎，煎至七分，去滓温服。

桑白皮散 治妇人脚气盛，发两脚浮肿，小便赤涩，腹胁胀满，气急，坐卧不得。

桑白皮 郁李仁各一两 赤茯苓二两 木香 防己 大腹皮各半两 紫苏子 木通 槟榔 青皮各三分

上㕮咀，每服三钱。水一盏，姜三片，煎至七分，去滓温服。

薏苡仁散 治妇人脚气缓弱，及顽痹肿满，心下急，大便涩。

薏苡仁 防风 猪苓 川芎 防己 槟榔 郁李仁 大麻仁各一两 桑白皮二两 枳实三分 甘草半两 羚羊角屑一两

上为散，每服三钱。水一盏，煎至七分，去滓，放温服。

四白散 治男子、妇人血虚发热，夜多盗汗，不进饮食，四肢羸瘦，骨立，拘挛，脚痛不能行。

黄芪 厚朴 益智仁 藿香 白术 白扁豆 陈皮各一两 半夏 白茯苓 人参 白豆蔻仁 天台乌药 甘草各半两

---

[1] 紫：原脱，据四库本补。

京南芍药两半 檀香 沉香各一分

上为细末，每服三钱。水一盏，姜三片，枣子一个，煎至七分，温服。

自后诸证退，只有脚挛痛不能行，以苍术圆治之效。此药大治干湿脚气，筋脉拘挛，疼痛不能行履，兼补下部。

苍术圆方

乳香 没药各二钱（别研） 川牛膝
青盐各半两（研） 熟艾四钱 川乌三钱
全蝎一钱（炒）

上除研药，为细末，入研药令停。以木瓜一个，大者，切一头留作盖，去穰，入上件药于木瓜内，将盖签定，安木瓜于黑豆中蒸令极烂，取出去皮，连药研成膏，却入生苍术末拌令得所，圆如梧桐子大。每服五十圆，空心用木瓜汤下，或温盐酒亦得。一日三服，忌血与蒜。

乙巳年，罗安人病，发热自汗，心烦，身体骨立，足痛拘挛，不能屈伸，饮食不进，虽老医亦不能疗。召仆治之，六脉弦弱。仆曰：虽脉似劳，实非劳也。似脚气，而非正脚气。但当调脾生血，其热必退，然后攻足，则可望安，遍寻诸方，皆无对证之药，遂处四白散子与服，不半剂，热退能食。又处苍术圆继之，筋脉伸，足能行而愈。

大便秘者，可与七宣圆、神功圆、七圣槟榔圆、三和散，服之效。（诸方并见《和剂》方）

卷　五

妇人①瘵瘵序论第一

夫骨蒸、殗殜、复连、尸疰、劳疰、虫疰、毒疰、热疰、冷疰、食疰、鬼疰等，皆曰传尸。以疰者，注也。病自上注下，与前人相似，故曰'疰'。其变有二十二种或三十六种，或九十九种。大略令人寒热盗汗，梦与鬼交，遗泄白浊，发干而耸。或腹中有块；或脑后两边有小结核，连复数个，或聚或散，沉沉默默，咳嗽痰涎；或咯脓血如肺痿、肺痈状；或复下利，羸瘦困乏，不自胜持；积月累年，以至于死。死后乃疰易傍人，乃至灭门者是也。更有蜚尸、遁尸、寒尸、丧尸、尸疰等，谓之五尸。及大小附着等证，不的知其所苦，无处不恶，乃挟诸鬼邪而害人。以三因考之，内非七情所忤，外非四气所袭，虽若丽乎不内外因，奈其证多端，传变、迁移难以推测，故自古及今，愈此病者十不得一。所谓狸骨、獭肝、天灵盖、铜鉴鼻，徒有其说，未尝见效。唯膏肓俞、崔氏穴（名四花，有六穴），若闻早灸之，可否几半，晚亦不济也。

病者憎寒发热，自汗面白，目干口苦，精神不守，恐畏不能独卧，其传在肝。

病者憎寒发热，面黑鼻燥，忽忽喜忘，大便苦难，或复泄泻、口疮，其传在心。

病者憎寒发热，面青唇黄，舌本强，不能咽，饮食无味，四肢羸瘦，吐涎沫，其传在脾。

病者憎寒发热，面赤鼻白，干燥毛折，咯嗽喘急，时吐白涎，或有血线，其传在肺。

病者憎寒发热，面黄，耳轮焦枯，𦙫骨痹痛，小便白浊，遗沥，胸痛，其传在肾。

二十四种蒸病论

所谓劳蒸者二十四种，随证皆可考寻。

毛折发焦，肌肤甲错，其蒸在皮外。

人觉热，自反恶寒，身振瞤剧，其蒸在内。

发焦鼻衄，或复尿血，其蒸在血。

身热烦躁，痛如针刺，其蒸在脉。

爪甲焦枯，眼昏，两胁急痛，其蒸在筋。

板齿黑燥，大杼酸疼，其蒸在骨。

背膂疼痛，𦙫骨酸厮，其蒸在髓。

头眩热闷，口吐浊涎，眼多眵泪，其蒸在脑。

男子失精，女子白淫，其蒸在玉房。

乍寒乍热，中脘与膻中烦闷，其蒸在三焦。

小便赤黄，凝浊如膏，其蒸在膀胱。

传道不均，或秘或泄，腹中雷鸣，其蒸在小肠。

---

① 妇人：原脱，据目录补。

大腹隐痛，口①鼻干疼，其蒸在大肠。

口鼻干燥，腹胀，睡卧不安，自汗出，其蒸在胃。

口苦耳聋，胁下痛，其蒸在胆。

里急后重，肛门涩秘，其蒸在回肠。

小腹疠痛，筋脉纵缓，阴器自强，其蒸在宗筋。

眼昏泪下，时复眩晕，躁怒不常，其蒸在肝。

舌焦黑，气短烦闷，洒洒淅淅，其蒸在心。

唇干口疮，胸腹胀闷，畏寒不食，其蒸在脾。

咳嗽喘满，咯痰吐血，声嘶音远，其蒸在肺。

耳轮焦枯，脚气酸疼，起居不得，其蒸在肾。

情想不宁，无故泄精，白物绵绵而下，其蒸在右肾。

心主胞络，心膈噎塞，攻击疼痛，俯仰烦冤，其蒸在膈。诸证虽曰不同，其根多有虫啮其心肺，治之不可不绝其根也。

神仙秘法 取传尸劳虫，服此药先择良日，焚香祷祝，令病人设榻，面向福德方服，即有神效。不可使病人知其药味及仔细。

青桑皮 杨柳枝 梅枝 桃枝（以上要取东引者）各七茎 葱白七茎 青蒿一握（如无，以子代） 真安息香一分（研，去石） 阿魏一分

上八味除阿魏外，用童子小便一升半煮取，药耗及一半去滓，将药汁化阿魏，再煮十数沸，去滓候温，作二次调下件药末：

朱砂半两 小槟榔半两 麝香半分

上三味研令极细，分为二服。用前汤使调下，五更初一服，三点再一服，辰时间取下虫，遂绝根本。若见虫色白者，此病必差；若黑色，则已传入肾经，不可救也。服药后只以淡粥补之，并不动元气，效验无比，切须秘之。世传劳虫有灵，轻易传之则伤医者，此说殆医者秘惜其方，不可以授人耳。要须密重之，则无泄慢天机。乃起死还生，功同造化，鬼神护助，自有灵效。大凡传尸劳者，必须先服此一药，后十五方随证治，不可以概用药。调治三五个月，再服此取虫药，则永除根本。如取下虫色已黑，纵服后药，亦无补也。然则能使不传他人。

治心胸积气作胸痹，引两胁痛，昏闷不收，音声不清，虚热上壅，作鼻衄方。

桑白皮三分 枳壳 木通 子芩 生干地黄 白芍药 甘草各半两

上为粗末，每服三文重。水盏半，煎至七分，去滓温服，食后。治伏瘀血在心肺，时作衄，心胸彻背痛方。

白芍药 牡丹皮各一两 生犀屑半两 生地黄三两（别捶碎，入）

上㕮咀，每服半两。水一大盏，煎至七分，去滓温服。

调荣卫，消瘀血，出声音，治痰嗽，消瘀血方。

川当归 牡丹皮 白芍药 子芩 木通 麦门冬 甘草 华阴细辛各半两 生干地黄一两

上㕮咀，每服三钱。水一盏，姜三片，煎至七分，去滓温服。

治虚热，昏冒倦怠，下虚上壅，嗽血、衄血。鸡苏圆。

鸡苏叶半斤 黄芪半两 甘草 川芎各一分 防风一两 苦梗半两 荆芥穗一两 甘菊花一分 真脑子半钱重 生干地黄

---

① 口：原作"右"，据文义及正德本改。

半两

上为细末，炼蜜圆如弹子大。每服一圆，用麦门冬去心，煎汤嚼下。又治肺损吐血，日渐乏力，瘦弱行步不得，喘嗽痰涎，饮食不美，或发寒热。小便赤涩，加车前子一分，每服一圆，煎桑枝汤嚼下，日可六七服。桑枝锉，炒香，每用水三盏，煎至一盏，去滓下药。

治劳气，食后身疼倦，夜间盗汗，此病因失血，荣卫损也。**宜防风汤方**。

黄芪一两　白芍药　防风各三分　甘草半两　当归　生干地黄各三分

上㕮咀，每服三钱。水一盏，姜三片，枣一个，煎至七分，去滓温服，食前服。

治劳嗽。**温金散**。

甘草　黄芩　桑白皮　防风各一两　杏仁二十七粒（制）　人参（去芦）　茯神各半两　麦门冬一分

以前五味，用米泔浸一宿，晒干；次入人参、茯神、麦门冬三味。同为细末，每服二钱。水一盏，蜡一豆大。煎至八分，食后温服。

治劳嗽有四满圆极妙。（方见劳嗽门）

治心气不足，解劳倦、益血。**桔梗饮子**。

苦梗　甘草　黄芪　人参（去芦）麦门冬各一两　青皮半两

上为末，每服二钱。水一盏，煎至七分，温服。

治胸痹。**瓜蒌汤**。

枳壳四个　厚朴　薤白各一两　瓜蒌一个　桂枝一两（有热除此一味）

上㕮咀，水七升，煎取四升，去滓温服。

凉心肺，解劳除热，使荣卫顺，血不绝。**子芩散**。

黄芪一两　白芍药　子芩　人参　白

茯苓　麦门冬　苦梗　生干地黄各半两

上为粗末，先用竹叶一握，小麦七十粒，水三盏，姜三片，煎至水一盏半，入药末三钱重，煎至七分，去滓温服。

治积气坚硬作气噎，胸胁引背痛方。

白芍药一两半　鳖甲（醋炙）　枳壳（去穰，麸炒）　北柴胡各一两　甘草　赤茯苓各半两

上㕮咀，每服三钱。水一大盏，姜三片，枣一个，煎至七分，去滓温服。

治伏连、传注，腹中有坚硬积气壅心胸，作痹痛，引胁背痛，脘痛，脘膈满闷方。

鬼臼　天门冬（去心）各三分　巴豆一分（去皮心，炒）　莽草　不蛀皂角（酥炙）各半两　叶子雄黄一两

上为细末，炼蜜为圆如小豆大。每服一圆，渐加至二三圆，空心，汤水吞下。临卧一服，常宜斟酌，勿令泄泻。忌鲤鱼、山猪、芦笋。

出声音方　诃子（炮，去核）　木通各一两　甘草半两

上㕮咀，用水三升，煎至升半，入生地黄汁一合，再煎数沸，放温，分六服，食后，日作半料。

治咽喉痛方。

百药煎（去黑皮）　硼砂　甘草　生白矾等分

上四味为细末，每服一钱。食后米饮调，细细呷咽。

治肺间邪气，胸中积血作痛，失音。**含化圆方**。

蛤蚧一双（去口足，炙）　诃子（去核）阿胶（粉炒）　麦门冬（去心）　北细辛　甘草　生干地黄各半两

为细末，炼蜜为圆如鸡头子大。食后含化一圆。（以上诸方，辰州李倅、名景通录示云：传之于五羊大帅方侍郎上务下德。）

治瘵疾得效方，**河车圆**　治劳嗽，一切劳瘵虚损，骨蒸等疾。

河车一枚（初生男子者尤良。于长流水中荡洗尽血，净，入锅内熟煮，以手擘成小片，焙干，须在一日内便碾成末，才经宿即不干，碾不成末矣。按《本草》云：人肉治瘵病，胞衣飘生者尤佳。主血气羸瘦，妇人劳损，面黚皮黑，腹内诸疾，渐渐瘦悴者，以五味和之，如馄饨法与服之，勿令病者知。亦治天行热疠，立效。胞衣埋地中七八年化成水，澄清如真水。南方之人以甘草、升麻和诸药，罐盛埋之三五年，揆之此为药服）　雪白茯苓半两　拣参一两　干山药二两

上为细末，面糊为圆如梧桐子大，以少麝香末为衣。每服三五十圆。米饮、温酒、盐汤送下，空心服。嗽甚者，五味子汤下。

又方：治肌瘦、咯血、肺痿等疾。

蛤蚧一双（全者，酒浸一宿，酥炙）　知母　贝母（去心）　人参（去芦）　甘草　杏仁（去皮尖，麸炒）　枇杷叶（去毛，炒）　鹿角胶（粉炒）

上各一两，依方事，治净。研为末，每服三钱，水一盏，入桑白皮煎至八分，温服，日三夜二。

治劳嗽。**补肺汤。**

桑白皮　熟地黄各二两　人参（去芦）　紫菀　黄芪　川五味子各一两

上为细末，每服二钱。水一盏，煎至七分，入蜜少许，食后温服。

又四君子汤加秦艽、黄蜡煎服尤妙。

辰阳李倅云：以上药方，乃赵世则效之次子公玙，并服此乃安。传之仲弟，屡救人甚验。服药止，可食淡煮猪蹄肉，仍须先煮熟肉去元汁，再以白汤熟煮。仍忌房劳、一切生冷、鱼腥、咸毒、腌藏等物，无不痊愈。修合药及煎药时，忌生人、孝子、妇人、鸡犬、猫畜见。仍勿令病人知用药味，大有功效。

治传尸出汗，取虫辟邪。**养正膏。**

鳖甲一两（醋炙）　青蒿一握　淡豉三七粒　葱白二茎　安息香一分（研）　桃柳桑枝各七茎　桃仁四十九个（去皮尖，双仁）　天灵盖用七头大一片（酥炙）

上十味，隔夜以水一升浸至五更，煎至半升，再以童便半升同煎，取四合。又用槟榔一个为末，麝香一钱匕，将所煎药去渣调下。至日高二丈时，放温顿服。以衣覆出汗，审看十指，汗出如藕丝，五色臭秽；汗出后，仍泻下虫状恶物尽。甚者，旬日再服，永效。

猪肚圆　治骨蒸劳，唇颊赤，气粗口干，遍身壮热。或多虚汗，大肠涩秘，小便赤黄，饮食全少。（出《博济方》）

青蒿　鳖甲（醋炙）　北柴胡　木香　生干地黄各一两　青皮半两　宣黄连二两

上为末，以猪肚一个洗净，入药在内系定，蒸令极软，研如泥，为圆如绿豆大。汤下十五圆，空心，日三服。忌湿面、毒物。

妇人骨蒸方论第二

夫骨蒸劳者，由热毒气附骨，故谓之骨蒸也。亦曰传尸，亦谓殗殜，亦称复连，亦名无辜。丈夫以疢癖为根，女人以血气为本，无问少长，多染此病。内既伤于脏腑，外则损于肌肤，日久不痊，遂致羸瘦。因服冷药过度，则伤于脾，脾气既衰，而传五脏。脾初受病，或胀或妨，遂加泄痢，肌肉瘦瘠，转增痿黄，四肢无力，饮食少味。脾既受已，次传于肾；肾既受病，时时盗汗，腰膝冷疼，梦鬼交侵，小便赤黄。肾既受已次传于心。心既受病，往往怔悸，或喜或嗔，两颊常赤，唇色如朱，午热午寒，神气不守。心既受已，次传于肺；肺既受病，胸满短气，咳

嗽多唾，皮肤甲错，状如麸片。肺既受已，次传于肝；肝既受病，两目昏暗，胁下妨痛，不欲见人，常怀忿怒。五脏既病，渐渐羸瘦，即难疗也。

天灵盖散 治妇人骨蒸劳，四肢无力，每至晚间既热，两颊红色，食饮不下，心神烦躁。

天灵盖（酥炙） 安息香 地骨皮 当归 山栀子仁 人参（去芦） 贝母（去心） 黄连 桃仁（去皮尖，双仁，麸炒黄） 槟榔各一两 鳖甲（醋炙） 北柴胡 生干地黄 赤茯苓 麦门冬各一两半 阿魏①

上为粗末，以童子小便一大盏，桃、柳枝各七寸，姜五片，葱白五寸，药四钱，煎至七分，去滓温服。

獭肝圆 治妇人骨蒸劳热，体瘦烦疼，不欲饮食。

獭肝一具 鳖甲（醋炙） 北柴胡各两半 朱砂 桃仁（去皮尖、双仁，麸炒黄） 川升麻 天灵盖（酥炙） 犀角屑 栀子仁 地骨皮 知母各一两 黄芪三分 甘草半两 麝香一分（研）

上为细末，炼蜜圆如梧桐子大。温水下三十圆，无时候。

黄芪圆 治妇人骨蒸烦热，四肢羸瘦，疼痛口干，心躁不得眠卧。

黄芪 麦门冬（去心） 茯神 北柴胡 甘草 生干地黄各一两 酸枣仁（炒） 郁李仁 杏仁（去皮尖，双仁，麸炒黄） 枸杞子 人参（去芦） 黄芩各三分 百合 枳壳（去瓤，麸炒） 赤芍药 知母各半两 鳖甲二两（制）

上为细末，炼蜜为圆如梧桐子大。清粥吞下三十圆，无时候。

煞鬼圆 治妇人骨蒸，传尸劳瘦，鬼气伏连。（以上出《圣惠方》）

麝香三分 犀角屑 木香 白术各一两 鬼箭羽 虎头骨（酥炙） 天灵盖（酥炙） 辰砂 桃仁（去皮尖、双仁，麸炒黄） 雄黄各两半

上为细末，炼蜜为圆如梧桐子②大。温水下二十圆。此药避瘟疫，亦可带之。

鳖甲煎 治劳。（见《专治妇人方》）

雄鳖一个（重一斤者） 杏仁（去皮尖、双仁，炒） 北柴胡 贝母（去心） 知母各四两

上除鳖外，诸药细锉。以好酒五升入锅内，将活鳖在中，以药和停固定，上用板子、石压定，令鳖在药内吃酒，药候来日却以慢火煮，候酒尽为度。却取鳖令患人吃尽；次将鳖甲用醋炙黄，入在前项诸药内焙为细末，用酒煮面糊圆如梧桐子大。用米饮吞下三十圆，无时候，日五服。

麦煎散 治少男、室女骨蒸，妇人血风，攻疰四肢，心胸烦壅。

赤茯苓 当归 干漆（生） 鳖甲（醋炙） 常山 大黄（煨） 北柴胡 白术 生干地黄 石膏各一两 甘草半两

上为细末，每服二钱。水一盏，小麦五十粒，煎至六分，食后临卧时温服。有虚汗，加麻黄根一两。苏东坡云：此黄州吴判官方，疗骨蒸黄瘦，口臭肌热，盗汗极效。麦煎散甚多，此方吴君宝之如稀世之珍，其效可知。

简骨煎 治诸虚劳疾，羸瘦乏力，腰背引痛，心烦喘嗽，唾脓呕血，顽涎壅盛，睡卧有妨，胸满气促，夜多盗汗，发焦耳鸣，皮寒骨热，一切五劳七伤、骨蒸

---

① 阿魏：此药原脱剂量。
② 子：原脱，据四库本补。

等候，并皆疗治。（许元林先生方）

地骨皮　粉草　北柴胡　前胡　乌药
麻黄（不去节）　干葛　青蒿　苦梗
知母　天仙藤　北黄芩各一两　人参　生
干地黄　秦艽　鳖甲　黄芪各半两

上㕮咀，每服三钱。水一盏，酒一
分，猪筒骨一茎炙焦，分为四服。桃、柳
枝各七寸，杏仁五粒，去皮尖，捶碎，煎
至七分，去滓温服。加乌梅半个尤妙。

一方加当归、白芍药。

华佗方大灵，治传尸。**明月丹**方。

雄黄　木香各半两　天灵盖（炙）一两
轻粉一分　鳖甲（醋炙）一两　兔屎二两

上为末，用法酒一大升，大黄半两为
末，熬膏入前药为圆，如弹子大，朱砂为
衣。传尸劳肌瘦面黄，呕吐，咳嗽不定，
先烧安息香，令烟出吸之。不嗽非传尸
也，不可用此药。若烟入口，咳不能禁
止，乃传尸也，宜用此药。五更初服，勿
令人知，以童便共酒一盏，化一圆服。如
人行十里久，必吐出虫，状如灯心，细长
及寸，或如烂瓜李，又如蛤蟆，状各不
同。未效，次日再服，以应为度。

治诸劳。《苏沈良方》**明月丹**。

兔屎四十九枚　硇砂（如兔屎大）四十
九枚

上细研，生蜜圆如梧桐子大。以甘草
半两碎之，水浸一宿取汁，五更初下七
圆，勿令病人知，劳药下后频看，若有
虫，急打杀，以桑火油煎使焦，弃急水
中。三日不下，更服，须在月望前日服。
忌见丧服、色衣、妇人、猫犬之类。后服
治劳补气药，取差。（沈内翰云：威愍孙元规
藏此方，数能活人。江阴万融病劳，四体如焚，
垂困。一夜梦人，腹壅一月如大盘，明烂不可
正视，逼人心骨皆寒，已而悸寤。俄顷扣关，
乃威愍使人遗之药，服之遂差。问其名，则明
月丹也，始悟向之所梦。大体此药最治热劳，

又云伤寒烦躁，骨热，皆能治疗。一方有硼砂
等分）

解劳，生肌，进食，活血养心。**地黄
煎圆**（有人云甚妙，华佗方）

生地黄汁　杏仁汁　生姜汁　藕汁各
五升　薄荷叶　鹅梨汁各一升　法酒二升
沙蜜四升

上慢火熬成膏，入后药：

北柴胡（去芦）三两　木香　人参
茯苓　山药　柏子仁（去皮，炒，研）　远
志（去心）　枳实（去穰，麸炒）　白术各
一两　秦艽　苦梗（并去芦）各二两　麝香
半两（研）　熟地黄（洗，焙，酒蒸）四两

上为末，以前膏子和圆如梧桐子大。
食后甘草汤下二十圆。

治骨蒸寒热。《名医录》云：睦州杨
寺丞有女事郑迪功。女有骨蒸肉热之病，
时发外寒，寒过内热附骨。蒸盛之时，四
肢微瘦，足跗肿者，其病在五脏六腑之
中，众医不瘥。因遇处州吴医看曰：请为
治之。只单用石膏散服之，体微凉如故。

石膏散（方见《灵苑方》）

真石膏（不以多，以研令极细）

上新汲水和服方寸匕，取身无热为
度。（《外台秘要》、《本草》同）

青蒿散　治男子、妇人肢体倦疼，虚
劳寒热。（《灵苑方》）

青蒿，八九月间成实时采，去枝梗，
以蒿用童子小便浸三日，晒干为末，每服
二钱。乌梅一个，煎至七分，温服。

青蒿鳖甲煎圆　治骨蒸劳，退热解
肌，进食。（出《博济方》）

九肋鳖甲一个　北柴胡二两　甘草
杏仁　桔梗　当归　人参　地骨皮　赤芍
药各一两　胡黄连　宣连各一分　官桂
木香各半两　麝香一字　酥蜜各三两

上十四味同为细末，用青蒿一斤，童
子小便五升，好酒一升，熬青蒿汁约二升

已来漉去青蒿不用，入酥、蜜再熬成膏；冷后入药末，搜和为圆如梧桐子大。每服十五圆，温酒下，米饮亦得，日进三服。如秋后合时，更入桃、柳枝七茎，此药甚妙。

五心烦热附

五心烦热，颊赤，宜《局方》逍遥散、秦艽散。（方见第六卷第一论）

逍遥散　治血虚劳倦，五心烦热，肢体疼痛，头目昏重，心忪颊赤，口燥咽干，发热盗汗，减食嗜卧；及血热相搏，月水不调，脐腹胀痛，寒热如疟。又疗室女血弱阴虚，荣卫不和，痰嗽潮热，肌体羸瘦，渐成骨蒸。

白茯苓　白术　当归（去芦，酒浸半日，微炒）　白芍药　北柴胡（去苗）各一两　甘草（炙）两半

上㕮咀，每服三钱。水一盏，煨生姜一块，切片，薄荷三叶，同煎至七分，去滓热服，无时候。

枳壳散　治妇人手足烦热，夜卧多汗，肌肉黄瘁，经候不调，四肢烦倦，心胸满闷，状如劳气。

枳壳（去穰，麸炒）二两　半夏曲　赤芍药各一两　柴胡　黄芩各一两半

上为细末，每服二钱。水一盏，生姜一块，擘破，枣二枚，煎至八分，去滓温服。候五心烦热及身体壮热、潮热退，方续服。

妇人血风劳气方论第三

夫妇人血风劳者，由气血虚损，经候不调，外伤风邪；或内挟宿冷，致使阴阳不和，经络否涩。腹中坚痛，四肢酸疼，月水或断或来，面色萎黄、羸瘦。又有因产后未满百日，不谨将护，脏腑虚损，百脉枯竭，遂致劳损之疾也。

人参荆芥散　治妇人血风劳气，身体疼痛，头昏目涩，心忪烦倦，寒热盗汗，颊赤口干，痰嗽胸满，精神不爽。或脉不调脐腹疞痛，疝癖块硬，疼痛发歇。或时呕逆，饮食不进。或因产将理失节，淹延瘦瘁，乍起乍卧，甚即着床。

荆芥穗　人参　桂心　生干地黄　北柴胡　鳖甲（醋炙）　酸枣仁（炒）　枳壳（制）　羚羊角屑（别为末）　白术各七钱半　川芎　当归　防风　甘草各半两

上为粗末，每服三钱。水一盏半，生姜三片，煎至八分，去滓热服，无时候，日二服。常服除一切风虚劳冷、宿疾。孕妇休服。

鳖甲圆　治妇人血风劳气，四肢羸瘦，疼痛，经脉不利，饮食无味，渐加虚困。

鳖甲　紫菀　桂心　川芎　防风　川牛膝　当归　秦艽　人参　桃仁　琥珀各一两　麝香一分　黄芪　赤芍药　虻虫（制）　水蛭（制）　鬼箭羽　白术　羌活各三分　熟干地黄半两

上为细末，炼蜜圆如梧桐子大。食前，温酒吞下三十圆。

琥珀圆　治血风虚劳，上热下冷。或发动即心中烦躁，困乏无力，不美饮食，醋心，口疮，月水不调，肌肉黄瘁，腹痛肠鸣。或有气块攻冲；或时作寒热，头旋痰逆，手足麻痹，大宜常服。（出《博济方》）

琥珀　当归　木香　川芎　防风　槟榔各四分　三棱（炮）　干姜（炮）　桂心各五分　吴白术（洗）　柴胡　人参各二分　青皮　吴茱萸（洗，炮，炒黑）　全蝎（炒）　附子（炮）　草豆蔻　赤芍药　柏叶　白芷各三分　桃仁（去皮尖，炒）　败

龟（醋炙）　鳖甲各六分　天麻三分

上为细末，炼蜜圆如梧桐子大。每日空心，酒下二十圆，午前、近晚更进一服。如觉暖，近晚不须服。如腹内块积攻筑，于鳖甲、桃仁、槟榔、三棱，各加一倍为妙。忌生冷、葱、苋菜、毒鱼等物。

香甲散　治妇人血气虚劳，四肢少力，肌肉黄瘁，多困减食，遍身酸疼。真邪相击，心腹撮疼。

木香　干姜各三分　鳖甲（醋炙）二两　牡丹皮　赤芍药　橘红　桂心　人参　茯苓　熟地黄　秦艽　柴胡　白术（炒）　当归（炒）　附子（炮，去皮）各一两　甘草半两

上为粗末，每服二钱①。水一盏，生姜三片，枣二枚，煎至七分，去滓，稍热服。如烦渴心躁，入乌梅一两，同杵为末。

地黄煎　治妇人血风劳，心忪，发热不退。（出《经验方》）

生干地黄　熟干地黄

上二味等分，为细末，用生姜自然汁入水相和，打糊为圆如梧桐子大，每服三十圆。用地黄汤下，或只茶、酒、醋汤下亦可，食后，日三服。觉脏腑虚冷，早间先服八味圆一服。（不可谓地黄性冷，咀洳②坏脾。大概阴虚则发热，盖地黄大能补阴精血也）

荆芥散　治血风诸般疾，产后并宜服食。久服诸疾除去。

荆芥　雀脑芎各三两　当归　人参各半两　桂心　牡丹皮　羌活　防风　苦梗　大腹子　甘草　蒲黄　白茯苓　枳壳　厚朴　半夏　杏仁　款冬花各三分　附子（炮）　干地黄　鳖甲　白芍药　北柴胡

黄芪各一两　干姜　木香各半分　沉香一分

上为细末，每服二钱。姜三片，枣一枚，水一盏，煎至七分，温服。

荆芥煮散　治妇人血海虚冷，手足烦疼，颊赤口干，背甲劳倦，寒热往来，咳嗽痰涎，饮食进退，血经不调，多惊盗汗，胸膈不快。但是风劳气冷，并皆治之。

荆芥穗四两　北柴胡　秦艽　白芷　黄芪各二两　当归　莪术　川芎　麦门冬　白茯苓　人参　白芍药　沉香　海桐皮　枳壳　熟地黄　甘草　酸枣仁　木香　槟榔各一两　鳖甲（制）　白豆蔻　桂心　苦梗各二两

上为细末，每服二钱。生姜三片，乌梅一个，煎至七分，无时温服。如极虚，去槟榔。每日二服，临卧服尤佳。忌生冷、动风、甜物。腹有颗块，服之便消。

如圣散　治妇人所禀血气不足，不耐寒暑，易冒疾伤，月水不调。久而心虚，状若心劳，四肢易倦，筋骨少力，盗汗易惊，或时不宁，五心烦热，肌肤不长，间作头昏，饮食无味，胸膈不利。或产前、产后受病，并可服之。

北柴胡　白茯苓　甘草　熟地黄　人参　当归各一两　鳖甲　胡黄连　沉香　知母各半两　桑寄生　干葛各三分

上为细末，每服二钱。水一盏，乌梅一个，枣二枚，麦门冬数粒，煎至八分，无时候。

乞力伽散　治血虚肌热。又治小儿脾虚蒸热、羸瘦，不能饮食。

白术　白茯苓　白芍药各一两　甘草半两

---

① 钱：原作"盏"，据正德本改。

② 咀洳：润泽之意。

上为细末，姜枣煎二钱服。

油煎散　治血虚风热，四肢酸倦无力，瘦瘁，不进饮食。日三服。

川乌　海桐皮　地骨皮　五加皮　桂心　牡丹皮　陈橘皮　白芍药　川芎　当归　乌药　白芷　莪术等分

上为末，每服二钱。水一盏，入生麻油三四点，煎至七分，温服，无时候。

大效油煎散　治血风劳气，攻疰四肢，腰背疼痛，呕逆醋心，不思饮食，日渐羸瘦，面色萎黄，手足麻痹，血海冷败，服此神效。

五加皮　川乌（炮）　芍药　海桐皮　牡丹皮各一两　桂心　干姜　川芎各半两

上为细末，每服二钱。水一盏，油浸钱一文，同煎至六分，温服。常服以油浸二钱，煎药时不可搅，吃药时不可吹。

《局方》亦有**油煎散**（方见《和剂》），四白散子亦妙。（见四卷第九论）

治血风劳方。

牡丹皮　地骨皮　防风　甘草　黑豆　白芷　白芍药各一两　荆芥穗二两　川芎一分

上为细末，每服二钱。水一盏，姜三片，枣一个，葱白一寸，煎至八分，温服，无时候。

又**香甲散**　治热病后虚劳，或四肢倦怠，脚手疼痛，饮食无味，肌肤黄瘦，或热疟盗汗，头晕虚烦。此药久服驻颜，其妙不可具述。

鳖甲三两（醋浸去裙，炙黄，又入醋蘸，炙七次）　当归　木香　人参　羌活　川芎　沉香　肉豆蔻　酸枣仁　附子　槟榔　大腹子各半两　北柴胡半两　厚朴　川牛膝　白茯苓　秦艽各一两　桂心半两

上㕮咀，每服五钱。水一盏，生姜三片，乌梅一个，煎至八分，去滓温服，日

三服，空心。忌生冷、面食、鸡肉、炸酱之类。

马鞭草散　治血风攻透，肢体疼痛。或觉瘙痒，或觉痹麻，作寒作热，饮食减味，并皆治之。（以上出《专治妇人方》）

马鞭草（去粗梗）　荆芥穗　北柴胡　乌梅肉各二两　枳壳　白术　羌活　白芍药各一两　秦艽　天台乌药　麻黄各两半　木香半两　当归　川乌（炮）　甘草各一两

上为细末，每服二钱。水一盏，生姜二片，枣一枚，葱白二寸，煎至七分，日午临卧温服。常服无忌，有孕莫服。

妇人风虚劳冷方论第四

夫妇人风虚劳冷者，是人体虚劳而受于冷也。夫人将摄顺理，则血气调和，风、寒、暑、湿不能为害。若劳伤气血，便致虚损，则风冷乘虚而干之。或客于经络，或入于腹内。其经络得于冷，则气血凝滞，不能自温于肌肤也。腹内得于风冷，则脾胃气弱，不能消于饮食也。随其所伤，变成疾病。若大肠虚者，则变下利。若风冷入于子脏，则令脏冷，致令无子。若搏于血则涩壅，亦令经水不利、断绝不通也。

泽兰散　治妇人风虚劳冷，气攻心腹疼痛，肢节拘急，体瘦无力，经候不调，饮食减少。

牡丹皮　赤芍药　柏子仁　续断各半两　麝香一分　泽兰叶二两　当归　延胡索　桂心　附子（炮）　川牛膝　川芎　桃仁　干漆（炒）　琥珀　没药　木香各三分

上十七味为细末，每服二钱，温酒调下。

紫石英圆　治妇人风虚劳冷，经候不

调，四肢羸弱，不能饮食。

紫石英 熟干地黄 白石英各二两
续断 白芍药 桂心 木香 当归 白术
干姜 白薇各半两 川牛膝 川芎 北
五味子 人参各三分 椒红（炒） 附子
（炮） 黄芪各一两

上为末，炼蜜为圆如梧桐子大。每三
十圆，温酒吞下，空心服。

妇人冷劳方论第五

夫妇人冷劳者，由血气不足，表里俱
虚，脏腑久挟宿冷。致令饮食不消，腹内
积聚，脐下冷痛。月候不调，骨节酸痛，
手足无力，肌肤羸瘦，面色萎黄，故曰冷
劳也。

桃仁散 治妇人冷劳气滞，经脉不
通，腹胁妨闷，四肢羸瘦，不思饮食。

木香 诃子 白姜 桃仁 人参各半
两 陈皮 琥珀 桂心各一两 赤芍药
延胡索 赤茯苓 川牛膝 当归 白术各
三分

上㕮咀，每服四钱。水一盏，姜三
片，煎至七分，去滓，空心温服。

木香圆 治妇人冷劳，经脉不调，脏
腑气滞，四肢疼痛，饮食无味，渐加羸
瘦。

木香 琥珀 吴茱萸（炮） 当归
牡丹皮 赤芍药 三棱 附子（炮） 延
胡索 川芎各三分 干姜 人参 桂心各
半两 北柴胡 白术 鳖甲（醋煮去裙，
炙） 厚朴 熟地黄 陈橘皮各一两

上为末，炼蜜圆如梧桐子大。每服三
十圆，空心温酒下。

熟干地黄圆 治妇人冷劳虚损，肌体
消瘦，颜色萎黄，四肢无力，月候不调，
少思饮食。

干熟地黄 鳖甲 陈皮各一两 北五

味子 当归 川芎 桂心各半两 川牛膝
人参 白芍药 白术 附子 白茯苓
黄芪各三分 甘草一分

上为细末，炼蜜圆如梧桐子大。空
心，温酒下三十圆。

硇砂煎圆 治妇人冷劳，心腹积聚，
腹胁疼痛，四肢羸瘦，不食。

鳖甲（醋炙） 桃仁（去皮尖，麸炒）
木香 五灵脂（去砂石，炒） 当归各一
两 硇砂二两（醋一升，熬成膏）

上为细末，用硇砂膏为圆如梧桐子
大。空心，温酒下二十圆。

煮肝散 治妇人冷劳，脾胃虚乏，大
肠转泄，水谷不化，四肢羸瘦，口内生
疮，不思饮食，渐加无力。宜服此药。

北柴胡 缩砂仁 莳萝 荜拨各三分
白术 白芷 胡椒 白姜 陈皮 山茵
陈 人参 芜荑仁 木香 紫菀 白芍药
北细辛 桂心各半两

上为细末，以獖猪肝一具，去脂膜，
切如柳叶片，以新汲水洗过，入葱白二
寸，细切，入药末半两于铫内，以新汲水
二大盏，入盐、醋少许，以瓷碗合煮，令
水尽，空心以意食之，吃粥饮下。食后良
久饮暖酒一盏为妙。晚食前再服亦佳。

煮肝散 治妇人冷劳，面色萎黄，不
多思食，或时腹痛，四肢少力，积渐羸
瘦。

白芍药 川芎 苦梗 厚朴 桂心各
三分 陈皮一两半 白姜 当归 荆芥穗
莳萝 胡椒 芜荑仁 藁木 柴胡 紫
菀各半两

上为细末，每服半两。以獖猪肝一
具，用盐、醋、葱白各少许，相和如寻
常，煮熟，空心任意食之，然后饮温酒二
盏尤佳。

治妇人血脏风虚冷气，肌肉黄瘦，饮
食进退，经候不调，心腹多胀，渐变如

劳。补血海、调气。**大香甲圆散**。

鳖甲（醋炙）一两　沉香　柴胡　人参　川芎　羌活　当归　附子（炮，去皮）　木香　安息香　桔梗　茯苓　藿香叶　陈橘皮　牡丹皮　三棱　厚朴（姜汁炙）　桂心　桃仁（去皮尖，炒）　牛膝（去苗）各半两　槟榔　和皮大腹子各一分

上为细末，每服二钱。水一盏，生姜、乌梅各少许，煎至八分，温服。余一半更加干漆（炒）一分，阿魏半分，赤芍药一分，同为末，炼蜜圆如梧桐子大。空心，煎乌梅地黄汤下二三十圆。与散子相间服。（《博济方》）

卷　六

妇人热劳方论第一

夫妇人热劳者，由心肺壅热伤于气血，气血不调，脏腑壅滞，热毒积蓄在内不得宣通之所致也。其候心神烦躁，颊赤头痛，眼涩唇干，四肢壮热，烦渴不止，口舌生疮，神思昏沉，多卧少起，饮食无味，举体酸疼。或时心怔，或时盗汗，肌肤日渐消瘦，故名热劳也。

黄芪散　治妇人热劳羸瘦，四肢烦疼，心躁口干，不欲饮食。

人参　黄芩　当归各三分　北柴胡（去苗）两半　黄芪　地骨皮　赤茯苓　麦门冬　生地黄　赤芍药各一两　甘草一分

上咬咀，每服四钱。水一盏，姜五片，煎六分，去滓温服，无时。

半夏散　治妇人热劳，烦渴口干，体瘦无力，四肢疼痛；或时寒热，痰逆呕吐，不思饮食。

半夏　知母　苦梗　人参　赤茯苓　秦艽　赤芍药　麦门冬　乌梅肉各半两　鳖甲（醋炙）　北柴胡　黄芪各一两　大腹皮三分　甘草一分

上为粗末，每服四大钱。水一盏半，生姜三片，煎至七分，去滓温服，无时候。

猪肚圆　治妇人热劳羸瘦。

北柴胡　赤茯苓　人参　黄芪各一两　黄连三两　地骨皮　木香各半两　桃仁鳖甲各一两半

上为细末，用好嫩猪肚一枚，净洗，将药末入猪肚内以线缝合，蒸令烂熟，于砂盆内研如膏，圆如梧桐子大。食前粥饮下三十圆，午食前再服。

秦艽散　治血经有热，月脉凝滞，五心烦倦。（出《妇人经验方》）

麦门冬　秦艽各一两　生地黄　当归各半两　地骨皮　郁金　苏木各一分

上为细末，每服一钱半。水一盏，红花少许，同煎至七分，温服。若经脉调，不用红花。忌酒与热物。此方可服一年。

妇人客热方论第二

夫妇人有气血阴阳，脏腑虚实。实则生热，虚则受邪。邪热加人，阴阳冷热自相乘也。今云客热者，是体虚而将温过度，外热加之，非脏腑自生。故云客热。其状上焦胸膈之间虚热，口燥心烦，手足壮热者是也。

麦门冬散　治妇人客热，四肢烦闷疼痛，不下饮食。

麦门冬　北柴胡　赤茯苓各一两　羚羊角屑　赤芍药　桑白皮　黄芪各三分生干地黄　甘草各半两

上咬咀，每服四钱。水一盏，姜三片，煎六分，去滓温服，无时候。

犀角散　治妇人客热，四肢烦闷疼痛，不下饮食。

犀角屑　赤芍药　地骨皮　红花　甘草各半两　北柴胡一两　黄芪一两半　麦门冬　人参　枳壳　赤茯苓各三分

上咬咀，每服四钱。水一盏半，姜三片，煎七分去滓，无时温服。

黄芪散　治妇人客热，心胸壅闷，肢节烦痛，不思饮食。

生干地黄 黄芪各一两 犀角屑 甘草 瓜蒌子仁 黄芩各半两 人参 茯神各三分

上为细末，每服二钱。水一中盏，淡竹叶五片，煎至七分，温服，无时候。

妇人寒热方论第三

经云：阳不足则先寒后热，阴不足则先热后寒。夫妇人劳伤，气血虚弱，令阴阳交争，虚实不调，故令寒热如疟也。

地骨皮散 治妇人血风气，体虚，发歇寒热。

北柴胡 地骨皮各[①]一两 桑白皮 枳壳 前胡 黄芪各三分 白茯苓 五加皮 人参 甘草 桂心 白芍药各半两

上㕮咀，每服三钱。水一盏，生姜三片，煎至七分，去滓温服，无时候。

生地黄散 治妇人血气不调，或时寒热，体痛，不思饮食。

生干地黄 北柴胡各一两 羌活 木香 桂心 防风各半两 酸枣仁 羚羊角屑 白芍药 白术 黄芪 川牛膝 白茯苓 当归 枳壳各三分

上㕮咀，每服三钱。水一盏，姜三片，煎至七分，去滓温服，空心。

柴胡散 治妇人寒热体瘦，肢节疼痛，口干心烦，不欲饮食。

北柴胡 黄芪 赤茯苓 白术各一两 人参 地骨皮 枳壳（制） 生干地黄 苦梗 桑白皮 赤芍药各三分 鳖甲（炙）二两 麦门冬三两 甘草半两

上㕮咀，每服四钱。水盏半，姜三片，煎七分，去滓温服，无时候。

荆芥散 疗时气风温，寒热瘴疟，往来潮热，并宜服之。

陈皮 麻黄 香附子 甘草各一两 荆芥穗 厚朴各二两 草果仁三个 川白芷 桂心各半两

上㕮咀，每服二钱。水一大盏，姜三片，枣两枚，煎至七分，去滓温服，无时候。

寡妇寒热如疟方论第四

论曰：寡妇之病，自古未有言者。惟《仓公传》与褚澄略而论及。言寡者，孟子正谓"无夫曰寡"是也。如师尼、丧夫之妇，独阴无阳，欲男子而不可得，是以恹恹成病也。《易》曰：天地细缊，万物化醇。男女媾精，万物化生。孤阳独阴可乎？夫既处闺门，欲心萌而不遂，至阴阳交争，乍寒乍热，有类疟疾，久则为劳。又有经闭、白淫、痰逆、头风、膈气痞闷、面黯、瘦瘠等证，皆寡妇之病。诊其脉，独肝脉弦出寸口而上鱼际。究其脉源，其疾皆血盛而得。经云：男子精盛则思室，女子血盛则怀胎。观其经血，思过半矣。

生地黄圆 许学士云：有一师尼，患恶风体倦，乍寒乍热，面赤心烦，或时自汗。是时疫气大行。医见寒热，作伤寒治之，大小柴胡汤杂进，数日病剧。余诊视之曰：三部无寒邪脉，但厥阴肝脉弦长而上鱼际，宜服抑阴等药。余制此方，治之愈。

北柴胡 秦艽 黄芩各半两 生地黄二两 赤芍药一两

上为细末，炼蜜为圆，如梧桐子大。乌梅煎汤下三十圆，无时候，日三服。

许学士云：尝读《史记·仓公传》载，

---

① 各：原脱，据四库本补。

齐北王侍人韩女，病腰背痛，乍寒乍热，众医皆以为寒热病也。仓公曰：病得之欲男子而不可得也。何以知欲男子而不可得？诊其脉，肝脉弦出寸口，是以知之。又有妇人热入血室，寒热如疟一证，在本卷第十论。

妇人恶寒方论第五

论曰：夫妇人恶寒者，亦有阴阳二证。发热而恶寒者，发于阳也；无热而恶寒者，发于阴也。发于阳者宜解表，脉必浮数；发于阴者宜温里，脉必沉细。又有汗后、利后恶寒及背恶寒。以上疾证，方治并载《百问》，不复繁引。仆尝治一妇人，但恶寒别无他证，六脉平静，遂用败毒散而安。此药能去表中风邪故也。经云：恶寒家慎不可过当覆衣被及近火气。寒热相搏，脉道沉伏，愈令病人寒不可遏，但去被撤火，兼以和表之药，自然不恶寒矣。妇人恶寒尤不可近火。寒气入腹，血室结聚，针药所以不能治矣。

败毒散。（见《局方》）

妇人血风烦闷方论第六

夫妇人血风烦闷者，由脏腑劳伤，血气虚而风邪乘之，搏于血，使气不宣而否涩，则生瘀热。或肢节烦疼，口干少卧，皆因虚弱而气血壅滞，故烦闷也。

川乌头圆 治妇人血风虚冷，月候不调，或即脚手心烦热，或即头面浮肿顽麻。

川乌头一斤（用好清油合四两一处于铫内，炭火炒，不住手搅。候裂者仍须如桑根色为度，遂旋取出了于新瓦上。或不裂者不用，裂者则去皮、尖、脐） 五灵脂（去土石，拣净）四两（生）

上为细末，更入臼中，或乳钵内研令停后，将蒸饼水浸后，却沥去水，渐渐入臼中和杵，直待圆得，即圆如梧桐子大。空心，温酒或盐汤下二十圆。忌动风物。丈夫风疾亦治。

治妇人气血不和，心胸烦闷，不思饮食，四肢少力，头目昏眩，身体疼痛。**赤芍药散**

牡丹皮 白茯苓 赤芍药 白芷 甘草各一两 柴胡一两半

上为细末，每服二钱。水一盏，生姜三片，枣一枚，同煎至七分，温服，食后临卧。

酸枣仁散 治妇人血风烦闷，四肢疼痛，心神多躁，吃食减少。

酸枣仁 赤芍药 当归 羚羊角屑 赤茯苓 红花 生地黄各三分 防风 羌活 川牛膝 麦门冬 桂心 川芎 地骨皮 甘草各半两

上㕮咀，每服四钱。水盏半，姜三片，薄荷少许，煎七分，温服。

当归散 治妇人血风潮热。

当归二两 芍药 延胡索 不灰木 熟地黄各一两 大黄三分（蒸） 桂心半两 甘草一分

上为细末，每服二钱。水一盏，胭脂一小角子，煎至六分，去滓。如躁时，放冷服，细呷清者。

妇人血风攻脾不能食方论第七

夫脾象于土，脾为中州，意智之脏也。其肝、心、肺、肾皆受脾之精气以荣养焉。脾与胃为表里，脾主化谷纳食，胃为水谷之海。故经言四时皆以胃气为本也。妇人血气不调，脏腑劳损，风邪冷气蕴蓄在内，攻于脾胃。脾胃既虚，为邪所乘，则不能摧伏五谷，故令不能食也。

草豆蔻散　治妇人血风冷气攻脾胃，呕逆，不纳饮食。

人参一两　草豆蔻仁（面裹煨）　白茯苓　半夏各三分　良姜　白术　缩砂仁　枇杷叶（去毛，炙）　桂心　木香　青皮　甘草各半两

上为粗末，每服三钱。水一大盏，姜三片，煎至七分，去滓温服，无时候。

神曲圆　治妇人血风攻脾胃，腹胁气满，不思饮食。

白术　附子（炮）　枳壳（制）　诃子　桂心　人参　木香　吴茱萸（炮）　陈皮各一两　苦梗　干姜各半两

上为细末，以酒煮神曲末二两，作糊为圆如梧桐子大。每服二十圆，空心，姜汤吞下。

椒红圆　治妇人血风攻脾胃，脏腑虚冷，全不思食，脐腹多痛，体瘦无力。

椒红　沉香　附子（炮）　莪术　诃子　当归　白术各一两　良姜　白豆蔻仁　丁香各半两　麝香一分

上为细末，酒煮面糊圆如梧桐子大。空心，温酒下三十圆。

进食散　李潜云：治脾胃虚寒，不思饮食，及久病人脾胃虚、全不入食者，只两服能食（出《苏沈良方》）。据愚见，此方既有川乌，治血风攻脾不食，岂无良验。

青皮　陈皮　粉草　良姜　桂心各一分　川乌（炮，去皮尖）　草豆蔻仁各三个　诃子五个

上为细末，每服一钱。水一盏，姜二片，煎至七分温服。

妇人梦与鬼交方论第八

夫人禀五行秀气而生，承五脏神气而养。若阴阳调和，则脏腑强盛，风邪鬼魅不能伤之。若摄理失节而血气虚衰，则风邪乘其虚、鬼邪干其正。然妇人与鬼交通者，由脏腑虚，神不守，故鬼气得为病也。其状不欲见人，如有对晤，时独言笑，或时悲泣是也。脉息迟伏，或如鸟啄，皆鬼邪为病也。又脉来绵绵，不知度数，而颜色不变者，亦是此候也。

茯神散　治妇人风虚，与鬼交通，妄有所见闻，言语杂乱。

茯神一两半　茯苓　人参　石菖蒲各一两　赤小豆半两

上㕮咀，每服三大钱。水一盏，煎至六分，去滓，食前温服。

桃仁圆　治妇人与鬼魅交通。

辰砂　槟榔　当归　桃仁各三分　水银一分（枣肉研令星尽）　麝香　阿魏（面裹煨）　沉香各半两

上为细末，炼蜜圆如梧桐子大。空心，桃仁汤吞下十圆。

又方　**似辟瘟丹**

虎头骨二两　朱砂　雄黄　雌黄　鬼臼　皂荚　芜荑仁　鬼箭　藜芦各一两

上件生为末，炼蜜为圆如弹子大。囊盛一圆，男左女右系臂上。及用一圆，当病人户前烧之，一切邪鬼不敢进。

太乙神积丹、苏合香圆皆可用也。

妇人伤寒伤风方论第九

论曰：古人治病，先论其所主，男人调其气，妇人调其血。血室不蓄，则二气谐和，血室凝结，则水火相刑。伤寒气口紧盛，即宜下。人迎紧盛，即宜汗，妇女左关浮紧不可下，当发其汗以救血室。荣卫得和，津液自通，浃然汗出而解。仲景云：妇人伤寒，经水适断，昼日明了，暮则谵语，如见鬼状，此为热入血室。无犯胃气及上二焦。无犯胃气者，言不可下也，小柴胡汤主之。若行汤迟则热入胃，

令津燥中焦。上焦不荣成血结胸状，须当针期门也。五行相克以生，相扶以出。平居之日，水常养于木，水木相生，则荣养血室，血室不蓄，则脾无蕴积，脾无蕴积，则刚燥不生。刚燥既生，若犯胃气则昼夜谵语喜忘，小腹满，小便利，属抵当汤证也（伤寒胃实谵语，宜下之。妇人热入血室谵语者，不可下也）。虽然妇人伤寒与男子治法不同，男子先调气，妇人先调血，此大略之辞耳。要知脉紧无汗名伤寒，脉缓有汗为伤风。热病脉洪大，中暑脉细弱，其证一也。假如中暍用白虎，胃实用承气，岂必调血而后行汤邪？仲景《伤寒论》所以不分妇人者，良亦在学者皆可随病于男子药证中以意选用也。

若妊妇伤寒，药性须凉，慎不可行桂枝、半夏、桃仁等药。小柴胡去半夏名黄龙汤，盖为妊妇而去也。大抵产前先安胎，产后先补益，次服伤寒药。若病稍退，则止药不可尽剂，此为大法。

黄帝问：妇人重身，毒之奈何？岐伯曰：有故无殒，亦无殒[①]也。大积大聚，其可犯，衰其大半，过厄。

男子、妇人伤寒，仲景治法别无异议。比见民间有妇人伤寒方书，称仲景所撰，而王叔和为之序。以法考之，间有可取，疑非古方，特假圣人之名，以信其说于天下。今取《金匮玉函》治妇人伤寒，与俗方中可采者列为一卷。虽不足以尽妇人伤寒之详，并可以《百问》中参用也。

妇人伤寒，发热恶寒，四肢拘急，口燥舌干，经脉凝滞，不得往来，**宜桂枝红花汤。**

桂枝　芍药　甘草各三两　红花二两

上㕮咀，每服五钱。水一盏半，姜四片，枣二个，煎至七分，去滓温服。良久再服，汗出而解。

妇人伤寒，口燥咽干，腹满不思饮食，**黄芩芍药汤**疗之。

黄芩　白芍药　白术　生干地黄

上各一两，㕮咀，每服五钱。水一盏，煎至七分，去滓温服。寒则加生姜。治妇人伤寒，喘急烦躁，或战而作寒，阴阳俱虚，不可下。宜服**当归汤。**

柴胡三两　白术二两　人参　甘草　赤芍药　当归各一两　五味子　木通各半两

上㕮咀，每服半两。水一盏半，生姜四片，枣二枚，煎至八分，去滓，稍热服。

妇人伤寒六七日，胃中有燥屎，大便难，烦躁谵语，目赤，毒气闭塞不得通，**宜泻心三黄汤。**

川大黄　鼠尾黄芩　鹰爪黄连等分

上为粗末，每服四钱。水一盏，煎至八分，去滓温服。取微利。如目赤睛疼，宜加茯苓、嫩竹叶，泻肝之余气。

妇人伤寒差后，犹有余气不去，谓之遗热。**宜干地黄汤。**

干地黄一两　大黄　黄连　黄芩　柴胡　白芍药　甘草一两半

上㕮咀，每服四钱。水一盏半，煎至七分，去滓温服。取溏利，汗出解。

男子病新差，妇人与之交合得病，名曰阳易。其证里急，腰胯及腹内痛，身重。**宜烧裈散。**

用男子裈裆烧灰为末，以水调方寸匕服，即愈。

治妇人病未平复，因有所动，致热气上冲胸，手足拘急搐搦如中风状。宜**青竹茹汤。**

瓜蒌根二两　淡青竹茹半升

---

① 殒：原作"损"，据《素问·六元正纪大论》改。

上以水二升半，煮取一升二合，去滓，分作三服。

妇人病未平复，因有所动，小腹急痛，腰胯疼，四肢不任，举动无力，发热者。宜**当归白术汤**。

桂枝　白术　当归　甘草　芍药　人参　黄芪各一分　生附子一个（破作八片，各一分）　生姜半两

上㕮咀，水三升，煮取一升半，去滓，通口服一汤盏。食顷再服，温覆微汗差。

妇人热入血室方论第十

妇人伤寒发热，经水适来，昼日明了，暮则谵语，如见鬼状，此为热入血室。无犯胃气及上二焦，宜**小柴胡汤**。

妇人伤风七八日，续得寒热，发作有时，经水适断，此为热入血室。其血必结，故使如疟状。宜服小柴胡汤。

柴胡八钱重　黄芩　人参　生干地黄　甘草各三钱重　半夏二钱重

上㕮咀，每服五钱，水盏半，姜三片，枣二枚，煎至八分，去滓温服。

《局方》四物汤不用熟地黄，只用生干地黄，加北柴胡等分煎服，亦疗此证。

妇人伤寒，经脉方来初断，寒热如疟，狂言见鬼。宜服**干姜柴胡汤**。

柴胡四两　桂枝一两半　瓜蒌根二两　牡蛎　干姜　甘草各一两

上㕮咀，每服五钱。水盏半，煎七分，去滓温服。初服微烦，再服汗出而愈。

妇人伤寒，血结胸膈，揉而痛，不可抚近，宜**海蛤散**。妇人血结胸，法当针期门，仲景无药方。此方疑非仲景，然其言有理，姑存焉。

海蛤　滑石　甘草各二两　芒硝一两

上为细末，每服二钱。鸡子清调下。小肠通利，则胸膈血散；膻中血聚，则小肠壅；小肠既壅，则膻中血不流行，宜此方。小便利，血数行，更宜桂枝红花汤，发其汗则愈。

妇人伤风，发热恶寒，经水适来，得之七八日，热除脉迟，身凉，胸胁下满如结胸状，谵语者，此为热入血室也。当刺期门穴，随其实而取之。期门穴在乳直下筋骨近腹处是也。凡妇人病，法当刺期门，不用行子午法，恐缠脏膜引气上，但下针令病人吸五吸，停针良久，徐徐出针，此是平泻法也。凡针期门，必泻勿补，可肥人二寸，瘦人寸半深也。

刺期门图

妇人咳嗽方论第十一

夫妇人咳嗽者，由肌体虚，外受于寒

热风湿所得也。肺为四脏之华盖，内统诸脏之气，外合于皮毛。若为寒热风湿所伤，邪气自皮毛而入于肺，中外皆伤，故令咳也。大抵治咳，不可一概，治当以脉息辨之。其脉浮而弦者，起于风；濡而弱者，起于湿；洪而数者，起于热；迟而涩者，起于寒。风者散之，湿者燥之，热者凉之，寒者温之，虚者补之，未有不安者也。

咳嗽用温药方论第十二

经曰：微寒为嗽，寒甚为肠澼。古人立方治嗽，未有不本于温药，如干姜、桂心、细辛之属。以寒气入里，非辛甘不能发散。以此推之，未有不因寒而嗽也。又曰：热在上焦，因咳为肺痿。又实则为肺痈，虚则为肺痿。此人其始或血不足，或酒色滋味太过，或因服利药重亡津液。燥气内焚，肺金受邪。脉数发热，咳嗽脓血。病至于此，亦已危矣。古人立方，亦用温药，如建中之属。今人但见发热咳嗽，率用柴胡、鳖甲、门冬、葶苈等药，旋踵受弊而不知非，可为深戒。就使不可进以温药，亦须妙以汤圆委曲调治，无为卤莽，致伤人命。

治虚中有热，咳嗽脓血，口苦咽干。

黄芪散

黄芪四两　甘草二两

上为细末，汤点一二钱服，日三。

一方：甘草一两，黄芪六两。名黄芪六一汤。只㕮咀，水煎服。

治妇人咳嗽不止，渐成劳气，宜服**蛤蚧圆**。

蛤蚧一对（酥炙）　紫菀　款冬花　鳖甲（炙）　贝母（去心）　皂荚子仁（炒）各一两　杏仁（炒去皮尖）一两半

上为细末，炼蜜圆如梧桐子大。每服二十圆，淡姜汤吞下。

含化圆　昔有妇人，患肺热久嗽，身如炙，肌瘦，将成肺痨，服此安。（寇宗奭方）

枇杷叶（去毛）　桑白皮　款冬花　木通　紫菀　杏仁各等分　大黄减半

上为细末，炼蜜圆如樱桃大。食后夜卧含化一圆。

贝母汤　治诸嗽久不瘥。（出《本事方》）

贝母（生姜汁浸半日）　北五味子　黄芩　干姜（热者减半）　陈皮各一两　半夏　桑白皮　桂心　北柴胡（热者加一半）各半两　木香　甘草各一分

上为粗末，每服五钱。水一盏半，杏仁七个，去皮尖、碎之，生姜二片，煎至七分，去滓热服。（黄师文云：戊申冬，有姓蒋者，其妻积年嗽，制此方授之，一投而瘥。以此治诸嗽，悉能愈）

定喘汤　治丈夫、妇人远年日近肺气咳嗽，上气喘急，喉中涎声，胸满气逆，坐卧不安，饮食不下。及治肺感寒邪，咳嗽声重，语音不出，鼻塞头昏，并皆治之。

半夏曲（炒）　明阿胶（炒）　甘草各钱半　罂粟壳半两（制）　北五味子　桑白皮　麻黄（去节）　人参各一分

上㕮咀，每服三大钱。姜三片，乌梅半个，煎至七分，去滓，渐渐温服，食后临卧服。（方同《和剂》，分两加减不同，有效）

沧州李官人宅**补肺汤**，治状同前。（又名清金汤）

罂粟壳二两（制）　人参　粉草各半两　陈皮　茯苓　杏仁（制）　白术　明阿胶（炒）　北五味子　桑白皮　薏苡仁　紫苏茎各一两

上㕮咀为末，每服三钱。水盏半，姜

三片，枣两枚，乌梅半个，煎至一盏，临卧温服。仆每用则无效，遂加百合、贝母（去心）、半夏曲、款冬花各一两，服之良验。

金不换散　治男子、女人肺胃虚寒，久嗽不已，喘促满闷，咳嗽涎盛，腹胁胀满，腰背倦痛；或虚劳冷嗽，咳唾红痰；及远年近日一切喘咳疾，诸药不效者，并治之。

罂粟壳半两（制）　杏仁（制）　甘草各三钱　枳壳四钱

上咬咀，每服三钱。水一盏半，姜三片，乌梅半个，煎至八分，食后，临卧渐渐热服。许元林先生方。

乙卯年七月，仆尝治一妇人咳嗽不已，服诸药无效，渐成劳瘵。求余诊之，六脉濡弱。以愚考之，此是血弱，又因忧戚太过而成斯疾。合用当归等药治之必愈。遂先用《古今录验》橘皮汤，空心服苏子降气汤，后用金钗煎、熟地黄圆、当归圆调理得安。

又治一妇人，时行感热咳嗽。遂用小柴胡汤去人参、姜、枣，只加北五味子，煎服愈。

《古今录验》**橘皮汤**　疗春冬伤寒，秋夏冷湿咳嗽，喉中作声，上气不得下，头痛方。

陈皮　紫菀　麻黄（去根）　杏仁（制）　当归　桂心　甘草　黄芩各等分

上咬咀，每服五钱。水盏半，煎至一盏，去滓热服。

妇人劳嗽方论第十三

经曰：人感于寒则受病。微则为咳，甚则为泄、为痛。凡咳嗽，五脏六腑皆有

之，惟肺先受邪。盖肺主气，合于皮毛。邪之初伤，先客皮毛，故咳为肺病，五脏则各以治时受邪，六腑则又为五脏所移。古人言，肺病难愈，而善卒死者。肺为娇脏，怕寒而恶热，故邪气易伤而难治，以其汤散径过、针灸不及故也。十种咳嗽者，肺咳、心咳、脾咳、肾咳、肝咳、风咳、寒咳、支饮咳、胆咳、厥阴咳。华佗所谓五嗽者，冷嗽、气嗽、燥嗽、饮嗽、邪嗽。孙真人亦有方治寒毒注嗽者，历代方论著之甚详。惟今之所谓劳嗽者，无所经见，意其华佗所谓邪嗽、真人所谓注嗽者是也。此病盖酒色过度，劳极伤肺，损动经络。其重者咯唾脓血；轻者，时发时差。又有因虚感邪恶之气，且传注得之。或先呕血而后嗽；或先咳嗽，渐就沉羸。此则非特内损肺经，又挟邪恶传疰之气，所以特甚，病之毒害无过此也。真人治注嗽，通气圆方用蜈蚣四节。又云：梦与鬼交通及饮食者，全是蜈蚣。《外台》方四满圆治五嗽，亦用蜈蚣。遇世名公能推原其旨意，率用蛤蚧、天灵盖、桃柳枝、麝香、丹砂、雄黄、安息香之类，以通神明之药疗之，高出古人之意矣。又肺中有虫如蚕，令人喉痒而咳嗽，汤散径过，针灸不及，以药含化，虫死即嗽止。（见张锐方）

深师疗五嗽。一上气嗽，二饮嗽，三燥嗽，四冷嗽，五邪嗽。**四满圆**

干姜　桂心　踯躅花　芎䓖　紫菀　芫花根皮各二分　蜈蚣一枚（去头、足，炙）　细辛　甘草（炙）　鬼督邮　人参　半夏（洗）各一分

上十二味为细末，炼蜜圆如大豆许。每服五圆，米饮下，日三。未知加至七八圆，服此药无不差。忌羊肉、饧、生葱、

---

① 妇人：原脱，据目录补。

生菜、海藻、菘菜。

《古今录验》**四满圆** 疗五嗽。一气嗽，二痹嗽，三燥嗽，四邪嗽，五冷嗽，悉疗之方。

蜈蚣二枚（炙） 芫花根五分（熬）踯躅花（炒） 干姜 芎䓖 桂心各四分 人参 细辛各二分

上为末，炼蜜圆如梧桐子大。米饮下一十圆，日三服，加至十五圆。忌生葱、生菜。

妇人①喘满方论第十四

夫喘之为病，黄帝问岐伯，岐伯对曰：夜行则喘出于肾，淫气病肺。有所堕恐，喘出于肝，淫气害脾。有所惊恐，喘出于肺，淫气伤心。度水跌扑，喘出于肾与骨，当是之时，勇者气行则已，怯者则着而为病也。原疾之由，虽曰皆本于肺与气，然感外邪，则有太阳证，脉浮无汗而喘者，宜麻黄汤。阳明病，汗出不恶寒，腹满而喘有潮热者，宜承气汤。若表邪未解，误服下利药不止，脉促，喘而汗出者，宜葛根黄连黄芩汤。若微喘者，桂枝厚朴杏子汤。汗出而喘，若无大热者，宜麻黄杏子甘草石膏汤。若表邪未解，心下停水，发热而喘或呕者，小青龙汤去麻黄加杏仁主之。若阴证喘促者，四肢逆冷，脉息沉细，或寸大尺小，或六脉促疾；或心下胀满结硬，或冷汗自出，或大便频数、上气喘促，或咽喉不利者，此是本气极虚，内外挟寒冷所致。使阴寒内消、阳气得复则愈，宜返阴丹主之（以上方并见《百问》，不复录）。 仆且以大概而言之，诸脏相乘而喘者，以杏子散。如感寒伏热而喘者，以华盖散、九宝汤。若暴寒、向

火覆衣被过当，伤热肺实而喘促者，其状多有热证，宜洗心散，冷水调服。若因气宇不调，痰盛喘促者，宜四七汤兼官局桔梗汤，姜煎服。若涎多而喘者，宜千缗汤、橘皮半夏汤。若不得卧，卧即喘者，此由水气逆行，上乘于肺，肺得水则浮而升，使气不得通流，其脉沉大，宜神秘汤。肺之积，名曰息贲，在右胁下，大如杯，令人洒淅恶寒，喘咳，发痈疽，宜枣膏圆。若上气喘者，神授汤。若上盛下弱而喘促者，宜苏子降气汤吞黑锡丹。若尊年之人，素来禀赋太厚，不任热药者，不可轻投丹剂及诸热药，但以秘传降气汤、分心气饮论之，梗概不出于此矣。若素有脚气而喘者，当作脚气治之。又有骨蒸劳喘，自有专门，不敢滥及。

神秘汤 治水气乘肺而喘，兼疗支饮而喘。

陈橘皮（洗，去白） 紫苏叶 人参桑白皮 生姜等分

上㕮咀，每服半两。水煎，去滓温服。

杏子散 治诸脏相乘喘急。

杏仁（去皮尖、双仁，麸炒黄，细研如膏） 麻黄根（为细末）等分

上和煎，橘皮汤调下二钱，无时候。

千缗汤 齐州半夏七枚（炮制四片，破之） 皂角（去皮，炙）一寸 甘草（炙）一寸 生姜（如指大）

上同以水一碗，煮去半，顿服。

沈兴宗待制，尝病痰喘不能卧，人扶而坐数日。客有见之曰：我曾如此，得良药一服差，我以千缗酬之，谓之千缗汤，可试为之。兴宗得汤，一服而差。

枣膏圆 疗息贲。

葶苈（研细） 陈皮 苦梗各等分

---

① 妇人：原脱，据目录补

上后二味为末，入葶苈令停，煮肥枣肉，研为膏，和圆如梧子大。每服五七圆，饮下。

许学士云：余尝患停饮，水积肺经，食已必嚏，渐喘，觉肺系急，服此良验。

神授汤　治上气喘急，不得卧。

橘红　苦梗　紫苏　人参　北五味子等分

上㕮咀，每服四钱。水一盏，煎至六分，去滓，食后服。

九宝汤　治感风伏热，一切咳嗽喘急，不问高年、小儿、室女、产前、产后皆可服，惟虚劳自汗不可服。

薄荷叶　紫苏　大腹皮（洗）　麻黄（去根节）各四钱　桑白皮　桂心　杏仁（去皮尖）　陈橘皮　甘草各二两

上㕮咀，每服半两。水一盏半，姜十片，乌梅一个，煎至六分，去滓温服，食后。

有两浙张大夫，病喘二十年，每至秋冬辄剧，不可坐卧，百方不差。后得临平僧法本方，服之遂差。法本凡病三十年，服此药半年，乃绝根本，永不复发。凡服此药，须久乃差。

官局桔梗汤、橘皮半夏汤、洗心散、华盖散（并见《局方》，不复赘录）、四七汤（见本卷、二十卷）。

仆尝疗罗安人，年近六十。遇秋冬之交，上气喘促，不能坐卧，六脉洪实，服诸药无效。问疾之源，少年自川中任所服饵丹砂，又恐是丹毒为害，遂服洗心散，无效[1]。仆[2]以华盖散数服而愈，漫记之。

---

① 效：原脱，据正德本补。
② 仆：同上。

妇人风痰方论第十五

夫妇人风痰者，由脏腑风冷，水饮停积在于胸膈所成也。人皆有痰，少者不能为妨，多者成患。但胸膈有痰饮，渍于五脏，则令眼晕，亦令头眩、头痛也。

评曰：夫痰之为害，多因外感五邪（五邪者：寒、暑、燥、湿、风），内伤七气（七气者：喜、怒、忧、思、惊、恐、恚）。因五邪而得者，得风为风痰，得寒为寒痰，得冷为冷痰，得热为热痰，得暑为暑痰。因七气所伤者，多因妇人情性执著，不能容忍，而有此证。岂特只因风冷而成哉！所以外感五邪，内伤七气，则一身之中，血、液、泪、汗、涕、唾，身中湿者，则浊变而成痰，乘间而为害也。经云：清则运为精华，浊则凝为痰饮，此之谓也。然有痰、涎、饮、沫四种相类，宜仔细详辨调治。因风而生痰者，宜服三生饮、星香饮、青州白丸子、化痰圆（方见《局方》）。因寒冷而得者，宜服降气汤、黑锡丹、养正丹（并见《局方》）。因热而得者，宜服金沸草散、柴胡半夏汤。因暑而得者，消暑圆（并见《局方》）。因气宇不调、郁结而成者，宜服参苏饮、四七汤、二陈汤。痰在上者，以瓜蒂散吐之；在下者，以控涎丹利之。虽曰可吐可下，亦要观人之勇怯，察脉之虚实，方可投之。切记不宜痛击暴下，所以初虞世有金虎、碧霞之戒者，此也。

三生饮、星香饮、参苏饮（方并见第三卷第一论）、控涎丹（方见第三卷第六论）、养正丹（方见第四卷第四论）。

旋覆花汤　治妇人风痰，呕逆不下饮食，头目昏闷。

旋覆花（去蒂）　枇杷叶（去毛，炙）川芎　北细辛　藿香　桂心　枳壳（去穰，麸炒）　前胡　人参（去芦）　羌活半夏各半两　甘草　羚羊角（屑）　赤茯苓各三分

上为粗末，每服三钱。水一盏，姜三片，煎至七分，去滓温服。

天南星圆　治妇人风痰，心膈壅滞。

天南星　白附子（并炮）　皂荚仁（炒黄）　半夏曲各一两　晋矾半两（枯）

上为细末，以酒煮面糊圆如梧桐子大。每服十圆，生姜、薄荷汤吞下。

又方：半夏　天南星各二两　肥皂荚五挺（锉）　生姜三两

上以水五升，一同煮令水尽，去皂荚、生姜，只用半夏、南星，焙干为末，以酒煮面糊，圆如梧桐子大。生姜、薄荷汤下七圆。

柴胡半夏汤　治痰热头痛，利膈，除烦闷，手足烦热，荣卫不调，肢节拘倦，身体疼痛，嗜卧少力，饮食无味。兼治五嗽、痰癖。

柴胡八两　半夏三两半　人参（去芦）甘草　黄芩　麦门冬各三两　白术二两

上㕮咀，每服五钱。水盏半，姜五片，枣一枚，煎至八分，去滓服。

金沸草散　治伤寒中脘有痰，令人壮热头痛，筋紧急，时发寒热，皆类伤风。

荆芥穗四两　半夏　甘草　北细辛各一两　赤茯苓二两　前胡　旋覆花各三两

上为细末，每服二钱。水一盏，生姜五片，枣一枚，煎至六分，热服。未知再服。（《局方》有麻黄、赤芍药，无细辛、茯苓）

瓜蒂散　疗病如桂枝证，头不痛，项不强，寸脉微浮，胸中痞硬，气上冲喉咽不得息者，此为胸中有痰也。当吐之，宜服此。

瓜蒂（炒黄）　赤小豆各半两

上为细末，取一钱匕，豉一合，汤七合，先渍之。须臾煮作稀糜，去滓，取汁和散，温、顿服。不吐，少少加，得快吐乃止。诸亡血、虚家不可与之。（脉微，大忌令人吐）

大半夏汤　治痰饮及脾胃不和。

半夏　白茯苓　生姜各一分

上㕮咀，作一服。每遇膈间有寒痰，以水二盏，煎至一盏，去滓，临卧温呷。如有热痰，加炙甘草一分。如脾胃不和，去甘草，加陈橘皮一分同煎。此即二陈汤加减得理。

四七汤　治喜怒悲思忧恐惊之气结成痰涎，状如破絮，或如梅核在咽喉之间，咯不出，咽不下，此七气所为也。或中脘痞满，气不舒快；或痰涎壅盛，上气喘急；或因痰饮中节，呕逆恶心，并宜服之。妇人情性执着，不能宽解，多被七气所伤，遂致气填胸臆，或如梅核上塞咽喉，甚者满闷欲绝。产妇尤多此证，宜服此剂，间以香附子药久服取效。切不可谓紫苏耗气，且谓新产气血俱虚不肯多服。用之效验，不可具述。

紫苏叶二两　厚朴三两　茯苓四两半夏五两

上㕮咀，每服四钱。水一盏半，姜七片，枣一个，煎至六分，去滓热服，无时候。若因思忧过当，小便白浊，用此药吞青州白丸子极妙。

妇人心胸嘈杂方论第十六

夫心胸嘈杂，妇人多有此证。原疾之由，多是痰也，皆血、液、泪、汗变成。或云是血嘈。今人多用猪余血炒而食之则愈。详其此理，是以血导血归源尔，恰如以盐梅下涎之义，不若用许学士旋覆花

汤。治心腹中脘痰水冷气，心下汪洋，嘈杂肠鸣，多唾，口中清水自出，胁肋急胀满痛，不欲食，此胃气虚冷所致。其脉沉迟弦细，是其证也。

旋覆花汤方　旋覆花　北细辛　橘红　桂心　人参　甘草　苦梗　白芍药　半夏各半两　赤茯苓三分

上㕮咀，每服四钱。水盏半，姜七片，煎至八分，去滓温服。

《局方》治恶阻，半夏茯苓汤亦妙。（见恶阻论中）

卷 七

妇人呕吐方论第一

夫妇人呕吐者，由脾胃有邪冷，谷气不理所为也。胃为水谷之海，其气不调而有风冷乘之，冷搏于胃，胃气逆则令呕吐也。愚详曰：夫呕吐之疾，非特脾胃虚冷而呕吐也。亦有胃热而呕者，经云：无阴则呕是也。不可以一概用药。

如胃冷而呕吐，宜用《局方》人参丁香散、理中圆，及许仁则半夏圆、人参七味圆。

如胃热而呕吐者，宜用小柴胡汤、芦根汤、竹茹汤、槐花散。

如胃中冷、胃口热而呕吐者，宜用《局方》藿香正气散，生姜枣子煎，沉冷服即止。

如痰盛呕吐者，宜《局方》半夏茯苓汤、二陈汤。

如恶阻，兼服茯苓圆。（自有专门，见十二卷第二论）

如血不归源而呕吐者，宜用十全大补汤加陈皮、半夏、藿香、姜、枣煎服。

或有脚气而呕者，自有专门，不敢滥及。

益智子散 治妇人脾胃久虚，气弱，多欲呕吐，全不下食，四肢无力。

益智一两 附子（炮） 缩砂仁 丁香 厚朴 黄芪 白术 白茯苓 陈皮 川芎 良姜 藿香叶 当归各三分 人参 桂心各半两

上㕮咀，每服三钱。姜三片，枣一枚，水一盏，煎至七分，去滓，无时温服。

丁香散 治妇人脏腑虚冷，脾胃气弱，食则呕吐，水谷不消。

丁香 白术 缩砂仁 草果仁各三分 人参一两 当归 白豆蔻 藿香叶 甘草各半两 橘皮三分 神曲 诃子各半两

上为细末，每服二平钱，煎姜枣汤调下。

竹茹汤 治胃热呕吐。

干葛三两 半夏（汤洗七次，姜汁半盏，浆水一升，煮令耗半）可取三分用 甘草三分

上㕮咀，每服五钱。水二盏，姜三片，竹茹一弹大，枣一枚，煎至一盏，去滓温服。

许学士云：胃热者，手足心热。政和中，一宗人病伤寒，得汗身凉。数日，忽呕吐，药与饮食俱不下。医者皆进丁香、藿香、滑石等药，下咽即吐。余曰：此正汗后余热留胃脘，孙兆竹茹汤正相当尔。及治药与之，即时愈。

《良方》**槐花散** 亦相类方。

皂荚 白矾 槐花（炒令黄黑色）甘草等分

上为细末，白汤调二钱。

许仁则**半夏圆** 疗积冷在胃，呕吐不下食方。

半夏一升（真熊州者，洗、去滑） 小麦面一升

上捣半夏为散，以水搜面圆如弹子大，以水煮，令面熟则是药成。初吞四五圆，日二服。稍加至十四五圆，旋煮旋服。服此觉病减，欲更重合服，亦佳。

忌羊肉、饧。《救急》同。

又依前半夏圆，虽觉渐损，然病根不除，欲多合前圆，又虑药毒不可久服，欲不服，又恐病滋漫，宜合人参七味圆服。

人参　白术各五两　厚朴（炙）　细辛各四两　生姜八两（末）　橘皮三两　桂心二两

上为细末，炼蜜圆如梧桐子大。饮下十圆，渐加至二十圆，与半夏圆间服亦可。忌桃、李、雀肉、生葱、生菜。吴升同。

妇人霍乱方论第二

论曰：呕吐而利者，名霍乱也。原疾之由，皆由肠胃虚冷，饮食过度，触冒风冷，使阴阳不和，清浊相干，致令挥霍变乱也。或先心痛而吐者；或先腹痛而利者；或吐利俱作者；或头痛、身体壮热而脉浮洪者；或阳气暴绝而手足逆冷，而脉息微绝者。治之当分阴阳，察其虚实，辨其冷热，观其脉息。热者凉之，冷者温之，以平为期。《百问》云：凡霍乱吐利，热多而渴者，五苓散。寒多不饮水者，理中圆。吐利已，汗出而厥，四肢拘急不解，脉微欲绝者，通脉四逆加猪胆汁汤。夏月中暑霍乱，大烦渴，四肢逆冷，冷汗出，脚转筋者，香薷散浓煎，沉冷服即效。凡霍乱之脉得浮洪者易治；微迟者，并气短者难治。

加减理中圆　主霍乱，临时方。亦可治男子。（《千金翼》）

人参　白术　干姜　甘草各一两

上为细末，炼蜜为圆。每两作五圆，取汤和一圆服之，日十服。吐多利少者，取枳实三枚，炙，去穰，四破。水三升，煮取一升，和一圆服之。

吐少利多者，加干姜一累。吐利干呕者，取半夏半两，泡洗去滑，水二升，煮

取一升，和一圆服。若体疼痛不可堪者，水三升，煮枣三枚，取一升，和一圆服。若吐利大极转筋者，以韭汁洗腹肾，从胸至足踝，勿逆即止。若体冷微汗，腹中寒，取附子一枚，炮去皮，四破，以水二升，煎取一升，和一圆服。吐利悉止，脉不出，体尤冷者，可服诸汤补之。

《千金翼》四顺汤　治霍乱吐利，腹痛，手足逆冷，脉微欲绝。

附子一个（破八片）　干姜三两　人参　甘草各一两

上㕮咀，水煎服。

四逆加猪胆汁汤　治吐已不断，汗出而厥，四肢拘急不解，脉微欲绝者。

甘草二两　干姜三两　附子一枚（生）　猪胆汁半合

上三味㕮咀，每服五钱。水三盏，煮至二盏，去滓，内猪胆汁，分作两次温服，其脉即来。

香薷散　治脏腑冷热不调，饮食不节。或食腥鲙、生冷过度；或起居不节；或露卧湿地；或当风取凉，而风冷之气归于三焦，传于脾胃，脾胃得冷，不能消化水谷，致令真邪相干，肠胃虚弱。因饮食变乱于肠胃之间，便至吐利，心腹疼痛，霍乱气逆。有先心痛而吐者；或先腹痛而利者；或吐利俱发者；有发热头痛体疼而复吐利虚烦者；或但吐利，心腹刺疼者；或转筋拘急疼痛者；或但呕而无物出者；或四肢逆冷，脉微欲绝者；或烦闷昏塞欲死者。妊妇霍乱吐利，此药悉能主之。

香薷叶四两　白扁豆　厚朴各二两

上㕮咀，每服半两。水一大盏，酒一分，慢火浓煎至六分，去滓，井中浸，令冰冷，顿服，无时候。连并二三服，立见神效。《苏沈良方》中名香茸散。《百问》同，有黄连，无扁豆。

诃子散　治老幼霍乱吐利，一服取

效。又治九种心痛及心脾冷痛不可忍，其功如神。

诃子　甘草　厚朴　干姜　草果仁　陈皮　良姜　茯苓　神曲　麦芽各等分

上为细末，每服二钱。候发刺痛不可忍，用水一盏，煎七分，入盐服。急则盐点。

胡椒汤　治霍乱吐利甚妙。

胡椒四十九粒　绿豆一百四十九粒

上为细末，木瓜煎汤调下二钱。

妇人翻胃吐食方论第三

白垩散　治妇人翻胃吐食。《千金翼》云：不特治妇人，男子亦可。服一斤以上为妙。

白垩土（以米醋一升，煅白垩土令赤，入醋内浸，令冷再煅、再浸，以醋干为度）取一两（研）　干姜一分（炮）

上为细末，研停。每服一钱，饭饮调下，甚者二钱。

白芷散　治妇人翻胃吐食。

上用白芷一两，切作片，于瓦上炒令黄，为细末。用猪血二十文切片，以沸汤泡七次，将血蘸药，吃七片。如剩药末，留后次用。

妇人血膈方论第四

牡丹煎　治妇人血膈

牡丹皮　苦参　贝母去心　延胡索　白芍药

上等分为细末，炼蜜圆如梧桐子大。每服十五、二十圆，米饮吞下，无时候。

妇人鼻衄方论第五

夫妇人鼻衄者，由伤动血气所致也。

凡血气调和则循环表里经络，涩则不散。若劳伤损伤，因而生热气逆，流溢入于鼻者，则成鼻衄也。只有产后见衄者，不可治。

评曰：凡鼻衄，虽多因热而得此疾，亦有因怒气而得之者。曾赵恭人鼻衄不止，诸治不差，召余治之。先用苏合香圆四粒，次用五苓散浓煎白茅花汤调服即止。次用芎归汤调理。又有一富室男子，鼻血不止，六脉洪数。究竟，云服丹药太过，遂用黄连、黄芩、大黄为末，水煎服，愈。调服亦可。

刺蓟散　治妇人鼻衄，血流不止。

刺蓟二两　桑耳　乱发灰　艾叶各一两（炒）　生地黄二两　蒲黄两半

上为细末，每服二钱。无时，粥饮调下。

伏龙肝散　治男子、妇人五脏结热，吐血，衄血，并皆治之。

伏龙肝　生地黄各一斤　竹茹一升　芍药　当归　黄芩　川芎　桂心　甘草各二两

上咬咀，水一斗三升，煮竹茹，减三升，内药，煮取三升，分为三服。《千金》无桂。

《百问》有**茅花汤**，以白茅花浓煎，饮之立止。

一方：捣生白茅根，取汁一合，饮之止。

又方：取生葱心塞鼻中即定。若因刺著并刀斧所伤，血不止，并用之立定。

又方：取釜底墨细研，入鼻中。

又方：取乱发灰细研，以竹管吹入鼻中，立止。

又方：取龙骨末吹入鼻中，立止。

妇人吐血方论第六

夫妇人吐血者，皆由脏腑伤损所致。

夫血者，外行于经络，内荣于脏腑。若伤损气血，经络则虚。血行失于常理，气逆者吐血。又怒则气逆，甚则呕血；然忧思、惊恐、内伤气逆上者，皆吐血也。

治妇人吐血，心烦昏闷。**鸡苏散**

鸡苏叶一两　阿胶　刺蓟　生地黄各一两　黄芪　羚羊角屑　茜根　甘草各半两　麦门冬　黄芩　当归　伏龙肝各三分

上为粗末，每服四钱。水一盏，姜三片，竹茹半鸡子大，煎至六分，去滓温服。

治妇人虚损气逆，吐血不止。**鸡苏散**

鸡苏叶　黄芩各一两　当归　赤芍药各半两　伏龙肝　阿胶各二两

上为粗末，每服四钱。水一盏，煎至六分，去滓温服。

治妇人热毒上攻，吐血不止。

生藕汁　刺蓟汁　生地黄汁各三两　生姜汁半合　白蜜一合

上和煎三两沸，无时以一小盏，调炒面尘一钱服。

《千金翼》治吐血百方不差，疗十十差，神验不传方。详此药性，治热毒吐血有效。

地黄汁半升　生大黄末一方寸匕

上煎地黄汁三两沸，调大黄末，分为三服。

又方：伏龙肝。

上研令极细，每服二钱。新汲水调下，频服取效。

又方：白茅根一握（长六寸）

上以水一大盏，煎取七分，去滓温服。

又方：治吐血。

桂心末

上水调方寸匕，日夜可二十服。

又方：生地黄三斤（切）　阿胶二两（炒）　蒲黄六合

上水五升，煮取三升，分三服。

仆尝治一人吐血，诊其脉，肝部弦，气口濡，此因怒极而得之。遂用苏合香圆和鸡苏圆服即效。《养生必用方》云：凡吐血，须煎干姜甘草汤与服，或四物、理中汤亦可，如此无不愈者。服生地黄、竹茹、藕汁，去生便远。

柔脾汤　治虚劳吐血、衄血、下白、汗出方。（出《养生必用》）

甘草　白芍药　黄芪各一两　熟地黄三两

上为末，每服四钱。水、酒各一盏，以上煎至七分，去滓，取六分，清汁温服，食前。

余尝治一女人，年十九岁，月经不行，遂妄行而呕血，诸药无效。察其形容，人肥，脉不大不小。仆投以四生圆即安。

又尝治一男子，因饱低头负重吐血，诸药无效，亦投四生圆及青饼子即安，更不发。仆观初虞世治吐血，不喜用竹茹、生地黄、藕汁。然亦不可狃泥此说。如阳乘于阴，血得热则流散，经水沸溢，宜服凉药以解之。大黄、犀角、生地黄、生艾、藕汁岂能无效？如阴乘于阳，所谓天寒地冻，水凝成冰，宜服温药以暖之。干姜、肉桂岂能无功？学者更宜思之。

四生圆　疗吐血。凡吐血、衄血，阳乘于阴，血热妄行，宜服此药。

生荷叶　生艾叶　生柏叶　生地黄

上等分烂研，圆如鸡子大。每服一圆，水三盏，煎至一盏，去滓温服，无时候。

陈日华云：先公绍兴初。游福清灵石寺，主僧留饮食，将竟，侍者赴堂，斋罢来侍立，见桌子不稳，急鏧折极之，举首即呕血，盖食饱拗破肺也。明年再到寺，因问去年呕血者无恙否？其主僧答云：得四生圆服之遂愈。自得此方，屡救人有效。

疗热甚呕血者，以犀角地黄汤、《局方》小三黄圆，以白茅根煎浓汤吞之妙。

犀角地黄汤 治内有瘀血，鼻衄吐血，面黄，大便黑。

芍药三分 生地黄半斤 牡丹皮（去心）一两 犀角屑一两（如无，升麻川者代）

上咬咀，每服五钱，水煎服。有热如狂者，加黄芩二两。

青饼子 治咯血。

青黛 杏仁各一两（华佗方，以牡蛎粉炒杏仁，去皮尖，牡蛎不用）

上一处同研成膏，熔黄蜡和作三十饼子。每服一饼子，用干柿半个夹定，以湿纸裹煨令香，同嚼，粥饮下，无时候。

若阴乘于阳，心肺经寒而呕血者，宜服**干姜甘草汤**。

甘草 干姜各半两

上咬咀，水煮顿服。《局方》理中汤亦妙。（方见《和剂》）

妇人痃癖诸气方论第七

夫妇人痃癖者，本因邪气积聚而生也。痃者，在腹内近脐左右各有一条筋脉急痛，大者如臂，次者如指，因气而成，如弦之状，名曰痃气也。癖者为僻，侧在两肋之间，有时而痛，故曰癖也。夫痃之与癖，皆阴阳不和，经络否膈，饮食停滞，不得宣流，邪冷之气，搏结不散，得冷则发作疼痛，故曰痃癖者也。

麝香圆 治妇人痃癖，冷气兼疰气，心腹痛不可忍。

麝香半两（别研） 阿魏一分（面裹煨，令面热） 五灵脂 桃仁 三棱各三分 芫花（醋炒） 槟榔各一两 莪术 桂心 没药 木香 当归各半两

上为细末，入麝香令停，用粳米软饭为圆，如梧桐子大。每服十圆，无时，淡醋汤下。

治妇人痃癖及血气等神效方。

上以猯猪肝一具，可及十两者，用巴豆五十枚，去大皮，扎在肝内，用酽醋三碗，慢火熬，令肝烂熟；入砂钵内研令极烂，入京三棱末和就得所，为圆如梧桐子大。每服五圆，食前，热酒下。（熬熟后去巴不用）

夫痃癖癥瘕，血气块硬，发歇刺痛，甚则欲死。究而言之，皆血之所为。仆尝治一妇人血气刺痛，极不可忍，甚而死一二日方省。医巫并治，数年不愈。仆以葱白散、乌鸡圆遂安。又尝治一妇人，血气作楚，如一小盘样，走注刺痛，要一人伏定方少止，亦用此二药而愈。寻常小小血气，用此二药亦有奇效，故录于后。

乌鸡煎圆。（方见二十四卷拾遗门）

葱白散 专治一切冷气不和，及本脏膀胱气攻冲疼痛。大治妇人产前、后腹痛，胎不安或血刺痛者，兼能治血脏宿冷，百节倦疼，肌体怯弱，劳伤带癖，久服尽除。但妇人一切疾病，最宜服此。

川芎 当归 枳壳 厚朴 桂心 干姜 芍药 舶上茴香 青皮 苦楝子 木香 熟地黄 麦芽 三棱 莪术 茯苓 神曲 人参各等分

上为细末，每服三平钱。水一盏，连根葱白二寸、拍破，盐半钱，煎至七分，温服。内大黄、诃子，宜相度病状，如大便不利，入大黄同煎，却不入盐；如大便自利，入诃子煎。

朱先生云：此药大治心气脾疼，用之见效。仆尝以此药治浮肿，立效。陈宜人病血气作楚，痛不可忍，服诸药无效。召仆诊之，两关脉沉弱，为肝脉沉差紧，此血气渐成痃癖也。只以此二药安愈。四明

马朝奉后院亦病此，用此二药愈。

罗安人每遇经脉行时，则脐与小腹下痛不可忍，服药无效，仆以桂枝桃仁汤愈。自后再发，一投而差。桂枝桃仁汤。（方见第一卷十二论）

治经候来时先腹痛（男六德续添），《局方》七气汤吞下来复丹。

妇人疝瘕方论第八

夫妇人疝瘕之病者，由饮食不节，寒温不调，气血劳伤，脏腑虚弱，受于风冷，冷入腹内，与血相结所生。疝者，痛也；瘕者，假也。其结聚浮假而痛，推移乃动也。妇人之病有异于丈夫者，或因产后血虚受寒；或因经水往来取冷过度，非独因饮食失节，多挟于血气所成也。诊妇人疝瘕，其脉弦急者生，虚弱小者死。又尺脉涩如浮牢，为血实气虚也。其发腹痛，逆气上行，此为妇人胞中绝伤有恶血，久则结成瘕也。

治妇人疝瘕，久不消，令人黄瘦尪羸，两胁妨闷，心腹疼痛。**干漆散**

干漆（炒令烟尽）　木香　芫花（醋炒）　赤芍药　桂心　当归　川芎　琥珀各半两　大黄二两（炒）　牛膝三分　桃仁一两　麝香一分

上为细末，无时，温酒调下一钱。

治妇人疝瘕及积瘀血在脏，时攻腹胁疼痛。**硇砂圆**

川芒硝　硇砂各一两　当归　雄黄桂心各半两　大黄（炮）　三棱各二两

上为细末，用米醋一碗，熬大黄末为膏，次入余药末和圆如梧桐子大。空心，温酒吞十圆，渐渐加至二十圆，以利下恶

物为度。

治妇人疝瘕及血气疼痛。**巴豆圆**

巴豆（去皮心，醋煮半日）一分　硇砂大黄（炒）各一两　五灵脂　桃仁各三分木香半两

上为末，炼蜜圆如绿豆大。淡醋汤，空心下五圆，热酒亦可。

《良方》**黑神圆**　神曲　茴香各四两木香　椒（炒香，出汗）　丁香各半两槟榔四枚　漆六两（半生，半用汤煮半日，令香）

上除椒、漆，五物皆半生半炒为细末，用前生熟漆和圆如弹子大。茴香末十二两，铺阴地荫干，候外干并茴香收器中，极干，去茴香。肾余育肠、膀胱疝癖及疝坠、五膈、血崩、产后诸血、漏下赤白，并一圆分四服；死胎一圆，皆绵灰酒下；难产炒葵子四十九枚，捣碎，酒煎下一圆。诸疾不过三服，疝气十服，膈气、癥癖五服，血瘕三圆当差。

余族子妇病，腹中有大块如杯，每发痛不可忍。时子妇已贵，京下善医者悉，常服其药莫愈。陈应之曰：此血瘕也。投黑神圆三圆，杯气尽消，终身不复作。

妇人八瘕方论第九

夫妇人八瘕者，皆由胞胎生产，月水往来，血脉精气不调之所生也。肾为阴，主开闭，左为胞门，右为子户，主定月水，生子之道，胞门子户，主子精神气所出入[1]，合于中黄门。玉门四边，主持关元[2]，禁闭子精。脐下三寸名曰关元，主藏魂魄。妇人之胞，三焦之腑，常所从止。然妇人经脉、俞络合调，则月水以时

---

① 胞门子户，主子精神气所出入：原作"胞门主于子精，精神气所出入"，据《诸病源候论》卷三十八改。

② 元：原脱，据《诸病源候论》卷三十八补。

来至，故能生子而无病。妇人荣卫经络断绝不通，邪气便得往入合于其脏。若经①血未尽，而合阴阳，即令妇人血脉挛急，小腹重急②、支满，胸胁腰背相引，四肢疼痛，饮食不调，结牢恶血不除③，月水不时，或前或后，因生积④聚如怀胎状。邪气盛甚，令人恍惚多梦，寒热，四肢不举，阴中生气，肿内⑤生风，甚者害于小便，小腹筑痛⑥，淋沥，面色黄黑，则不复生子。其八瘕者：黄瘕、青瘕、燥瘕、血瘕、脂瘕、狐瘕、蛇瘕、鳖瘕是也。《千金》、《外台》言之详矣。

桃仁煎　治妇人血瘕血积，经候不通。出《本事方》

桃仁　大黄各一两　虻虫半两（炒黑）川朴硝二两

上四味为末，以醇醋二升半，银石器中慢火煎取一升五合，下大黄、桃仁、虻虫等，不住手搅，欲下手圆，下朴硝，更不住手搅，良久出之，圆如梧桐子大。前一日不用吃晚食，五更初用温酒吞下五圆，日午取下如赤豆汁，或如鸡肝、蛤蟆衣状。未下再作。如鲜血来即止，续以调血气药补之。（此方出《千金》）

顷年在毗陵，有一贵官妻，患小便不通，脐腹胀不可忍。众医皆作淋治，如八正散之类。数种皆治不通，痛愈甚。余诊之曰：此血瘕也，非瞑眩药不可去。余用此药，更初服至日午，疼痛不可忍，遂卧少顷，下血块如拳者数枚，小便如黑豆汁一二升，痛止得愈。此药治病的切，然猛烈太峻，气虚血弱者更宜斟酌与之。

妇人腹中瘀血方论第十

夫妇人腹中瘀血者，由月经否涩不通，或产后余秽未尽，因而乘风取凉，为风冷所乘，血得冷则成瘀血也。血瘀在内则时时体热面黄，瘀久不消则变成积聚癥瘕也。

桃仁散　虻虫　水蛭　乌贼骨　鲤鱼鳞（烧灰）　芫花（醋炒）　枳壳（炒）　牛膝　赤芍药　硇砂　桂心各半两　桃仁三分

上为细末，食前，温酒调下一钱。

桃仁圆　治妇人腹内有瘀血，月水不利，或断或来，心腹满急。

桃仁　大黄（炒）各三两　虻虫（炒，去翅足）　水蛭各四十枚（炒焦）

上为末，炼蜜圆如梧桐子大。每服五圆，热酒吞下。未知，加至八圆。

妇人癥痞方论第十一

夫妇人癥痞者，由冷热不调，饮食不节，积在腹内或肠胃之间，与脏气结搏，其牢强推之不移者名曰癥，言其病形征可验也。气壅塞为痞，言其气痞涩、不宣畅也。皆得冷则发动刺痛。癥痞之病，其形冷结。若冷气入于子脏，则使无子。若冷气入于胞络，搏于血，血得冷则涩，亦令月水不通也。

川山甲散　治妇人癥痞及恶血，气攻心腹疼痛，面无颜色，四肢瘦弱。

---

① 经：原作"生"，据《诸病源候论》卷三十八改。
② 急：原作"痛"，据《诸病源候论》卷三十八改。
③ 不除：原脱，据《诸病源候论》卷三十八补。
④ 积：原脱，据《诸病源候论》卷三十八补。
⑤ 内：原作"肉"，据《诸病源候论》卷三十八改。
⑥ 小腹筑痛：《诸病源候论》卷三十八作"涩涩而痛"。

穿山甲（灰炒燥）　鳖甲（醋炙）　赤芍药　大黄（炒）　干漆（炒令烟尽）　桂心各一两　川芎　芫花（醋炒）　当归各半两　麝香一分

上为细末，入麝香令停。每服一钱，无时，热酒调下。

蓬莪术圆　治妇人癥瘕，腹胁妨痛，令人体瘦，不思饮食。

莪术三分　当归（炒）　桂心　赤芍药　槟榔　枳壳　木香　昆布　琥珀各半两　桃仁　鳖甲　大黄各一两

上为末，炼蜜圆如梧桐子大。食前，粥饮下二十圆。

治妇人癥瘕，结块不散，心腹疼痛。**丁香散**。

雄雀粪（炒黄）　鳖甲各一两　硇砂　当归（炒）　芫花（醋炒干）各半两　巴豆一分（去皮、心、油）

上为末，同研令停，醋煮面糊圆如小豆大，当归酒下三圆。

妇人食癥方论第十二

夫妇人食癥者，由脏腑虚弱，月候来时食生冷之物，脾胃既虚，不能消化，与脏气相搏，结聚成块，日渐生长，盘牢不移，故谓之食癥也。

治妇人食癥久不消，令人瘦弱，食少。**硇砂圆**

硇砂　青礞石　穿山甲（炙）　三棱（炒）　干漆（炒令烟尽）　硫黄各半两　巴豆三十枚（去皮、心，炒，不出油）

上为末，用软饭圆如小豆大。每服五圆，生姜橘皮汤下。

治妇人食癥，块久不消，攻刺心腹疼痛。**礞石圆**

青礞石（末）　巴豆（去皮、心、油）　朱砂　粉霜（并研）　木香末（各一分）

硇砂半两

上研令停，以糯米软饭和圆如绿豆大。每服二圆，空心，温酒下，取下恶物为度。

妇人积年血癥块方论第十三

夫妇人积年血癥块者，由寒温失节，脏腑气虚，风冷在内，饮食不消，与血气相结，渐生颗块，盘牢不移动者是也。皆因血气劳伤，月水往来，经络否涩，恶血不除，结聚所生也。久而不差，则心腹两胁苦痛，害于饮食，肌肤羸瘦。

治妇人积年血癥块，或攻心腹疼痛，四肢不和，面少血色，饮食全少。**干漆圆**

干漆（炒令烟尽）　大黄（炒）各一两　琥珀　硇砂（研）　莪术各三分　红花　延胡索　桂心各半两　腻粉一分　巴豆三七粒（去皮、心，研，去油，用浆水二盏煎如饧）

上为细末，用枣肉和圆如梧桐子大。每服五圆，于日未出时，煎苏木汤吞下。量患人轻重加减服之。

治妇人积年血癥块不消，状若鬼胎之候，宜服**琥珀圆**。

琥珀（研）　桂心　牛膝　芫花（制）　槟榔　桃仁（炒）各三分　生地黄　延胡索　当归各半两　鳖甲　三棱　干漆（炒）　硇砂各一两　大黄二两　虻虫四十九枚（去翅足，炒）　水蛭四十九枚（炒）

上为末，醋煮硇砂为膏，入药末和，捣三二百杵，圆如梧桐子大。每服十圆，空心，温酒下。

治妇人积年癥块不消。**硇砂圆**

硇砂　干漆　雄黄　水银（以少肥枣研无星）　雄雀粪各一分　巴豆十粒（去油）

上研停，用枣肉圆如绿豆大，空心，当归酒下三圆，临卧再服，取下恶物为度。

没药圆　理五积气癖及惊悸血积、癥癖、血瘕。发歇攻刺疼痛，呕逆噎塞，心中迷闷，不醒人事，及血臟、癥瘕胀满、经脉不行者。（《灵苑方》）

芫花（去枝梗，取二两，用好米醋三升，煎至一升半，去滓不用，只将醋入石器内，入硇砂霜一两，巴豆肉七粒，烂研，入醋内熬成膏，留圆药用效）　木香　没药（别研）　当归　桂心　荜拨各一两　槟榔一分　肉豆蔻一枚（炮）　斑蝥三枚（去头、足、翅，糯米炒令焦黄，去米，研细）　附子一两（生用，去皮）

上一十二味，除斑蝥、没药，余为细末，与斑蝥、没药一处合研令停，入前膏子内，和捣千百杵，圆如赤豆大。初服一圆，用醋炒萝卜子令焦黑，以酒浸，同煎一二沸，放温吞下。渐加至五圆、七圆即止。如急卒血气攻心脾，以酒醋共一银盏，煎沸吞下。妇人血瘕、癥癖、结块攻心疼痛、闷绝，久医不效者，入禹余粮一两，火煅、醋淬七次，研细，和药为圆，每服五圆，用苏木节二两细锉，酒三升，煎至七合，去滓，分为三服，吞药并进。三服当汗出，则瘕随大小肠①逐下，其病立差。人弱者，每服只二圆。如是丈夫元脏小肠气、脾积气、癖块等疾，即入丹砂一两细研和停，以生姜、盐汤吞下三圆。

五灵脂圆　治妇人积年癖块及恶血气，久不除者。

五灵脂　干漆（炒，烟尽）　川乌各一两（炮）　麝香　硫黄　硇砂（并研）各半两　巴豆三十枚（去皮，醋煮赤）

上为末，研停。醋煮面糊圆如绿豆大。每服五圆，空心，温酒下。

三棱煎　治妇人血癥、血瘕，食积痰滞。（出《选奇后集》）

三棱　莪术各二两　青橘皮（去白）半夏　麦芽（炒）各一两

上用好醋六升煮干，焙为末，醋糊圆如梧桐子大。每服三四十圆，淡醋汤下。痰积多，姜汤下。

水府丹　治妇人久虚积冷，经候不行，癥瘕癖块，腹中卒暴疼痛，而有黚黯骜黑，羸瘠百病方。

经煅花蕊石（研）两半　硇砂（纸隔沸汤淋熬，取霜）半两　桂心（别为末）　木香　干姜各一两　缩砂仁二两　红豆半两　斑蝥百个　腊月狗胆七枚　生地黄汁　童子小便各一升　蚖青三百个（斑蝥、蚖青二物并去头、足、翅，以糯米一升，同炒米黄，去米不用）

上九味为末，同三汁熬为膏，和上末，圆如鸡头大，朱砂为衣。每服一圆，温酒嚼破，食前服，米饮亦可。孕妇莫服。

妇人血气心痛方论第十四

夫妇人血气心痛者，由脏腑虚，血气不调，风冷邪气乘于心也。其痛发有死者，有不死者，成瘀者。心为诸脏之主，而主于神，其正经不可伤，伤之而痛者，名为真心痛（朝发夕死，夕发旦死）。心之支别络，为风冷所乘则痛者，故痛发乍轻乍甚而成瘀者也。

乌药散　治妇人血气攻心痛，发歇不定。

乌药　莪术　桂心　当归（炒）　桃仁　青皮　木香

上等分为末，每服二钱，热酒调下。

---

① 大小肠：据文义，作"大小便"义胜。

阿魏圆　治妇人血气攻心疼痛，及一切积冷气。

当归（炒）　桂心　青皮　附子（炮）　阿魏（面裹煨，其面熟为度）　白术　川芎各一两　吴茱萸（炮）　木香　干姜各三分　槟榔　肉豆蔻（煨）　延胡索　莪术各一两　朱砂（细研）半两

上为末，先以醋一升，煎阿魏成膏，和药末，捣一二百杵，圆如梧桐子大。每服二十圆，食前热酒下。

鸡舌香散　治男子、妇人九种心痛，一切冷气。

良姜（锉细，麻油炒）　桂心　赤芍药等分

上为细末，每服二钱。水一盏，入盐木瓜三片，同煎七分，温服。盐汤点亦可。

血气、疝瘕痛用熟醋汤调下。忌生冷。

又一方：应痛散治心脾痛不可忍者，妇人脾血气作心脾痛。《必效方》同，只无桂心。用醋煎，醋汤点亦可。

乙丑年春初，次女年十五，经脉未行。忽一日心痛如刺，吐饮不止，脉沉缓弦细。以苏合香圆、沉香圆、神保圆、理中圆、诃子散、七气汤皆无效。仆思之此证非虫即饮作梗，非《局方》九痛圆则不可，遂合就，服一二圆即愈。

陈氏二神圆　治妇人血气不和，作痛不止，及下血无时，月水不调。

真蒲黄（妙）　荜拨（盐炒）

上等分，为细末，炼蜜圆如梧桐子大。每服三十圆，空心，温酒吞下。如不能饮，米饮下两服即止。

陈日华抽刀散　治妇人血风、血气等疾。武兴戎司机宣侯恺云，见一道人用此方疗病，不一而足，遂以为献，真是奇妙。

五灵脂（炒）一两　莪术　桂心　芸薹子（炒）各半两

上为末，每服二大钱。酒半盏，水半盏，煎至八分，疾作热服。

失笑散（见产后心痛门）、诃子散（见霍乱门）亦妙。

《灵苑方》　治妇人卒血气心痛，只用生五灵脂为细末，每服一钱，酒一盏，煎沸热服。

妇人血气心腹疼痛方论第十五

夫妇人血气，心腹疼痛，由脏腑虚弱，风邪乘于其间，与真气相击而痛。其痛随气上下，或上冲于心，或下攻于腹。故云：血气攻心腹疼痛也。

治妇人血气攻心腹疼痛。**延胡索散**

延胡索　当归　川芎　桂心各三分　木香　枳壳　赤芍药　桃仁各半两　熟地黄一两

上㕮咀，每服三钱。水一盏，姜三片，煎至七分，去滓热服。

治妇人血气攻心腹，烦躁闷乱，疼痛不止。**琥珀散**

琥珀　没药　当归（炒）　赤芍药　牡丹皮　延胡索　蒲黄　莪术　桂心等分

上为末，每服一钱，温酒调下。

没药散　治一切血气，脐腹撮痛，及产后恶露不行，儿枕块痛。出《经验方》

血竭　没药（并细研）　桂心　当归　蒲黄　红花　木香　延胡索　干漆（炒）　赤芍药等分

上为细末，每服二钱，热酒调下，食前服。

治血块冲心，叫咦其痛至危者。如吃不得，可灌下。

上用真大顺散三钱，热酒调服，立止。

瑞金散 治妇人血气撮痛，月经不行，预先呕吐、疼痛，及月信不通。

片子姜黄四两 牡丹皮 莪术 红花 当归 赤芍药 川芎 桂心 延胡索各两半

上为末，每服二钱。水一盏，酒三分，煎七分，温服，日三次。

八仙散 治血气、心腹疼痛，立验。

当归 厚朴 芍药 枳壳（制） 人参各四分 甘草 茯苓各五分 肉豆蔻二分

上为末，水二升，煎取八合，空心，分三服。

又**八仙散** 治妇人血气、心腹疼痛，立验。（《灵苑方》）

棕榈二两 当归一两（并锉碎一处，烧成灰，细研） 麝香一钱（细研）

上同研令停，每服一钱，温酒调下。

不换金散 治妇人血刺痛不可忍者。（《灵苑方》）

三棱 莪术（并细锉） 巴豆（去壳）各一两

上三味，以酽醋一碗，熬醋成膏为度。先将糠固济一罐子，阴干后将药并醋膏一处置罐子中，外用泥裹，以平瓦一片盖之；用炭火五七斤煅，常看守。才候烟急出即取出，看通黑则止，不得烧过了，便入乳钵内细研为末。有患者，炒生姜，酒调一钱服。

治妇人急血气。**定命散**（《灵苑方》）

大生乌头（去皮尖） 牡丹皮 桂心各一两

上为细末，每服一钱。酒半盏，童子小便半盏，煎至七分温服。如妇人血瘕、血气、胎血积聚上冲心膈，须臾欲绝者，用酒一盏，生姜一片，煎至七分，去滓通口服。

大效琥珀散 治妇人心膈迷闷，腹脏掐撮疼痛，气急、气闷，月信不调等疾。（《灵苑方》）

乌药 莪术各二两 当归一两

上并生，为细末，温酒调二钱服，服后以食压之。忌生冷、油腻等物。如是产后诸疾，炒生姜，酒调下。

治血气不调，脐下痛。

桑耳 庵䕡子 桂心 土瓜根 川芎各四分 甘草二分 牛膝 赤茯苓各五分 大黄 白芍药各六分 干地黄八分

上为末，炼蜜圆如梧桐子大，醋汤吞下二十圆。

蠲痛散 治妇人血气刺痛。

荔枝核（烧存性）半两 香附子（去毛，炒）一两

上为细末，盐汤、米饮调下二钱，不拘时候服。

没药散 治妇人血气疼痛不可忍者。（出《博济方》）

红花 没药 当归 延胡索（炒）

上等分，为末，每服二钱。童子小便、酒各半盏，同煎至六分，热服。只用秤锤淬过调。亦可常服，只用温酒。

牡丹散 治妇人久虚羸瘦，血块走疰，心腹疼痛，不思饮食。（出《卫生方》）

牡丹皮 桂心 当归 延胡索各一两 莪术 牛膝 赤芍药各二两 荆三棱一两半

上为粗末，每服三钱。水一盏，酒半盏，煎七分温服。

至圣汤 治妇人血气，产前、产后百疾。（出同前）

当归 芍药 干姜 莪术 桂心 地黄 蒲黄（炒）各半两 黑豆（炒，去皮）一两

上为细末，空心，热酒调下二钱。

天仙散（方见二十卷第七论）、葱白散（方见本卷第七论中）、琥珀散（方见第一卷十二论）。

治妇人腹胁刺痛,以《局方》七气汤加延胡索少许,同煎服。

若胸膈不快,恶心,更间服《局方》乌沉汤。兼治月水不调,或前或后。

菖蒲圆　治妇人脾血积气及心脾疼。(男六德续添)

菖蒲(九节者)六两　吴茱萸(炮)香附子(炒,去毛)各四两

上三味并锉细,以酽醋五升煮干为度,焙干为细末,以好神曲打糊为圆如梧桐子大。空心,食前以淡姜汤吞下四五十圆,日三服。橘皮汤亦好。

治妇人血气走作疼痛不可忍者,及月水不调,面色萎黄,吃食减少;及产后诸疾,并皆治之。**延胡索散**

延胡索(生)　三棱(生)　当归(去芦,酒浸)　莪术(醋浸少许)各等分

上为末,每服二钱。空心,温酒调。如血气发甚者及月水不调,并皆童子小便、酒、红花同煎调下。

治妇人久积血气,时发刺痛,肌瘦乏力,月候不调。**当归煎圆**

当归二两(别末)　槟榔　赤芍药牡丹皮　延胡索各一两

上除当归末,用米醋熬成膏,入众药末和圆如梧桐子大。空心,温酒下二十圆,午食前再服。

治妇人积年血气,攻刺心腹疼痛不可忍者,及多方医疗未差,宜服**神圣北亭圆**。(出《灵苑方》)

北亭(去砂石,研)　没药　木香当归各一分　芫花　莪术各半两　巴豆(去、皮、膜、心)四十粒

上先研北亭、没药、巴豆如粉,用好米醋三升同煮为稀膏,然后将余四味为细末,入于膏内搜合成块,用新瓦合盛之,临时加减圆数,用酒、醋各半盏煎数沸,通口服,不得嚼破,仍须吃尽酒、醋,立差。或男子血气,亦依前方服食。如急喉闭者,男左女右,以一圆鼻中嗅之立愈。

其中云:临时加减圆数,皆不云大小数目,详之古人亦卤莽也。既有北亭、芫花、巴豆,合当圆如绿豆大,每服只五圆。

治产前、产后血气不和及一切疾。**琥珀散**。

当归(微炒)　川芎各一两　赤芍药二两　莪术一两(煨)

上为末,每服二钱。空心温酒调下。如腰腹痛,加陈皮去白半两,干姜炮半两为末,同和停。如不吃酒,以水一盏,煎至七分,温服。

妇人血气小腹疼痛方论第十六

夫妇人小腹疼痛者,此由胞络之间夙有风冷,搏于血气,停结小腹,因风虚发动与血相击,故痛也。

威灵散　治妇人久冷,气滞血刺,小腹疼痛。

威灵仙一两　当归　没药　木香桂心各半两

上为细末,无时,热酒调下一钱服。忌茶。

治妇人久积血气,疠刺小腹疼痛,四肢无力,不能饮食。宜**当归散**。

当归(炒)　赤芍药　刘寄奴　没药枳壳　延胡索等分

上为细末,热酒调下一钱,无时候。

追气圆　治妇人血刺小腹疼痛不可忍。(《灵苑方》)

芸薹子(微炒)　桂心各一两　良姜半两

上为细末,醋糊圆如梧桐子大。每服五圆,无时,淡醋汤下。常服补血虚、破气块甚有效。

石灰散　治妇人血气，痛不可忍者。陈五婆方。（出《妇人经验方》）

上取猪贴脊血半盏，于汤上暖，用杖子搅停后，用石灰于火上烧令黄，为末；罗过，入灰一钱同血搅停。放温服，立愈。

妇人两胁胀痛方论第十七

夫妇人两胁胀痛者，由脏腑虚弱，气血不调，风冷之气客于肠胃，伤于胞络之间，与血气相搏，壅塞不宣，邪正交争冲击，故令两胁胀痛也。

草豆蔻散　治妇人脾胃虚，气攻两胁胀痛。

草豆蔻　诃子肉各一两　桂心　苦梗　厚朴各三分　甘草一分　川芎　当归　干姜　槟榔各半两

上为粗末，每服四钱。水一盏，煎七分，去滓热服，食前。

庵䕡子散　治妇人脏腑虚冷、宿冷，气攻两胁胀痛，坐卧不安。

庵䕡子　延胡索　桃仁　桂心　琥珀　当归各一两　赤芍药　木香　没药各半两

上为末，每服二钱，温酒调下，无时候。

人参紫金圆　治妇人荣卫不和，心腹刺痛，胸膈胀满，不进饮食。（饶武传方）

紫金皮　苍术　石菖蒲各一两　香附子二两　人参半两　木香三钱

上为末，米糊和圆如梧桐子大，每服三十圆，食后，姜汤下。

气针圆　治久积风壅。疏利滞气，空胸膈，止刺痛。

木香　青皮（去白）　大黄（炮）　槟榔各一两　黑牵牛二两（半生半炒）

上为末，炼蜜圆如梧桐子大，温水下三十圆。

邓安人年五十，忽然气痛，投神保圆愈。不一二日再痛，再服神保圆六七十粒，大腑不通，其疾转甚。亦有要用沉香、木香、姜、桂等药，而未敢投。痛甚则筑心、筑背、筑定两胁，似有两柴十字插定心胁，叫声彻天。召仆诊之，六脉沉伏，乍来乍去。众问仆诊脉吉凶何如？答曰：夫九痛之脉不可准也，但以证辨用药。观其人质肥伟，问其大腑数日不通，仆曰实痛也。其腹必胀，但以人按之痛甚，手不可向迩，此大实也。经云：大满大实者，可下之。用气针圆五六百粒，是夜即愈。

又己未在金陵，有家提干上之下巽内人，病心腹胀痛。众医投木香、沉香、槟榔、大腹、芍药、姜、桂之类，病益甚。召仆诊之，六脉弦紧而和，不似病脉。但诊之时两手如火，以此知其实痛也。众问如何治疗？仆曰：大凡心腹刺痛，不可便作虚冷治疗。有两医答曰：非冷而何？热即生风，冷生气是也。仆曰不然。《难经》云：虚则痒，实则痛。又仲景云：腹痛者，桂枝加芍药汤；痛甚者，桂枝加大黄汤。家提干云：荆布素来质弱。仆曰：有可辨处，遇痛时使一婢按之，若痛止，是虚寒证也。若按之转甚，手不可近，此实痛也。即令一婢按之，手不可近，叫唤异常。仆曰：此实热无可疑者，当用大柴胡汤治之。众皆不许，仆责状而投之，八服愈。

论胁肋疼痛，服木通散（亦可治男子，出《明理方》）。心下、胁肋、少腹疼痛，皆素有积寒，而温暖汤散亦可主治。甚者以温药下之。心下与小腹痛，诸书并有效方；而胁肋下痛，鲜获治法，此散可以主之。

木通散　治胁肋苦痛偏效。并心下、胁肋，并小腹牵引痛者皆主之。

木通（去皮节）　青皮（去白）　川楝子（去皮、核）各一两。（以上三味，用巴豆半两炒黄，去巴豆不用）　萝卜子（炒）　舶上茴香一两（炒）　莪术　木香　滑石各半两

上为细末，煎葱白，酒调三钱，一服愈。甚者不过再服。

三脘散　治中焦虚痞，两胁气痛，面目手足浮肿，大便秘涩。兼治脚气。

大腹皮　紫苏　沉香　干木瓜　独活各一两　白术　川芎　木香　甘草　陈皮　槟榔各三分

上㕮咀，每服三钱。水一盏，煎至七分，去滓，空心热服，日中服。

戊午秋，在京城有一妇人，中焦虚痞，腹胁胀痛，大便秘结，六脉微弱，更数医服药无效，仆投此药不终剂而愈。

妇人心腹胀满方论第十八

夫妇人心腹胀者，由脏腑久冷，气血虚损而邪气客之，乘于心脾故也。足太阴脾之经也，脾虚则胀。足少阴肾之经也，其脉起于小指之下，斜趣足心，入跟中，上股内后廉、贯肾、络膀胱，从肾上贯肝膈，入肺中。其支者从肺出络于心。脏虚，邪气客于三经，与正气相搏，积聚在内，气并于脾，脾虚有胀，故令心腹烦满而胀也。诊其脉迟而滑者，胀满也。

白术散　治妇人脾胃气虚，心腹胀满，不欲饮食，四肢少力。

白术　草果仁　诃子肉各三分　赤茯苓　槟榔　桂心各半两　陈皮　厚朴　人参各一两　甘草一分

上为粗末，每服四钱。姜三片，枣一枚，煎至七分，去滓，食前热服。

槟榔散　治妇人脾胃虚冷，心腹胀满，不欲饮食。

槟榔　前胡　川芎　青皮三分[1]　赤芍药　桂心　大黄　苦梗　木香　枳壳各半两　甘草一分

上㕮咀，每服四钱。姜三片，煎至七分，去滓温服，无时。《局方》分心气饮亦妙（方见十二卷）。三脘散亦妙（方见本卷十七论）。

木香散　治妇人脾胃虚冷，心腹胀满，不欲饮食。

木香　桂心　白术　干姜（炮）　陈皮（去白）　草果仁　诃梨勒　人参各一两　神曲（炒黄）三分　甘草（炙）半两

上为细末，每服一钱，如茶点热服。

---

[1]　三分：各版本均同，据文义，当作“各三分”。

卷　　八

妇人淋沥小便不通方论第一

夫妇人淋者，由肾虚而膀胱热也。膀胱与肾为表里，俱主于水。行于脬者，为小便也。脏腑不调，为邪所乘，肾虚则小便数，膀胱热则小便涩。其状小便疼痛，涩数，淋沥不宣，故谓之淋也。小便不通，胀满气喘，急用药无异。

治妇人五淋。**木通散**

木通　榆白皮　瞿麦穗　大麻仁　滑石各一两　贝齿　葵子　白茅根各二两　甘草半两

上为粗末，每服五钱。水煎，空心温服。

治妇人小便卒淋沥。**石韦散**

石韦　黄芩　木通　榆白皮　葵子　瞿麦穗　甘草

上等分为粗末，每服半两。水盏半，姜三片，煎七分，去滓，热服。

治妇人气淋、劳淋。**桃胶散**

桃胶　榆白皮各一两　车前子　冬瓜子　鲤鱼齿　葵子　瞿麦　木通各半两　枳壳一分

上㕮咀，每服四钱重。水一盏，煎至七分，去滓温服。

治淋。**金沙散**

海金沙草阴干为末，煎生甘草汤，调二钱。甚者不过三四服。

又方：真琥珀研细，不以多少，研麝香，白酒调下。（此二方出陈总领方）

治妇人血淋。**鸡苏散**

鸡苏叶　木通各二两　生干地黄　滑石各三两　刺蓟根一两

上为粗末，每服半两。水盏半，笙竹叶三七片，煎至七分，去滓，食前温服。

治妇人血淋及尿血涩痛。

生干地黄三两　郁金　蒲黄各二两

上为细末，每服二钱。车前子、叶，煎汤调下，日三服，以利为度。

亦有血瘕似淋，小便不通，脐腹胀满痛，宜桃仁煎（方见血瘕门第七卷第九论）。后有用乱发方，治脬转不得小便，亦可治血淋、尿血（亦好）。

火府丹　治心经热，小便涩及治五淋。（加甘草㕮咀煎，名导赤散。《本事方》）

生地黄二两　木通　黄芩各一两

上为细末，炼蜜为圆如梧桐子大，木通煎汤下三十圆。此药治淋沥、脐下满痛。

许学士云：壬戌年，一卒病渴，日饮水一斗，不食者三月，心中烦闷。时已十月，余谓心经有伏热，与此药数服。越二日，不觉来谢，当日三服渴止，又三服饮食如故。此本治淋，用以治渴，可谓通变也。

治妇人诸般淋：苦杖根俗呼为杜牛膝，多取净洗，碎之。以一合用水五盏，煎至一盏去滓，用麝香、乳香少许调下。

鄞县武尉耿梦得，其内人患沙石淋者十三年，每漩痛楚不可忍，溺器中小便下沙石剥剥有声。百方不效，偶得此方服之，一夕而愈，目所视也。《本草》云：牛膝治茎中痛。

妇人脬转不得小便方论第二

夫妇人脬转之病者，由脬转为热所迫，或忍小便，俱令水气迫于脬，屈辟不得充张，外水应入不得入，内溲应出不得出，内外壅滞，胀满不通，故为脬转。其状少腹急痛，不得小便。甚者至死，不可治也。

《局方》有八味圆，治妇人脬转不得小便。

滑石散　治妇人、丈夫脬转，小便数日不通。（《千金翼》）

滑石一两　寒水石二两　葵子一合

上为末，以水一斗，煮取五升。时时服，一升即利。

又方：乱发（烧灰）　葵子　车前子

上等分为细末，每服二钱，茶汤调下。

蒻叶散　治妇人脬转、小便不通。亦可治男子。

裹茶蒻叶（烧灰）一两　滑石（研细）半两

上研停，沸汤调二钱服。

石韦汤　治脬转，小便不通。（出《指迷方》。前同）

石韦（去毛）　车前子

上等分为粗末，每服五钱。水二盏，煎至一盏，去滓服。

治妇人忍小便，不得依时而起，致令脬转。经四五日，困笃欲死方。

滑石二两　乱发灰一两

上研停，取桃白皮一斤熟捣，以水三盏绞取汁。无时温半盏，调二钱服。

又方：以滑石末、葱汤调下二钱服。

《千金翼》治妇人不得小便。

杏仁七粒（去皮尖）

上一味，麸炒黄为细末，水调服，立通。

又方：紫草为末，井华水调取三指撮，立通。又云：紫菀皆可用。

若卒暴不通，小腹膨急，气上冲心，闷绝欲死。此由暴气乘并膀胱，或从忧惊，气无所伸，郁闭而不流，气冲脬系不正。诊其脉，右手涩小，左手急大，宜葱白汤方。

橘皮三两　葵子一两　葱白一茎

上㕮咀，水五升，煮取二升，分三服。（出《指迷方》）

妇人小便数方论第三

夫妇人小便数者，由肾与膀胱俱主于水，肾气通于阴，此二经俱虚而有热乘之，则小便涩，虚则小便数也。

治妇人久虚冷，小便日夜三五十行。**鹿茸散**。

鹿茸　乌贼骨　桑寄生　龙骨各一两　白芍药　当归　附子各三分　桑螵蛸半两

上为细末，食前，温酒调下二钱。

治妇人虚冷，小便数。**桑螵蛸散**

桑螵蛸三十枚（炒）　鹿茸　牡蛎粉[1]　甘草二两　黄芪半两

上为细末，食前，姜汤调一钱服。

妇人[2] 遗尿失禁方论第四

经云膀胱不利为癃，不约为遗尿者。乃心肾之气，传送失度之所为也。故有小

---

① 鹿茸　牡蛎粉：原脱剂量。
② 妇人：原脱，据目录补。

便涩而遗者，有失禁而出不自知者。又妇人产蓐，产理不顺，致伤膀胱，遗尿无时。又有脬寒脏冷而遗尿不禁，治之各有方。

治妇人久积虚冷，小便白浊，滑数不禁。**鹿茸圆**

鹿茸 椒红 桂心 附子 牡蛎 补骨脂 石斛 苁蓉 鸡肶胵 沉香各一两 桑螵蛸三分

上为细末，酒煮面糊圆梧桐子大。空心，温酒下三十圆。

又方：以鹿角屑炒令黄，为细末。空心，温酒调二钱。

又方：鸡肶胵，炙为末，空心，酒调二钱。

治妇人遗尿，不知出时。（出《千金翼》）

白薇 白芍药等分

上为末，酒服方寸匕。日三服，空心。

又方：桑螵蛸，酒炒为细末，每服二钱，生姜汤调下。

又方：白矾 牡蛎等分

为细末，饮服方寸匕。亦能疗丈夫遗尿。

疗妇人小便不禁，以雄鸡翎烧灰为末，酒服方寸匕。

妇人小便出血方论第五

夫妇人小便出血者，由心主于血。血之行身，通遍经络，循环脏腑。血性得寒则凝涩，得热则流散，失其常，经溢渗入于脬内，故小便出血也。

治妇人卒伤于热，尿血。陈总领云：余颂在章贡，时年二十六，忽小便后出鲜血数点，不胜惊骇，却全不疼，如是一月。若不饮酒则血少，终不能止。偶有乡兵告以市医张康者常疗此疾，遂呼之来。供一器清汁，云是草药，添少蜜，解以水，两服而愈。既厚酬之，遂询其药名，乃镜面草。一名螺靥草。其色青翠，所在石阶缝中有之。

治妇人劳损虚羸，尿血。**鹿茸散**

鹿茸 当归 熟地黄 葵子 蒲黄 续断等分

上为细末，酒调二钱，日三服。

发灰散 治小便尿血。或先尿而后血，或先血而后尿，亦远近之谓也。又治饮食忍小便，或走马、房劳，皆致脬转，脐下急痛不通。兼治肺疽，心衄，内崩，吐血一两口，或舌上血出如针孔。若鼻衄，吹内立已。

乱发烧灰（《本草》云：能疗瘀血，通关膈，利水道，破癥瘕、痈肿、狐尿刺、尸疰、杂疮。疗脬转，通大、小便，止咳嗽，鼻衄）

上一味，用二钱，以米醋二合，汤少许调服；井华水调亦得。服药讫，即炒黑豆叶，蹲其上则通。

治妇人尿血不止。**生干地黄散**

生干地黄二两 柏叶 黄芩各半两 阿胶（炒成珠）一两

上为粗末，每服三钱。水一盏，姜三片，煎七分，去滓温服。

又方：羚羊角屑 龙骨 当归 蒲黄各一两 生地黄二两

上为细末，粥饮调下二钱，食前服。

治妇人小便出血，或时尿血。**当归散**

当归 羚羊角（屑） 赤芍药各半两 生地黄一两 刺蓟叶三分

上为粗末，每服三钱。水煎，去滓服。

又方：以生地黄捣取汁，每服一小盏，日三服。

又方：以蒲黄末酒调二钱服之，水调亦可。

又方：鹿角胶三两（炙令黄）

以水一大盏，煎至半盏，去滓分为三服，食前服。

妇人大便不通方论第六

夫妇人大便不通者，由五脏不调，冷热之气结于肠胃，则津液燥竭，大肠壅涩，故大便不通也。仲景云：妇人经水过多，则亡津液，亦大便难也。

《局方》四物汤加青皮煎服。

大三脘散（又名三和散。见第七卷第十七论）、 七宣圆、麻仁圆（并见《局方》，不复重录）

治妇人大便不通。**牵牛子散**。

木香半两　郁李仁（去皮，微炒）　青皮（去白）　木通　枳壳（去白，麸炒）桂心各一两　黑牵牛三两（半生、半炒）

上为细末，每服二钱。如煎茶一沸，搅起放温，空心服。

通神散　治妇人大便不通。（热而实者，方可投此药。其证心腹胀痛，手不得近，心胸烦闷，六脉沉滑而实，是其证也）

大黄　芒硝　槟榔　桃花　郁李仁（汤浸去皮，微炒）各一两　木香半两

上为细末，空心，粥饮调下二钱。

牵牛圆　治妇人大便不通，心腹虚胀。（《博济方》有大黄、槟榔，名气针圆）

黑牵牛二两（生）　青皮（去白）一两木香半两

上为细末，炼蜜圆如梧桐子大。空心，温水下二十圆。

治妇人肠胃风结，大便常秘。**大麻仁圆**

大麻仁（去壳，秤，别研如膏）　大黄各二两（炒）　槟榔　木香　枳壳各一两

上为细末，与麻仁研停，炼蜜圆如梧桐子大。空心，温水下二十圆。

论老人、虚人、风人大便秘不可用驮药

初虞世云：余历观古人用通药，率用降气等药。盖肺气不下降，则大肠不能传送，以杏仁、枳壳、诃子等药是也。又老人、虚人、风人津液少，大便秘。经云：涩者滑之。故用胡麻、杏仁、麻子仁、阿胶之类是也。今人学不师古，妄意斟酌，每至大便秘燥，即以驮药荡涤之，既走津液气血，大便随手愈更秘涩，兼生它病。余昔在鲁山日，有一谒少，自称太医。曹镇有寄居王世安少府，本京师人，始病风淫末疾，为此生以驮药累累利之。后为肺痿，咯脓血，卒至大便不通而死。

古人服药，尤所谨重，不若今人之轻生，故举此以戒后人。

妇人^① 风入肠间或秘或利方论第七

经云：春伤于风，夏必飧泄。盖木气刑土也，土不能渗泄，则木气胜，故泄。风气行，津液燥，故秘。即不可专以秘燥为风也。余家中宗亲张公度母氏，年七十，日下利数十行，百方治之不愈，又苦腰脚拘挛。公度以蒺藜、酸枣仁治拘挛而利愈。黄鲁直母安康郡大苦秘结，以公度药投之而大便利。故知秘与利皆出于风。公度，潞人，名骥，世有令德。公度承父医学而克其家，清修不妄取，真有德君子，今见于此。

治风人、脚气人大便或秘或利，虚人尤宜方。

皂荚子三百枚（破作两片，慢火炒燥甚，

却入酥一枣大,又炒至燥,又入酥,至焦黑,为细末)

上炼蜜圆如梧桐子大。每服三十圆,煎蒺藜酸枣仁汤下,空腹服。两时久未利,再进一服。渐加至百圆不妨,以通为度

蒺藜汤方 蒺藜不以多少,炒至赤黑色。臼内外木棒春去刺,拣,簸净。每蒺藜三两,以酸枣仁一两炒令香,同杵为粗末,马尾罗筛。每三钱,水一盏,煎至七分,去滓温服,下前圆子药。

大五柔圆 主脏器不调,大便难。通荣卫、利九窍、进饮食方。

大黄(斗米下蒸,切,焙) 枳壳(去穰,麸炒) 白芍药 葶苈(炒香,别研) 牛脂(去筋膜,熬成油,与葶苈、杏仁杵) 肉苁蓉(酒浸软,温水洗,切,焙)各一两 桃仁百枚 杏仁四十枚(并去皮尖,麸炒黄,别杵)

上除有油药,并为末,炼蜜圆。入牛脂、桃杏仁、葶苈,杵数千下,圆如梧桐子大。米饮下三圆,日三服。腹稍空时服,未知稍增,以知为度。

安康郡大苦风秘,余为处只可**二仁圆**。

杏仁(去皮尖,麸炒黄) 麻仁(别研) 枳壳(去穰,麸炒赤) 诃子(慢火炒,捶去核)

上二物各一两为细末,同二仁杵,炼蜜和杵,圆如梧桐子大。温水下二三十圆。未知稍增。

潞公在北门,日盛夏间苦大腹不调。公随行医官李琬,本衢州市户,公不独终始涵容之,又教以医事。公病泄利,琬以言动摇之,又求速效。即以赤石脂、龙骨、干姜等药馈公,公服之,不大便者累日,其势甚苦。余方自共城来见公。未坐定,语及此事,公又不喜服大黄药。余告

曰:此燥粪在直肠,药所不及,请以蜜兑导之,公为然。时七月中苦热,余执汗为公作蜜兑,是夕三用药下结粪四五十枚,大如胡桃,色黑如橡栗。公二三日间,饮食已如故。世有一种虚人,不可服利药,今载其法。

蜜兑法:好蜜四五两,银石器内慢火熬,不住手以匙搅,候可圆;见风硬即以蛤粉涂手,捏作人指状,长三寸许,坐厕上内之,以手掩定,候大便通即放手。未快再作。(以上四方,出初虞世)

妇人泄泻方论第八

《三因》论曰:夫妇人泄泻者,经中所谓洞泄、飧泄、溏泄、濡泄、胃泄、脾泄、大肠泄、大瘕泄、小肠泄、水谷注下,其实一也。原疾之由,皆因肠胃虚冷而邪气乘之。经云:寒甚则泄。春伤于风,夏必飧泄(盖风伤肝,肝正旺而移气克于脾土)。又云:寒即溏,热则垢,此得于外也。喜、怒、忧、思、恐,致使脏气隔绝,精神夺散,必致溏泄,此属内也。如饮食生冷,食伤脾胃而泄者,属不内外也。寒者温之,热者凉之,滑者涩之,湿者燥之。治利之法,无以过也。

香朴圆 治肠胃虚冷、泄泻、注下无度。脾虚气闭,不进饮食。

大厚朴五两 北茴香 白术 陈皮各三两 诃子 赤石脂各一两半

上为细末,面糊圆如梧桐子大。空心,米饮下五十圆,如常服,暖脾胃。

桂香圆 治脏腑虚,为风、湿、寒所搏,冷滑注下不禁。老人、虚人危笃,累效。

附子 肉豆蔻(并炮) 白茯苓各一两 桂心 木香(炮) 白姜(炮)各半两 丁香一分

上为细末，米糊圆如梧桐子大。空心，米饮下五十圆。

豆蔻分气饮 治脏腑虚寒，泻泄无度，瘦极，及妇人产后泻，洞泻危笃甚。

藿香叶 草豆蔻仁（炮） 青橘皮各四两 甘草 丁香各半两 乌梅五十个 肉豆蔻十个（炮）

上㕮咀，每服四钱。水二盏，糯米一撮，煎七分，去滓温服。

五香散 治食鱼伤，泄泻不止，气刺奔冲；及妇人产前、产后腹痛、血气等疾，用温酒下；产后败血冲心，用败蒲煎汤下；安胎，以糯米饮调下；孕妇脾泄泻痢，煎陈米饮调下，食前。

乌药 白芷（炒） 枳壳 白术（炒） 良姜（炒） 甘草 莪术（有孕减半）

等分为细末，每服二钱，温酒调下。

豆蔻圆 治脏寒、泄泻不止，服诸药无效（亦可治男子）。

肉豆蔻（面裹煨香），不以多少碾细，入陈米，白饮捣，令得所圆如绿豆大，空心，煮粟米饮吞下百圆。本家累以此药救人，有效。

治秋夏之间，脾胃伤冷，水谷不分，泄泻不止，胃苓散（亦疗男子）。

五苓散、平胃散（并见《局方》）。

上合，和姜、枣煎，空心服妙。（陈日华方）

人参豆蔻散 治久泄不止，服诸药无效。仆累试之，有效。

人参 肉豆蔻 干姜 厚朴 甘草 陈橘皮各一两 川芎 桂心 诃子 北茴香各半两

上为细末，每服三钱。水一小盏，姜三片，枣一枚，煎至六分服（方出石道人）。

木香散 治脏腑冷极及久冷伤惫，口

疮、下泄、米谷不化，饮食无味，肌肉瘦悴，心多嗔恚，妇人产后虚冷下泄及一切水泄、冷痢。

木香 破故纸（炒）各一两 良姜 缩砂仁 厚朴（制）各三分 赤芍药 橘红 桂心 白术各半两 胡椒 吴茱萸（汤炮七次）各一分 肉豆蔻四个 槟榔一个

上为散，每服三钱。用不经水猪肝四两许，去筋膜，批为薄片，重重掺药置一鼎中。入浆水一碗，醋一茶脚许盖覆。煮肝熟，入盐一钱，葱白三茎，细切；生姜弹子许，拍破同煮；水欲尽，空心为一服，冷食之。初服微泻不妨，亦是逐下冷气，少时自止。经年冷泻、滑泻，只是一服。渴即饮粥汤，忌生冷、油腻物。如不能食冷物，即添少浆暖用。嘉兴谢医得此方，恶其繁，只用浆水煮猪肝，圆如梧桐子大，粥饮下五十圆，其效亦若。暴泻痢只是一服。唯热痢、热泻不治。

赵府博上与下辖，婺州人也。宜人病泄泻不止，如附子、木香、诃子、肉豆蔻、龙骨等药及诸丹服之皆无效。召仆诊之，肝肾脉虚弱，此肝肾虚也。府博云：其说见在何经？仆曰：诸方论泄痢，止是言脾胃病，不过谓风冷湿毒之所侵入，及饮食伤滞，遇肠虚则泄痢，而不知肝肾气虚亦能为泄痢。古书所载甚明，不可不辨。经曰：泄痢前后不止，肾虚也。又曰：诸厥固泄，皆属于下。下谓下焦肝肾之气。门户束要，肝之气也；守司于下，肾之气也。肝气厥而上行，故下焦不能禁固而泄痢。肾为胃关，门户不要，故仓廪不藏也。若病泄痢，其源或出于此。而专以脾胃药治之，则谬固千里矣。遂服木香散，数服而愈。

妇人^① 协热下利方论第九

论曰：若下利清水，其色赤黄，或米谷不化，但欲饮冷，时时呕逆，小便不利，得热则极，心胸烦躁，脉虚大而数。此由乘虚，热入于胃，凑渗下焦，津液不分，并于大肠，谓之协热下利。先用五苓散利小便，次以玉粉丹、四味阿胶圆。

玉粉丹　蛤粉　硫黄等分

上同研细，白面糊和圆如梧桐子大，饮下五十圆。

四味阿胶圆　黄连　赤茯苓（去皮）二两^②　芍药三两　阿胶（炒燥）一两

上先将三味为末，却以好醋熬阿胶成稀膏，圆如梧桐子大，饮下三十圆。

妇人^③ 滞下方论第十

夫赤白痢疾者，古人名之滞下是也。究疾之源，皆因外感五邪之气，内伤生硬冷热之食。其证不一，有赤有白，有赤白相杂，有冷有热，有虚有实。大抵四时皆以胃气为本，未有不因外感寒暑燥湿风之气而伤于脾胃。脾胃既亏，而又内伤饮食，饮食不能克化，致令积滞而成滞下。古人云：无积不成痢者，此也。经云：春伤于风，夏生飧泄。盖风喜伤肝，然春时肝木正旺而不受邪，反移气克于脾土。然脾既受克，又不能忌慎口腹，恣食生冷粘硬之物，致令脾胃不能克化，因此积滞。又夏秋之间，或再感暑湿风冷之气，发动而成痢也。其证必先脐腹疗痛，洞泄水泻，里急后重，或有或无，或赤或白，

或赤白相杂，日夜无度。如有此证，不问冷热虚实，但当先服神术散，可以发散风冷寒湿之气，次服五苓散，分利水谷，兼用加巴感应圆，温脾胃去积滞，或六神圆，未有不安者也。或曰：虽古人有言，无积不成痢。亦不专以去积为先，岂有一岁之内，独于夏秋之间人皆有积，而春冬无之？盖风邪入胃，木来胜土，不为暴下，则为痢疾，其神术散要药也。又有一方，一郡之内，上下传染，疾状相似。或只有一家，长幼皆然，或上下邻里间相传染，或有病同而证异，亦有证异而治同。或用温剂而安，或用凉药而愈。有如此等，是疫毒痢也。治疫毒痢者，虽当察五运六气之相胜，亦不可狃泥此说。且如运气相胜，岂毒偏于一方、一郡而独于一家、二家者乎？如有此证，当先察其虚实冷热，首以败毒散，多加人参、甘草、陈米、姜枣煎服，及三黄熟艾汤、黄连阿胶圆、五苓散、驻车圆，可选而用之。如下痢赤多，或纯下鲜血，里急后重，大便不通，身体壮热，手足心热，大烦燥渴，腹胁胀痛，小便赤涩，六脉洪大，或紧而数，或沉而实，此热痢也。宜白头翁汤及三黄熟艾汤、五苓散，可选而用之。若风痢下血太过，宜用胃风汤加木香、黑豆煎服。若夏秋之间下痢，或赤或白，或赤白相杂，脐腹疗痛，里急后重，憎寒发热，心胸烦闷，燥渴引饮，呕逆恶心，小便不利及五心烦热，六脉虚弱。此等脉证，正因伏暑而得此疾，宜服香薷散加黄连、甘草、当归，酒水浓煎，沉令水冷，顿服。仍兼服酒蒸黄连圆，或小柴胡汤加人参煎服必愈（沈内翰云：治痢之药极多，然无如此药之妙。盖小柴胡汤能治暑毒）。如杂证一

---

① 妇人：原脱，据目录补。
② 二两：疑为"各二两"。
③ 妇人：原脱，据目录补。

退，而痢尚未止，则以四物汤加胶、艾煎服，以调阴阳，未有不安者也。如水谷不分，小便不利，宜用五苓散，淡竹叶煎汤调服。如烦渴甚者，亦宜服之。若不明伏暑之证，但以脉虚而妄投硫、附、姜、桂、丹石之药而杀之，深可叹息。若下痢纯白，状如鱼脑，脐腹冷痛，日夜无度，手足逆冷；或有呕逆，全不入食，饮食欲温而恶冷，六脉微细。此由脏腑虚冷之极，宜木香散加服四味理中汤及钟乳健脾圆。甚者，四肢逆冷，六脉沉绝。当一味峻补，兼灸气海、丹田二穴，更以助胃之药，此守而不攻之意也。宜四顺附子汤、三建丹、白丹、加味参附汤、姜附汤，皆可选用。如年尊虚弱之人，或素来禀受怯弱，亦宜以此法详酌调理。然大宜开胃进食为先，食可得入，则脾胃运化，糟粕便聚。糟粕即成，垢腻鲜血，瘀滞不患其不除矣。如久痢不差，肠滑不禁，溏泄不止，诸药无效，方可施之涩肠止痢之剂。亦宜先以龙骨、肉豆蔻、诃子、钟乳、胡粉之药。近人多用罂粟壳、地榆之属，然此物性太紧涩，能损胃气。如少壮之人、壮健者服之，间奏奇效；若是疫毒、受暑受湿之证及年尊之人，或禀受怯弱，服此莫不受其大害。若以固秘涩肠为先，则风寒暑湿之邪，非惟涩而不去。而胃管闭而不通，禁口不食，日见羸瘦。糟粕不入肠中，所患无由可除矣。若有此证，宜以参苓白术散、四君子汤及以石莲、山药之剂，治之必愈。治痢欲投补药，必须有温通之意在焉！如四君子汤、理中汤、十全汤加木香、白豆蔻、茯苓、官桂、厚朴之属，可以散风邪，可以分水道，可以开胃管，可以治缠扰，可以通秘涩。此攻守之意两全也。大抵治痢之法，虚者补之。实

者泻之，滑者涩之，闭者通之，有积者推之，风则散之，暑则涤之，湿则燥之，热则凉之，冷则温之，冷热者调之，以平为期，不可以过，此为大法。药隐老人序。

白头翁汤 治热痢下血，连月不差。

白头翁二两 黄连 黄柏皮 秦皮各三两

上㕮咀，每服四钱。水一盏半，煎至七分，去滓，无时温服。

神术散 治春伤于风，夏生飧泄。大治伤风头痛，项背拘急，鼻流清涕。

苍术一斤 藁本 川芎各六两 羌活四两 粉草二两六钱 细辛一两六钱

上为粗末，每服三钱。水一盏，姜三片，煎七分，要出汗，加葱去滓，稍热服，无时候。

治赤白痢。**六神圆**

神曲（别为末，留作糊） 麦芽 茯苓 枳壳 木香（煨，白痢倍之） 黄连六味等分（赤痢倍之）

上为末，用神曲末作糊为圆，如梧桐子大。每服五十圆，赤痢甘草汤下，白痢干姜汤下，赤白痢干姜甘草汤下。（此药得之山东，饶殿讲云是京城医官见传。愚详此方，有黄连可以解暑毒，清脏腑，厚肠胃；有木香能温脾胃，逐邪气，止下痢；有枳壳能宽肠胃；有茯苓能利[1]水道；有神曲、麦芽可以消滞，真痢中之要药也）

三黄熟艾汤 治伤寒四五日，大下，热痢时作，白通汤诸药多不止，宜服此汤除热止痢。亦有人作圆子，热水吞下四十圆，治时行毒痢，良验。

黄芩 黄连 黄柏各二分 熟艾半个（鸡子大）

上㕮咀，每服三钱重，水一盏，煎至七分，去滓温服，无时。

---

① 利：原脱，各版本均同，据文意补。

四顺附子汤　生附子（去皮脐）　白姜（炮）　甘草　人参各一两

上㕮咀，每服四钱重。水二盏，煎至七分，去滓，空心服，吐泻、腹痛，加桂半两；小便不利者，加茯苓半两。大凡痢疾，虽体寒，手足逆冷，冷汗自出，六脉沉伏，不宜轻用附子。多因伏暑而得此疾，亦有冷汗自出，四肢逆冷，六脉虚弱，但背寒面垢，或面如涂油，齿干烦冤，燥渴引饮，此伏①暑证也。小柴胡汤、五苓散、酒蒸黄连圆必能奏效。学者宜精思耳。

三建丹　阳起石（煅，飞）半两　钟乳粉一两　大附子（炮，取末）半两（一半入药，一半作糊）

上用附子糊圆如梧桐子大。每服五圆至十圆，空心，温酒下。

如渴，参汤下。

加味参附汤　大附子二两半（炮）大人参一两

上二味㕮咀，每服四钱重。水二盏，姜十片，丁香十五粒，米一撮，煎至七分，空心温服。

治禁口痢，孟公实郎中传，云甚妙。

石莲肉不以多少，不炒去壳，将肉并心碾为细末，每服一钱。陈米饮调下，便觉思食。此疾盖是毒气上冲华盖，心气不通，所以不入食。服此药之后，心气通，痢当顿下而愈。未愈，自服痢药。

治禁口痢方，干山药不以多少，半生、半炒黄，为细末，米饮调下。

香茸圆方　治下痢危困。

麝香半钱（别研，临时入）　鹿茸一两（火燎去毛，酥炙黄为末，入麝香令停）

上以灯心煮枣肉为圆，如梧桐子大，每服五十圆，空心服。

缪立夫云：有医者，每料添滴乳香半两，尤有效。绍兴人苦痢疾，多往往而死。凡平时所用治痢如罂粟之类，不可向口，惟服此药及没石子圆效。

刘从周痢疾口诀，祭酒林谦之说，医人刘从周治病有功，议论殊不凡。且有验云：大凡痢疾，不问赤白，而为冷热②之证。若手足和暖则为阳，只须服五苓散，用粟米饮调下；次服感应圆二十粒即愈。若觉手足厥冷则为阴，当服暖药，如已寒圆、附子之类。如此治痢，无不效。此方亲曾用有效。有人夏月患痢，一日六七十行，用五苓散两服止。

酒蒸黄连圆（《局方》治状不言治痢疾，仆尝用之良验）、姜附汤、小柴胡汤、参苓白术散、香薷散、败毒散、理中圆、四君子汤、黄连阿胶圆、钟乳健脾圆、驻车圆、感应圆（亦有用苏合香圆和圆服，名苏感圆。亦有外加黄蜡，圆如梧桐子大，十粒兼服）、胃风汤、四物汤、玉华白丹、十全大补汤、斗门散、五苓散、真人养脏汤、水煮木香圆、大以寒圆。以上诸方并出官局，不复重录。如斗门散、养脏汤、水煮木香圆、参香散、豆蔻饼，其中皆使罂粟壳。然此药大能坏脾胃，古方不用。如脾胃壮健之人，服者多有良验，姑存于后。

参香散　治男子、妇人、小儿阴阳不和，冷热相搏，积而成痢。或赤或白，或赤白相杂，日夜无度，里急后重，脐腹疗痛，甚不可忍。又治水泻不止，肠鸣腹痛；或热毒中伤；或寒气久积，并宜治之。

罂粟壳（制）　陈皮（去白）　粉草各一两　厚朴半两　青皮　白姜各一分

---

① 此伏：以下底本有大段阙文。

② 而为冷热：前注之阙文至此，经各版本互参后补入。

上为末，每服二钱。赤痢，甘草汤调；白痢，陈米饮调；赤白相杂，紫苏汤调。如冷泻，陈米饮调；热泻，新井水调。空心服此药，正脾去积、和气理中。忌生冷、肥腻、油面、腌藏。

豆蔻饼　治赤白痢，脐腹刺痛，久而不愈。大治冷痢。

罂粟壳（制）一两　白芍药　黄芪三钱[①]　陈皮　青皮　木香　诃子　肉豆蔻　人参各钱半　羌活　当归各一钱

上为末，炼蜜圆如弹子大。每服二圆，水一小盏，煎至七分，温服。（二方，余明仲先生方）

曾有一妇人病痢疾月四十日，服诸药不愈。召仆诊之，六脉沉弱。大凡下痢之脉，宜沉宜弱，但服十全大补汤，姜、枣煎成，加白蜜半匙，再煎数沸，服之愈。

甲子夏秋间，仆处赵经略厅有侄孙，年九岁，病疾甚重，召小方脉未至，遂令仆诊之。六脉平细，以证观之，云是血痢。其实非也，只是血水而已。仆云：记得调中汤治状，云治夏月初秋，忽有暴寒折于盛热，结于四肢，则壮热头痛。寒伤于胃则下痢，或血、或水、或赤，壮热冥闷，脉数，宜服此。遂合之，去大黄，服之而愈。

调中汤方　葛根　黄芩　芍药　桔梗　藁本　赤茯苓　白术　甘草（炙）等分

上㕮咀，每服三钱。水一盏，煎至七分，去滓温服，移时再服。

又有一妇人，泄泻不止，似痢非痢，似血非血，其色如浊酒。召余诊之，则六脉沉绝。众医用热药及丹药服之，则发烦闷。仆先用败毒散数服加陈米煎，次又用胃风汤加粟米煎，愈。调中汤去大黄，亦

疗此证。

妇人[②] 痢后呕哕方论第十一

凡滞下病之稍久，或欲愈之时，多有咳逆及呕逆之证。然咳逆者，古人所谓哕是也。哕者，胃寒所生，此证最危。其它病亦恶咳逆。如见此证，宜用橘皮干姜汤、半夏生姜汤、丁香柿蒂汤。若阳证咳逆者，小柴胡汤、橘皮竹茹汤。

仆尝治一痢疾，咳逆不止，六脉沉弱。诸医用药灼艾，皆无效。仆投退阴散，两服愈。

又尝治许主薄，痢疾愈后，咳逆不止，服诸药无效。遂灸期门穴，不三壮而愈（其穴在第六卷十五论中）。如有呕逆之证，虽经云无阴则呕，然多有胃热而呕，亦有胃塞而生，亦有暑毒而生。如胃热而呕，宜服小柴胡汤、孙兆竹茹汤、芦根汤、官局桔梗汤、竹叶石膏汤加生姜主之。呕而发渴者，猪苓汤。

仆尝治一痢后呕不止，六脉虚弱，此胃寒而呕。又似暑毒凝于胃脘，投《局方》香薷圆，愈。

橘皮干姜汤　治哕。

橘皮　通草　干姜　桂心　甘草各四钱　人参二钱

上㕮咀，每服四钱。水一盏，煎至七分，去滓温服。

半夏生姜汤　治哕欲死。

半夏一两一分（洗）　生姜二两（切）

上以水二盏，煎至八分，去滓，分为二服。

丁香柿蒂汤　治咳逆。

丁香十粒　柿蒂十五个

---

① 三钱：据文义当作"各三钱"。

② 妇人：原脱，据目录补。

上咬咀，用水一盏半，煎至八分，去滓热服。

橘皮竹茹汤　治哕逆。

橘皮二两　竹茹一升　甘草二两　人参半两　半夏一两（汤洗）

上咬咀，每服四钱。水二盏，生姜六片，枣一枚，煎至七分，去滓温服。

生姜橘皮汤　治干呕哕，若手足厥冷者。

橘皮四两　生姜半斤

上咬咀，每服半两。水一盏，煎至七分，去滓温服。

退阴散　治阴毒伤寒，手足逆寒，脉沉细，头痛腰重，连进三服。小小伤寒，每服一字，入正元散内同煎，入盐一捻。阴毒伤寒，咳逆煎一服，细细热呷便止。

干姜　川乌

上等分，为粗末，炒令黄色，候冷捣为末，每服一钱。水一盏，盐一捻，煎至半盏服。

猪苓汤　治咳而呕、渴，心烦不得眠。

猪苓　赤茯苓　泽泻　阿胶（炒）滑石各半两

上咬咀，每服三钱。水一盏，煎。候胶消尽服。

孙兆竹茹汤（方见第六卷）、芦根汤（方见第六卷）、小柴胡汤、官局桔梗汤、竹叶石膏汤、香薷圆。（以上俱出《局方》。不复重录）

妇人大便下血方论第十二

夫妇人脏腑损伤，风邪易入。凡热气在内，令人下血；风气在内，亦大便血色，或如豆汁，腹中疼痛。若粪后下血者，其来远；粪前有血者，其来近。远近者，言病在上下也。妇人面无血色，时寒时热，脉浮弱，按之绝者，为下血也。

治妇人风虚，大便后时时下血。宜服**防风如神散**。

防风　枳壳等分

上咬咀，每服三钱。水一盏，煎至七分，去滓空心服。

治肠风下血：赤芍药一两（瓦上烧存性）

为末，温酒调下二钱。

又方：枳壳十五合（每合入巴豆三粒，去壳皮，安在内，以棉裹之。用好米醋于砂盆内煮，候醋干，更加无灰酒煮令糜烂，去巴豆，研成膏）

以黄芪五两为末，入膏内为圆，如梧桐子大，每服二十圆。空心，米饮吞下，酒亦可。

治痢久不安，下血成片。

头发一团（洗，烧灰，研）

每服一二钱，新汲水调下。疮疖之毒，以温酒服佳，空心。

木香乌荆圆　治肠风、酒痢（以上四方出《专治妇人方》）

木香一分　荆芥穗　川乌（炮）各一两

上为末，酒糊圆如梧桐子大。每服二十圆，食前、临卧浓煎栗根白皮，酒吞下。忌羊血。此同舍处传之，曾服有效。

又方：荆芥穗　黄芪　熟地黄　当归　桑耳　地榆　樗白皮　皂角刺　干姜　槐豆　牛蒡子　甘草

上等分，为细末，每服二钱。粥饮调下，空心服。

治肠风下血：苍术（不以多少，以皂角浓挼汁，浸一夕，次日煮，令水干，焙燥）

上一味为细末，面糊圆如梧子大。米饮，空心下五十圆，日三。

经云：结阴者，便血一升；再结者，二升；三结三升。宜用**地榆汤**。（骆龙吉方）

地榆四两　甘草一两半　缩砂仁四七枚

上为粗末，每服三钱。水一盏，煎至七分，去滓，空心温服。

肠风黑散　治荣卫气虚，风邪冷气进袭脏腑之内，或食生冷，或啖炙煿，或饮酒过度，积热肠间，致使脾虚弱，糟粕不聚，大便鲜血，脐腹疼痛，里急后重，或肛门脱出，或久患酒痢，大便频并，并皆治之。

败棕（烧）　木馒头（烧）　乌梅（去核）　粉草（炙）各等分

上为细末，每服二钱。水一盏，煎至七分，空心温服。

仆尝治一妇人，便血不止，用煮附圆加五灵脂效。（方见第一卷）

妇人痔瘘方论第十三

夫妇人痔瘘者，皆由酒、色、气、风、食及劳伤经络，其血渗而成之。亦有长年久坐而成者。其痔有五种：肛边疮如乳，出于外，时出脓血者，为牡痔也；肛边肿，生疮而出血者，为牝痔也；肛边生疮，痒而复痛者，为脉痔也；肛边肿，核痛，发寒热而出血者，为肠痔也；因便转而清血随出者，为血痔也。治之各有方。

鳖甲散　治妇人五种痔疾。

鳖甲　露峰房　蛇蜕　猬皮　猪后悬蹄甲（五味烧存性）各二分　麝香一分

上各研为细末，和药令停，每服一钱。空心，用生干地黄煎汤调下。若肛门有窍肿痛，敷之即愈。忌苋菜。

《局方》钓肠圆、黑玉丹，服之皆验。

仆尝治一妇人，久病心焦多怒，遂成痔疾。状如莲子，热肿而痛，遂用熊胆入梅花脑子并研，更用猪胆汁调开涂痔立愈。（方出张氏方）

又方：疗痔热肿痛。（邹解元方）

蛞蝓大者一条（江西名蜒蚰，湖北名石夹子，广州名鼻涕虫）

研令烂，入研了龙脑一字，坯子半钱，研令停，敷之愈。先以石薜荔煮水，熏洗尤妙。（五羊大师赵尚书上汝下暨云：母夫人病此，只用蛞蝓与京墨研涂，亦效）

妇人脱肛候方论第十四

夫肛门者，大肠候也。大肠虚冷，其气下冲，肛门反出。亦有因产用力，努躯气冲，其肛亦令反出也。

治大肠久积虚冷，每因大便脱肛收不得。（出《圣惠方》）

蜗牛一两（去壳，生研）

猪脂和，敷之立缩（《药性论》：蜗牛有小毒，能治大肠脱肛。《范汪方》云：此螺全似蜗牛，色黄而小，雨后好绿桑叶者佳。孙真人同）。

姚和众治男子、女人、小儿大肠虚冷、肛门脱出。以铁精粉敷之良。（《圣惠方》亦治阴脱、阴肿）

《集验》方　疗脱肛，历年不愈。以生铁三斤，水一斗，煮取五升，去铁以汁洗，日再。姚和众治大人、小儿因痢脱肛。鳖头骨烧灰，研取粉扑之（日华子云：鳖头烧灰疗脱肛。《图经》同。《药性论》云：鳖头血涂脱肛）。

孙真人疗脱肛：肠头若挺出，一片蛤蟆皮，瓶中烧烟熏，功效觉玄微。

妇人阴肿方论第十五

夫妇人阴肿者，是虚损受风邪所为，胞络虚而有风邪客之。风气乘于阴，与血气相搏，令气否涩，腠理壅闭，不得泄越，故令肿也。

菖蒲散　治妇人月水涩滞，阴间肿痛。

菖蒲　当归各一两（炒）　秦艽三分
吴茱萸半两（制）

上为粗末，每服三钱。水一盏，葱白
五寸，煎至六分，去滓，空心温服。

《经心录》治妇人阴中肿痛不可忍。

艾叶五两　防风三两　大戟二两

上锉细，以水一斗，煮取五升，热
洗，日三。切宜避风冷。

《古今录验》治妇人阴肿或疮烂者。

麻黄汤洗方

麻黄　黄连　蛇床子各二两　北艾叶
一两半　乌梅十个

上细锉，以水一斗，煮取五升，去滓
热洗，避风冷。

《古今录验》治妇人阴肿坚痛。**白矾
散**

白矾半两　甘草半分（生）　大黄一分
（生）

上为细末，每用枣大，绵裹内阴中，
日两换。

《肘后方》疗阴中肿痛方。

枳壳半斤，炒令热，以故帛裹熨，冷
即换之。

《子母秘录》疗阴肿，铁精粉敷上。

妇人阴痒方论第十六
（与第二十三卷第十论通用）

夫妇人阴痒者，是虫蚀所为。三虫在
于肠胃之间，因脏虚，三虫动作，蚀于阴
内。其虫作热，微则为痒，重者乃痛也。

治妇人阴痒。**大黄散**

大黄（微妙）　黄芩　黄芪（炙）各一
两　赤芍药　玄参　丹参　山茱萸　蛇床
子各半两

上为细末，食前，温酒调二钱服。

《广济方》疗妇人阴痒不止。

蚺蛇胆　雄黄　硫黄　朱砂　硝石
芜荑各半两　藜芦二钱半

上为细末研停，以腊月猪脂和如膏，
用故布作缠子，如指长一寸半，以药涂
上，内阴中。日一易之，易时宜用猪椒根
三五两，水煮稍热，洗干拭内之效。

又方：小蓟① 不拘多少，水煮作汤
热洗，日三用之。

崔氏疗阴痒不可忍方

杏仁烧作灰，承热绵裹内阴中，日二
易之。

又方：蒜煮汤洗之。一方用枸杞根。

又方：狼牙二两（细锉）　蛇床子三两

上以水三升，煮十沸，热洗。

又方：取鸡肝，承热内阴中。如有
虫，虫当尽下。

《古今录验》疗妇人阴痒，如有虫状。

上取牛肝，切取三寸，内阴中。其虫
尽入肝内，出之效。猪肝亦得。

《千金翼》治妇人阴痒脱。**矾石散**

矾石为末，空心，酒服方寸匕，日三
服。

妇人阴冷方论第十七

妇人胞络劳伤，子脏虚损，风冷客
之。冷乘于阴，故令冷也。

疗妇人癖瘦阴冷。**五加皮浸酒方。**

五加皮　干姜　丹参　蛇床子　熟地
黄　杜仲（制）各三两　钟乳粉四两　天门
冬一两　地骨皮二两

上细锉，以生绢袋盛，用酒十五升，
渍二宿。每服温一中盏，空心、晚食前各
一服。

治妇人阴冷痒方。

① 小蓟：原作"小苏"，据《广济方》改。

远志二分　干姜（生）　莲花各三分　蛇床子　五味子各四分

上为细末，先以兔尿涂阴门中，然后绵裹一钱内阴中，热即为效。

《传心方》治玉门宽冷。硫黄末煎汤洗。

《近效》**坐导药**　主阴冷，子门痒闭方。

吴茱萸　葶苈子（炒）各二分　蛇床子三分　没石子一枚

上为末，以绵裹如枣子，内子宫中。

又方　五味子四两

为细末，每用以口中玉泉和如兔屎大，内阴门中，热即效。

《通真论》疗妇人子门冷。**坐药法**。

蛇床子四分　吴茱萸六分　麝香少许

上为细末，炼蜜圆如酸枣大。以绵裹内阴中，下恶物为度。

妇人阴挺出下脱方论第十八

夫妇人胞络伤损，子脏虚冷，气下冲则令阴挺出，谓之下脱。亦有因产而用力衄气，而阴下脱者。诊其少阴脉浮动，浮为虚，动为悸，故令下脱也。

《千金翼》疗妇人阴挺下脱。**当归散**

当归（炒）　黄芩各二两　牡蛎二两半　猬皮一两（炙焦）　赤芍药一两半

上为细末，每服二钱，食前，暖酒调下，米饮亦可。

又方：当归三两　败酱二两　独活　白芷　地榆　白矾各半两

上细锉，水一斗，煮取二升，去滓，稍热洗。

《广济方》治状同前。

皂角（去皮弦子，炙焦黄）　半夏（炒令黄）　大黄　北细辛各一两　蛇床子一两半

上为细末，薄绢袋盛如指长，内阴中，日二易之。

又方：蛇床子五两　乌梅十四枚

上锉，以水五升，煮取三升，去滓，热洗，日五次。

又方：川乌　白及等分

上为细末，绵裹一钱，内阴中，令入三寸，腹内热即止，来辰再用。一方有生椒一两。

《千金翼》治妇人阴脱，兼疗脱肛。

羊脂煎讫，适冷暖涂上。以铁精粉敷脂上，多少令调；以火炙布令温以熨上，渐渐推内之。更细末磁石，酒调服方寸匕，日三服。

妇人阴中生疮方论第十九

（又见二十三卷第十论）

《集验》疗妇人阴中痛，生疮。

羊脂一斤　当归　杏仁　白芷　芎䓖各一两

上五味细切，羊脂和，置甑中蒸之。药成取如大豆一枚，绵裹药，内阴中，日一度。

《肘后》疗妇人阴中生疮方。

杏仁（烧末）　雄黄　矾石各二分　麝香半分

上四味研细，和敷阴中。

又方：硫黄，研细敷之。

黄芩汤洗方。《古今录验》疗妇人阴中生疮。

雄黄　当归　黄芩　芎䓖　大黄　矾石各二分　黄连一分

上七味切，以水五升，煮取四升，洗疮，日三度。

又方，**雄黄散**。

雄黄　芎䓖　辰砂　藜芦　北细辛　当归　川椒等分

上为末，绵裹内阴中。又敷外疮上。忌如常法。

女人伤丈夫头痛方第二十

《集验》疗女人伤丈夫，四体沉重，嘘吸头痛方：

生地黄八两　芍药五两　香豉一升　葱白一升　生姜四两　甘草二两

上六味切，以水七升，煮取二升半，分三服，不得重作。忌房事。（《千金》同）

《千金翼》疗诸妇人伤丈夫，苦头痛，欲呕闷。**桑白皮汤**。

桑白皮半两　干姜二累　桂心五寸　大枣二十枚

上四味切，以酒一斗，煮三四沸，去滓，分温服。衣适厚薄，毋令汗出。（《千金》同）

女人交接辄血出痛方第二十一

《千金》疗女人交接辄血出方。

桂心　伏龙肝各二分

上为末，酒服分寸匕，差止。

又方：黄连六分　牛膝　甘草各四分

上三味细切，以水四升，煮取二升洗之，日三四度，差止。

女人交接他物伤方第二十二

《集验》疗女人交接，阳道违理及它物所伤犯，血出流漓不止。取釜底黑，断葫芦涂药内之。

又疗女童交接，阳道违理，血出不止方。烧发并青布末为粉涂之。

又方：割鸡冠血涂之。

小户嫁痛方第二十三

《千金》疗小户嫁痛连日方。

甘草三分　白芍药二分　生姜三分　桂心一分

上四味细切，以酒二升，煮取三沸，去滓温服，神良。

又疗小户嫁痛单行方。

牛膝五两

上一味切，以酒三升，煮至二升，分三服。

又疗妇人嫁痛，单行**大和汤方**。

大黄三两

上一味切，以酒一升，煮一沸，顿服。

又疗妇人小户嫁痛。**海螵蛸散方**。

乌贼鱼骨二枚

上一味，烧研为细末，酒服方寸匕，日三服。

卷 九

求 嗣 门

疾病既无，须知求嗣，故以次之。

陈无择求子论第一

夫有夫妇则有父子，婚姻之后，必求嗣续。故圣人谓"不孝有三，无后为大"者，言嗣续之至重也。凡欲求子，当先察夫妇有无劳伤痼害之属。依方调治，使内外和平，则妇人乐有子矣。

褚尚书澄求男论第二

建平孝王妃姬寺[①]，皆丽，无子。择良家未笄女入御，又无子。问曰：求男有道乎？澄对曰：合男女必当其年。男虽十六而精通，必三十而娶。女虽十四而天癸至，必二十而嫁。皆欲阴阳完实，然后交合，则交而孕，孕而育，育而为子，坚壮强寿。今未笄之女，天癸始至，已近男色，阴气早泄，未完而伤，未实而动，是以交而不孕，孕而不育，育而子脆不寿，此王之所以无子也。然妇人有所产皆女者，有所产皆男者，大王诚能访求多男妇人，媒之官府，有男之道也。王曰：善。未再期生六男。夫老阳遇少阴，老阴遇少阳，亦有子之道也。

妇人无子论第三

夫妇人无子者，其事有三也。一者，坟墓不嗣；二者，夫妇年命相克；三者，夫病妇瘵，皆令无子。若是坟墓不嗣，年命相克，此二者非药能益。若夫病妇瘵，须将药饵，故得有效也。然妇人挟疾无子，皆由劳伤血气生病；或月经闭涩，或崩漏带下，致阴阳之气不和，经血之行乖候，故无子也。诊其右手关后尺脉浮，浮则为阳。阳脉绝，无子也。尺脉微涩，中年得此，为绝产也。少阴脉如浮紧则绝产。恶寒，脉尺寸俱微弱者，则绝产也。又有因将摄失宜，饮食不节，乘风取冷，或劳伤过度，致令风冷之气乘其经血，结于子脏，子脏得冷，故令无子也。

《千金翼》求子方论第四

《千金》论曰：夫妇人之别有方者，以其血气不调，胎妊、生产、崩伤之异故也。是以妇人之病比之男子十倍难疗。经言：妇人者，众阴所集，常与湿居。十四岁以上，阴气浮溢，百想经心，内伤五脏，外损姿颜，月水去留，前后交互，瘀血停凝，中道断绝，其中伤堕，不可具论。生熟二脏，虚实交错，恶肉内漏，气

---

① 寺：通"侍"。

脉损竭。或饮食无度，损伤非一；或胎疮未愈，而合阴阳；或行步风来，便利于悬厕之上，风从下入，便成十二痼疾。所以妇人别立方也。若是四时节气为病、虚实冷热为患者，故与丈夫同也。唯怀胎妊孕而挟病者，避其毒药耳。其杂病与丈夫同，则散在诸卷中，可得而知也。然而女子嗜欲多于丈夫，感病倍于男子，加以慈恋爱憎，嫉妒忧恚，染着坚牢，情不自抑，所以为病根深，疗之难差。故养生之家，特须教子女学此三卷妇人方，令其精晓，即于仓卒之秋，何忧畏也。夫四德者，女子立身之枢机；产育者，妇人性命之长务。若不通明于此，则何以免其横夭者哉！故传母之徒，亦不可不学。常宜缮写一本，怀挟随身，以防不意也。

又曰：人之情性皆愿贤己，而疾不及人。至于学问，则随情逐物堕于事业，讵肯专一推求至理，莫不虚弃光阴，没齿无益。夫婚姻养育者，人伦之本，王化之基，圣人设教，备论厥旨，后生莫能精晓，临事之日，昏尔若愚，是则徒愿贤己而疾不及人之谬也。斯实不达贤己之趣，而妄徇虚声以终无用。今述求子之法，以贻后嗣。同志之士，或可览焉。

又论曰：夫欲求子者，当先知夫妻本命五行相生，及与德合，并本命不在子休废死墓中者[1]，则求子必得。若其本命五行相克，及与刑煞冲破，并在子休废死墓中者[2]，则求子、子不可得，慎无措意。纵或得者，于后终亦累人。若其相生，并遇福德者，仍须依法如方，避诸禁忌，则所诞儿子尽善尽美，难以具陈矣。

禁 忌 法

凡欲要儿子生，吉良日交会之，日常避丙丁及弦望、晦朔、大风、大雨、大雾、大寒、大暑、雷电、霹雳、天地昏冥、日月无光、虹霓地动、日月薄蚀。此时受胎，非止百倍损于父母，生子或瘖哑、聋聩、顽愚、癫狂、挛跛、盲眇、多病短寿、不孝不仁。又避日月、火光、星辰之下，神庙佛寺之中，井灶、圊厕之侧，冢墓尸枢之旁，皆悉不可。夫交会如法，则有福德大智善人降托胎中，仍令父母性行调顺，所作和合，家道日隆，祥瑞竞集。若不如法，则有薄福愚痴恶人来托胎中，则令父母性行凶险，所作不成，家道日否，殃咎屡至。虽生成长，家道灭亡。夫祸福之验，有如影响，此乃必然之理，何不再思之。

男子[3] 受胎时日法

凡男女受胎，皆以妇人绝经一日、三日、五日为男，仍遇月宿在贵宿日。又以夜半后生气时泻精者，有子皆男，必寿而贤明高爵也。若以经绝后二日、四日、六日泻精者皆女。过六日皆不成子，又遇旺相日尤吉。

推王相时日法

春甲乙，夏丙丁，秋庚辛，冬壬癸。

---

① 者：此前原有一"生"字，据《千金要方》删。

② 者：同上。

③ 子：各版本均同，据文义当作"女"。

推贵宿日法

正月：一日、六日、九日、十日、十一日、十二日、十四日、二十一日、二十四日、二十九日。

二月：四日、七日、八日、九日、十日、十二日、十四日、十九日、二十二日、二十七日。

三月：一日、六日、七日、八日、十日、十七日、二十日、二十五日。

四月：三日、四日、五日、六日、八日、十日、十五日、十八日、二十二日、二十八日。

五月：一日、二日、三日、四日、五日、六日、十二日、十三日、十五日、十六日、二十日、二十五日、二十八日、二十九日、三十日。

六月：一日、三日、十日、十三日、十八日、二十三日、二十六日、二十七日、二十八日、二十九日。

七月：一日、十一日、十六日、二十一日、二十四日、二十五日、二十六日、二十七日、二十九日。

八月：五日、八日、十三日、十八日、二十一日、二十二日、二十三日、二十四日、二十五日、二十六日。

九月：三日、六日、十一日、十六日、十九日、二十日、二十一日、二十二日、二十四日。

十月：一日、四日、九日、十四日、十七日、十八日、十九日、二十日、二十二日、二十九日。

十一月：一日、六日、十一日、十四日、十五日、十六日、十七日、十九日、二十六日、二十九日。

十二月：四日、九日、十二日、十三日、十四日、十五日、十七日、二十日、二十七日。

若春合甲寅乙卯；夏合丙午丁巳；秋合庚申辛酉；冬合壬子癸亥。

与上件月宿日合者佳。

论曰：夫人求子者，服药须知次第，不可不知。其次第者，谓男服七子散，女服荡胞汤及坐导药，并服紫石门冬圆，则无不效矣。不知此者，得力鲜焉。

七子散 主丈夫风虚目暗，精气衰少，无子，补不足方。

牡荆子 五味子 菟丝子 车前子 蒺藜子 山药 石斛 熟地黄 杜仲 鹿茸 远志各八分 附子 蛇床子 川芎各六分 山茱萸 天雄各五分 桂心十分 白茯苓 川牛膝 人参 黄芪各五分 巴戟十二分 苁蓉七分 钟乳粉八分

上为细末，酒服方寸匕，日二服。不知，加至二匕，以知为度。忌生冷、醋滑、猪、鸡、鱼、蒜、油腻。不能饮者，蜜圆服亦佳。

一方加覆盆子二两。行房法一依《素女经》。女人月信断一日为男，二日为女，三日为男，四日为女，以外无子。每日午时、夜半后行事生子吉，余时生子凶。

庆云散 主丈夫阳气不足，不能施化，施化无成。

覆盆子 五味子各二升 菟丝子一升 白术（炒） 石斛各三两 麦门冬 天雄各九两 紫石英二两 桑寄生四两

上为细末，食后酒服方寸匕，日三服。素不能饮者，米饮调下。冷者去桑寄生，加细辛四两。阳事少而无子者，去石斛，加槟榔十五个，良。

荡胞汤 治妇人立身以来，全不产育及断续久不产三十年者。

朴硝 牡丹皮 当归 大黄（蒸一饭久） 桃仁各三两 细辛 厚朴 苦梗 赤芍药 人参 茯苓 桂心 甘草 川牛

膝　陈皮各二两　附子（炮）一两半　虻虫（炒焦，去翅足）　水蛭（炒）各六十枚

上咬咀，每服四大钱。酒、水合盏半，煎至六分，去滓温服，空心，日三服，夜一服。少汗，必下[①]积血及冷赤脓如小豆汁，斟酌不尽；若力弱大段不堪者，只一二服止。然恶物不尽，不得药力，能服尽侭好，不尔著坐导药。

坐导药　治妇人全不产，及断续服荡胞汤恶物不尽，用此方。

皂角（去皮、子）一两　吴茱萸　当归　大黄（蒸）　晋矾（枯）　戎盐　川椒各二两　五味子　细辛　干姜各三两（一方无茱萸，有葶苈子、苦瓠各三分）

上为细末，以绢袋盛，大如指，长三寸余。盛药满，系袋口，内妇人阴中。坐卧任意，勿行走，小便时去之了，后更安，一日一度易新者，必下清黄冷汁，汁尽止。若未见病出，亦可至十日安之。本为子宫有冷恶物，故令无子。但天阴冷则发疼痛，须候病出尽方已，不可中辍。每日早晚用苦菜煎汤熏洗。《外台秘要》云：出《千金翼》。《千金方》无葶苈，有砒三分。《广济方》同。著药后一日，乃服紫石英圆。（方见后）

紫石英圆（又名紫石门冬圆）

紫石英　天门冬各三两　紫葳　牡蒙各二两　粉草一两半　桂心　川芎　卷柏　乌头（炮）　熟地黄（干）　辛夷仁　禹余粮（煅，醋淬）　当归　石斛各三两　乌贼骨　川牛膝　薯蓣各六分　桑寄生　人参　牡丹皮　干姜　厚朴　续断　食茱萸　细辛各五分　柏子仁一两

上为细末，炼蜜圆如梧桐子大。每服三十圆，温酒吞下。渐加至五十圆，慎如药法。（《经心录》同）

《延年》方　疗妇人子脏偏僻，冷结无子。**坐导药**：

蛇床子　芫花等分

二味为末，取枣大纱囊盛，如小指长，内阴中。工作须去，任意卧着，避风冷。

《广济》疗无子，令子宫暖。**内炙圆**

麝香二分　皂荚（去皮，子，酥炙）十分　川椒六分（炒出汗）

上为末，炼蜜为圆如酸枣大，绵裹内产宫中，留少绵线出。觉生寒，不净，下多，即抽绵线出却，凡药一日一度换之。无问昼夜，皆内无所忌。

秦桂圆　治妇人无子。知金州范罗言：乞以此方试令妇人服之，至四十九日，如无子，请斩臣一家，以令天下。何德扬方。虽其言似夸，然实有异验。

秦艽　桂心　杜仲　防风　厚朴各三分　附子（生）　白茯苓各一两半　白薇　干姜　沙参　牛膝　半夏各半两　人参一两　细辛二两一分

上十四味，并生碾为细末，炼蜜为圆如赤豆大，每服三十圆。空心食前，醋汤、米饮任下。未效更加圆数。已觉有孕便不可服。臣妻年二十七，无子，服此药十二日便有孕。残药与石门县令妻，年三十四，断产已十六年，服此药便有孕。又残药与太子中守文季妻，年四十无子，服此遂有孕。其效如神不可具述。此仙方也。

养真圆　治妇人血虚气惫，阴阳不升降，久不成妊娠者。

鹿茸　当归　肉苁蓉　禹余粮　菟丝子　覆盆子　熟地黄　紫石英　桑螵蛸各二两　五味子　真琥珀　白芍药　川芎　桑寄生　卷柏　艾叶　川姜　坚白茯苓

人参　牡蛎　酸枣仁各一两　钟乳粉四两

上为细末，酒煮面糊圆如梧桐子大。食前，温酒吞下五十圆，日三服。吃后用粥饭压之，屡试甚验。（以上五方，并出《外台秘要》）

疗久无子。**白薇圆**（出《广济》）

白薇　牡蒙　藁本各五分　姜黄　当归　熟地黄各七分　川芎　人参　柏子仁　石斛　桂心　附子（炮）　五味子　防风　甘草　川牛膝　吴茱萸　桑寄生各六分　秦椒二分　禹余粮八分

上为末，炼蜜圆如梧桐子大。空心，酒下三十圆，日二服。忌生菜、葱、热面、荞麦、蒜、猪肉、炙煿、葵菜、芜荑、菘菜、海藻、黏食、臭物等。

又疗久无子，断绪，小腹冷疼，气不调。**地黄汤。**

熟地黄（干）　川牛膝　当归各八分　卷柏　川芎　防风各六分　牵牛子（末）　桂心各三分

上㕮咀，以水六升，煮取二升三合，去滓，分三服。服别和一分牵牛子末服。如人行四五里，更进一服，以快利止。忌同前。

《千金》疗月水不利，闭塞绝产十八年，服此药二十八日有子。**金城太守白薇圆。**

白薇　细辛各五分　人参　杜衡　厚朴　牡蒙　半夏　僵蚕　秦艽　当归　紫菀各三分　川牛膝　沙参　干姜各二分　川椒　附子　防风各六分

上为末，炼蜜圆如梧桐子大。先食服三圆，不知，稍加至四五圆。此药不长将服，觉有身则止，用大验。忌饧、猪羊肉、冷水、生葱菜。

《古今录验》不用杜衡，用牡蛎三分熬。《延年方》同前。崔氏有桔梗、桂、丹参各三分。

《千金翼》**白薇圆**　主久无子或断绪，上热下冷，百病皆疗。

白薇　车前子各三分　当归　川芎　蛇床子各四分·太一余粮六分　紫石英　庵䕡子　石膏　藁本　卷柏各五分　泽兰叶　覆盆子　桃仁（熬）　麦门冬　白芷　人参各六分　桂心　蒲黄各十分　干姜　椒（炒出汗）　细辛　干地黄各十二分　白茯苓　赤石脂　远志　白龙骨各八分　橘皮二分

上为末，炼蜜圆如梧桐子大。酒服十五圆，日再增至四五十圆，以知为度。忌驴、马、猪、鸡、鱼、蒜及前所忌。觉有身即止。药宜秘之，勿妄传也。

《经心录》**茱萸圆**　疗妇人阴寒，十年无子者。

吴茱萸　川椒各一升

上为末，炼蜜圆如弹子大。绵裹内阴中，日再易，无所下，但开子脏，令阴温即有子也。

紫石英圆　紫石英　阿胶　当归　川芎　赤芍药　川续断各一两　鹿茸　白术　桂心各半两　柏子仁二两　熟地黄三两

上为末，炼蜜为圆如梧桐子大。空心，温酒下二十圆。兼治虚中有热，头目旋晕，足如履空，呕吐不食，月水不调，或多或少，皆虚候也。久服能生发，令人有子。更治虚悸，常若忧思，皆心血不足，血室虚所致也。

温隐居求嗣保生篇方论第五

昔东京有一焦公，因三世无嫡嗣，遂为商旅游玩名山，寻访至人，问其因果。遂至京都见一老僧，声清而远，目视精光，请教谈论，话言甚异，故就斋而坐。僧曰：有何所谕？焦曰：贫家三世无嫡嗣奈何？僧曰：无嗣者有三，一、祖宗无德，自身无行；二、夫妻年命恐犯禁忌；三、精神不守，妻妾血寒。焦公曰：自身无行，夫妻年命，皆可受持。若妻妾血寒，有何法术？再拜告曰：愿闻一言。僧曰：不难。先修德，后修身，三年之后可到五台山，当授异方。说毕忽不见。焦公自遇老僧之后，时时行方便，种种作阴功，遇人临难者，效观音之救；若见物垂死者，助上帝之好生，行恩布德，如此三年。竟往五台山寻访老僧，数日不见，方回归，忽见行童手持一书，言曰：老师传语大夫，功成行满回宅，合药志诚服之，富贵子孙随念① 降生。

焦公曰：但得嫡子足矣，何望贵子乎！于是随生焦员外。后员外养子不肖，叹曰：有何损德如是。忽遇一道人云：汝有忧色，何不往五台山见老僧？焦氏反省，遂往五台山诀其因果。至五台山，不见老僧，只见行童，曰：老师昨日言，员外今日到山，令行童相接，再三传语，何必来问，但依父行，愚者自贤尔，后必生贤德子孙。焦氏曰：岂愚子反窦乎？行童曰：昔贤氏五子，皆不全形，后行恩布德，悉皆如故，积德报应，皆登科第。焦氏拜谢而归，奉行雕版，印施方书。不及二十年，富贵子孙数人。长子横金，出入金门。后人收得行状，及方受持行，用求药者，获其子孙，皆有德行。余躬受此

方，不敢缄默，并录篇论，以告诸贤，庶不致湮没耳。方具于后。

续嗣降生丹 治妇人禀受气弱，胎脏虚损，子宫冷惫，血寒痼冷，难成子息，功效如神。

当归 桂心 龙齿 乌药（真天台者佳） 益智 杜仲 石菖蒲 吴茱萸各一两半 茯神 川牛膝 秦艽 细辛 苦桔梗 半夏 防风 白芍药各三分 干姜一两（半生半炒） 附子一双（重八钱者，脐心作一窍如皂子大，入朱砂一钱重，湿面裹煨）

川椒二两（汤浸半日，焙） 牡蛎一大片（要取漳、泉二州者，却用学堂童子小便浸四十九日，五日一换，取出用硫黄末一两，米醋涂遍，却用皮纸裹，又用米醋浸令纸湿，盐泥厚固济干，用炭五斤煅，每遇合药入二两，余者留后次合药用。）

上为细末，取附子，内朱砂别研为细末，糯米糊为圆，如梧桐子大。每服三十圆至百圆。空心，淡醋、温酒、盐汤皆可下，一日二服。

此药及疗男子精寒不固，阳事衰弱，白浊梦泄。及治妇人血虚带下，肌瘦寒热。但是男女诸虚百损，客热盗汗，气短乏力，面无颜色，饮食少味，并皆治之。更有奇效，难以具述。受持君子，宜预行善及方便，却服此药，无不感应。

① 念：原脱，据正德本补。

卷 十

胎 教 门

求嗣已明，须知胎教，故以次之。

妊娠总论第一

夫妇人妊娠十月，其说见于古书有不同者多矣。按《巢氏病源》论妇人妊娠，一月名始胚，足厥阴脉养之。二月名始膏，足少阳脉养之。三月名始胎，当此之时，血不流行，形象始化，未有定仪，见物则变。欲子端正庄严，当令母见贵人，不可见状貌丑恶人也。欲生男，宜操弓矢，乘牡马。欲生女，宜著珥珰，施环佩。欲子美好，玩白璧，观孔雀。欲子贤能，宜读诗书，务和雅，手心脉养之。四月始受水精以成血脉，手少阳脉养之。五月始受火精以成其气，足太阴脉养之。六月始受金精以成其筋，足阳明脉养之。七月始受木精以成其骨，手太阴脉养之。八月始受土精以成肤革，手阳明脉养之。九月始受石精以成毛发，足少阴脉养之。十月五脏六腑、关节、人神皆备，此其大略也。又《五脏论》有称耆婆者，论一月如珠露；二月如桃花；三月男女分；四月形象具；五月筋骨成；六月毛发生；七月游其魂，儿能动左手；八月游其魄，儿能动右手；九月三转身；十月受气足。更有称张仲景者亦然。又《颅囟经》云：一月为胎胞，精血凝也；二月为胎形成胚也；三月阳神为三魂；四月阴灵为七魄；五月五行分五脏也；六月六律定六腑也；七月精

关窍通光明也；八月元神具，降真灵也；九月宫室罗布，以定生人也；十月受气足，万象成也。今推究数说之理，如《五脏论》者，类皆浅鄙不经，往往妄托其名。至于三藏佛书，且语涉怪诞，谩不可考。今按《颅囟经》三卷云：中古巫方所撰，隋人巢氏方亦尝序之。今巢氏论妇人妊娠，乃不见言之。《圣济经·原化》篇亦独取《颅囟经》，更不言巢氏论者何哉！《婴童宝鉴集》云：小儿方论起自巫方。黄帝云：吾不能察幼小，赖国有巫方，能知小儿之寿夭耳。及观巢氏论小儿候亦云：中古有巫方，立小儿《颅囟经》以占寿夭，世所相传者，有少小方焉。是巢氏论小儿则取于《颅囟经》，则是未尽其理，故不言之。若《圣济经》者，但取其文句，不若巢氏之论，其间有胎教之法为可取。所以巢氏论妊娠至三月始胎之时，欲令见贵人庄严。若操弓矢、施环佩、观孔雀、读诗书之类，岂非胎教之理乎！尝试推巢氏所论妊娠脉养之理，若足厥阴肝脉也，足少阳胆脉也。为一脏腑之经，余皆如此。且四时之令，必始于春木，故十二经之养，始于肝也，所以一月、二月。手心主心胞络脉也，手少阳三焦脉也，属火而夏旺，所以胎养在三月、四月也。属手少阴心、手太阳小肠者，以君主之官，无为而尊也。足太阴脾脉也，足阳明胃脉也，属土而旺长夏，所以养胎而五月、六月。手太阴肺脉也，手阳明大肠脉也。属

金而旺秋，所以养胎在七月、八月。足少阴肾脉也，属水而旺冬，所以养胎在九月。又况母之肾脏系于胎，是母之真气、子之所赖也。至十月，儿于母腹之中，受足诸脏气脉所养，然后待时而生。此论奥微而有至理，余书所论皆不能及也。观此测知巢氏之论，世更有明之者，亦未有过于巢氏之论矣，余因述其说。

娠子论第二

夫至精才化，一气方凝，始受胞胎，渐成形质，子在腹中，随母听闻。自妊娠之后，则须行坐端严，性情和悦，常处静室，多听美言，令人讲读诗书，陈礼说乐，耳不闻非言，目不观恶事，如此则生男女福寿敦厚，忠孝贤明。不然则男女既生，则多鄙贱不寿而愚，此所谓因外象而内感也。昔太妊娠文王，目不视恶色，耳不听恶声，口不谈恶言，世传胎教之道，是谓此也。前论亦略叙之矣。然则妇人有终身无子者，何也？按《巢氏病源》云：妇人无子者，盖有三焉：一者坟墓不嗣；二者夫妇年命相克，三者夫疹①妇病，皆令无子。若夫疹妇病，可以服药，而后能有子，余皆不可致也。今观是说，亦未尽善。有人以妇人无子，问西京常器之者，乃曰：女人自少多病，服燥药无节，使天癸耗动且早，故终身无子。又有问襄阳宋大亨者，亦然。然则妇人妊娠有两胎者，何也？按古今方书并无论及此者，惟巢氏论云：阳施阴化，精气有余，故生二胎。且谓成一胎之理，其精有几耶？今观妇人有两胎者，其精神气宇略无小异。至于数有两胎，或间成两胎者，有俱男俱女

者，有一男一女者。《道藏经》云有求子法，云妇人月信初止后，一日、三日、五日，值男女相旺相日，阳日阳时交合，有子多男。若男女禀受皆壮，则多子。一有怯弱，则少子，以此推之，理可概见焉。又妇人妊娠，男女之别何也？按《颅囟经》云，阳盛发阴，当孕成男，六脉诸经，皆举其阳；阴盛发阳，当孕成女，六脉诸经，皆举其阴。《巢氏病源》云：三阳所会则生男，三阴所会则生女。葛洪《肘后方》云：男从父气，女从母气。《圣济经》云：天之德，地之气，阴阳之至和，相为流薄于一体，因气而左动则属阳，阳资之则成男；因气而右动则属阴，阴资而成女。《易》称乾道在男，坤道成女。此男女之别也。凡妊妇有疾，投以汤药，有伤胎破血者之忌，何也？《内经》云：妇人重身，毒之奈何？岐伯答曰：有故无殒，衰其大半而已也。盖妊娠有疾不可不投药也，必有医者审度疾势轻重，量度药性高下，处以中庸，不必多品。视其疾势已衰，药宜便止。则病去母安，子亦无损，复何惧于攻治哉！

受形篇第三 （齐·光禄大夫褚澄）

男女之合，二精交畅，阴血先至，阳精后冲，血开裹精，精入为骨，而男形成矣；阳精先入，阴血后参，精开裹血，血入居本，而女形成矣。阳气聚面，故男子面重，溺死者必伏；阴气聚背，故女子背重，溺死者必仰。走兽溺死，仰伏皆然。阴阳均至，非男非女之身，精血散分，骈胎②、品胎之兆。父少母老，产女必羸；母壮父衰，生男必弱。古之良工，首察乎

---

① 疹：通“疢”。

② 骈胎：即双胎。

此，受气偏瘁，与之补之。补赢女则养血壮脾，补弱男则壮脾节色。赢女宜及时而嫁，弱男宜待壮而婚。此疾外所务之本，不可不察也。

论胎教第四 （马益卿先生）

论曰：胎教产图之书，不可谓之迂而不加信，然亦不可狃泥之。方今俚俗之家，与不正之属，将息避忌，略不如仪。或药毒不侑，或产于风露。既无产厄，子母均安固有之，如不利嗣续，或侨居太甚，却动必成咎。虽邻家有所兴修，亦且犯其胎气，令儿破形殒命。如刀犯者，形必伤；泥犯者，窍必①塞；打击者，色青黡；系缚者，相拘挛。诸如此等，验如返掌，福善过祸，殆不可晓。

孕元立本章第五

有泰初、有泰始，浑沌一判。既见气矣，故曰泰初；既立形矣，故曰泰始。气初形始，天地相因，生生化化，品物彰矣。故曰：大哉乾元，万物资始；至哉坤元，万物资生（吴禔注云：浑沌未判，则气形俱泯；浑沌既判，则气形已分。既见气矣，是为泰初；既立形矣，是为泰始。泰初者，凡有气之所本，故天得之以统元气。泰始者，凡有形之所本，故地得之以统元气。天地交泰，相因为气形。生生而生者，得所以生；化化而化者，得所以化。品物流形，而形色、名声者彰矣。大哉乾元，泰初之所寓也，故以万物之资始为言。至哉坤元，泰始之所寓也，故以万物之资始为言。至哉坤元，泰始之所寓也，故以万物资生为言。惟万物资始，生于乾坤，故乾元则兆象。至哉坤元，然后形无不成）。有生

之初虽阳，予之正育而充之，必阴为之主（薛左丞注：《阴阳离合论》曰：天覆地载，万物方生。未出地者，命曰阴处，名曰阴中之阴；则出地者，命曰阴中之阳。阳予之正，阴为之主。王冰谓阳施正气，万物方生；阴为主持，群形乃立。《字说》：始而生之春，天地也；育而充之者，人也）。因形移易，日改月化，无非坤道之代终也（《列子·周穆》篇严文先生曰：因形移易，谓之化。《庄子·田子方》篇混元曰：消息满虚，一晦一明，日改月化，日有所为，而莫见其功。《易》坤卦文言曰：地道无成，而代有终也。地之承天，其弗成而有终也。岂迫于不得已耶！盖道之所在，万物失之则死，逆之则有生之类，听命于此。故无成而代有终者，以道言之也）。谓之妊，阳既受始，阴壬之也（壬子谓之妊。《字说》：壬，一阳也，二阴也。阳既受始，阴壬之而谓之妊。解曰：壬，阳水之壬也。位在亥子之间，阴至亥极矣。阳复受胎，而谓之妊于壬至子然后生）。谓之胞，巳为正阳，阴包之也（巳，正阳也，而阴能包之，阴与阳更用事故也。巳者，孟夏之月，于卦为乾，纯阳用事，故《诗》谓之正月。正月者，正阳之月也。阴方用事，而为物之主，则虽正阳，亦在所包而退听焉）。谓之胚，未成器，犹之坯也（《说文》：瓦来烧者，谓之坯。胚，妇孕一月也。《字说》：坯未成为器，犹坯也）。谓之胎也，既食于母为口以也（《说文》：胎，妇孕二月也。《字说》：元胎既食于母，为口以焉）。若娠，则以时动也（《字说》：女娠以时动）。若怀，则以身依之也（《字说》：心所怀，则身依焉，目隶焉）。天之德，地之气，阴阳之至和，相与流薄于一体（《灵枢经》曰：天之在我者德，地之在我者气，德流②气薄而生者也）。唯能顺时数，谨人事，勿动而伤，则生育之道德矣（自一月积之，至于十月，所谓时数也。保卫辅翼有其道，防闲忌慎适其宜，所谓人事也）。观

---

① 窍必：以下底本、四库本等版本有大段阙文。

② 德流：前注之阙文至此，经各版本互参后补入。

四序之运，生长收藏，贷出万物，有仪则咸备。而天地之气，未始或亏者，盖阴阳相养以相济也（《阴阳离合论》曰：天覆地载，万物方生，阳予之正，阴为之主。故生因春，长因夏，收因秋，藏因冬。失常则天地四塞。《庄子·天地篇》曰：流动而生物，物生成理，谓之形。形体保神各有仪，则谓之生）。昧者曾不知此，乃欲拂自然之理，谬为求息之术。方且推生死于五行，蕲补养于药石，以伪胜真，以人助天，虽或有子，孕而不育，育而不寿者众矣。昔人论年老有子者，男不过尽八八，女不过尽七七。则知气血在人，固自有量，夫岂能逃阴阳之至数哉！（《天真论》帝曰：有其年已老而有子者，何也？岐伯曰：此其天寿过度，气脉常通，而肾气有余也。此虽有子，男不过尽八八，女不过尽七七，而天地之精气皆竭矣。注：虽老而生子，子寿亦不能过天癸之数）

凝形殊禀章第六

天地者，形之大也；阴阳者，气之大也。惟形与气相资而立，未始偏废（《庄子·则阳》篇太公调曰：天地者，形之大者也；阴阳者，气之大者也。道者为之公，气以形载，形以气充。惟气与形两者相待，故曰相资而立，未始偏废）。男女构精，万物化生，天地阴阳之形气寓焉（《系辞》曰：天地绸缊，万物化醇；男女构精，万物化生）。语七八之数。七，少阳也；八，少阴也，相感而流通。故女子二七天癸至，男子二八天癸至，则以阴阳交合而兆始故也（岐伯曰：女子二七而天癸至，任脉通，冲脉盛，月事以时下，故有子。丈夫二八肾气盛，天癸至，精气溢泄，阴阳和，故能有子。《传》曰：女子十四有为人母之道，四十九绝生育之理；男子十六有为人父之道，六十四绝阳化之理）。语九十之数。九，老阳也；十，老阴也。相包而赋形。故阴穷于十，男能围之；阳穷于九，女能方之。则以阴阳相生而成终故也（《字说》：

阴穷于十，围之者男；阳穷于九，方之者女。九有变也，女方之不足；十无变也，男足以围之。解曰：男有家，所从围阴于外，女有室，所以方阳于内。《易》曰：妇人正吉，从一而终也。夫子制仪，从妇凶也，围圆也，君道也，夫道也。圆则可以制仪而行仁。方也，臣道也，妇道也。方则从一而已。男从围与规，从夫同意；女从仁与臣，从仁同意）。元气孕毓，皆始于子。自子推之，男左旋，积岁三十而至巳；女右旋，积岁二十而至巳。巳为正阳，阴实从之。自巳怀妊，男左旋，十月而生于寅；女右旋，十月而生于申。申为三阴，寅为三阳，而生育之时著矣。其禀赋也！体有刚柔，脉有强弱，气有多寡，血有盛衰，皆一定而不易也（《十九难》曰：男生于寅，寅为木，阳也；女子生于申，申为金，阴也。杨氏注云：元气起于子，人之所生也。男从子，左行三十，女从子，右行二十，俱至于巳，为夫妇怀妊也。古者男子三十、女年二十，然后行嫁娶，法于此也。十月而生男从巳左行，至寅为十月，故男行年起于丙寅。女从巳右行，至申为十月，故女行年起于壬申）。以至分野异域，则所产有多寡之宜，吉事有祥，则所梦各应其类。是故荆扬薄壤多女，雍冀厚壤多男。熊罴为男子之祥，蛇虺为女子之祥，是皆理之可推也（《周官·职方氏》，扬州其民，二男五女；荆州其民，一男二女，雍州其民，三男二女；冀州其民，五男三女。《诗·斯干篇》名吉梦维何？维熊维罴，维虺维蛇，大人占之。维熊维罴，男子之祥，维虺维蛇，女子之祥）。胎化之法，有所谓转女为男者，亦皆理之自然。如食牡鸡，取阳精之全于天产者；带雄黄，取阳精之全于地产者（《千金方》转女为男，丹参圆。用东门上雄鸡头。又方取雄黄一两，缝囊盛带之。《本草》：丹雄鸡补虚温中，通神杀毒；其肝补肾；其冠血益阳。雄黄人佩，鬼神不能近，毒物不能伤）。操弓矢，藉斧斤，取刚物之见于人事者，气类潜通，造化密移，必于三月兆形之先。盖方仪则未具，阳可以胜阴，变女为男，理固然也（巢氏论云：妊娠三月始胎，形象始化，未有定仪，见物而变。欲得男者，操弓矢，射雄鸡）。

气质生成章第七

具天地之性，集万物之灵，阴阳平均，气质完备，咸其自尔。然而奇偶异数，有衍有耗；刚柔异用，或强或弱。血荣气卫，不能逃于消息、盈虚之理。则禀质之初，讵可一概论是。以附赘垂疣，骈拇枝指，侏儒跛躄，形气所赋有如此者；疮疡痈肿，聋盲瘖哑，瘦瘠疲瘵，气形之病有如此者。然则胚胎造化之始，精移气变之后，保卫辅翼，固有道矣（《孝经》云：天地之性，人为贵。《书·泰誓》曰：唯人，万物之灵）。天有五气，各有所凑；地有五味，各有所入。所凑有节适，所入有度量。凡所畏忌，悉知戒慎，资物为养者，理固然也。寝兴以时，出处以节（《六节脏象论》曰：天食人以五气，地食人以五味。王冰云：天以五气食人者，臊气凑肝，焦气凑心，香气凑脾，腥气凑肺，腐气凑肾也。以五味食人者，酸味入肝，苦味入心，甘味入脾，辛味入肺，咸味入肾也）。可以高明，可以周密，使雾露风邪，不得投间而入。因时为养者，理宜然也。以至调喜怒，寡嗜欲（《礼记·月令》仲夏之月，可以居高明，可以处台榭。《脉要精微论》云：冬日在骨，蛰虫周密，君子居室。夏则顺阳在上，故可以高明；冬则顺阳气之伏藏，故可以周密）。作劳不妄，而气血从之，皆所以保摄妊娠，使诸邪不得干焉（《天真论》岐伯曰：上古之人，其知道者，不妄作劳，故能形与神俱，而尽终其天年。《通天论》曰：圣人陈阴阳，筋脉和同，骨髓坚固，气血皆从）。苟为不然，方授受之

时，一失调养则内不足以为中之守，外不足以为身之强。气形弗充而疾疢因之（《脉要》曰：五脏者，中之守也。得守者生，失守者死。又曰：夫五脏者，身之强也。得强则生，失强则死）。若食兔唇缺，食犬无声，食杂鱼面疮癣之属，皆以食物不戒之过也（孙思邈《养胎法》云：妊娠食兔肉，令子缺唇。食犬肉，令子无音声。食干鲤鱼，令子多疮癣。《异法方宜论》云：鱼①者使人热中。注云：鱼发疮）。心气大惊而癫疾（《奇病论》帝曰：人生而病癫疾者何？岐伯曰：名为胎病。此得之在腹中时，其母有所大惊，气上不下，精气并居，故令子发为癫疾也）。肾气不足而解颅（巢氏云：解颅者，其状小儿年大，囟应合而不合，头缝开解是也，由肾气不成故也。肾主骨髓，而脑为髓海。肾气不成，则脑髓不足，不能结成，故头颅开解）。脾胃不和而羸瘦（巢氏云：夫羸瘦不生肌肤，皆为脾胃不和，不能饮食，故血气衰弱，不能荣于肌肤。凡小儿在胎而遇寒冷，或生而挟伏热，皆令儿不能食，故羸瘦也）。心气虚乏而神不足之属，皆以气血不调之过也。诚能食饮知所戒，推而达之，五味无所伤；诚能于气血知所②调，推而达之，邪气无所乘，兹乃生育相待而成者（《病源》云：肺主气，心主血脉，病血气，通荣腑脏，遍循经络。产则血气伤损，脏腑不足。而心统领诸脏，其劳伤不足，则令惊悸恍惚，是心气虚也）。故曰：天不人不因（《法言》曰：天不人不因，人不天不成）。

转女为男法第八

论曰：阳施阴化，所以有娠。遇三阴所会，多生女子。但怀娠三月，名曰始胎。血脉不流，象形而变。是时男女未

---

① 鱼：原脱，各版本均同，据《素问·异法方宜论》补。

② 知所：此下至本卷末，底本、正德本、四库本、正统本等版本均脱，今据日本文化年间抄本补。

定，故令于未满三月间服药方术，转令生男也。其法以斧置妊妇床下，系刃向下，勿令人知。恐不信者，令待鸡抱卵时，依此置窠下，一窠尽出雄鸡。此虽未试，亦不可不知。凡受胎三月，遂物变化。故古人立胎教，能令子生良善、长寿、忠效、仁义、聪明、无疾，盖须十月之内常见好景象。毋近邪僻，真良教也。如有触忤伤胎，治各有法。

又自初觉有娠，取弓弩弦缚妇人腰下，满百日去之，紫宫玉女秘法也。妊娠三月以前，取雄鸡尾尖上长毛三茎，潜安妇人卧席下，勿令知之，验。

又取夫发及手足甲，潜安卧席下，勿令知之。

又妊娠才满三月，要男者，以雄黄半两衣中带之；要女者，以雌黄带之。

卷　十　一

脉　例　第　一

王子亨云：若妊娠，其脉三部俱滑大而疾（在左则男，在右则女）。经云：阴搏阳别，谓之有子。搏者，近也。阴脉逼近于下，阳脉别出于上。阴中见阳，乃知阳施阴化，法当有子。又少阴脉动甚者，妊子也。手少阴属心，足少阴属肾。心主血，肾主精，精血交会，投识于其间则有娠。又三部脉浮沉正等无病者，有妊也，余病如《脉经》说。左手尺部浮洪者，为男胎也；右手尺部浮洪者，为女胎也。两手尺部俱洪者，为两男；俱沉实者，为两女。又云：中指一跳一止者，一月胎；二跳二止者，二月胎也。

诊妇人有妊歌第二

肝为血兮肺为气，血气荣兮气为卫。阴阳配偶不参差，两脏通和皆类例。血衰气旺定无孕，血旺气衰应有体（肝藏血为荣属阴，肺主气为卫属阳。阴阳配偶者，是夫妇匹配，偶合构精，乃有子也。若血少气盛，则无娠孕。若血盛气少，则有孕也）。左　疾　为男右为女，流利相通速来去。两手关脉大相应，已形亦在前通语（左手脉疾为怀男，右手脉疾为怀女。及其脉流行滑利相通，疾速来去，是或两手关部脉洪大相应，是其胎已有形状也）。尺微关滑尺带数，流利往来并雀啄。小儿之脉已见形，数月怀耽犹未觉（尺脉微，关脉滑，尺脉带数及流利、雀啄，皆是经脉闭塞不行成胎。已上之脉，皆是血多气少之脉。是怀小儿之脉已见形状也）。左手带纵两个儿（纵者，夫行乘妻。水行乘火，金行乘木，即鬼贼脉也，名曰纵。见于左手，则怀两个男儿也），右手带横一双女（横者，妻乘关也。是火行乘水，木行乘金，即所胜脉也，名曰横。见于右手，则怀一双女儿也）。左手脉逆生三男（逆者，子乘母也。是水行乘金，火行乘木，即已生脉也，名曰逆。见于左手，则怀三个男儿也），右手脉顺还三女（顺者，母乘子也。是金行乘水，木行乘火，即生己之脉也，名曰顺。见于右手，则怀三个女儿也）。寸关尺部皆相应，一男一女分形证（寸关尺部脉大小、迟疾相应者，是怀一男一女形证之脉也。谓关前为阳，关后为阴。阴阳脉相应，故怀一男一女也）。有时子死母身存，或即母亡存子命（此二句之文，无辨子母存亡之法）。往来三部通流利，滑数相参皆替替；阳实阴虚脉得明，遍满胸膛皆逆气（若寸关尺三部通行流利，皆替替有力而滑数，皆是阳实阴虚之脉。主娠妇逆气，遍满胸膛而不顺也）。左手太阳浮大男（左手寸口为太阳，其脉浮大则是怀男子脉也），右手太阴沉细女（右手寸口为太阴，其脉沉细是怀女脉也）。诸阳为男诸阴女，指下分明长记取（诸阳脉皆为男，即浮大、疾数、滑实之类是也，当怀男子。诸阴脉即沉细之类是也，当怀女子）。三部沉正等无绝，尺内不止真胎妇（寸关尺三部脉，沉浮正真齐等，举按无绝断及尺内举按不止住者，真的怀胎妇也）。夫乘妻兮纵气雾（经云：纵者，夫乘妻也。从行乘火，金行乘木，即鬼贼脉也。纵气雾，雾者露也，又上下也。谓夫之阳气，乘妻之阴气，二气上下相逐，如雾如露，润泽结子也），妻乘夫兮横气助（横者，妻乘夫也。见前注。谓两旁横气相佐助也）。子乘母兮逆气参（逆者，子乘母也。谓子气犯母气相乘兮，逆行之气相参合也），母乘子兮顺气护（是母气乘于子气为顺气，相护卫也。凡胎聚纵、横、逆、顺四气以荣养，方乃成形也）。小儿日足胎成聚，身热脉乱无所苦（妇人怀小儿五个月，是以数足胎成就而结聚也。必母身体壮热，当见脉息躁乱，非病苦之证。谓五月胎已成，受火精已成气，故身热脉乱，是无病也）。汗出不食吐逆时，精神结备其中住（谓妊胎，受五行精气以成形，裹二经以荣其母。怀娠至五月，其胎虽成，其气未备，故胎气未安，上冲心胸，则汗出不食吐逆，名曰恶阻，俗呼选饭。唯思酸辛之味，以谓胎气也）。滑疾不散胎三月（妊娠三月，名始胎。此是未有定仪，心胞脉养之，故脉见滑疾流利，为少气多血。不散为血气盛，则始结为胎也），但疾不散五月母（其脉但疾数而不散者，是五个月怀胎之母也）。弦紧牢强滑者安，沉细而微归泉路（孕妇之脉，宜弦紧、牢强、滑利，为安吉之脉。若沉细而微，谓脉与形不相应，故云死也。前文虽云太阴沉细，又云诸阴为女。其说似有相违，谓三部脉皆不沉细及微，故不同也）。

验胎法第三

妇人经脉不行已经三月者，欲验有胎。

川芎（生，不见火）

为细末，空心，浓煎艾汤调下方寸匕。觉腹内微动，则有胎也。

胎杀避忌产前将护法第四

一受孕之后，切宜避忌胎杀所游。如经云：刀犯者，形必伤；泥犯者，窍必塞；打击者，色青黯；系缚者，相拘挛，甚至母殒。验若反掌，断不可忽。

月游胎杀第五

立春在房床。惊蛰在户（单扇）。清明在门（双扇）。立夏在灶。芒种在母身。小暑在灶。立秋在碓（按京本云在正北方子位）。白露在厨。寒露在门。立冬在户及厨。大雪在炉及灶。小寒在房及母身。

十干日游胎杀第六

甲己日占门。乙庚日占碓磨。丙辛日占井灶。丁壬日占厨厕。戊癸日占米仓。

十二支日游胎杀第七

子丑日占中堂。寅卯辰酉日占灶。巳午日占门。未申日占篱下。戌亥日占房。

六甲旬游胎杀第八

甲子旬游窗碓。甲戌旬游正厅。甲申旬游中庭。甲午旬游房内。甲辰旬游房中。甲寅旬游□□。

太史局日游胎杀第九

每遇癸巳、甲午、乙未、丙申、丁酉五日在房内北；庚子、辛丑、壬寅三日在房内南；癸卯一日在房内西；甲辰、乙巳、丙午、丁未四日在房内东；六戊六巳日在房内中；余日在外无占。

凡游在房内，不宜于方位上安床帐及扫舍，皆凶。

又有小儿杀及本年三杀，及产母身黄定命，皆不可犯。凡妊娠之后，将此贴于当眼，常照应之。切不可穿凿修掘，移钉系篱壁，重物碾压之类。犯之重则胎死腹中，母亦不利；轻则子受其殃，成人之后必定破形，拳挛、跛缩、瘖哑。犯之极验。

食忌论第十

一受孕之后，不可食之物，切宜忌食。非唯有感动胎气之戒，然于物理，亦有厌忌者。设或不能戒忌，非特延月难产，亦能令儿破形母殒，可不戒哉！

食鸡肉、糯米（合食），令子生寸白虫。食羊肝，令子生多厄。食鲤鱼鲙及鸡子，令儿成疳多疮。食犬肉，令子无声音。食兔肉，令子缺唇（盖兔乃不雄而孕，生子则口中吐出，是以忌焉）。鸭子与桑椹同食之，令人倒生心寒。食鳖，令子项短及损胎。雀肉合豆酱食之，令子面生䵟黯黑子。食豆酱，合藿食之，堕胎。食冰浆绝产。食雀肉，令子不耻多淫。食山羊肉，令子多病。食子姜，令子多指生疮。食螃蟹，令子横生。食蛤蟆、鳝鱼，令儿瘖哑。食驴、骡、马肉，延月难产。

如此之类，无不验者，则知圣人胎教之法，岂非虑有自其然乎！

孕妇药忌歌第十一

螈斑水蛭地胆虫，乌头附子配天雄。
踯躅野葛蝼蛄类，乌喙侧子及虻虫。
牛黄水银并巴豆，大戟蛇蜕及蜈蚣。
牛膝藜芦并薏苡，金石锡粉及雌雄。
牙硝芒硝牡丹桂，蛴螬飞生及䗪虫。
代赭蚱蝉胡粉麝，芫花薇衔草三棱。
槐子牵牛并皂角，桃仁蛴螬和茅根。
樠根硇砂与干漆，亭长波流菌草中。
瞿麦茼茹蟹爪甲，猬皮赤箭赤头红。
马刀石蚕衣鱼等，半夏南星通草同。
干姜蒜鸡及鸡子，驴肉兔肉不须供。
切忌妇人产前忌，此歌宜记在心胸。

卷 十 二

妊 娠 门

胎教已明，须知妊娠疾病，故以次之。凡妊娠诸病，但忌毒药，余当对证依法治之。

妊娠随月数服药及将息法第一

《千金》：妊娠一月，名始胚。饮食精熟，酸美受御。宜食大麦，毋食腥辛，是谓才正。

又妊娠一月，足厥阴脉养，不可针灸其经。足厥阴内属于肝，肝主筋及血。一月之内，血行否涩，不为力事，寝心安静，毋令恐畏。

又妊娠一月，阴阳所合为胎。寒多为痛，热多卒惊，举重腰痛，腹满胞急，卒有所下，当预安之，宜服**乌雄鸡汤方**。

乌雄鸡一只（治如食法）　吴茱萸一升　茯苓　阿胶各二两　生姜　甘草各一两　人参　芍药　白术各三两　麦门冬五合（去心）

上十味细切，以水一斗二升，煮鸡取汁六升，去鸡下药，煮取三升，内酒三升，并胶烊尽，取三升，去滓，温服一升。日三服。

又若曾伤一月胎者，当预服**补胎方**。

北细辛一两　防风二两　乌梅一升　吴茱萸五合　干地黄　白术各一两　大麦五合　生姜四两

上㕮咀，以水七升，煮取二升半，去滓，分温三服。若寒多者，倍细辛、茱萸；热多渴者，去细辛、茱萸，加瓜蒌根二两；若有所思，去大麦，加柏子仁三合。

一方有人参一两。忌生菜、芜荑、桃、李、雀肉等物。

妊娠二月名始膏。毋食辛臊，居必静处，男子勿劳，百节疼痛，是谓胎始结。

又妊娠二月，足少阳脉养，不可针灸其经。足少阳内属于胆，胆主精。二月之时，儿精成于胞里，当谨护勿①惊动。

又妊娠二月，始阴阳踞经，有寒多坏不成，有热即萎。卒中风寒，有所动摇，心满、脐下悬急、腰背强痛、卒有所下、乍寒乍热，**胶艾汤**主之方。

丹参三两　当归　人参　麻黄（去节）艾叶　阿胶（炙）各二两　甘草一两（炙）大枣十二枚（擘）　生姜六两

上九味切，以酒三升，水一斗，内药煮减半，去滓，内胶，煎取三升，分温三服。忌海藻、菘菜。

又若曾伤二月胎者，当预服**黄连汤**方。

黄连　人参各一两　吴茱萸五合　生地黄五两　生姜三两

上五味切，以醋浆七升，煮取三升，分四服，日三夜一，每十日一作。若颇觉

---

① 勿：原脱，据四库本补。

不安，加乌梅一升。加乌梅者，不用浆，直用水耳。忌猪肉、冷水、芫荑。

一方加当归半两。

妊娠三月名始胎。当此之时，未有定仪，见物而化。欲生男者，操弓矢；欲生女者，弄珠玑。欲子美好，数视璧玉；欲子贤良，端坐清虚。是谓外象而内感者也。

又妊娠三月，手心主脉养，不可针灸其经。手心主内属于心，无悲哀，无思虑、惊动。

又妊娠三月为定形。有寒大便青，有热小便难，不赤即黄。卒惊恐、忧愁、瞋恚、喜、顿仆，动于经脉，腹满，绕脐苦痛，腰背痛，卒有所下。**雄鸡汤方**。

雄鸡一只（治如食法）　甘草（炙）茯苓　人参　阿胶各二两　黄芩　白术各一两　芍药四两　麦门冬（去心）五合　大枣十二枚（擘）　生姜一两（切）

上㕮咀，以水一斗五升，煮鸡减半，内药煮取一半，入清酒三升，并胶再煎取三升，分三服，一日尽之，当温卧。忌海藻、菘菜、酢物、桃、李、雀肉等。

一方有当归、川芎二两，无黄芩、生姜。

又若曾伤三月胎者，当预服**茯神汤方**。

茯神　丹参　龙骨各一两　阿胶　当归　甘草（炙）　人参各二两　赤小豆二十一粒　大枣十二枚（擘）

上㕮咀，酢浆一斗，煮取三升，分四服。七日后服一剂。腰痛者，加桑寄生二两。《深师方》有薤白二两，麻子一升。忌同前。

妊娠四月，始受水精，以成血脉。其食稻粳，其羹鱼雁，是谓成血气，以通耳目而行经络。

又妊娠四月，手少阳脉养，不可针灸其经。手少阳内输三焦，四月之时，儿六腑顺成。当静形体，和心志，节饮食。

又妊娠四月为离经。有寒，心下温温欲呕，胸膈满，不欲食；有热，小便难数，数如淋状，脐下苦急。卒中风寒，颈项强痛，寒热。或惊动，身躯、腰背、腹痛，往来有时，胎上迫胸，烦不得安，卒有所下。**菊花汤方**。

菊花如鸡子大一枚　麦门冬（去心）一升　麻黄（去节）　阿胶（炙）各三两　生姜五两　甘草（炙）　当归　半夏（洗）各二两　人参一两半　大枣十二枚（擘）

细锉，以水八升，煮减一半，内清酒三升，并阿胶煎取三升，分三服，温卧。当汗，以粉粉之，护风寒四五日。忌羊肉、海藻、菘菜、饧等。

又若曾伤四月胎者，当预服**调中汤方**。

芍药四两　甘草（炙）　芎䓖　续断各一两　柴胡　白术各三两　乌梅一升　生李根白皮三两　当归一两半　生姜四两　厚朴（炙）　枳实（炙）各二两

细切，以水一斗，煮取三升，分四服，日三夜一。八日再服一剂。

一方有半夏二两。忌海藻、菘菜、桃、李、雀肉。

妊娠五月，始受火精，以成其气。晏起沐浴，浣衣居处，必厚其衣裳。朝吸天光，以避寒殃。其食稻麦，其羹牛羊，和茱萸调以五味，是谓养气，以定五脏。

又妊娠五月，足太阴脉养，不可针灸其经。足太阴内输于脾，五月之时，儿四时肢成，无太饥，无甚饱，无食干燥，无自炙热，无太劳倦。

又妊娠五月，毛发初生。有热，苦头眩，心乱呕吐；有寒，苦腹满痛，小便数，卒有恐怖，四肢疼痛；寒热，胎动无常处，腹痛，闷顿欲仆，卒有所下。**阿胶**

汤方（又名旋覆花汤）。

阿胶四两（炙）　人参一两　麦门冬（去心）一升　生姜六两　吴茱萸七合　旋覆花　当归　芍药　甘草（炙）　黄芩各二两

上细切，以水九升，煮取一半，内清酒三升，并胶，微火煎取三升半，分为四服，日三夜一。先食再服便愈。不差更服。忌海藻、菘菜。

又若曾伤五月胎者，当预服**安中汤**方。

甘草（炙）　芍药各三两　当归　人参　干地黄　芎劳各二两　五味子五合　生姜六两　麦门冬（去心）一升　大麻仁五合　大枣三十五枚（擘）　黄芩一两

上细切，水七升，清酒五升，煮取三升半，分四服，日三夜一。七日再服一剂。忌如前。

《小品》疗妊娠五月，举动惊愕，胎动不安，下在小腹，痛引腰胳，小便疼，下血。**安胎当归汤**。

当归　阿胶　芎劳　人参各一两　枣十二个　艾一虎口

上细切，以酒、水各三升，合煮至三升，去滓，内胶令烊，分三服。腹中当安，小便缓也。（《古今录验》、《救急》同）

一方有甘草，无参、枣。

妊娠六月，始受金精，以成筋。身欲微劳，无得静处，出游于野，数观走犬、马。食宜鸷鸟、猛兽之肉，是谓变腠理纽筋，以养其力，以坚背膂。

又妊娠六月，足阳明脉养，不可针灸其经。足阳明内属于胃，主其口目。六月之时，儿口目皆成，调五味，食甘美，无大饱。

又妊娠六月，卒有所动不安，寒热往来，腹内胀满，身体肿，惊怖，忽有所下，腹痛如欲产，手足烦疼。**麦门冬汤**方。

麦门冬（去心）一升　甘草（炙）　人参各一两　干地黄三两　黄芩二两　阿胶四两　生姜六两　大枣十五枚（擘）

上八味切，以水七升，煮减半，内清酒二升，并胶煎取三升①，分三服。每如人行三四里，中间进糜粥。忌海藻、菘菜、芜荑。

又若曾伤六月胎者，当预服**柴胡汤**方。

柴胡四两　芍药（一方作紫葳）　白术　甘草（炙）各二两　麦门冬三两（去心）　苁蓉一两　芎劳二两　干地黄五两　生姜六两　大枣三十枚（擘）

上十味切，以水一斗，煮取三升，分四服，日三夜一，中间进糜粥。勿食生冷及坚强之物。七日更服一剂。忌海藻、菘菜、芜荑、桃、李、雀肉等。

一方有黄芩二两。

《集验》疗妊娠六七月，胎不安常处。

旋覆花汤（亦名阻病）。

旋覆花一两　厚朴　白术　枳壳　黄芩　茯苓各三两　半夏（炒，一方无）　芍药　生姜各二两

上细切，以水一斗，煮取二升半，先食分五服，日三夜二。忌羊肉、饧、醋、桃、李、雀肉。（《千金》同）

妊娠七月，始受水精，以成骨。劳身摇肢，无使定止，动作屈伸，以运血气。自此后，居处必燥，饮食避寒，常食粳稻，以密腠理，是谓养骨而坚齿。

又妊娠七月，手太阴脉养，不可针灸其经。手太阴内属于肺，肺主皮毛。七月之时，儿皮毛已成。无大言，无号哭，无

---

① 升：原脱，据正德本补。

薄衣，无洗浴，无寒饮。

又妊娠七月，忽惊恐摇动，腹痛卒有所下，手足厥冷，脉若伤寒，烦热，腹满，短气，常苦颈项腰背强。**葱白汤方**。

葱白（长三四寸）十四枚 半夏（洗、切、炒） 麦门冬（去心）各一升 生姜八两 甘草（炙） 当归 黄芪各三两 阿胶四两 人参一两半 黄芩一两 旋覆花一把

上十一味切，以水八升煮，减半，内清酒三升，并胶煎取四升，温服一升，日三夜一，温卧当汗出。若不出者，加麻黄二两煮，服如前法。若秋后勿强责汗。忌羊肉、饧、海藻、菘菜等。

杏仁汤 若曾伤七月胎者，当预服。

杏仁（去双仁、皮尖、碎） 甘草（炙） 钟乳（研） 干姜各二两 麦门冬（去心） 吴茱萸各一升 五味子 粳米各五合 紫菀一两

上九味切，以水八升，煮取三升半，分四服，日三夜一，中间进食，七日服一剂。忌海藻、菘菜。

妊娠八月，始受土精，以成肤革。和心静息，无使气极，是谓密腠理，光泽颜色。

又妊娠八月，手阳明脉养，不可针灸其经。手阳明内属于大肠，大肠主九窍。八月之时，儿九窍皆成。无食燥物，无辄失食，无忍大起。

芍药汤 又妊娠八月，中风寒有所犯触，身体尽痛，乍寒乍热，胎动不安。常苦头眩痛，绕脐下寒，时时小便白如米汁，或青或黄，或使寒栗，腰背苦冷痛，而目视茫茫。

芍药四分 人参 当归 甘草（炙）各三分 白术一两 厚朴二两（炙） 薤白（切）一升 生姜（切）四两

上八味切，以水五升、酒四升合煮，取三升，分三服，日再夜一。忌海藻、菘菜、桃、李、雀肉等。

葵子汤 若曾伤八月胎者，当预服。

甘草（炙） 柴胡 白术各三两 厚朴 芍药各二两 葵子二升 生姜六两 大枣二十枚（擘）

上八味切，以水九升，煮取三升，分三服，日三。一日服一剂。忌海藻、菘菜、桃、李、雀肉等。

妊娠九月，始受石精，以成皮毛，六腑百节，莫不毕备。饮醴食甘，缓带自时而待之，是谓养毛发，多才力。

又妊娠九月，足少阴脉养，不可针灸其经。足少阴内属于肾，肾主续缕。九月之时，儿脉续缕皆成，无处温冷，毋着炙衣。

半夏汤 又妊娠九月，若卒下痢、腹满悬急，胎上冲，腰背痛不可转侧，短气。

半夏（洗） 麦门冬（去心）各五合 干姜一两 当归 吴茱萸 阿胶（炙）各三两 大枣十二枚（擘）

上七味切，以水九升，煮取三升，去滓；内白蜜八合，微火上温，分四服，痢即止。忌生血物、饧。

猪肾汤 若曾伤九月胎者，当预服。

猪肾一具 茯苓 桑寄生 干姜 干地黄 芎劳各三两 白术四两 麦门冬一升（去心） 附子中者一枚（炮） 大豆三合

上十味切，以水一斗，煮肾令熟，去肾内诸药，煎取三升半，分四服，日三夜一，十日更一剂。忌猪肉、冷水、芜荑、桃、李、雀肉、酢物等。

妊娠十月，五脏俱备，六腑齐通，纳天地气于丹田。故使关节、人神皆备，但俟时而生。（《集验》、《延年》同）

妊娠恶阻方论第二

夫妊娠阻病者，按昝殷《产宝方》谓之子病。《巢氏病源》谓之恶阻。若妇人禀受怯弱，或有风气，或有痰饮，既妊娠便有是病。其状颜色如故，脉息和顺。但觉肢体沉重，头目昏眩，择食，恶闻食气，好食酸咸；甚者或作寒热，心中愦闷，呕吐痰水，胸腑烦满，恍惚不能支持。不拘初娠，但疾苦有轻重耳。轻者，不服药亦不妨；重者须以药疗之。《千金方》有半夏茯苓汤、茯苓圆二方，专治阻病。然此二药，比来少有服者，以半夏有动胎之性。盖胎初结，虑其易散，此不可不谨也。张仲景《伤寒论》云：妇人伤风，续得寒热，发作有时，此为热入血室。有用黄龙汤者，小柴胡汤去半夏也。此盖为妊妇而设焉。王子亨则有白术散，《局方》则有人参丁香散，用之良验。然三方皆大同而小异。杨振则有人参橘皮汤，齐士明则有醒脾饮子，余试之亦效。皆不用半夏动胎等药。服者知之。

白术散 治恶阻吐清水甚害，十余日粥浆不入者。

白术一两 人参半两 丁香二钱半 甘草一钱

上为细末，每服二钱。水一盏，姜五片，煎至七分，温服。

人参橘皮汤 治阻病，呕吐痰水。

人参（去芦） 陈橘红 白术 麦门冬（去心）各一两 甘草三钱 厚朴（制） 白茯苓（去皮）各半两

上为粗末，每服四钱。水一盏半，淡竹茹一块如弹子大，生姜三片，煎至七分，去滓，澄清温服。空心、食前。《集验》无茯苓、麦门冬、甘草。

人参丁香散 治妊娠恶阻，胃寒呕逆，翻胃吐食及心腹刺痛。

人参半两 丁香 藿香叶各一分

上为散，每服三钱，水一盏，煎至七分，去滓温服。无时。

又方：人参 丁香 柿蒂各一两 甘草 良姜各半两

上为细末，每服二钱，热汤点下，无时。

醒脾饮子 治妊娠阻病，呕逆不食，甚者中满，口中无味，或作寒热。（此出王氏《博济方》）

草豆蔻（以湿纸裹，灰火中煨，令纸干，取出去皮用） 厚朴（制）各半两 干姜三分 甘草一两一分

上为细末，每服二大钱。水一大盏，枣二个，生姜三片，煎至八分，去滓呷服。病轻者，只一二服便能食。旧有橘红二两，治寒热疟痢不食。后人去橘皮，以干[1]生姜代干姜，治老人气虚，大便秘，少津液，引饮，有奇效。产科医官齐士明，依旧用干姜，去橘皮，亦名醒脾饮子，治阴病极神验。宣和初在京师校勘。

保生汤 治妇人经候不行，身无病而似病，脉滑大而六部俱匀，乃是孕妇之脉也。精神如故，恶闻食臭。或但嗜一物；或大吐；或时吐清水，此名恶阻。切勿作寒病治之，宜服此药。如觉恶心呕吐，加丁香、生姜煎服。（温隐居方）

人参一方 甘草一分 白术 香附子 乌药 橘红各半两

上㕮咀，每服三大钱。水一盏半，姜五片，煎至七分，去滓，温服，无时。或作末子调服。

---

① 干：各版本均同，据文义，此字恐属衍文。

《古今录验》疗恶食。

人参四两　厚朴　生姜　枳壳　甘草各二两

上切，以水六升，煮取三升，分三服。

治妊娠阻病，心中愦闷，见食呕吐，恶闻食气，肢节烦疼，身体沉重，多思嗜卧，面黄肌瘦。

人参　陈皮各八分　白茯苓　麦门冬　甘草　生姜各十二分　大枣二十个

上㕮咀，以水五升，煎取二升，温分三服。忌菘菜、醋等。凡妊娠恶食者，以所思食任意食之，必愈。

一方无枣子，有半夏、竹茹、陈皮分两。

二香散　疗妊娠胎气不安，气不升降，饮食不美，呕吐酸水，起坐觉重，宜服之。

香附子一两　藿香叶　甘草各二钱

上为细末，每服二钱。入盐少许，百沸汤点下。

《近效》方，疗妊娠恶食，心中烦愦，热闷呕吐。

青竹茹　麦门冬各三两　前胡二两　橘皮一两　芦根一握

上细切，以水一大升，煮取半升，去滓，分二服。食前一服。

一方无麦门冬，用小麦三合。体热、四肢烦热者，加地骨皮。（医人夏候五录方）

李我翁先生云：若左脉弱而呕，服诸药不止者，当服理血归源药则愈。经云：无阴则呕是也。

治妊娠恶阻，呕吐不止，头痛，全不入食，服诸药无效者，用[①]此药理血归源则愈。

人参　甘草　川芎　当归　京芍药　丁香各半两　白茯苓　白术　陈皮各一两半　苦梗（炒）　枳壳（去穣，炒）各一分　半夏（泡洗七次，切，炒黄）三两

上㕮咀，每服三钱重。生姜五片，枣一枚，煎。

安胎饮　治怀胎三月、四月至九个月，曰恶阻。病者心中愦闷，头重目眩，四肢沉重，懈怠不欲；热作，恶闻食气，欲啖咸酸，多睡少起，呕逆不食；或胎动不安，非时转动，腰腹疼痛；或时下血及妊娠一切疾病，并皆治之。

甘草　茯苓　当归　熟地黄　川芎　白术　黄芪　白芍药　半夏（泡洗）七分（切，炒）　阿胶（切，粉炒）　地榆各等分

上㕮咀，每服三钱。水盏半，生姜四片，煎至八分，去滓温服。无时候。一方无半夏、地榆，有人参、桑寄生。

一方无白术、黄芪、半夏、地榆，有艾叶，只是胶艾汤加白茯苓。

妊娠痰逆不思食方论第三

夫水饮停积，结聚为痰，人皆有之。少者不能为害，多则成病，妨害饮食，乃至呕逆。妊娠之病，若呕逆甚者，伤胎也。原疾之由，皆胃气不调或风冷乘之，冷搏于胃，故成斯病也。亦恶阻之一端。

半夏茯苓汤　治妊娠恶阻，心中愦闷，虚烦吐逆，头目昏眩，四肢怠堕，百节烦疼[②]，痰逆呕吐，嫌闻食气，好啖咸酸，恶寒汗出，羸极黄瘦，多卧多起，不进饮食。妊妇有痰，必生阻病。《千金》以半夏茯苓汤以对之，此思邈处方之妙也。若孕妇羸弱，胎孕不牢，则动必成

---

① 用：原脱；据正德本补。

② 疼：同上。

咎。全在医者相人强弱以投之，又何虑焉？

半夏一两（泡十次，别切，炒令黄）生姜五两　茯苓　熟地黄各三两　橘红北细辛　人参　芍药　紫苏　川芎各一两苦梗　甘草各半两

上㕮咀，每服四大钱。水二盏，姜七片，煎至七分，去滓，空心温服。兼服茯苓圆。《局方》与崔氏无紫苏、细辛，有旋覆花一两。

有客热烦渴，口疮，去橘皮、细辛，加前胡、知母各三两。腹冷下痢者，去地黄，加炒桂心二两。胃中虚热，大便秘，小便赤涩，加大黄三两，去地黄，加黄芩一两。然半夏虽能动胎，若炒过则无妨。

张氏方　**半夏茯苓汤**

半夏（泡洗七次，炒黄）　陈皮各二两半　白茯苓二两　缩砂仁一两　甘草四两

上㕮咀，每服四钱。水二盏，姜十片，枣一个，乌梅半个，煎至七分，食前温服。

茯苓圆　治妊娠阻病，心中烦闷，头目晕重，憎闻食气，吐逆吐痰，烦闷颠倒，四肢重弱，不自胜持，服之即效。要先服半夏茯苓汤两剂后，服此药。

赤茯苓　人参　桂心　干姜　半夏（泡洗七次，炒黄）　橘红各一两　白术　葛根　甘草　枳壳各二两

上为细末，炼蜜为圆如梧桐子大。米饮吞下五十圆，日三服。一方有麦门冬。忌海藻、菘菜、羊肉、饧、糖、桃、李、雀肉、酢等。《肘后》只五味，云妊娠忌桂。（《千金》同）

疗妊娠心胸支满，痰逆，不思饮食。

赤茯苓　前胡　白术　紫苏叶各一两

半夏　麦门冬　人参　大腹皮各半两

上为粗末，每服四钱。水一盏，姜五片，煎至七分，去滓温服。一方无大腹皮、人参；有大腹子、槟榔。

疗妊娠呕吐不食，兼吐痰水。

生芦根十分　橘红四分　生姜六分槟榔二分

上切，以水二盏，煮取七合，空心热服。

疗妊娠心膈气滞，呕吐，不下饮食，心神虚烦，四肢少力。

枇杷叶　半夏　麦门冬　人参　甘草半两① 诃子肉　藿香各一两　赤茯苓　枳壳　陈皮各三分

上㕮咀，每服三钱。水一盏，姜三片，枣一个，煎至七分，去滓温服。一方无大枣、诃子。

《集验》疗妇人妊娠恶阻，呕吐不下食。

青竹茹　橘皮各三皮　生姜　茯苓各四两　半夏五两

上细切，以水六升，煮取二升半，去滓，分三服。不差，频服。忌羊肉、饧、酢等物。

《古今录验》疗妊娠不欲食，或吐。春月所宜服**柴胡方**。

甘草　柴胡各二两　麻黄一两　食茱萸半两　大枣十二枚

上细切，以水六升，煮取三升，适寒温服一升，日三。疗食噫醋，除热下气，所宜多与上同。但秋、夏去茱萸，加枸杞一升；六月加小麦一升，石膏三两；秋去石膏，加甘草一两；九月去麻黄。加干姜一两；十月加川芎三分。忌海藻、菘菜。

---

① 半两：各版本均同，据文义当作"各半两"。

胎动不安方论第四

凡妇人妊娠胎动，不以日月多少而常堕胎者；有虽有胎而月信虽不多，常来而胎不损者。《产宝方》云：妇人妊娠常胎动不安者，由冲任经虚，胎门子户受胎不实故也。并有饮酒房室过度，有所损动不安者。巢氏云：妇人冲任二经，挟风寒而有胎，故不以日月多寡，因误有击触而胎动者。有喜怒不常，气宇不舒，伤于心肝，触动血脉，冲任经虚，乃致胞门不固；或因登高上厕，风攻阴户，入于子宫，如此皆令胎动不安也。曾有以娠妇月信不绝，而胎不损，问产科能宗古者。答曰：妇人血盛气衰，其人必肥。既娠之后，月信常来，而胎不动，若据晚进观之，便以为漏胎。若作漏胎治之，则胎必堕；若不作漏胎治，则其胎未必堕。今推宗古之言，诚有旨也。巢氏云：妇人经闭不利，别无所苦者，是谓有子。以其经血蓄之以养胎，拥之为乳汁也。有子之后，蓄以养胎矣，岂可复能散动邪？所以然者，有娠而月信每至，是亦未必因血盛也。若谓妇人荣经有风，则经血喜动，以其风胜则可也。既荣经为风所胜，则所来者非养胎之血。以此辨之，若作漏胎，治之必服保养、补胎之药。且胎不损，强以药滋之，乃所谓实实虚虚也。其胎终堕宜矣。若医者知荣经有风之理，专以一药治风，经信可止。或不服药，胎亦无恙。然而有胎本不固，而因房室不节，先漏而后堕者，须作漏胎治之，此又不可不审也。亦有妇人年方壮岁，听医官言，某药可服致补暖而子，使胞门子户为药所操搏（《巢氏病源》并《产宝方》并谓之胞门子户；张仲景谓之血室）。使新血不滋，旧血不下，设或有子，不以迟晚则必堕。中年之后，气宇渐衰，必有崩中、带下之疾。或月信愆期，渐觉黄瘦，腰背不伸，五心烦热，五劳七伤之疾从此而生，不独胞门子户风寒而生也。故《千金翼方》有朴硝荡胞汤，正为此疾。今之医者未见有用，亦未见有知之者。又论妊娠胎动，其由有二。一因母病而胎动，但疗母疾，其胎自安。若胎不坚固自动，其母疾唯当安胎，其母自愈。一因劳役气力，或触冒冷热，或饮食不适，或居处失宜。轻者转动不安，重者便致伤堕，当以母形色察之。母面赤舌青色者，儿死母活；唇口青，两边沫出者，子母俱死；面青舌赤，口中沫出者，母死子活也。

《集验方》疗妊娠二三月，上至八九月胎动不安，腹痛已有所见方。

艾叶　阿胶　当归　川芎各三两　甘草一两

上细切，以水八升，煮取三升，去滓，内胶令烊，分三服，日三。（《千金》、文仲、《备急》同）

《删繁》疗妇人怀妊，胎动不安。**葱豉安胎方**。

香豉一升（熬）　葱白一升　阿胶二两（炙）

先以水三升煮葱、豉，取一升；去滓入胶，再煎令烊服。一日一夜可服三四剂。（《经心录》同）

钩藤汤　治妊娠八九月胎动不安，心腹疗痛，面目青，冷汗出，气欲绝。此由劳动用力伤胎宫，宜急治之。

钩藤　当归　茯神　人参各一两　苦梗一两半　桑寄生半两

上为粗末，每服五大钱。水二盏，煎至一盏，去滓温服，无时候。忌猪肉、菘菜。烦热加石膏二两半；临产月加桂心一两。

始妊娠胎动不安。**护胎法**。

鲤鱼二斤　粳米一升　葱一握　豉
姜

上作臛食之，每月一度。

治妊娠无故胎动不安，腹内绞痛，烦闷。（《产宝》同）

当归　桑寄生各四分　川芎三分　豉八合　阿胶二分　葱十四茎

上以水二升，煮取八合，下胶，空腹，温分二服。一方无豉，用银器煎。《集验》无寄生、豉，有续断三分。银多少先煎，后入药。

黄芪汤　治胎动不安，腹痛下黄汁。

糯米一合　黄芪　川芎各一两

上细锉，水一大盏，煎至一盏三分，温服。

又《产宝方》治胎动。

熟艾　阿胶各二两　葱白一升

上以水四升，煮取一升半，分为三服。

安胎铁罩散　白药子一两　白芷半两

上为细末，每服二钱，煎紫苏汤调下。或胎热，心烦闷，入砂糖少许煎。

银苎酒　治妊娠胎动欲堕，腹痛不可忍方。

苎根二两（锉）　银五两　清酒一盏

上以水一大盏，煎至一大盏，去滓，分温二服。

治胎动方　《养生必用方》、《救急》疗胎动去血、腰腹痛。

阿胶　川芎　当归　青竹茹各二钱

上以水十盏，内银一斤，煮至五盏，去银，入上件药三味，煮至二盏半，去滓，入胶再煎，胶烊，分温三服，空心，自早至暮尽。未效再作。

治妊娠冷热，腹内不调，致胎不安。（《产宝方》）

艾叶二两　当归　干姜各三两　川芎四两

上以水四升，煮取二升，分温四服。不过两剂。

寄生汤　治胎气常不安。治五个月已后胎不安。

桑寄生（洗，锉）　秦艽　阿胶各半两糯米半两（作粉）

上以新汲水三分，先下寄生、秦艽二味，煮至二升，去滓；次入阿胶、糯米再煮，约有一升止。分作三服，空心，食前、日午服之。忌酒、醋三五日。娠妇胎气至五月已后常不安者，服之必效。顷见娠妇好饮酒，食咸酸五辛，胎必动，不[①]可不知之。

治胎动不安。

好银（煮，取水）

上着葱白作羹，食之佳。

又方：川芎二两　葱白一升

上以水七升，煮取二升半，分温三服。

顺气饮子　产前服之安胎。

紫苏叶　木香（炮）　人参　草豆蔻茯苓各一两　甘草半两　大腹子一两（如气弱者不用）

上㕮咀，每服三钱。水一盏，苎根三寸，糯米少许，煎至七分，去滓温服。疗妊娠后不转动方。

阿胶（炙）一两　桑寄生半两

上为末，以酒一升，煮五沸，下生鸡卵一枚投酒中，分温二服。空心，食前一服。《小品方》无寄生，有艾叶，只用水煎。

文仲安胎寄生汤　疗血流下方。

桑寄生　白术各五分　茯苓四分　甘草十分

---

① 不：原脱，据四库本补。

上切，以水五升，煮取二升半，分三服。若人壮者，可加芍药八分，足水二升；若胎不安，腹痛，端然有所见，加干姜四分即安。忌海藻、菘菜、酢物、桃、李、雀肉等。（崔氏、《小品》、《经心》同）

秦艽汤，治胎动不安。（出王氏《指迷方》）

秦艽　阿胶（炒）　艾叶

上等分为粗末，每服五钱。水二盏，糯米百粒，煎至一盏，去滓温服。

《小品》疗妊娠重下，痛引腰背。**安胎止痛**汤方。

当归　阿胶（炙）　干地黄　黄连　芍药各一两　鸡子一枚　秫米一升

上七味，以水七升，搅鸡子，令相得，煮秫米令如蟹目沸；去滓，内诸药，煮取三升，分四服。忌芜荑。（《经心录》同）

又胶艾汤　疗损动，母去血腹痛方。

胶一斤（炙）　艾叶一莒

上二味，以水五斤，煮取二升半，分三服。（《经心录》同）

妊娠漏胎下血方论第五

夫妊娠漏胎者，谓妊娠数月，而经水时下也。此由冲任脉虚，不能约制手太阳、少阴之经血故也。冲任之脉为经络之海，起于胞内。手太阳小肠脉也。手少阴心脉也，是二经为表里，上为乳汁，下为月水。有娠之人，经水所以断者，壅之养胎，蓄之以为乳汁也。冲任气虚则胞内泄，不能制其经血，故月水时下，亦名胞漏。血尽则人毙矣。又有因劳役、喜怒哀乐不节，饮食生冷，触冒风寒，遂致胎动。若母有宿疾，子脏为风冷所乘，气血

失度，使胎不安，故令下血也。

妊娠卒然下血方论第六

夫妊娠卒然有损动，或冷热不调和，致伤于胎，故卒痛而下血。若不止之，则堕胎也。

疗妊娠三四个月，腹痛时时下血。

续断八分　艾叶　当归　干地黄六两①　竹茹　阿胶　鸡苏各四钱

上以水一升，煎取六合，去滓，空心再服。隔日更服。

疗妊娠六七个月，忽胎动下血，腹痛不可忍。

川芎八分　桑寄生四分　当归十二分

上以水一升，煎取八合，下清酒半升再煎，取八合，分三服。如人行五六里再服。

《广济》主安胎，胎病、漏血、腹痛。

当归　川芎　阿胶（炙）　人参各一两　大枣二十个

上切，以水三升，酒四升，煮取二升半，分三服。五日一剂，频服三四剂，无所忌。

又疗妊娠胎动、腰痛及下血，安胎。

当归　川芎　苎根各三两　鹿角胶　艾叶各二两　葱白一升

上细切，以水一斗，煮取五升，空心热服。正方用银煮水煎药。又见腰痛门。

疗妊娠忽下血，胎上冲心，手足逆冷。

用生艾汁二盏，入阿胶、生蜜各二钱，煎至一盏半，稍热服。如无生艾，浓煎熟艾汁。

治妊娠忽然下血，腰痛不可忍。（男

---

① 六两：各版本均同，据文义当作"各六两"。

六德续添）

鹿角（锉细） 当归（锉）各半两

只作一服。以水三盏，煎至一半，空心，食前顿服，不过二服即安。

又方：阿胶一两（炒） 艾叶灰半两

上为细末，空心，糯米饮调下二钱。

漏胎下血不止，胞干即死，宜急治之。

生地黄汁一升 酒五合

上同煎三五沸，分温三服，以止为度。

崔氏疗妊娠下血不止，血尽子死。

生干地黄为末，酒服方寸匕，日三夜一即愈。不过三服良。又疗妊娠漏胞方。（一方云及腹内冷者。又见《指迷方》）

生干地黄五两 干姜二两半

上为末，酒服方寸匕，日再。（《集验》、文仲、《经心》同）

疗妊娠无故卒然下血不绝方。

阿胶三两，用清酒一升半，煎取一升，顿服。

又方：治妊娠卒然下血，兼治胎衣不下方。

上以铁锤烧令通赤，内酒中，如此者三次，候温，饮一盏。

妊娠惊胎及僵仆方论第七

夫妊娠惊胎者，是怀妊月将满，其胎神识已具，或将产之时，从高坠下，伤损胞络，致血下胎动，遂上抢心胸，气绝不醒。其母面赤舌青，口无沫出者，儿死母活；唇口俱青沫出者，子母俱死；面青舌青，沫出，母死子活。若下血不止，胞燥胎枯，令子死矣。

催生神妙佛手散（一名芎䓖汤）治妇人妊娠五七月，因事筑磕著胎，或子死腹中，恶露下，疼痛不已，口噤欲绝，用此

药探之，若不损则痛止，子母俱安。若胎损，立便逐下。本出文仲、徐、王，效神验。《胎动方》云：治血上冲，心腹满闷者，如汤沃雪。（《救急》、《经心》同。出《外台》）。又治产前、产后体热，则血腹痛。

当归六两 川芎四两（张氏方等分）

上为粗末，每服三钱。水一大盏，煎令泣泣欲干，投酒一大盏，只煎一沸，去滓温服。口噤灌之。如人行五里再服，不过三二服便生。一方云：此药治伤胎去血多；崩中去血多；金疮去血多；拔牙去血多，昏晕欲倒者，以水煎服。或先以漏血，腹内疼痛，加苟药、官桂，减半随手效。（详见通用方）

治妊娠因坠倒损胎，不转动，腹见疼痛，腰重及子死腹中不出，须臾三服，立下。

川芎一两 为细末，以热酒调服方寸匕，日三四服。

治妊娠因失所动，困绝。《千金方》亦治子烦。

上取竹沥，饮一升立愈。

治妊娠从高坠下，腹痛下血，烦闷。

生地黄 益母草各一两 当归 黄芪各半两

上㕮咀，每服四钱。水一盏，姜四片，煎至六分，去滓，无时候。

《集验》疗妊娠二三月上至七八月，顿仆失踞，胎动不安，伤损腰、腹痛欲死，若有所见；及胎奔上抢心、短气，下血不止方。

干地黄 当归 艾叶各二两 阿胶 川芎各三两

上以水七升，煮取二升半，分作三服。腹痛甚加杜仲、五加皮各三两。一方无地黄，有甘草。一方无地黄，却用生姜自然汁一匙，地黄汁半合，马通半合，煎

成药去滓，入此再煎三沸，温服。一方有人参、白茯苓，水煎。

竹茹酒　治妊娠误有失坠损筑，胎损疼痛。

青竹茹二合　好酒一升　煮三五沸，分作三服即安。

秦艽汤　疗妊娠或因僵仆，胎动不安，脐腹疼痛。（出《产科》，方见前）

疗妊娠偶有所伤，胎动不安，疼痛不可忍。兼治崩血甚效。兼治子冒。（又名子痫）

缩砂（不以多少）和皮炒，令黑色。

一方用仁，熨斗内略炒，为细末，热酒调下二钱。不饮酒者，以米饮调下皆可。觉腹中热则胎已安矣。此方极效。温隐居云：神效不可尽述。仆用有效。

妊娠胎上逼心方论第八

夫妊娠将养得所，则气血调和。故儿在胎则安，当产亦易。若节适失宜，则血气乖理，儿在胎则亟动，至产育亦难。而子上逼于心者，由产难用气力，胎动气逆，胎上冲逼于心者。凡胎上逼于心则闷绝，胎下乃苏，甚者至死也。

紫苏饮　治妊娠胎气不和，怀胎迫上胀满疼痛，谓之子悬。兼治临产惊恐气结，连日不下。名七宝散，无芎。

当归三分　甘草一分　大腹皮　人参川芎　陈橘皮　白芍药各半两　紫苏一两

上㕮咀，每服半两。水一盏半，姜四片，葱白七寸，煎至七分，去滓，空心温服。

曾有一妇人，累日产不下，服催生药不验。许学士曰：此必坐草太早，心怀一点惧气，结而不行，然非顺不顺也。[①]

《素问》云：恐则气下。盖恐则精却，却则上焦闭，闭则气还，还则下焦胀，气乃不行矣。得此药一服便产。及妇人六七月子悬者，余用此数数有验，不十服，胎便近下。（方出《本事》）

丁未六月间，罗新恩孺人黄氏有孕七个月，远出而归。忽然胎上冲心而痛，卧坐不安。两医治之无效，遂说胎已死矣。便将蓖麻子去皮研烂，加麝香调贴脐中以下之，命在垂危。召仆诊视，两尺脉沉绝，他脉平和。仆问二医者曰：契兄作何证治之？答曰：死胎也。何以知之？答曰：两尺脉绝，以此知之。仆问之曰：此说出在何经？二医无答。遂问仆曰：门下作何证治之？仆答曰：此子悬也。若是胎死，却有辨处。夫面赤舌青者，子死母活；面青舌青吐沫者，母死子活；唇口俱青者，母子俱死，是其验也。今面色不赤，舌色不青，其子未死；其证不安，冲心而痛，是胎上逼心，谓之子悬。宜紫苏饮子，治药十服，而胎近下矣。

当归汤　治妊娠胎动，荡心闷绝，烦躁口干，横生倒产，上冲下筑，迷闷，唇口青黑，手中厥冷。产科名保安散。一方无草，有川芎、厚朴；《产宝方》有川芎。

当归　人参各一两半　阿胶一两（炒）甘草三两　连根葱白一握

上细锉，水二升，煎四味至升半，去滓，下葱再煎三合，温服一剂，分为二三服。

治胎上逼心，热痛下血。曲半斤捣碎，和热水绞取汁三中盏，无时，分温五服。一方治胎动，腹痛连腰。用麦曲、新汲水调下。一方用神曲，大同小异。

治胎上逼心烦闷方。又治妊娠六七月

---

① 然非顺不顺也：《普济本事方》卷十作"非不顺也"。

已后，胎动困笃。葱白二七茎，浓煮汁饮之即安。若胎已死，服之即出，未死即安。未效再服。

治胎不顺，胎上逼心方。以乌犬血少少饮之，当下。

治妊娠遍身痛，或冲心欲死，不能饮食。

白术五两　黄芩二两　芍药四两

上水六升，煮取二升半，分为三服。缘胎有水致痛，兼易产。

文仲、葛氏疗妊娠卒胎上迫心痛方。取弩弦急带之，立愈。

妊娠忽然下黄汁如胶或如豆汁胎动腹痛方第九

疗妊娠忽然下黄汁如胶，或如豆汁，胎动腹痛。

粳米五升　黄芪六两

上以水七升，煎取二升，分为四服。

妊娠误服毒药伤动胎气方第十

夺命圆　专治妇人小产，下血至多，子死腹中。其人憎寒，手指、唇口、爪甲青白，面色黄黑。或胎上抢心，则闷绝欲死，冷汗自出，喘满不食；或食毒物；或误服草药，伤动胎气，下血不止。胎尚未损，服之可安；已死，服之可下。此方的系异人传授，至妙。

牡丹皮　白茯苓　桂心　桃仁（制）赤芍药

上等分，为细末，以蜜圆如弹子大。每服一圆，细嚼，淡醋汤送下。速进两圆，至胎腐烂腹中，危甚者立可取出。

治妇人服草药**堕孕腹痛方**。（男六德补遗）

白扁豆（生）去皮为细末，米饮调服方寸匕。若修制不及，浓煎服亦可。亦解男子、女人误中砒毒；亦治妇人赤白带下。要炒黄为末，米饮调下。

阿胶散　治妊娠不问月数深浅，或因顿扑，或因毒药，胎动不安，腰痛腹满。或有所下；或胎上抢心、短气力方。

熟地黄二两　白芍药　艾叶　当归甘草　阿胶　黄芪各一两（一方有川芎）

上吹咀，每服半两。水一大盏，姜三片，枣一个，煎至七分，去滓温服，无时。

妊娠心痛方论第十一

夫妊娠心痛者，多是风邪痰饮乘于心之经络，邪气搏于正气，交结而痛也。若伤心正经而痛者，为真心痛。心为帝王之官，统领诸脏，不可受邪。邪若伤之，朝发夕死，夕发朝死；若伤心支别络而痛者，则乍安乍甚，休作有时也。妊娠之人，或有病而痛不已者，气乘胞络，伤损子脏也，则令胎动。凡胎转移，则多不安；不安而动于血者，则血下也。

治妊娠卒心痛，气欲绝方。（方出《产宝》）

川芎　当归　茯苓　厚朴（制）各等分

上水六升，煎取二升，分为二服。忌如前。《雷公炮炙论》云：心痛欲死，急觅延胡。

白术汤　治妊娠卒心痛，欲死不可忍者。（出《古今录验》）

白术三两　赤芍药二两　黄芩一两半

上切，以水六升，煮取二升半，分三服，半日令尽。微下水，令易生。忌桃、李、雀肉。

《千金》疗妊娠心痛。

青竹茹一升　羊脂八两　白蜜三两

上三味合煎，每服枣核大三枚。食前顿服，日三服。

又方：青竹茹一升　酒三升　煮了一升半，去滓，分温顿服。

又方：破鸡子一枚，调酒服之。

又方：大麻子三升，研，水八升，煮取五升，分为五服。

又方：橘皮三两　豆豉二两

上为细末，炼蜜圆如梧桐子大。温水下二七圆，无时候。（四方出《外台秘要》）

妊娠心腹痛方论第十二

夫妊娠心腹痛者，或由宿有冷疹；或新触风寒，皆由脏虚而致发动也。邪正相击，而并于气，随气上下冲于心，则心痛；下攻于腹则腹痛，故令心腹痛也。妊娠而痛者，邪正二气交攻于内，若不时差者，其痛冲击胞络，必致动胎，甚则伤堕也。又云：妊娠心腹疼痛，多是风寒湿冷、痰饮与脏气相击，故令腹痛。攻伤不已，则致胎动也。

当归芍药散　治妊娠腹中绞痛，心下急痛，及疗产后血晕，内虚、气乏，崩中，久痢。常服通畅血脉，不生痈节，消痰养胃，明目益津。

白芍药半斤　当归　茯苓　白术各二两　泽泻　川芎各四两（一方川芎只两半）

上为细末，每服二钱，食前温酒调服。

《元和纪用经》云：本六气经纬，元能祛风补劳，养真阳，退邪热，缓中，安和神志，润泽容色，散邪寒、瘟瘴时气。安期先生赐李少君久饵之药，后仲景增减为妇人怀妊腹痛方。本方用芍药四两，泽泻、茯苓、川芎各一两，当归、白术各二两。亦可以蜜圆服。（出《三因方》）

治妊娠心腹痛，不可忍方。

盐一斤，烧令赤。

上以两指取一撮，酒调服。

疗妊娠先患冷气，忽中心腹痛如刀刺。

川芎　人参　茯苓　吴茱萸　苦梗　当归各三两　厚朴（制）　芍药各二两

上㕮咀，以水九升，煎取三升，分三服，气下即安。

疗妊娠患腹痛，并胎动不安。

葱白（切）一升　人参　厚朴　阿胶　川芎各二两　当归三两

上㕮咀，以水七升，煎取三升，分作三服。一方有甘草，无厚朴、川芎。

香术散　治妊娠五个月已后，常胸腹间气刺满痛，或肠鸣，以致呕逆减食。此由喜怒忧虑过度，饮食失节之所致。蔡元度宠人有子，夫人怒欲逐之，遂病。医官王师处此方，三服而愈，后用果验。

广中莪术一两（煨）　丁香半两　粉草一分

上为细末，空心，盐汤点服一大钱，觉胸中如物按下之状。

草豆蔻散　治妊娠心腹常痛，吃食减少，四肢不和，全不入食。

草果仁（想是草豆蔻）　陈橘皮　干地黄　白术各一两　川芎三分　当归炒　桂心　干姜　木香各半两

上为细末，每服四钱。水一盏，枣二枚，煎至六分，热服。

阿胶散　治妊娠胎动，腹中疼痛，不思饮食。

白茯苓　白术　川芎　阿胶各三分（炒）　当归（炒）　陈皮各一两　甘草一分

上㕮咀，每服三钱。水一盏，姜三片，枣一个，煎至七分，去滓温服。

治妊娠四五月，忽心腹绞痛。

大红枣十四枚　烧存性，为末，以童

子小便调下。

治妊娠胎动欲落，腹痛不可忍。

上等银一斤　茅根二升（去黑皮）

以水九升，煮银，取二升，入清酒一升，同煎茅根，取二升，分为三服，立安。

《古今录验》疗妊娠腹内冷痛，忽胎动。

薤白一斤　当归（切）四两

上以水五升，煮取二升，作三服。亦将小便服。将去一炊顷出。

《千金》疗妊娠腹中痛方。

生地黄三斤　捣取汁，酒一升合煎减半，顿服愈。

妊娠中恶方论第十三

夫妊娠人忽然心腹刺痛，闷绝欲死者，谓之中恶。言邪恶之气中胎，伤于人也。所以然者，血气自养，而为精神之主。若气血不和则精神衰弱，故邪毒之气得以中之。妊娠之病，亦致损胎也。

当归散　治妊娠中恶，心腹疠痛。

当归　丁香　川芎各三两　青橘皮二两　吴茱萸半两（去梗，汤泡三次，炒黑）

上为细末，无时，温酒调一钱。

又方：生干地黄一两　枳壳　木香各三分

上为细末，每服一钱，酒调下。

又方：苦梗一两（细锉略炒）　姜半两

煎服。

妊娠腰腹及背痛方论第十四

论曰：肾主腰足，因劳伤损动，其经

虚则风乘之，则腰痛；冷气乘虚入腹，则腹痛，故令腰腹相引而痛。其痛不止，多动胎气。妇人肾以系胞，妊娠而腰痛甚者，则胎堕也。

疗妊娠气壅攻腰，痛不可忍，兼治腹痛。**当归散**[①]

当归三两　阿胶　甘草各二两　葱白一斤

上细锉，以水七升，煮取三升，去滓，分温五服。

紫酒　治妊娠腰痛如折。

大黑豆二合，炒令香熟，以酒一大盏，煮取七分，去豆，空心顿服。

通气散　治妊娠腰痛，状不可忍。此药神妙。

破故纸不以多少，瓦上炒令香熟，为末；嚼核桃肉半个，空心，温酒调下二钱。

疗妊娠腰背痛，反复不得。鹿角长六寸，烧令赤，酒中淬。再烧再淬，以角碎为度。取酒饮之；鹿角为末服亦可。

疗妊娠腰疼痛不可忍，或连胯痛。（先服此散）

杜仲四两　五加皮　阿胶（炙）　防风　金毛狗脊　川芎　北细辛　白芍药[②]　草薢各三两　杏仁八十枚（去皮尖，炒）

上㕮咀，以水九升，煮取二升，去滓下胶，作三服。

疗妊娠三二月，腰痛不可忍者。（次服此圆）

续断　杜仲各十分　芎蒡　独活各三两　狗脊　五加皮　草薢　芍药　薯蓣　诃子肉各八两

上为末，炼蜜圆如梧桐子大。空心，酒下四十圆，日三服。

---

① 当归散：原脱，据四库本补。
② 白芍药：正德本作"白茯苓"。

疗触动胎以致腰痛、背痛。

杜仲　五加皮　当归　芍药　人参
川芎　萆薢各三两

上细锉，以水七升，煮取二升半，分
温三服。

疗妊娠三二月及七八月，胎动不安，
或腰肚痛及血下。

川芎　当归各四两　艾叶　阿胶各二
两　甘草各一两

上细锉，以水五升，煮取二升，去
滓，分温三服。

大地黄圆　治产前后腰腹痛，一切血
疼。《信效方》治血气虚，四肢不举，骨
髓热疼。

熟地黄二两　乌梅肉　当归各一两

上为细末，炼蜜圆如弹子大。每服一
圆，白汤嚼下，空心。

《广济》疗妊娠胎动，腰痛及下血，
安胎。(方见前妊娠卒然下血方论中)

《小品》**苎根汤**　疗损动胎，腰腹痛，
去血，胎动向下方。

生干地黄　苎根各二两　当归　芍药
阿胶　甘草各一两

上细切，以水六升，煮取二升，去滓，
内胶煎烊，分温三服。忌海藻、芜荑。

《救急》疗胎动去血，腰腹痛。(方见
前第四论中)

妊娠小腹痛方论第十五

论曰：妊娠小腹痛者，由胞络宿有风
冷，而妊娠血不通，冷血相搏故痛甚，亦
令胎动也。

疗妊娠被惊恼，胎向下不安，小腹痛
连腰，下血。**当归散**[①]

当归　川芎各八分　阿胶（炙）　人参
各六分　艾叶四分　大枣二十个　茯苓十分

上细切，以水四升，煮取二升，温分
三服。

妊娠心腹胀满方论第十六[②]

夫妊娠心腹胀满者，由腹内夙有寒
气，致令停饮；妊娠重因触冷饮发动，与
气相干，故令心腹胀满也。

仓公下气汤　治妊娠心腹胀满，两胁
妨闷，不下饮食，四肢无力。

羌活　赤芍药　甘草　槟榔　青皮
大腹皮　陈皮　赤茯苓　半夏　桑白皮
桂心各半两　紫苏茎二两

上咬咀，每服三钱重。水一盏，姜五
片，枣二个，煎至七分，去滓温服，无时
候。与《局方》分心气饮大同小异，加灯
心煎。

诃梨勒散　疗妊娠心腹胀满，气冲胸
膈，烦闷，四肢少力，不思饮食。

诃梨勒　赤茯苓　前胡各一两　陈皮
大腹皮　桑白皮各三分　枳壳　川芎
白术各半两

上为粗末，每服四钱。水一盏半，姜
三片，枣二个，煎至七分，去滓温服，无
时候。

治妊娠心下急，气满切痛。

赤茯苓六分　桑白皮五分　前胡四分
郁李仁　槟榔各三分

上为细末，以水一升，煮取一半，去
滓，夜卧服。

《局方》枳壳散及保气散亦妙（方见十
六卷第三论），紫苏散亦妙。(方见前胎上逼类)

---

① 当归散：原脱：据四库本补。

② 方论第十六：此论底本、四库本全文脱，据正德本补。

卷 十 三

妊娠数堕胎方论第一

夫阳施阴化，故得有胎。荣卫调和，则经养周足，故胎得安，则能成长。若血气虚损者，子脏为风寒所苦，则血气不足，故不能养胎，所以数堕胎也。其妊娠腰疼者，喜堕胎也。

《千金》疗妊娠二个月数坠胎法，灸膝下一寸，七壮。

又方：赤小豆为末，酒调方寸匕，日二服。亦治妊娠数月，月水尚来。

《删繁方》疗妊娠怀胎数落而不结实。或冷或热，百病之源。

甘草　黄芪　人参　川芎　白术　地黄　吴茱萸各等分（一方有当归、干姜）

上为末，空心，温酒调二钱。忌菘菜、桃、李、雀肉、醋物。（《经心录》同）

《广济》疗妇人怀妊数伤胎方。

鲤鱼二斤　粳米一升

上二味如法作臛，少着盐，勿着葱、豉、醋，食之甚良。一月中须三遍作效，安稳无忌。（《集验》、文仲、《备急》、崔氏、《延年》方同）

《经心录》**紫石英圆**　主风冷在子宫，有子常落。或始为妇，便患心痛，乃成心疾，月水都未曾来，服之肥悦，令人有子方。

紫石英　天门冬（去心）　五味子各三两　乌头（炮）　卷柏　乌贼鱼骨　云母（烧、研）　禹余粮　当归　川椒（如常制）　桑寄生　石楠叶各一两　泽泻　杜仲　远志（去心）　苁蓉　桂心　甘草

石斛　人参　辛夷　柏子仁各二两

上为末，炼蜜为圆如梧桐子大。温酒下二十圆至三四十圆。（《千金方》同）

疗妊娠数堕胎。皆因气血虚损，子脏风冷，致胎不坚固，频有所伤，宜服**卷柏圆**。

卷柏　钟乳粉　鹿角胶（炒）　紫石英（飞）　阳起石（飞）　桑螵蛸（炒）　禹余粮（煅、研、飞）　熟地黄各一两　桂心　川牛膝　桑寄生　北五味　蛇床子　牡丹皮　杜仲　川芎　当归各三分

上为末，炼蜜圆如梧桐子大。每服三四十圆，空心，温酒吞下。

妊娠胎不长养方论第二

夫妊娠之人，有宿痾挟疾而后有娠。或有娠时，节适乖理，致生疾病，并令脏腑衰损，气力虚羸，令胎不长。故须服药，去其疾病，益其气血，以扶养胎也。

《集验》治妇人怀胎不长方。

鲤鱼（长一尺者，去肠、肚、鳞），以水渍没，内盐及枣，煮令熟，取汁稍稍饮之。当胎所腹上，当汗出如牛鼻状。虽有所见，胎虽不安者，十余日辄一作。此令胎长大，甚平安。

《古今录验》疗妊娠养胎。**白术散**。

白术　川芎各四分　川椒（炒出汗）三分　牡蛎（煅）二分

上四味，为细末，酒调一钱匕，日三夜一。但苦痛，加芍药；心下毒痛，倍加川芎；吐唾不能饮食，加细辛一两，半夏大者二十枚服之，复更以浆水服之；若

呕，亦以醋浆水服之；复不解者，小麦汁服之；以后其人若渴者，大麦粥服之。病虽愈，尽服之勿置。裴伏《仲景方》忌雀肉、桃、李。

疗妊娠胎不长，宜服安胎和气，思食，利四肢。**黄芪散**。

黄芪　白术　陈皮　麦门冬　白茯苓　前胡　人参各三两　川芎　甘草各半两

上㕮咀，每服三钱。水一盏，姜三片，枣一枚，煎至七分，去滓温服。

疗妊娠胎不长，宜服**养胎人参圆**。

人参　白茯苓　当归　柴胡　刺蓟　厚朴　桑寄生各一两　枳壳三分　甘草半两

上为细末，炼蜜为圆如梧子大，每服二十圆。食前温水吞下。

白术圆　调补冲任，扶养胎气。治妊娠宿有风冷，胎痿下不长；或失于将理，伤动胎气，多致损堕娠孕。常服益血，保护胎脏。

白术　川芎　阿胶（炒）　地黄（炒令六分焦）　当归（去尾，炒）各一两　牡蛎（煅为粉）二分　川椒三分（如常制）

上为末，炼蜜为圆如梧桐子大。空心，米饮吞三四十圆。酒、醋汤亦可。

妊娠胎动安不得却须下方论第三（妊娠得病，欲去子方附）

夫妊娠赢瘦，或挟疾病，脏腑虚损，气血枯竭，既不能养胎，致胎动而不坚固，终不能安者，则可下之，免害妊妇也。

疗胎动安不得，尚在腹，母欲死。须以**牛膝汤**下之。

牛膝（去苗，锉）半两　水银二两　朱砂二两半（研）

上以水五大盏，煮牛膝，可得一半，去滓，即以蜜和朱砂及水银，研如膏。每服以牛膝汁一小盏调下半匙，顿服。

桂心散　治妊娠母因疾病胎不能安，可下之。

桂心　瓜蒌　牛膝　瞿麦各二两　当归一两

上㕮咀，每服四钱。水一盏，煎至七分，空心，去滓服。

又方：瞿麦　桂心各一两　牛膝二两　蟹爪二合

上为细末，空心，温酒调一钱服。

又方：牛膝一握

上细捣，以无灰酒一大盏，煎取七分，温二服。

又方：取七月七日法曲四两，水二大盏，煎取一盏三分，绵滤去滓，分温三服，立下。

《小品方》疗妊娠得病，须去胎方。

麦蘖一升为末，和煮二升，服之即下，神效。

文仲疗妊娠得病，欲去胎方。

取鸡子一枚，以三指撮盐置鸡子中，服之立出。与阮河南疗产难同。（《千金》、《经心录》同）

妊娠堕胎后血下不止方论第四

夫堕胎后，复损于经脉，经脉既虚，故下血不止也。下血多者，便致烦闷，乃至死矣。

治妊娠损动，下血不止，腹痛，宜服此方。

阿胶一两（炒）　艾叶半两

上以水一大盏，煎至六分，去滓温服，空心。

治妊娠损动，下血不止。

甘草一两（炙）　阿胶二两（炒）　鸡子一枚

上细锉，以水二大盏，煮甘草一盏三

分，去滓，下鸡子及阿胶，候胶消，搅令停。无时，分温三服。

龙骨散　《广济》疗因损娠，下恶血不止。

龙骨　当归　地黄各八分　艾叶四分（炒）　地榆　阿胶　芍药　干姜各六分　蒲黄五分　牛角鰓（炙焦）十分

上为细末，食前，粥饮调下二钱。

治妊娠堕胎，下血不尽，苦烦满欲极，时发寒热、狂闷方。

鹿角屑一两（熬）

上以水一大盏，煎豉一合，取汁六分，分为三服。调鹿角屑二钱服，日三服，须臾血下。（《古今录验》同）

《千金》疗落胎，下血不止方。

上以生地黄汁一小盏，调代赭末一钱，日三服。

治妊娠下血，疼痛不止方。亦治小便不禁。

上以家鸡翎烧灰细研。以温酒调下二钱，如人行五里再服，以效为度。

《千金》疗妊娠胎堕，下血不止方。

丹参一味十二两

上细切，以酒五升，煮取三升，分三服。

《救急》疗损娠方。

上取朱砂末一钱匕，生鸡子三颗，取白和朱砂顿服。胎若死，即出；如未死，即安。

妊娠日月未足欲产方第五

《集验》**知母圆**　治日月未足而痛，如欲产者。兼治产难及子烦。

知母一味，为细末，炼蜜圆如鸡头大。温酒嚼下，日三服。（《千金》、崔氏、《小品》同）一方圆如梧桐子大，粥饮下二十圆。

槐子圆　治妊娠月数未足而似欲产腹痛者。

槐子　蒲黄等分

上为末，蜜圆如梧子大。温酒下二十圆，以痛止为度。

又方：取蒲黄如枣核大，筛过，以井花水调服。

又方：梁上尘　灶突煤

上二味为细末，空心，酒服方寸匕。

断产方论第六

论曰：欲断产者，不易之事。虽曰天地大德曰生，然亦有临产艰难；或生育不已；或不正之属，为尼为娼，不欲受孕而欲断之者。故录验方以备所用。然其方颇众，然多有用水银、虻虫、水蛭之类，孕不复怀，难免受病。此方平和而有异验，列具于后。

《小品方》疗妇人断产验方。（《千金翼》、《外台秘要》同）

故蚕纸，方圆一尺，烧为末，酒饮调服，终身不复怀孕也。

疗妊娠欲去之，并断产方。

瓜蒌　桂心各二两　豉一升

上三味切，以水四升，煮取一升半，分服之。

又方：附子二枚为末，以淳苦酒和涂右足，去之大良。

《千金》断产方。

油煎水银，一日方急。空心服，如枣大一圆，永断不损人。

《广济》落胎方。

瓜蒌根四两　肉桂五两　牛膝三两　瞿麦一两

上切，以水七升，煎二升三合，去滓，温分三服。服后如人行五里，又进一服。无忌。

《小品》疗羸人欲去胎方。

粉草 干姜 人参 川芎 生姜 肉桂 蟹爪 黄芩

上八味，等分细切，以水七升，煮取二升，分三服。忌海藻、菘菜、生葱。

《千金》欲去胎方。

大曲五升 清酒一斗，煮二沸，去滓，分五服。隔宿勿食，旦再服。其子如糜，令母肥盛，无疾苦。（千金不传）

妊娠咳嗽方论第七

夫肺感于寒，寒伤于肺，则成咳嗽也。所以然者，肺主气而外合皮毛，毛窍不密，则寒邪乘虚而入，故肺受之也。五脏六腑俱受气于肺，以其时感于寒而为嗽也。秋则肺受之，冬则肾受之，春则肝受之，夏则心受之。其诸脏嗽不已，则传于腑。

妊娠病久不已者，则伤胎也。

款冬花散 疗妊娠心膈痰毒壅滞，肺气不顺，咳嗽头疼。

款冬花 麻黄 贝母煨 前胡 桑白皮 紫菀各半两 旋覆花 白术 甘草各一分 石膏一两

上㕮咀，每服四钱。水一盏，姜三片，煎至七分，去滓温服，食后。

桔梗散 治妊娠肺壅咳嗽、喘急，不食。

天门冬（去心）一两 桑白皮 苦梗 紫苏各半两 赤茯苓一两 麻黄（去节）三分 贝母 人参 甘草各半两

上㕮咀，每服四钱。水一盏，姜三片，煎至七分，去滓，不拘时候服。

马兜铃散 治妊娠胎气壅滞，咳嗽喘急。

马兜铃 苦梗 人参 甘草 贝母各半两 陈皮（去白） 大腹皮 紫苏 桑

白皮各一两 五味子七分半

上㕮咀，每服四钱。水一盏，姜三片，煎至七分，去滓，无时候服。

麻黄散 治妊娠外伤风冷，痰逆，咳嗽不食。

麻黄 陈皮 前胡各一两 半夏 人参 白术 枳壳 贝母 甘草各半两

上㕮咀，每服四钱。葱白五寸，姜半分，枣三个，水一盏，煎至六分，去滓温服。

百合散 治妊娠咳嗽，心胸不利，烦闷不食。

川百合 紫菀 麦门冬 苦梗 桑白皮各一两 甘草半两

上㕮咀，每服三钱。水一盏，竹茹一分，煎至六分，去滓，入蜜半匙，更煎三二沸，不拘时温服。

紫菀汤 治妊娠咳嗽不止，胎不安。（六方出《产科》）

甘草 杏仁各一分 紫菀一两 桑白皮一分 苦梗三分 天门冬一两

上㕮咀，每服三钱。水一盏，竹茹一块，煎至七分去滓，入蜜半匙，再煎二沸，温服。

疗妊娠咳嗽方。

以车轵烧赤投酒中，候冷饮之，良。

疗妊娠伤寒，涎多咳嗽。

知母 杏仁 天门冬 桑白皮等分

上㕮咀，每服三钱。水一盏，煎至七分，去滓服。

妊娠喘嗽不止，宜服《局方》华盖散，稳重而有效。

妊娠吐血衄血方论第八

论曰：夫妊娠吐血者，皆由脏腑所伤。为忧、思、惊、怒，皆伤脏腑。气逆吐血，吐血而心闷胸满未欲止，心闷甚者死。妊娠病此，多堕胎也。

《局方》**必胜散**有效，治吐血不止。

马勃，用生布擦为末，浓米饮调下。

（昌黎先生云：牛溲、马勃、败鼓之皮，俱收并蓄，待用无遗者，医师之良也）

治鼻衄。以白茅花浓煎汁服。（亦可就第七卷吐血方中选用）

妊娠子烦方论第九

论曰：妊娠苦烦闷者，以四月受少阴君火气以养精；六月受少阳相火气以养气。若母心惊胆寒，多有烦闷，名曰子烦也。《产宝》云：夫妊娠而子烦者，是肺脏虚而热乘于心，则令心烦也。停痰积饮在心胸之间，或冲于心，亦令烦也。若热而烦者，但热而已；若有痰饮而烦者，呕吐涎沫，恶闻食气，烦躁不安也。大抵妊娠之人，即停痰积饮，又虚热相搏，气郁不舒；或烦躁，或呕吐涎沫，剧则胎动不安，均谓之子烦也。

竹叶汤　治子烦。

防风　黄芩　麦门冬各三两　白茯苓四两

上㕮咀，每服四钱。水一盏，竹叶数片，煎至七分，去滓温服。忌酢物。《外台秘要》有竹沥三合，无竹叶，名竹沥汤。《指迷》同。一方无黄芩，有知母。

又方：时时饮竹沥，随多少。

竹茹汤　疗妊娠烦躁，或胎不安。

淡青竹刮茹，一两

上以水一大升，煮取四合，徐徐服尽为度。

麦门冬散　治妊娠心烦愦闷，虚躁吐逆，恶闻食气，头眩，四肢沉重，百节疼痛，多卧少起。

麦门冬　子芩　赤茯苓各一两　柴胡　赤芍药　陈皮　人参　苦梗　桑寄生

甘草　旋覆花各半两　生地黄二两

上为粗末，每服四钱。水一盏，姜半分，煎至六分，去滓，无时温服。

又方　麦门冬　苇根各二两　黄芩　茯神各一两　甘草（炙）一分　犀角屑半两

上㕮咀，每服四钱。水一盏，生地黄一分，淡竹叶二七片，煎至六分，去滓温服。

柴胡散　治妊娠心烦，头目昏重，心胸烦闷，不思饮食或呕吐。

柴胡一两半　赤茯苓　麦门冬各一两　枇杷叶（去毛）　人参　橘红　甘草各半两

上㕮咀，每服四钱。水一盏，姜三片，煎至七分，去滓温服。

人参散　治妊娠热气乘于心脾，津液枯少，烦躁壅热，口舌干渴。

人参　麦门冬　赤茯苓　地骨皮　家干葛　黄芩　犀角屑各三分　甘草半两

上㕮咀，每服三钱。水一盏，煎至六分，去滓温服。

治妊娠子烦，口干不得卧。

黄连（去须）

上为细末，每服一钱，粥饮调下。酒蒸黄连圆亦妙。

治妊娠心烦热不止。

葱白一握　豉二合

上以水二大盏，煎取一盏半，去滓，温分三服。

益母圆　治妊娠因服药致胎气不安，有似虚烦不得卧者，巢氏谓之子烦也。

知母一两（洗、焙）

上为细末，以枣肉为圆如弹子大。每服一圆，细嚼，煎人参汤送下。

次见医者，不识此证，作虚烦治之，损动胎气宜矣。有识者，亦见有药也。产科郑宗文得于陈藏器《本草拾遗》中也。用之良验。（方出《产乳》）

妊娠烦躁口干方论第十

夫足太阴，脾之经也，其气通于口。手少阴，心之经也，其气通于舌。若妊娠之人，脏腑气虚，荣卫不理，阴阳隔绝，热气乘于心脾，津液枯少，故令心烦而口干也。愚考此证，与子烦大同小异，其方亦可就子而烦中通用。益母圆亦妙。

升麻散　治妊娠壅热，心神烦躁，口干渴逆。

川升麻　黄芩　人参　麦门冬　栀子仁　柴胡　茯神　瓜蒌根　犀角屑各一两　知母　甘草各半两

上㕮咀，每服四钱。水一盏，煎至六分，去滓温服。

知母散　治妊娠烦躁闷乱，口干及胎脏热。

知母　麦门冬　甘草各半两　黄芪子芩　赤茯苓各三分

上㕮咀，每服四钱。水一盏，煎至七分，去滓，入竹沥一合，更煎二沸，温服。

葛根散　治妇人妊娠数月，胸膈烦躁，唇口干渴，四肢壮热，少食。

葛根（不用野葛）　黄芩　人参　萎蕤　黄芪　麦门冬　甘草等分（㕮咀）

上每服四钱。水一盏，竹茹一块如钱大，煎至七分，去滓温服，无时。

人参[①]黄芪散　治妊娠身热，烦躁口干，食少。

人参　黄芪　家葛根　秦艽　麦门冬各一两　知母三分　甘草半两　赤茯苓一两

上㕮咀，每服四钱。水一盏，姜三片，淡竹叶二七片，煎至六分，去滓温服。

---

① 人参：原脱，据正德本补。

卷 十 四

妊娠中风方论第一

论曰：夫四时八方之气，为风也。常以冬至之日候之。若从其乡来者，长养万物；若不从其乡来者，名为虚邪，贼害万物，人体虚则中之。若风邪客于皮肤，入于经络，即顽痹不仁。若入于筋脉，挟寒则挛急喎僻，挟温则弛纵。若入脏腑，则恍惚惊悸。凡五脏腧皆在背。脏腑虚，风邪皆从腧而入，随所伤脏腑、经络而为诸病也。妊娠中风，若不早治，则令堕胎也。

防风散 治妊娠中风卒倒，心神闷乱，口噤不能言，四肢强急。

防风 桑寄生 葛根各一两 菊花 防己 北细辛 秦艽 当归 桂心 茯神 甘草 羚羊角各半两

上为粗末，每服四钱。水一盏，姜三片，煎至六分，去滓，入竹沥半合，温服。

白术酒 治妊娠中风，口噤，语言不得。

白术一两半 独活一两 黑豆一合（炒）

上细锉，以酒三升，煎取一升半，去滓，温分四服。口噤者，拗口灌之，得汗即愈。

治妊娠中风，口眼不正，手足顽痹。

防风 羌活 防己各一两 麻黄（去节）半两 黄松木节一两 桂心 荆芥穗 羚羊角屑 桑寄生 甘草 薏苡仁各半两

上咬咀，每服三钱。水一盏，生姜半分，煎至六分，去滓温服。

治妊娠因感外风，如中风状，不省人事。

熟艾三两

上以米醋炒，令极热，乘热以绢帛裹，熨脐下，良久即省。

陈总领晔云：余女夫赵汝盘居天台，亲见王清叔舍人疗其嫂氏。

妊娠风痉方论第二

论曰：夫妊娠体虚，受风而伤太阳之经络，后复遇风寒相搏。发则口噤背强，名之曰痉（又云痓）。其候冒闷不识人，须臾自醒，良久复作，谓之风痉。亦名子痫，亦名子冒。甚则反张。

治妊娠中风，角弓反张，口噤语涩。

麻黄（去节） 防风 独活各一两 羚羊角（屑） 桂心 升麻 酸枣仁（炒） 甘草 秦艽各半两 川芎 当归 杏仁（制）各三分

上咬咀，每服四钱。水一盏，姜四片，煎至六分，去滓，入竹沥半合，温服。

治妊娠中风，腰背强直，时复反张。

防风 葛根 川芎 生干地黄各二两 杏仁（制） 麻黄（去节）各两半 桂心 独活 甘草 防己各一两

上咬咀，每服四钱。水一盏，煎至七分，去滓温服。

《小品》疗妊娠忽闷，眼不识人，须臾醒，醒复发。亦有不醒者，名为痉病。

亦名子痫，亦名子冒。葛根汤。若有竹近可速办者，当先作沥汁，次办汤也；其竹远不可即办者，当先办汤。此二疗会得其一种。其竹沥偏疗诸痉绝起死也，非但偏疗妊娠产妇绝死者有效，小儿或痫痉、金疮发痉，疗之亦验。作竹沥法（见第三卷第一论）

葛根汤　疗妊娠临月，因发风痉，忽闷愦不识人，吐逆眩倒，小醒复发，名为子痫。

葛根　贝母（去心）　牡丹皮（去心）　木防己　防风　当归　川芎　白茯苓　桂心（熬）　泽泻　甘草各二两　独活　石膏（碎）　人参各三两

上细切，以水九升，煮取三升，分二服。贝母令人易产，若未临月者，升麻代之。忌海藻、菘菜、酢物。（其详见第三卷第二论。亦可选方，详而用之）

妊娠腹内有鬼胎方论第三

夫人脏腑调和，则血气充实，风邪鬼魅不能干之。若荣卫虚损，则精神衰弱，妖魅鬼精得于入脏，状如怀娠，故曰鬼胎也。

雄黄圆　疗妊娠是鬼胎，致腹中黑血散下，腹痛。

雄黄（细研）　鬼臼（去毛）　莽草　丹砂（细研）　巴豆（去皮、心、油）　獭肝（炙令黄）各半两　蜥蜴一枚（炙黄）　蜈蚣一条（炙微黄）

上为细末，蜜圆如梧桐子大。空心，温酒下二圆，日二服。后当利，如不利，加至三圆。初下清水，次下虫如马尾状无数，病极者下蛇虫，或如段卵鸡子，或白膏，或如豆汁。其病即除。

疗妇人鬼胎，及血气不可忍方。

斑蝥（去头、翼、足、制）　延胡索

（炒）各三枚

上为细末，再研如面，以温酒调下半钱。以胎下为度。

治妇人虚羸，有鬼胎癥块，经候不通。

芫花根三两

上锉，炒令黄色，为细末，每服一钱，桃仁煎汤调下，当下恶物。

妊娠伤寒方论第四

论曰：夫冬时严寒，人体虚，为寒所伤，即成病为伤寒。轻者渐渐恶寒，翕翕发热，微咳鼻塞，数日乃止；重者头疼体痛，先寒后热，久而不愈则伤胎。凡妊妇伤寒，仲景无治法，用药宜有避忌，不可与寻常妇人一概治之也。

妊妇产前腹痛，及治月事或多或少、或前或后，胎气不安。产后血块不散，或亡血过多，或恶露不下。宜**加减四物汤**。

当归　川芎　白芍药　熟干地黄（一方用生者）各一两

上㕮咀，每服四钱。水一盏半，煎至八分，取六分。清汁热服，日四服。以知为度。

妊孕下血，即入艾六七叶，阿胶末一钱同煎。疾势甚大，散药不及，以四味各半两细锉，以水四盏，煎至二盏半，去滓分四服，食前热服，一日之中令尽，以知为度。平常产乳，服至三腊止；如虚弱，血脏不调，至一月止。

因虚致热，热与血搏，口舌干渴，欲饮水者，加瓜蒌根一两，麦门冬三分；腹中刺痛，恶物不下，加当归、芍药各一分；血崩加地黄、蒲黄各一两；因热生风，加川芎一分、柴胡半两；身热脉躁，头昏项强，加柴胡、黄芩各半两；大便秘结，加大黄半两、桃仁一分，炒；如大便滑泄，加桂心、熟附子各一分；发寒热，加干姜、牡丹皮、芍药各一分；呕者，加白术、人参各半两；腹胀，加厚朴、枳实各一分；虚烦不得眠，加竹叶、人参各一分；烦躁大渴，加知母、石膏各半两；水停心下，微吐逆，加猪苓、茯苓、防己各一分；虚寒状类伤寒，加人参、柴胡、防风各三分。

妊妇伤寒，瘟疫时气，先服此以安胎，宜**阿胶汤**。却以治病药相间服。

阿胶（炙）　白术　桑寄生　人参白茯苓

上等分为细末，煮糯米饮调服方寸匕，日三服。

妊妇伤寒，憎寒发热，当发其汗。宜**葱白汤**。

葱白十茎　生姜二两

上细切，以水二盏，煮取一盏，连服，取汗愈。

妊妇伤寒，头痛壮热，肢节烦疼。宜**前胡汤**。（出《广济方》）

石膏十二分　前胡六分　甜竹茹三分（《外台》无）　黄芩　大青各①五分　知母栀子仁各四分

上㕮咀，每服五钱。水一盏半，葱白三寸，煎至八分，去滓温服。（《集验》、文仲、《备急》、《救急》同）

妊妇伤寒，或中时行，洒淅作寒，振栗而悸或加哕者。宜**苏木汤**。

赤芍药　橘红　黄芩　黄连　甘草苏木等分

上㕮咀，每服五钱。水一盏，煎至六分，去滓温服，汗出瘥。若胎不安，兼服阿胶汤。（方出前）

妊妇寒热头疼，嘿嘿不欲食，胁下痛，呕逆痰气，及产后伤风，热入胞宫，寒热如疟，并经水适来适断，病后劳复，余热不解。宜服**黄龙汤**。

柴胡（去芦）一两　黄芩　人参　甘草各一分半

上㕮咀，每服五钱。水一盏半，煎至一中盏，去滓温服。

妊妇伤暑，头痛恶寒，身热躁闷，四肢疼痛，项背拘急，口干燥。宜**柴胡石膏汤**。

柴胡四两　甘草二两　石膏八两

上㕮咀，每服二钱。水一盏，姜五片，煎至六分，去滓温服。若气虚体冷，加人参四两。

妊妇伤寒，四日至六日以来，加心腹胀，上气，渴不止，饮食不多，腰疼体重。宜**枳实散**。

枳实一两（炒）　陈皮三分　麦门冬半两

上为细末，每服三钱。水一中盏，生姜半分，葱白七寸，煎至六分，去滓温服。

妊妇伤寒，头目旋疼，壮热心躁。宜**旋覆花汤**。

旋覆花　赤芍药　甘草各半两　前胡石膏各一两　白术　人参　麻黄（去根、节）　黄芩各三分

上㕮咀，每服四钱。水一盏半，姜半分，煎至六分，去滓温服。

麦门冬汤　妊妇伤寒，壮热呕逆，头疼，不思饮食，胎气不安。

人参　石膏各一两　前胡　黄芩各三分　家葛根　麦门冬各半两

上㕮咀，每服五钱。水一盏半，生姜四片，枣二个，淡竹茹一分，煎至八分，去滓温服。

妊妇发斑，变为黑色，尿血。宜**栀子**

---

① 各：原脱，依文义补。

大青汤。（《外台》云：出《救急》方）

升麻　栀子仁各二两　大青　杏仁　黄芩各一两半

上㕮咀，每服五钱。水一盏半，葱白三寸，煎至一盏，去滓温服。

芍药汤　治妊娠伤寒，五个月以前，尝用此方。（出《伤寒括要》）

黄芩　当归　芍药各四钱　川芎十六钱　白术八钱

上为细末，温酒调服方寸匕，日二服。产后百病，悉皆主之。常服则易产无疾苦。（王子亨：为产后常服之药）

当归茯苓散　治妇人伤寒，腹中隐痛。

当归　茯苓　白术各二两　白芍药半斤　泽泻　川芎各四两

上为细末，酒服方寸匕，日三。

白术散　治妊妇伤寒，烦热头痛，胎气不安，或时吐逆，不下食。

白术　橘红　麦门冬　人参　前胡　赤茯苓　川芎各一两　甘草　半夏各半两

上㕮咀，每服四钱。水一中盏，姜四片，淡竹茹一分，煎至六分，去滓，无时温服。

柴胡散　治妊娠热病，骨节烦痛，头疼壮热。若不治，热不止则损胎。

柴胡　家葛根　知母　栀子仁　甘草各半两　石膏一两　大青　黄芩　升麻各三分

上㕮咀，每服四钱。水一盏，葱白三寸，煎至六分，去滓，无时热服。

麻黄散　治妊娠五六个月，伤寒头疼，壮热，四肢烦疼。

麻黄　桂心　柴胡　赤芍药各一两　甘草半两

上㕮咀，每服三钱。水一盏，姜三片，煎至六分，去滓，无时温服。

升麻散　治妊娠伤寒，头痛，身体壮热。

川升麻　苍术（炒）　麦门冬　麻黄各一两　黄芩　大青各半两　石膏二两

上㕮咀，每服四钱。水一盏，姜半分，淡竹叶二七片，煎至六分，去滓，无时温服。

治孕妇伤寒。

柴胡　前胡　川芎　当归　人参　芍药　粉草　生地黄等分

上为细末，每服二钱。姜三片，枣四个，煎至七分，去滓温服。要出汗，加葱。

《良方》**白术散**　治妊妇伤寒。

白术　黄芩各等分（新瓦上炒令香）

上为散，每服三钱。水一中盏，姜三片，枣一枚，煎至七分，温服。但觉头痛发热，便可吃二三服即瘥。唯四肢厥冷、阴证者，未可服。此方本常州一仕人卖此药，医皆论斤售去，行医用之如神。无人得此方。余自得此，治疾无有不效者。仍安胎，益母子。

治妊妇伤寒，头疼腹痛。

升麻　黄芩各六分　家干葛　大青　石膏　甘草各三分　苦竹叶一握（并细锉）

上用水一升半，先煮苦竹叶、干葛，减一半，入诸药再煮至六合，去滓温服。

妊娠时气方论第五

论曰：夫四时之间，忽有非节之气。如春应暖而反寒，夏应热而反冷，秋应凉而反热，冬应寒而反暖，非其节而有其气。而一气之至，无人不伤，长少虽殊，病皆相似者，多挟于表毒也。言其时普行此气，故云此时气也。妊娠遇之重者，致伤胎也。

秦艽散　治妊妇时气，五六日不得汗，口干，多吃冷水，狂语呕逆。

秦艽　柴胡各一两　石膏二两　赤茯苓　前胡　甘草　犀角屑　家葛根　川升麻　黄芩各半两

上㕮咀，每服四钱。水一盏，姜半分，淡竹茹一分，煎至六分，去滓，无时温服。

葛根饮子　治妊妇时气，烦热口干，头痛。

家干葛　麻黄（去节、根）各半两　石膏一两　豉一合　白米半合　栀子仁二七枚　葱白二茎（连根）

上细切，以水二大盏，煎至一盏三分，去滓，无时分温三服，汗出为效。

消热饮子　治妊妇时气，六七日热甚，大小便不利，最宜服之。

川芒硝一两（细研）　葵子三两（捣）

上如前煎服，以利为效。

败毒散、升麻葛根汤皆可用。（凡用葛根，宜用家葛晒干，用野葛能动胎气。《养生必用方》言之甚详）

妊妇热病方论第六

论曰：夫冬时严寒，触冒伤之，藏于肌骨，夏至乃发壮热，又为暑病，即热病也。此寒气蕴积，发即为病，若妊娠遇之，多致坠胎也。经云热病与中暑相似。但热病者脉盛，中暑者脉虚。

治妊娠热病，壮热头痛，呕吐不止，不食，心胸烦闷。

人参（一方无）　竹茹　家葛根各一两　芦根二两　麦门冬（去心）一两半　知母三分

上㕮咀，每服四钱。水一盏，连根葱白三寸，煎至七分，去滓温服。

栀子仁饮子　治妊娠热病，斑出黑色，小便如血，气急欲绝，胎欲落。

栀子仁　升麻　石膏　干地黄各三两

黄芩　大青各一两

上㕮咀，每服半两。葱白七寸，豉四十九粒，水一盏，煎至五分，去滓，无时温服。《救急》有杏仁，无地黄、石膏。

大黄饮子　治妊娠热病，六七日热入腹中，大小便秘涩，烦热。

川大黄（微炒）　石膏各一两　知母　前胡　赤茯苓各三分　栀子仁　甘草　黄芩各半两

上㕮咀，每服半两。水一大盏，生地黄一分，煎至六分，去滓，无时温服。

又方：以伏龙肝细研，无时，水调下一钱。（亦可调为泥涂脐下）

又方：以家葛根煮汁，无时服一小盏。

妊娠伤寒热病防损胎方论第七

论曰：非节之气，伤于妊妇；热毒之气，侵损胞胎。遂有堕胎漏血，俱害子母之命也。

治妊娠伤寒，骨节疼痛，壮热。不急治则胎落。

葱白（切）一升　前胡　家葛根　石膏各十分　青黛六分　升麻八分　栀子仁十二分

上㕮咀，以水七升，煮取二升半，去滓，分温三服。

治妊娠时气，头痛、腰背强，壮热。

升麻　青黛　前胡　栀子仁　黄芩各二两　石膏八分　家葛根三两

上㕮咀，以水五升，煎取二升半，去滓，分为三服。

治妊妇六七个月，伤寒热入腹，大小便秘结不通，蒸热。

前胡十分　大黄　石膏各二十分　栀子仁十枚　知母　黄芩　茯苓　生姜各八分

上水八升，煎取二升半，后下大黄，更煎三五沸，分作三服。

治妊娠伤寒，苦热不止，身上斑出，忽赤忽黑，小便如血，气欲绝，胎欲落。

栀子仁　升麻各四两　青黛二两　石膏八两　葱白（切）一升　黄芩三两　生地黄二十分

上吹咀，以水九升，煎取三升，去滓，作三服。忌热物。治妊娠时气，身大热。令子不落。**护胎方**。

伏龙肝（研令极细）

上水调，涂脐下二寸，干则易，差即止。泔清亦可。

又方：井中泥涂心下，干则易。（二方出《本事》，再录有效）

又方：浮萍　川朴硝　蛤粉　蓝根等分　大黄微炒

上为末，水调敷脐上。安胎，解烦热，极妙。

妊娠热病胎死腹中方论第八（郭稽中）

论曰：热病，胎死腹中者何？答曰：因母患热病，至六七日以后，脏腑极热，熏煮其胎，是以致死。缘儿死，身冷不能自出，但服黑神散暖其胎，须臾胎即自出。何以知其胎之已死？但看产母舌青者，是其候也。

黑神散（又名乌金散。《灵苑方》名肉桂散）

桂心　当归　芍药　甘草（炙）　干姜（炮）　生干地黄各一两　黑豆（炒去皮）二两　附子（炮，去皮脐）半两

上为细末，每服二钱，空心，温酒调下。（一方无附子，有蒲黄）

陈无择评曰：夫妊娠谓之重身，二命系焉！将理失宜，皆能损胎，不特病熏煮

所致。或因顿仆惊恐，出入触冒，及素有癥瘕积聚，坏胎最多。其候舌青，即知子死。《养胎论》曰：面青舌赤，母死子生；唇青吐沫，子母俱毙。又有双怀二胎，或一死一活，其候犹难知。自非临歧观变，未易预述，不可不备学也。然以黑神散温胎，未若补助产母，使其气正，免致虚乏、困顿，胎自下矣。催生汤殊胜黑神散。

催生汤　治胎死腹中，或产母气乏委顿，产道干涩。

苍术（泔浸洗、炒）二两　苦梗一两　陈皮六钱　白芷　桂心　甘草各三钱　川芎钱半　川乌　当归　干姜（炮）　厚朴（制）　芍药　茯苓　半夏（汤泡）　附子（炮，去皮）　南星（炮）各二钱　枳壳四钱（制）　木香一钱　杏仁（去皮尖，炒）　阿胶（炒）各一分

上为细末，每服一大钱，温酒调下。觉热闷，加白蜜，新汲水调服。只是五积散无麻黄，有川乌、附子、南星、阿胶、木香、杏仁六味。

鹿角散　治妊娠热病，胎死腹中，下之。

鹿角屑一两

上以水一盏，葱白五茎，豉半合，煎至六分，去滓温服，良效。

又方：取死胎。

乌鸡一只（去毛）

上细锉，以水三升，煮取二升，去鸡，通手用衣帛蘸摩脐下，胎自出。

妊娠疟疾方论第九

论曰：夫妊娠病疟者，由夏伤于暑，客于皮肤，至秋因劳，动血气，腠理虚而风邪乘之。动前暑热，阴阳交争。阳盛则热，阴盛则寒；阴阳相离，寒热俱歇。若

邪动气，至交争则发，故疟休作有时。其发寒时节渐晏者，此由风邪客于风府，循膂而下。卫气至一日一夜，常大会于风府，故发日晏。其发日早者，卫气之行风府，日下一节，二十一日下至尾骶，二十二日入脊内，上注于伏卫之脉。其行九日，出缺盆之内，其气既止，故发更早。其间日发者，由风邪内搏五脏，横连募原，其道远，其气深，其行迟，不能日作，故间日搐积乃发也。妊娠而发，则寒热之气相迫，伤于胎，故多损动也。

治妊妇疟疾不差。（出《集验方》。《千金》、《救急》、《古今录验》同）

常山　石膏各一两　甘草（炙）　黄芩各半两　乌梅十四个（炒）

上细切，以酒、水各一大盏相和，浸一宿，平旦煎至一盏，去滓，分二服。

《千金》疗妊娠患疟方

恒山　竹叶各三两　石膏八两（碎）糯米百粒

上切，以水六升，煮取二升半，去滓分三服。第一服，未发前一食久服之；第二服取临欲发时服；余一服用涂头额及胸前五心。药滓置头边。当发一日，勿进水及饮食，发过后乃进粥饮。忌生葱、菜。（《集验》、文仲、《备急》同）

治妊妇患疟，寒热头痛，心烦。

黄芩　麦门冬（去心）各一两　石膏二两　甘草半两　乌梅十四个

上㕮咀，每服四钱。水一盏，煎至六分，去滓温服。

七宝散　治男子妇人一切疟疾。或先寒后热，或先热后寒，或寒多热少，或热多寒少。或一日一发，或一日二三发，或连日、或间日发，或三四日一发。不问鬼疟、食疟，不伏水土、山岚瘴气似疟者，并皆治之。

常山　厚朴（姜制）　青皮　陈皮（并不去白）　甘草　槟榔　草果（去皮）

上等分，㕮咀，每服半两，于未发，隔夜用水一碗，酒一盏，煎至一大盏，滤出露一宿，却将滓再用酒、水更依前煎一次，去滓；别以碗盛贮，亦露一宿。来日当发之，早荡温，面东先服头药，少歇再服药滓，大有神效。（出《杨氏家藏》）

仆尝治一妊妇，六七个月而沾疟疾，先寒后热，六脉浮紧，众医用柴胡、桂枝无效。仆言此疾非常山不愈，众医不肯。因循数日，病甚无计，黾勉听仆治之。遂用七宝散一服愈。黄帝问曰：妇人重身，毒之奈何？岐伯曰：有故无殒。帝曰：愿闻其故，何谓也？岐伯曰：大积大聚，其可犯也，衰其大半而止。岂不以审药之性味，明治疗之方，处于中庸，与疾适好于半而止之，勿过而余，则何疑于攻治哉！

妊娠霍乱方论第十

（此方论专治妊妇霍乱，然亦可就第七卷第二论选方通用也，故不繁引）

论曰：夫阴阳清浊相干，谓之气乱。于肠胃则为霍乱也。但饮食过度，触冒风冷，使阴阳不和，致清浊相干，肠胃虚者受之，故霍乱也。热乱者先吐，或心腹痛则吐利，并发有头痛、体疼。发热而吐利者，亦为霍乱。所以然者，挟风而有实故也。风折于气，皮肤致密，故血气不得宣通，故令壮热。风邪乘其经脉，气上冲头则头痛。风气入于肠胃则泄利，胃逆则呕逆，故为吐利也。吐利甚者则多烦，脏腑虚故也。又手① 逆冷，阳气暴竭，谓之四逆也。妊娠之病，吐利甚者则伤胎也。

---

① 手：各版本均同，据文义，此下当有一"足"字。

人参散　治妊娠霍乱吐泻，心烦腹痛。

人参（去芦）　厚朴（姜制）　橘红各一两　当归（炒）　干姜（炮）　甘草（炙）各半两

上为散，每服四钱。水一盏，枣三个，煎至六分，无时温服。

白术散　治妊娠霍乱腹痛，吐逆不止。

白术（炒）　益智仁　枳壳（制）　橘红各三分　草豆蔻（煨，去皮）　良姜（炒）各半两

上为散，每服三钱。水一盏，姜半分，煎至六分，去滓温服，无时。

木瓜煎　治妊娠霍乱吐泻，转筋，入腹则闷绝。

吴茱萸（汤泡七次）　生姜（切）各一分　木瓜（切）一两半（一方有茴香一分、甘草一钱、茱萸半两，加紫苏煎）

上细锉，水二盏，煎一盏二分，去滓，分三服，无时热服。

一方止渴饮　治妊妇霍乱吐泻，心烦，闷乱作渴。

上用糯米一合，泡令净。细研，以水一大盏，研滤取汁，入蜜一合，生姜汁半合相和，渴即顿服，立止。缩脾饮亦妙。

《局方》五苓散、诃子散、理中圆，《局方》胡椒汤、香薷散（夏月预宜合此，以防霍乱。若有其证，以此药疗之，其效神速，但要极冷服。一方有黄连，无扁豆）。以上五方，并见第七卷第二论。

缩脾饮方　解伏热，除烦渴，消暑毒，止吐利。霍乱之后，服热药太多致烦躁者，宜沉令水冷，顿服。

草果仁四两　乌梅肉三两　甘草二两半

上咬咀，每服半两。水一碗，生姜十片，煎至八分，浸以热水，温冷任意。

卷　十　五

妊娠泄泻方论第一

论曰：凡妊娠泄泻，冷热不同。水泻青白或黄白，或水谷不化，腹痛肠鸣，其脉弱而紧，此内伤冷也，谓之洞泄寒中。若泄注如水，深黄色及有完谷，小便赤，腹胁胀满，烦躁喜饮，时时呕逆；或下利清水，或小便不利，得热则极，脉虚大而数。由乘虚热入于胃，凑渗下焦，津液不分，并于大肠，谓之协热痢。先以五苓散利小便，次以黄连阿胶圆或三黄熟艾汤。凡泄泻色黄而有沫，肠鸣腹胀满、微痛，其脉沉紧而小数，谓之冷热不调，宜戊己圆和之。凡暴下或青或白，水谷或化或不化，腹胁或胀或不胀，或痛或不痛，但馈生熟气，全不思食，其脉内虚外实，右关脉沉紧者，谓之飧泄。先去沉积，宜感应圆，后调和之。

凡治泄，先须理中焦，如理中汤、圆是也。次即分利水谷，如五苓散是也。治中不效，然后断下，即用禹余粮、赤石脂是也。（亦可就第八卷第八论选方通用）

厚朴圆　治妊娠洞泄寒中。

干姜　厚朴（去粗皮，细锉）

上等分，先杵令烂，水拌，同炒令干再为末，水煮面糊为圆如梧桐子大，每服五十圆，食前，米饮下。

草果散　治妊娠脏气本虚，宿挟风冷，脾胃久弱，脏腑虚滑，脐腹疞痛，日夜无度。

厚朴（去粗皮，姜汁浸，炒黄）二两　肉豆蔻一个（面煨）　草豆蔻一个（煨）

上㕮咀，每服三钱。水一盏，姜三片，煎至七分，去滓热服。

三黄熟艾汤（方见第八卷第十论）、理中圆、理中汤、五苓散、黄连阿胶圆、戊己圆、感应圆。以上并见《和剂局方》。

妊娠下痢赤白及黄水方论第二

论曰：夫妊娠之人，胞血既闭，脏气不理，脾胃易伤；或恣食腥肥生冷，脾胃停滞，不能克化，冷热相搏，致令心腹搅刺疼痛，脓血赤白杂下，古书所谓滞下是也。原疾之由，皆因冷热不调，大肠虚冷，热气客于肠间。热气乘之则赤，冷气乘之则白。冷热相交，则赤白相杂，而运滞水止，名为滞痢也。其状白脓如涕而有血杂，亦有血少者。如白脓涕而有赤脉如鱼脑，此名鱼脑痢。又有血痢者，热乘血入于大肠，为血痢也。血之随气，外行经络，内通脏腑，常无滞积。若触冒劳动生热，热乘血散，渗入大肠，肠虚相化，故成血痢也。

疗妊娠患痢脓血，状如鱼脑髓，小腹绞痛难忍。

阿胶（炙）二两　地榆　酸石榴皮三两[①]　薤白（切）一升　黄连（一方是黄柏皮）各三两，并细切

上用水七升，煎取二升，温分三服。忌生冷、肥腻。

---

① 三两：据文义当为各三两。

疗妊娠白脓痢，腹中冷。

干姜四两　赤石脂六两　粳米一升（炒黄）

上用水七升，煎取二升，温分三服，忌如前。

疗妊娠腹痛，下痢赤白不可忍。

黄连（一方是白术）　石榴皮　当归各三两　阿胶（炙）二两　熟艾一两半

上用水六升，煮取二升，温分三服。忌如前。

疗妊娠腹痛，下痢脓血不止。

黄连八分　厚朴（制）　阿胶（炙）当归各六分　艾叶　黄柏各四分　干姜五分

上为细末，空心，米饮调下方寸匕，日三服。

疗妊娠脐下刺痛，大便白，昼夜三五十行。

根黄（厚者，蜜煮令焦）　大蒜（煨令熟烂，去皮）

上以根黄为末，研蒜作膏为圆如梧子大，空心，粥饮下三十圆，日三服妙。一方不用根黄，用当归，以芍药煎汤吞下。

疗妊娠痢黄水不绝。

厚朴（姜汁炙）三两　黄连二两　肉豆蔻五个（连皮）

上用水二升，煮取一升，顿服。忌如前。（以上六方，并出《产宝》）

文仲疗妊娠下痢不止方。

黄柏　干姜　赤石脂各二两　酸石榴皮一枚

上细切，以水八升，煮取二升，分三服。

《古今录验》疗妊娠下痢方。

酸榴皮　黄芩　人参　榉皮各四两　粳米三合

上细切，以水七升，煮取二升，分三服。

疗妊娠挟热下痢，冷热不调。（《千金翼》同）

黄连一升　黄柏一升　栀子仁二十枚

上为末，每服五钱。水二盏，浸三时久，煮十沸，顿服。呕者，加橘皮一两，生姜二两。亦治丈夫常痢。

一方治中暑挟热下痢。无栀子仁，用姜钱、羊脂煎服。

《肘后方》疗妊娠下痢赤白如鱼脑，腹中绞痛。

阿胶（炒）　黄柏　地榆　当归各一两　川芎　酸榴皮各三分

上为细末，葱白、粥饮调二钱。

疗妊娠下痢，腹痛不食。

薤白（切）一合　当归（炒）　地榆各一两　甘草半两　糯米一合

上为散，以水七升，煮取二升，去滓，温分三服。

疗妊娠下痢腹痛，小便涩。

糯米一合　当归（炒）　黄芪各一两

上细切，和停。以水二盏，煮取一盏二分，去滓，温分四服。

治妊娠临产下痢。

上栀子不以多少，烧存性，为细末。每服一大钱，空心，熟水调服。甚者连进四五服即止。

治妊娠脏腑气素弱，频并下痢，时时腹痛，渐觉羸瘦，面色①萎黄，不美饮食。

厚朴两半　白术　川芎　白芍药　当归（炒）　熟地黄各一两　干姜　人参各半两　诃子三分　甘草一分

上㕮咀，每服四钱。水一盏，枣三枚，煎至六分，温服。

疗妊娠下痢赤白，绞刺疼痛。（出《三因方》）

乌鸡子一枚（就头上开一穴，倾去清，只留黄）　黄丹一钱（入鸡子壳内，打令均，以厚纸裹黄泥固济，煨，取干为细末）

---

①　面色：底本此后有一"千"字，四库本以作"皮"，据文义当属衍字，故删之。

上每服二钱，米饮调下。一服愈者是男，二服愈者是女。

妊娠大小便不通方论第三

论曰：夫妊娠大小便不通者，由脏腑气实而生于热者，随停之处，则成病也。若热结于大肠，则大便不通；结于小肠，则小便不通；若大小肠俱为热所结，则烦满而大小便皆不通也。

《小品》疗妊娠子淋，大小便并不利，气急，已服猪苓散不差，宜服**甘遂散**下之。

太山赤皮甘遂二两

上一味为末，以白蜜二合，和服如大豆粒。多觉心下烦，得微下者，日一服，下之后还将猪苓散。不得下，日二服，渐加至半钱，以微利为度。（《经心录》同）

猪苓散 疗妊娠小便涩痛，兼疗胎水。

猪苓五两（去皮）

上为末，白汤调方寸匕，加至二匕，日三夜二。不差，宜转下之，服前药。

《古今录验》疗妊娠得病六七日以上，身热入脏，大小便不利，安胎除热。**葵子汤**。

葵子二升 滑石四两（碎）

上以水五升，煮取一升，去滓尽服。须臾当下便愈。

又方：葵子一合 川朴硝二两

上研，每服三钱。水一盏，煎至六分，去滓温服。

治妊娠大小便不通，心腹胀满妨闷，不欲饮食，手足烦热。

槟榔 赤茯苓 大腹皮 木通 郁李仁（去皮尖） 北五味各一两 桑寄生 甘草 苦梗各半两

上为粗末，每服三钱。水一盏，煎至六分，温服。

治妊娠大小便不通，热闭心膈，腹胁妨闷，妨害饮食。

大黄 木通 槟榔各一两 枳壳三分 大腹子三枚 诃梨勒四个（去核，半生半煨）

上为末，以童便一盏，葱白二寸，同煎至六分，调下二钱。

当归散 治胎前诸疾。或因怒，中气充子脏，或充肾脉，腹急肚胀，腰腹时疼，不思饮食，四肢浮肿，气急时喘，大便忽难，小便忽涩，产门忽肿。

当归一两 赤茯苓 枳壳 白芍药 川芎各二两 川白姜（炮） 木香（煨） 粉草各半两

上㕮咀，每服三大钱。水一盏半，姜三片，煎至八分，去滓，无时温服。如禀受气弱及南人，枳壳减半；如气实及北人，于内加分量服之；或连日大便秘涩，加蜜同煎。

初虞世治妊娠大便秘涩方。

枳壳三两 防风二两 甘草（炙）一两

上为细末，沸汤点服一二钱。空心，日三。

又治虚赢大便秘方。

枳壳（制） 阿胶（炒）等分

上为细末，炼蜜和剂杵二三千下，圆如梧子大。别研滑石末为衣，温水下二十圆。半日来未通，再服三十圆，止于五十圆。

又方：车前子一两 大黄半两（炒）

上为细末，每服三钱，空心，蜜汤调下。

妊娠小便不通方论第四

论曰：夫妊娠小便不通者，由小肠有热，热入于胞，内热结甚者，故令小便不通也。若小便不通，则心胁、小腹气涩而喘急也。陈无择云：凡妊娠胎满逼脬，多致小便不利者。或心肾气不足，不能使脬冷，清浊相干，为诸淋病；或胞系了戾，小便不通，名曰转胞。又胎满尿出不知时，名曰遗尿，治之各有方。

《古今录验》疗妊娠卒不得小便。

杏仁二十个（去皮尖，熬令变色）

上一味，捣圆如大豆，灯心煎汤，吞七粒，立得利。

又方：以滑石末，水和泥脐下。

又方：用车前草汁调滑石末，涂脐四畔，方四寸，热即易之。

治妊娠卒然小便不利方。

滑石末　杏仁等分

上先捣杏仁令烂，次入滑石末，以软饭捣和为圆如小豆大，每服二十圆，白汤送下。

治妊娠小便不通，脐下妨闷，心神烦乱。

葵子（研）　榆白皮（切）各一两　葱白七茎

上以水二大盏，煎取一盏三分，去滓，分三服。

又方：用紫菀去苗为末，井花水调下二钱。（一方用紫草）

苦参圆　治妊娠小便难，饮食如故。

当归　贝母（去心，炒）　苦参各三两　滑石半两

上为末，蜜圆如小豆大，以米饮下二十圆，不拘时。

葵子散　治妊娠小便不利，身重恶寒，起则眩晕及水肿者。王子亨云：妊娠小便不通，特避寒药。又名茯苓汤。（《千金翼、要》同）

葵子五两　赤茯苓三两

上二味为末，每服二钱，米饮调下。小水利则愈。一方无茯苓，有榆白皮一两。

八味圆　治妇人病，饮食如故，烦热不得卧，而反倚息，以脬系了戾不得溺，故致此病，名转脬。但利小便则愈，以此药有茯苓故也。（此药虽局中有卖，除非自合方有效）

熟地黄八两　山药　山茱萸（去核）各四两　附子（炮）　桂心各二两　牡丹皮（去心）　茯苓（去皮）　泽泻各三两

上为末，蜜圆如梧子大。每服三十圆，空心，温酒下。

妊娠子淋方论第五

论曰：夫淋者，由肾虚膀胱热也。肾虚不能制水，则小便数也。膀胱热，则小便行涩而数不宣。妊娠之人胞系于肾，肾间虚热而成淋，疾甚者心烦闷乱，故谓之子淋也。

《小品》疗妊娠患子淋，宜下。**地肤大黄汤。**

川大黄　地肤草各三两　知母　黄芩　猪苓　赤芍药　通草　川升麻　枳实　甘草各二两

上咬咀，每服四钱。水一盏，煎至七分，去滓温服。

《经心录》疗妊娠患子淋，小便数，出少或热，疼痛及足烦。

地肤草三两

上细切，水四升，煮取二升半，去滓，分三服，日三服。（文仲、《小品》同）

疗妊娠患淋，小便涩、不利，小腹、水道热痛。

冬葵子一升　芍药二两　黄芩　赤茯苓　车前子各三两

上咬咀，以水七升，煎至二升，温分三服。

疗妊娠数月，小便淋沥疼痛，心烦闷

乱，不思食。

瞿麦穗　赤茯苓　桑白皮　木通　葵子各一两　黄芩　芍药　枳壳　车前子各半两

上为粗末，每服四钱。水一盏，煎至六分，温服。

疗妊娠子淋，小便涩痛。

冬葵子　滑石　木通各等分

上为末，每服四钱。水一盏，葱白七寸，煎至六分，去滓服。

猪苓散疗妊娠子淋，小便涩痛。《子母秘录》疗妊娠胎水。（方见本卷第三论）

妊娠遗尿方论第六

疗妊娠尿不知出时，胎满故也。宜服**白薇散**。

白薇　芍药各一两

上为细末，温酒调二钱。

又方：白矾　牡蛎等分

上为细末，温酒调二钱。（亦可治男子）

又方：用鸡毛灰，末之，酒调方寸匕。（亦见第八卷第四论）

妊娠尿血方论第七

论妊娠尿血者，由劳伤经络，有热在内，热乘于血，血得热则流溢、渗入脬，故令尿血也。

《千金》疗妊娠卒下血及子淋方。（三方并出《外台》）

葵子一升（研）

上以水五升，煮取二升，分温三服。

又方　生艾叶一斤（研，冬用茎。干者亦得）

上以酒五升，煮取二升，分三服。

又方　生地黄一升（切）

上以酒四升，煮取二升，分温三服。亦疗落身后血。

续断汤　治妊娠下血及尿血。

当归　生地黄各一两　续断半两　赤芍药一分

上为末，空心，葱白煎汤调下二钱。疗妊娠尿血。

阿胶　熟地黄

上各等分为细末，空心，粥饮调二钱。

妊娠胎水肿满方论第八

《产宝》论曰：夫妊娠肿满，由脏气本弱，因产重虚，土不克水，血散入四肢，遂致腹胀，手足、面目皆浮肿，小便秘涩。陈无择云：凡妇人宿有风寒、冷湿，妊娠喜脚肿，俗呼为皱脚。亦有通身肿满，心腹急胀，名曰胎水。

论曰：凡妊娠之人，无使气极。若心静气和，则胎气安稳；若中风寒邪气及有所触犯，则随邪而生病也。凡妊娠，经血壅闭以养胎。若忽然虚肿，乃胎中挟水，水血相搏。脾胃恶湿，主身之肌肉。湿渍气弱，则肌肉虚；水气流溢，故令身肿满也。然其由有自，或因泄泻下痢，脏腑虚滑，耗损脾胃；或因寒热疟疾，烦渴引饮太过，湿渍脾胃，皆能使头面或手足浮肿也。然水渍于胞，儿未成形，则胎多损坏。及其临产日脚微肿，乃胞脏水少血多，水出于外，故现微肿，则易生也。宿有寒气，因寒冷所触，故能令腹胀肿满也。

《产乳集》养子论

妊娠自三月成胎之后，两足自脚面渐肿腿膝以来，行步艰辛，以至喘闷，饮食不美，似水气状。至于脚指间有黄水出者，谓之子气，直至分娩方消。此由妇人素有风气，或冲任经有血风，未可妄投汤药。亦恐大段甚者，虑将产之际费力，有不测之忧，故不可不治于未产之前也。古方论中少有言者。按《名医录》云：宋少主元徽与徐文伯微行学针法，文伯见一娠妇足肿不能行。少主脉之，此女形也。文伯诊之曰：此男胎也，在左则胎黑色。少主怒欲破之，文伯恻然曰：臣请针之。胎遂堕，男形而色黑。此妊娠足肿之说见于古者。今《巢氏病源》中，但有子烦之论，《千金》并《产宝》亦略言之。刘禹锡《续传广信方》以谓妊妇有水气而成胎，《太平圣惠》亦言之，皆非也。元丰中，淮南陈景初，名医也，独有方论治此病。方名初谓之香附散，李伯时易名曰天仙藤散也。

天仙藤散方 天仙藤（洗、略炒）香附子炒 陈皮 甘草 乌药（不须要天台者，但得软白、香而辣者良）

上等分，净秤为细末，每服三钱。水一大盏，姜三片，木瓜三片，紫苏三叶，同煎至七分，放温澄清，空心、食前服，日三服。小便利，气脉通，体轻，肿渐消，更不须多服。

元丰末，王荆公居金陵。举家病，以诗赠景初曰：举族贫兼病，烦君药石功；到家何所寄，一一问征鸿。因此见方，得于李伯时家传方，录于临川张石丞宅。

《产宝》疗妊娠身肿有水气，心腹胀满，小便少。

茯苓四两 杏仁 槟榔各三两 旋覆花 郁李仁各一两

上为粗末，以水六升，煮取二升，去滓，分温三服。小便通即差。

崔氏疗妊娠体肿有水气，心腹急满。

茯苓 白术各四两 旋覆花二两 杏仁 黄芩各三两

上细切，以水七升，煮取二升半，分温三服。忌桃、李、雀肉、酢物。（《千金》、《救急》、《古今录验》、《集验》同）

疗妊娠遍身洪肿。

葶苈子十分 白术二十分 茯苓二两 桑白皮二两 郁李仁八分

上为粗末，以水六升，煮取二升，分温三服。小便利即差。

又方：泽泻 葶苈各三两 茯苓 枳壳 白术各六两

上细切，以水六升，煮取二升，分温二服。小便利即差。

泽泻散 治妊娠气壅，身体腹胁浮肿，喘急，大便不通，小便赤涩。

泽泻 桑白皮 木通 枳壳 槟榔 赤茯苓等分

上㕮咀，每服四钱。水一盏，姜四片，煎至六分，去滓，食前温服。

防己汤 治妊娠脾虚，通身浮肿，心腹胀满，喘促，小便不利。

防己三分 桑白皮 紫苏茎、叶 赤茯苓各一两 木香一分

上为粗末，每服四钱。水一盏，姜四片，煎至七分，去滓，食前温服。

《千金》鲤鱼汤 治妊娠①腹大，胎间有水气。

白术五两 茯苓四两 当归 芍药各三两

上细锉，以鲤鱼一头，修事如食法，煮取汁，去鱼不用，每服四钱。入鱼汁一盏半，姜七片，橘皮少许，煎至七分，去滓，空心服。（《集验》同）

商陆赤小豆汤 治妊娠手足肿满、挛

---

① 娠：原脱，据正德本补。

急。

赤小豆　商陆等分

上咬咀，每服一两。用水一碗，煎至七分，澄清汁服。《集验》、《千金》有泽漆，《产宝》方无泽漆，有桑白皮。

肾着汤　治妊娠腰脚肿。

茯苓　白术各四两　干姜　甘草各二两　杏仁三两

上咬咀，每服四钱。水一盏半，煎至七分，食前服。

《指迷方》治胎水，**五皮散**。寻常脾虚肿满亦治。

大腹皮　桑白皮　生姜皮　茯苓皮橘皮各等分

上咬咀，每服半两。水二盏，浓磨木香，水一呷同煎至八分，去滓，空心温服。亦治男子脾虚肿满。

一方无桑白皮，有白术倍之，名白术散。

妊娠腹内钟鸣方第九

治孕妇腹内钟鸣。用鼠窟前后土为细末，研麝香，酒调下二钱，其产立愈。

龚彦德孕痈方第十

治孕痈立效。

乌药（研，出洪州，软白、香辣者良）

上用水一盏，牛皮胶一片，同煎至七分，温服。

妊娠不语论第十一

孕妇不语非病也，间有如此者，不须服药。临产月但服保生圆、四物汤之类，产下便语。得亦自然之理，非药之功也。医家不说与人，临月则与寻常之药，产后

能语则以为医之功，岂其功也哉！（黄帝问曰：人有重身，九月而瘖，此为何也？岐伯对曰：胞之络脉绝也。帝曰：何以言之？岐伯曰：胞络者系于肾，少阴之脉贯肾，系舌本，故不能言。帝曰：治之奈何？岐伯曰：无治也，当十月复。）

妊娠伤食方论第十二

经云：饮食自倍，肠胃乃伤。又云：阴之所生，本在五味；阴之五宫，伤在五味。若妊子饮食不节，生冷毒物，恣性食啖，致伤脾胃。故妊娠伤食，最难得药，唯此二方最稳捷。

木香圆　治妇人有孕伤食。

木香二钱　三棱　人参　白茯苓各三钱

上为细末，面糊圆如绿豆大，熟水吞三四十圆。

白术散　治妊娠气不调和，饮食易伤。

白术（炒）　干紫苏各一两　人参白芷各三分（炒）　川芎　诃子皮　青皮各半两　甘草一分

上为末，每服二钱。水一盏，姜三片，煎至七分，温服。

愚详小七香圆（见《局方》）、保气散（见十六卷第三论）岂无良效。

妊娠脏躁悲伤方论第十三

许学士云：乡里有一妇人，数欠，无故悲泣不止。或谓之有祟，祈禳请祷备至，终不应。余忽忆有一证云：妇人脏躁，悲伤欲哭，象如神灵，数欠者，大枣汤。余急令治，药尽剂而愈。古人识病制方，种种妙绝，如此试而后知。

大枣汤　治妇人脏躁，悲伤欲哭，象

若神灵，数欠者，皆主之。

　　甘草三两　小麦一升　大枣十枚

　　上㕮咀，以水六升，煮取三升，去滓，分温三服。亦补脾气。《专治妇人方》名甘草汤。

　　乡先生程虎卿内人黄氏，妊娠四五个月，遇昼则惨戚，悲伤泪下，数欠，如有所凭。医与巫者兼治，皆无益。仆年十四，正在斋中习业，见说此证，而程省元惶惶无计。仆遂告之管先生伯同，说记忆先人曾说，此一证名曰脏躁悲伤，非大枣汤不愈。虎卿借方看之甚喜，对证笑而治，药一投而愈矣。

卷 十 六

坐 月 门

妊娠疾病既明，须知坐月避忌，故以次之。

《产宝方》周颋序第一

颋闻至灵者人，最重者命。人皆知命之所重，而不知养命之方，天年未终，疾病攻夺。嗟乎！世无良医著述，则急难仓卒寻医，其舛误多矣。医之中唯产难为急，子母性命悬在片时。颋勤志方书，常思救疗，每览名医著述，皆志于心。且夫男女媾精，阴阳分气，就中女弱，疾状颇多。盖其禀柔质，以为人有血脏，而抱育、妊娠之内，道理有常。至于饮食之间，动静之际，尤多制忌以节性情，及乎既产，鲜保安者。盖是损触脏腑，伤动筋骨，将理稍失，疾患便生。更值盲医，取次下药致其所苦，积渐悬危，日复一日，亟至于死，可不痛哉！故《易》曰：天地之大德曰生。则知在天地之间以生育为本，又岂因生产而反危人之命乎？自惟摄理因循，药饵差谬，致其产妇不保安全。且妇人生产方二三次，血气未衰，饮食易进，但能节性，则无病生。纵或偶有微疴，不难医治。至于四五次，迨乎七八次，伤败已深，血气衰微，子脏虚弱，秽败内滞，风邪外攻，若有病生，宜须审疗。医若不仔细，疾便危殆，此医杀之理甚明矣。且世俗之家，妇人产后复乳其子，产既损气已甚，乳又伤血至深，蠹命耗神，莫极于此。稍失常理，便合急医，或以家贫，不及厚赂医者，医者怠慢，须臾困笃。吁！人之生产非小事也，而医者图财，侮而致死，此医杀之理又明矣。且夫产前产后，血气未宁，一疾苟生，百疾同作。古人所以著方论于产乳者，正在此也。至若鲤鱼、阿胶能治胎动；芎劳、当归善疗胎痛。只如胎动、胎痛，非至理也。有因母疾而胎动者，有因胎不坚固而自动者，痛亦如之。此略举大纲，盖须知医者之功也。降及地黄益血，生姜助气，芍药止痛，黄芪补虚。用之得门，其效如圣；用之失理，不如不医。乃知医人不可苟作。颋以此疾，心常思著方以济危急，而学解不博，未能自信。所以偏采产术，志在广行。复见昝殷《产宝》（昝，子感切）深入医门。乃大中岁相国白敏中伤兹妇人多患产难，询访名医，思救人命，或人举殷。相国迎召问其产乳，殷乃撰方三卷，贽于相国，相国重其简要，命曰《产宝》。此方虽存，得者甚少。颋志在愈疾，常恨不家藏一本，故辄敢序之，盖欲开其众听。凡五十二篇，三百七十一方，兼拾昝氏之遗，作小论三篇，次于序末。庶几妊娠之家，自得览斯，为家内明师尔。时丁巳岁秋八月序。

将护孕妇论第二

凡妇人妊娠之后以至临月，脏腑壅

塞，关节不利，切不可多睡，须时时行步。不宜食黏硬难化之物，不可多饮酒，不可乱服汤药，亦不可妄行针灸。须宽神，减思虑，不得负重或登高涉险。若偶然胎不安、腰痛者，须服安胎药一二服，得安即止。周颋论曰：生产虽然触秽排比，须要在先入月一日，贴产图并日游胎杀所在，并借地法于妊妇房内北壁上，仍依位设床帐，厚铺茵蓐，周密使无孔窍。夏月亦铺厚荐，用好油单薄席、纱帐以备之，常焚香令洁净，备办汤药器物。既觉欲产，不得喧哄；人力杂乱，大小怆惶，惊动产妇。宜预择年高历练生婆一人，并稳当曾经惯妇人一二人扶持，不得挥霍，恐产妇忧惊。又忌闲杂外人，并丧孝、秽触之人看视，切不得惊动伤早，若坐婆拙，不能体候，胎气方转动之际，便为欲生。多端下手，惊动伤早，则横、倒之忧从此而致也。

《产宝方》云：妊娠欲产，腹虽痛而腰不甚痛者，未产也，且令扶行熟忍。如行不得则凭物扶立，行得又行。或衣浆先下，然后作阵腰腹痛，眼中如火生，此是胎离肾经，儿逼产门也。即服催生药一二服，即扶上蓐草，切不可坐草早。务要产妇用力，存养调停，亦令坐婆先说谕之。如觉心中烦闷，可取白蜜一匙，用新汲水调下。或觉饥，即吃软饭或粥少许亦须预备，勿令饥渴，恐产妇无力困乏也。若不饥渴，亦不须强食。大凡生产自有时候，不可强服催生、滑胎等药。或因坐草早，势不获已则服之。若无事强服，恐变生他疾，又须戒之。

滑胎例第三

凡妊娠已满十月，形体成就，神识咸备，分气趋产，宜服滑胎汤药。

滑胎枳壳散 瘦胎易产。胡阳公主每产累日不下，南山道士进此方。

商州枳壳二两　粉草一两

上为细末，百沸汤点二钱服。空心，日三服。

凡怀孕六七个月以上，服之令儿易生。初生胎小微黑，百日以后肉渐变白。此虽孙真人滑胎易产方，然抑阳降气，为众方之冠。此方分两出《必用方》，以此为正。

一方枳壳六两，甘草一两。（故加枳壳，减甘草，盖未产人甘草性寒故也。未产前一月，日三服。忌登高厕）

一方有糯米半升，淘洗控干，同炒为末，米饮、白汤调下一二钱，温隐居加当归、木香各等分。

张氏方治妊娠胎肥壅隘，动止艰辛，临月服之，缩胎易产。兼治肠中诸疾，下气宽膈。

枳壳五两　甘草一两半　香附子三两（炒去毛）

为末，姜煎汤点亦可。如丈夫、妇人冷气攻刺胁肋疼痛者，用葱白三寸同煎服。妇人脾寒，血气成块作痛，热酒调服。大小便不通，白牵牛为末，煎汤调服。

《选奇方》 香附子　枳壳各二两　甘草半两

内补圆 治妊妇冲任脉虚，补血安胎。

熟地黄二两　当归一两（微炒）

上为细末，炼蜜圆如梧子大。温酒下三四十圆。

许学士云：大率妇人妊娠，唯在抑阳助阴。盖抑阳助阴之药甚多，然胎前药唯恶群队，若阴阳交错，别生他病。唯是南山道士枳壳散所以抑阳，四物汤所以助阴故尔。然枳壳散差寒，若单服之恐有胎寒、腹痛之疾，以内补圆佐之，则阳不至强，阴不致弱。阴阳调停，有益胎嗣，此前人未尝论及也。

易产滑胎方　其药性滑利小便。

车前子

上为末，酒调方寸匕服。不能饮者，水调。

《诗》云：芣苢①能令妇人乐有子矣。陆机注云：治妇人产难。愚详孔子序《诗》云：乐然而生，易于生育。后人以为注喜，误矣。

治产难**神寝圆**　瘦胎滑利易产，临入月服之，极有神效。知蕲州施少卿方，蕲州徐太丞传。

通明乳香半两（别研）　枳壳一两

上为细末，炼蜜圆如梧子大。空心，温酒吞下三十圆，日一服。怀孕九个月以后方可服。陆氏方名罨生圆，乳香只一分，酒糊圆。

榆白皮散　治妊娠滑胎易生。

榆白皮　甘草各二两　葵子一两

上为粗末，每服二钱。水一盏，煎至七分，去滓温服。

一方无榆白皮，名葵子散。

主孕九个月，将产消息。

猪肚一全具　依法用葱五味，煮熟食；食如不尽，更食，以尽为度。不得与别人食，无效。

保气散　安胎宽气进食，瘦胎易产。设或居处失宜，偶然顿仆，胎动胎痛，漏胎下血。兼服佛手散（见通用方）、神寝圆、枳壳散（见前），此三药入月内大宜常服。

香附子四两　山药二两　缩砂仁一两　木香四钱　粉草一两一分　益智仁　紫苏叶各半两

上为细末，白汤点二钱服。

月空方位例第四

（出《太平圣惠》，《外台》同）

正月　三月　五月　七月　九月　十一月　以上在丙壬

二月　四月　六月　八月　十月　十二月　以上在甲庚

逐月安产藏衣忌向方位第五

凡安产藏衣方位，并于卧阁内分布。《太平圣惠方》云：凡妊妇初入月，便写产图一本，以朱书某月某日，空贴在某位。如正月在丙壬，可于壬位安产妇床帐，丙位藏衣之类，贴挂在产妇房内北壁上。若值闰月，只看节气用之。又云：每月产图有雷公、招摇、运鬼力士、天狗、轩辕、大时、咸池、丰隆、吴时、白虎、大夫、天候、狂虎，凡此十三神，并从月建易其位。所谓月空者，按《内经》云：月廓空无写。王冰注云：论月轮中空日也，即非十三神之数。今《太平圣惠方》以六阳月在丙壬，以六阴月在甲庚。正如《外台》所言，正月用在丁壬，至十二月在甲庚之类，其理一也。但《外台》言之详，《圣惠》言之简耳。今人多依《圣惠方》者，特从其简而已。或云凡逐月安产藏衣，并向月德、月空方位。所有十三神杀，并从节气更换。若交次月节便作次月，用书产图者，非也，假如正月十四日立春，若妊妇十三日乳卧，岂可作去年十二月用也。必依月分用之乃是。若依节气更换，则天德、月德所在差矣。然月空与壬谓之仲，天空颇相类，议者以为天空者，非十三

---

① 芣苢：(fóu yǐ 浮以) 即车前。

神之数。盖课中有天乙，贵人其位无可与对者，故此空是谓天空。值此神，百事不宜，止宜安产妇床帐藏衣之类耳。《集圣历》云：天德正月在丁，二月在坤，三月在壬，四月在辛，五月在乾，六月在甲，七月在癸，八月在艮，九月在丙，十月在乙，十一月在巽，十二月在庚。

续表

七　月	丙壬坤申申辛戌戌戌子寅卯辰
八　月	庚甲巽巳酉辛戌丑亥卯亥辰巳
九　月	丙壬艮寅戌卯辰辰子午申巳午
十　月	庚甲乾亥亥子丑未丑卯巳午未
十一月	壬丙坤申子酉戌戌寅午寅未申
十二月	庚甲巽巳丑午未丑卯酉亥申酉

```
              南
      巽 巳 丙 午 丁 未 坤
    辰                    申
    乙                    庚
  东 卯                  酉 西
    甲                    辛
    寅                    戌
      艮 丑 癸 子 壬 亥 乾
              北
```

又堪舆历有游年白虎杀神在太岁后一辰。如太岁卯，则白虎在寅。余仿此推之。若产及藏衣犯之，则子母皆不利也。

王子亨云：难产逆生论称犯一切神杀，固有是理。然亦有自然难产，儿自逆生者；及有产肠胃俱下者，产已则复如故，此非疾病所致，气血所主。天下之理，盖有不可穷诘者，亦宜知之。

安产藏衣十三神吉凶方位：

	藏衣吉方	安产吉方	运鬼力士	雷公	招摇	轩辕	咸池	丰隆	天狗	狂虎大时	天候	大夫	白虎吴时
正　月	壬	丙	艮	寅	寅	卯	辰	辰	辰	午	申	酉	戌
二　月	坤	甲庚	乾	亥	卯	子	丑	未	巳	酉	巳	戌	亥
三　月	丙	壬	坤	申	辰	酉	戌	戌	午	子	寅	亥	子
四　月	甲	庚	巽	巳	巳	午	未	丑	未	酉	亥	子	丑
五　月	丙	壬	艮	寅	午	卯	辰	辰	申	子	申	丑	寅
六　月	庚	甲	乾	亥	未	子	丑	未	酉	卯	巳	寅	卯

推妇人行年法第六

生气方（产妇宜向之坐卧，及产帐向之，开门大吉） 反支月（遇此月即铺灰上，用牛皮或马、驴皮讫，铺草，勿令恶血污地，吉） 祸害月（不得于其上产，又不得向之大小便，避之大吉） 绝命方（不得于其上产，又不得向之大小便，避之大吉） 悬尸日（遇此月产，不得攀绳，宜悬马辔，攀之大吉） 闭肚方（临月至满月，并不得向之大小便及弃不净之水，谨之吉） 八庄方（产帐不得向之开门，忌之大吉）

生气方	反支方	祸害方	绝命方	悬尸日	闭肚方	八庄方	产母	宜嫁宜著

十三岁行年在庚申。坤（正、七月）

离巽（辰戌日。在正西偏北辛，在正东偏北甲。黄色衣西南首。西南方黄衣师看产）

十四岁行年在巳未。离（二、八月）

坤兑（卯酉日。在正北偏西壬，在正北偏东癸。赤色衣正南首。正南方赤衣师看产）

十五岁行年在戊午。坎（三、九月）

乾艮（寅申日。在正北偏东癸，在正北偏西壬。黑色衣正北首。正北方黑衣师看产）

十六岁行年在丁巳。震（四、十月）

艮乾（丑未日。在正东偏北甲，在正西偏北辛。青色衣正东首。正东方青衣师看产）

十七岁行年在丙辰。艮（五、十一月）

震坎（子午日。在正东偏南巳。在正西偏南庚。黄色衣东北首。东北方黄衣师看产）

十八岁行年在乙卯。乾（六、十二月）

坎震（巳亥日。在正南偏东丙。在正南偏西丁。白色衣西北首。西北方白衣师看产）

十九岁行年在甲寅。兑（正、七月）

巽离（辰戌日。在正南偏西丁。在正南偏东丙。白色衣正西首。正西方白衣师看产）

二十岁行年在癸丑。巽（二、八月）

兑坤（卯酉日。在正西偏南庚，在正东偏南乙。青色衣东南首。东南方青衣师看产）

二十一岁行年在壬子。坤（三、九月）

离巽（寅申日。在正西偏北辛，在正东偏北甲。黄色衣西南首。西南方黄衣师看产）

二十二岁行年在辛亥。离（四、十月）

坤兑（丑未日。在正北偏西壬，在正北偏癸。赤色衣正南首。正南方赤衣师看产）

二十三岁行年在庚戌。坎（五、十一月）　乾艮（子午日。在正北偏东癸，在正北偏西壬。黑色衣正北首。正北方黑衣师看产）

二十四岁行年在己酉。震（六、十二月）　艮乾（巳亥日。在正东偏北甲，在正西偏北辛。青色衣正东首。正东方青衣师看产）

二十五岁行年在戊申。艮（正、七月）

震坎（辰戌日。在正东偏南乙，在正西偏南庚。黄色衣东北首。东北方黄衣师看产）

二十六岁行年在丁未。乾（二、八月）

坎震（卯酉日。在正南偏东丙，在正南偏西丁。白色衣西北首。西北方白衣师看产）

二十七岁行年在丙午。兑（三、九月）

巽离（寅申日。在正南偏西丁。在正南偏东丙。白色衣正西首。正西方白衣师看产）

二十八岁行年在乙巳。巽（四、十月）

兑坤（丑未日。在正西偏南庚，在正东偏北乙。青色衣东南首。东南方青衣师看产）

二十九岁行年在甲辰。坤（五、十一月）　离巽（子午日。在正西偏北辛，在正东偏南甲。黄色衣西南首。西南方黄衣师看产）

三十岁行年在癸卯。离（六、十二月）　坤兑（巳亥日。在正北偏西壬，在正北偏东癸。赤色衣正南首。正南方赤衣师看产）

三十一岁行年在壬寅。坎（正、七月）

乾艮（辰戌日。在正北偏东癸，在正北偏西壬。黑色衣正北首。正北方黑衣师看产）

三十二岁行年在辛丑。震（二、八月）

艮乾（卯酉日。在正北偏东癸，在正西偏北辛。青色衣正东首。正东方青衣师看产）

三十三岁行年在庚子。艮（三、九月）

震坎（寅申日。在正东偏南乙，在正西偏南庚。黄色衣东北首。东北方黄衣师看产）

三十四岁行年在己亥。乾（四、十月）

坎震（丑未日。在正南偏东丙，在正南偏西丁。白色衣西北首。西北方白衣师看产）

三十五岁行年在戊戌。兑（五、十一月）　巽离（子午日。在正南偏西丁，在正南偏东丙。白色衣正西首。正西方白衣师看产）

三十六岁行年在丁酉。巽（六、十二月）　兑坤（巳亥日。在正西偏南庚，在正东偏南乙。青色衣东南首。东南方青衣师看产）

三十七岁行年在丙申。坤（正、七月）

离巽（辰戌日。在正西偏北辛，在正东偏北甲。黄色衣西南首。西南方黄衣师看产）

三十八岁行年在乙未。离（二、八月）

坤兑（卯酉日。在正北偏西壬，在正北偏东癸。赤色衣正南首。正南方赤衣师看产）

三十九岁行年在甲午。坎（三、九月）

乾艮（寅申日。在正北偏东癸，在正北偏西壬。黑色衣正北首。正北方黑衣师看产）

四十岁行年在癸巳。震（四、十月）

艮乾（丑未日。在正东偏北甲，在正西偏北辛。青色衣正东首。正东方青衣师看产）

四十一岁行年在壬辰。艮（五、十一月）　震坎（子午日。在正东偏南乙，在正西偏南庚。黄色衣东北首。东北方黄衣师看产）

四十二岁行年在辛卯。乾（六、十二月）　坎震（巳亥日。在正南偏东丙，在正南偏西丁。白色衣西北首。西北方白衣师看产）

四十三岁行年在庚寅。兑（正、七月）

巽离（辰戌日。在正南偏西丁，在正南偏东丙。白色衣正西首。正西方白衣师看产）

四十四岁行年在己丑。巽（二、八月）

兑坤（卯酉日。在正西偏东庚，在正东偏南乙。青色衣东南首。东南方青衣师看产）

四十五岁行年在戊子。坤（三、九月）

离巽（寅申日。在正西偏南庚，在正东偏北甲。黄色衣西南首。西南方黄衣师看产）

四十六岁行年在丁亥。离（四、十月）

坤兑（丑未日。在正北偏西壬，在正北偏东癸。赤色衣正南首。正南方赤衣师看产）

四十七岁行年在丙戌。坎（五、十一月）　乾艮（子午日。在正北偏东癸，在正北偏西壬。黑色衣正北首。正北方黑衣师看产

四十八岁行年在乙酉。震（六、十二月）　艮乾（巳亥日。在正东偏北甲，在正西偏北辛。青色衣正东首。正东方青衣师看产）

四十九岁行年在甲申。震（正、七月）

震坎（辰戌日。在正东偏南乙，在正西偏南庚。黄色衣东北首，东北方黄衣师看产）

体玄子借地法第七

东借十步　西借十步　南借十步北借十步　上借十步　下借十步

壁方之中，四十余地①，安产借地，或有秽污。或有东海神王，或有西海神王，或有南海神王，或有北海神王，或有日游将军。白虎夫人，远去十丈；轩辕招摇，举高十丈；天符地轴，入地十丈。令此地空闲，产妇某氏安。君无所妨碍，无所畏忌，诸神拥护，百邪速去。急急如律令敕。（前项借地法，于入月一日朱书一本，贴产妇房内北壁上，更不须避忌神杀也）

禁草法第八

铺草及毡褥讫，即咒曰：铁铁汤汤，非公所当。是王一言得之铜，一言得之

铁，母子相生俱蔑铁。急急如律令。

禁水法第九

欲产时贮水咒曰：南无三宝水，水在井中为井水，水在河中为河水，水在器中为净水，水在法中为真水。自知非真，莫当真水。

以净持浊　以正治邪　日游月杀五士将军

青龙白虎　朱雀玄武　招摇天狗轩辕女娀

天吞地吞　悬尸闭肚　六甲禁讳十二神王

土符伏神　各安所在　不得动静不得忌乾

若有动静　若有忌乾　施以神咒当摄汝形

阿法尼阿毗罗莫多梨娑地梨娑诃

入月预备药物第十

保气散　佛手散　枳壳散　神寝圆榆白皮散　保生圆　催生丹　黑神散　大圣散　花蕊石散　黑龙丹　理中圆　催生符　生地黄　羌活　葵子　黄连　竹茹乌梅　雌雄石燕　甘草　海马　马衔铁枣子　陈皮　姜钱　黑豆　白蜜　无灰酒童子小便　好醋　白米　煎药炉　铫子煮粥沙瓶　滤药帛　醋炭盆　小石（一二十颗）　汤瓶　软硬炭　干柴茅　暖水釜　洗儿肥皂　头发　断脐线及剪刀（断脐本不用力，只用帛裹脐下，齿啮断）　干蓐草　卧交椅　软厚毯　灯笼　火把　缴巾油烛　发烛　灯心

---

① 地：《外台秘要》作“步”。

内北壁上。遇坐褥之时札于针上，就盏内以灯烧之，庶免飞扬。温水调服。

催生灵符第十一

书符时，宜以水飞朱砂书之，贴于房

治产难，横生逆产，胞衣不下灵符。（出《圣惠方》，《局方》同）

不安稳，朱书贴产妇处北壁上。

觉不安稳，书贴枕上。

治横生灵符，朱砂书此符，以顺水吞下。

此四符，入月一日墨书鞋底上，仍密安产妇席蓐下，勿令人知。

此三符，遇产难以墨书吞之。

治胞衣不出灵符四道，急则以朱砂书符吞下。

卷　十　七

产　难　门

坐月既明，须知产难，故以次之。

产难论第一 <small>（夫产难之由有六，所受各异，故治疗之方不同。今具言之，以开世惑）</small>

凡妇人以血为主，惟气顺则血顺，胎气安而后生理和。今富贵之家，往往保惜产母，惟恐运动，故羞出入，专坐卧。曾不思气闭而不舒快，则血凝而不流畅，胎不转动，以致生理失宜，临产必难，甚至闷绝，一也。且如贫者生育，日夕劳苦，血气舒畅，生理甚易，何俟乎药！则孕妇常贵于运动者明矣。次则妇人妊娠已经六七个月，胎形已具，而世人不知禁忌，恣情交合，嗜欲不节，使败精瘀血聚于胞中，致令子大母小，临产必难，二也。何以知之？生下孩子头上有白膜一片，滞腻如胶，俗强名曰戴白生；儿身有青有黑，俗强名曰宿痣，此皆是入月交合所致也。如此则不特母病，其子亦生浸淫、赤烂疮疡，俗谓之胎蛆，动逾岁月不差，可不戒乎！三则临觉太早，大小挥霍，或信卜筮，或说鬼祟，多方误恐，致令产母心惊神恐，忧恼怖惧，又被闲杂妇人、丧孝秽浊之人冲触，若不预为杜绝，临产必难，三也，何以知之？如偷生之女、不正之属，既无产厄，子母均安，其理可知。凡临产初，然腹痛或作或止，名曰弄痛。坐婆疏率，不候时至，便令试水；试水频并，胞将先破，风飐产门，产道干涩。及

其儿转，便令坐草，坐草太早，儿转亦难，致令产难，四也。直候痛极，眼中如火，此是儿逼产门，方可坐草，即令易产。如坐草稍久，用力太过，产母困睡，抱腰之人又不稳当，致令坐立倾侧，胎死腹中，其为产难，五也。时当盛暑，宜居深幽房室，日色远处，开启窗户，多贮清水，以防血运、血闷、血溢妄行、血虚发热之证。如冬末春初，天色凝寒，宜密闭产室，窒塞罅隙，内外生火，常令暖气如春，仍下部衣服不可去绵，方免胎寒血结，毋致产难，六也。凡孕妇入月断不可洗头，方免产难及横生逆产。自明谨论。

杨子建《十产论》第二

凡人生产，先知此十产证候，则生产之妇永无伤损性命。生产之间，性命最重。幸而孩子易生，人不知福，万一有少艰难，则须臾之间，子母之命悬于丝发，但世人所患者，惟看生产。收生之人，少有精良妙手，缘此而多有倾性命。余因伤痛其事，不为无补。<small>（外有盘肠产，仆添方法在后）</small>

一曰正产：

正产者，盖妇人怀胎十月满足，阴阳气足，忽然腰腹作阵疼痛，相次胎气顿陷，至于脐腹疼痛极甚，乃至腰间重痛，谷道挺进，继之浆破血下，儿子遂生，此名正产。

二曰伤产：

伤产者，盖妇人怀胎，忽有七月、八月而产；忽至九月、十月而产；忽有经一年、二年，乃至四年、五年而后产者。今独以十月满足为正产。盖一人之生，阴注阳定，各有时日，不可改移。今有未产一月以前，忽然脐腹疼痛，有如欲产，仍却无事，是名试月，非正产也。但一切产母，未有前面正产证候，即不可令人抱腰，产母亦不可妄乱用力。盖欲产之妇，脐腹疼痛，儿身未顺，收生之人，却教产母虚乱用力，儿身才方转动，却被产母用力一逼，遂使儿子错路，忽横忽倒，不能正生，皆缘产母未当用力之所致也。凡产母用力，须待儿子顺身，临逼门户，方始用力一送，令儿下生，此方是产母之用力当也。若未有正产之候而用力伤早，并妄服药饵，令儿下生，譬如揠苗而助之长，非独无益，而又害之，此名伤产。

三曰催产：

催产者，言妇人欲产，浆破血下，脐腹作阵疼痛，其痛极甚，腰重、谷道挺进，已见是正产之候，但儿却未生，即可服药以催之。忽有经及数日，产母困苦，已分明见得是正产之候，但儿子难生，亦可服药以助产母之正气，令儿速得下生，此名催产。

四曰冻产：

冻产者，盖言三冬之月，天气寒冷，产母经血得冷则凝结而不散。因其血之不散，以至儿子不能生下。此之一弊，为害最深，然世人不知觉。若冬月，产妇下部不可脱去绵衣，并不坐卧寒冷之处，当满房着火，令遍房常有暖气，常令产母背身向火，令脐下、腿膝间常有暖气。若背上、心前少闻寒冷，须是暖炙绵衣以包之，贵其血得热则流散，使儿子易生，此名冻产。若春秋之间，天地少有阴湿寒冷

之气，亦可就房中以微炭火暖之为妙。

五曰热产：

热产者，盖言盛暑之月，欲产之妇当要其温凉得所，不可因热恣意取凉，反有伤损胎气。又生产之处，不可多着人数，切恐人多，热气逼袭产母。盖人之血气，得热则散，热过则损。今当夏暑炎热之盛，而产母气虚，人气一逼，则其血沸溢，而血得热则上蒸，能令产母发热头痛，面赤昏昏如醉，乃至不知人事。世有名血晕者，缘此而成也，此名热产。若值夏月，少有清凉之气，阴雨之变。产母亦不可任意取凉，恐生大病。

六曰横产：

横产者，盖儿子下生，先露其手，忽先露其臀，此因未当用力而产母用力之过也。脐腹疼痛，儿身未顺，则是产母用力一逼，遂致身横而不能生下。不幸而有此证候，当令产母安然仰卧，令看生之人推而入去。凡推儿之法，先推其儿身，令直上，渐渐通气以中指摩其肩，推其上而正之，渐引指攀其耳而正之。须是产母仰卧，然后推儿直上，徐徐正之，候其身正，门路皆顺，煎催生药一盏，令产母吃了，方可令产母用力，令儿下生，此名横产，倘若看生之人非精良妙手，不可依用此法，恐恣其愚，以伤人命。

七曰倒产：

倒产者，盖因其母胎气不足，关键不牢，用力太早，致令儿子不能回转顺生，便只直下先露其足也。治之之法，当令产母于床上仰卧，令看生之人推其足，入去分毫。不得令产母用力，亦不得惊恐，候儿自顺。若经久不生，却令看生之人轻轻用手内人门中，推其足，令就一畔直上，令儿头一畔渐渐顺下，直待儿子身转，门路正当，然后煎催生药。令产母服一盏后，方始用力一送，令儿生下，此名倒

产。若看生之人非精良妙手，不可依用此法，恐恣其愚，以伤人命。

八曰偏产：

偏产者，盖因儿子回转，其身未顺，生路未正，却被产母用力一逼，致令儿头偏拄左腿，忽偏拄上腿，致令儿虽近人门而不能生下。但云儿已露顶，然不知儿之所露即非顶也，忽左额角、忽上额角而已。谓儿头偏拄一畔，以此不能生。收之之法，当令产母于床上仰卧，令看生之人轻轻推儿近上，以手正其头，令儿头顶端正向人门，然后令产母用力一送，即使儿子生下。若是小儿头之后骨偏拄谷道，即令儿却只露额，当令看生之人，以一件绵衣炙令温暖用裹手，急于谷道外旁轻轻推儿头令正，即便令产母用力送儿生也，此名偏产。凡于谷道外旁推儿头正，须推其上而正之，仍是小用轻力推些上，而儿正之也。若看生之人非精良妙手，不可依用此法，恐恣其愚，以伤人命。

九曰碍产：

碍产者，盖言儿身已顺，门路俱正，儿子已露正顶而不能生下。盖因儿身回转，肚带攀其肩，以此露正顶而不能生，此名碍产。收之之法，当令产母于床上仰卧，令看生之人轻轻推儿近上，徐徐引手，以中指按儿肩下其肚带也。仍须候儿身正顺，方令产母用力一送，使儿子下生，此名碍产。若看生之人非精良妙手，不可依用此法，恐恣其愚，以伤人命。

十曰坐产：

坐产者，盖言儿子之欲生，当从高处牢系一条手巾，令产母以手攀之，轻轻屈足坐身，令儿生下，非令产母临生儿时坐着一物，此名坐产。若是产母儿将欲生，却令坐着一物，即抵着儿路，不能生也。

十一曰盘肠产：续添

赵都运恭人，每临产则子肠先出，然后产子。产子之后，其肠不收，甚以为苦，名曰盘肠产。医不能疗。偶在建昌，得一坐婆施之一法而收之。其法遇产后子肠不收之时，以醋半盏，新汲冷水七分，碗调停，噀产妇面，每噀一缩，三噀收尽。此良法也，后学不可不知。

治推肠生方，又名盘肠产。

上以半夏为末，搐鼻中则肠上矣。

又方：以大纸捻，以麻油润了，点灯吹灭以烟熏产妇鼻中，肠即上矣。

又方：以蓖麻子十四粒，去壳，研如膏，贴产妇头顶中心，肠即上，即拭去。

催生方论第三

五行论命，以年月日时支干所遇，五行所属，相生相值，以推人之贵贱，其间，最切要者时也。若林开命书，以年为父母、为己身；月为兄弟、僚友；日为妻妾、上官；时为子孙、帝座。盖人之生也，得其时则终身富贵，失其时则终身贫贱。信乎？人生之时不可忽也。然则人生之时其可催乎？殊不知娠有诸生产之难。若临产起坐既久，劳力困乏，须妙药催趁以救其危。当此之时又何暇论其时耶？又《圣惠方》有推娠妇行年法，若行年有与本命相值所产岁月者，即铺驴马皮于灰草上，令娠妇临产时践之，手攀鞍辔头则易产。今之医者，便以此等物为产卧所需之物，诚谬论也。其所以然者，谓妊妇行年偶与本命相值于所产岁月，虑有诸般艰难之厄，故以此厌禳之，取其快速之意耳。如或不值则无用矣。今录催生数方，皆名医士夫历用良验者，以幸有缘。《产宝方》论曰：夫产难者，内宜用药，外宜用法。盖多门救疗以取其安也。疗产难坐草数日，困乏不能生，此为母先有病，经络俱闭所然。

催生柞木饮子　治产难或横或倒，死胎烂胀于腹中。此方屡用神妙。

生大柞木枝一大握（长一尺，净洗，寸锉）　甘草大者，五寸（锉作五段）

上用新汲水三升半，同入新沙瓶内，以纸三重紧封之，文武火煎至一升半，令香。觉腹痛便准备候产。妇腰重痛欲坐草时，温温饮一小盏，便觉心下开豁。如觉再渴，又饮一盏，至三四盏，觉下重便生，更无诸苦。切不可坐草早及坐婆乱下手。如催生药只消一服，此方至验，乃上蔡张不愚方也。

催生如神散　疗逆产、横生、瘦胎，兼治产前产后虚损，月脉不调，崩漏。一名催生黑散，一名乌金散，一名二神散。

百草霜　香白芷（不见火，为细末）

上二味，等分研停，每服二大钱。于临产蓐时，以童子小便并少米醋打为膏，沸汤调下。《集验》用酒、童子小便各半盏同煎，才沸即调停，热服。甚者不过再服。（血得黑则止，此药大能固血，免得干生，其妙在此）

催生如圣散　黄蜀葵花，不以多少，焙干为细末，熟汤调下二钱，神妙。或有漏血、胎脏干涩、难产痛剧者，并进三服。良久腹中气宽胎滑，即时产下。如无花时，只用葵子，烂研小半合，以酒调，滤去滓，温过顿服，尤妙。亦治打扑伤损。如胎死不下，煎红花，温酒调下。用子歌曰（《经验》用子四十九粒）：黄金内子三十粒，细研酒调能备急；命若悬丝在须臾，即令眷属不悲泣。

曹秀才方　用葵子一味研墨，或研朱砂为衣，每服四十粒，温酒吞下。

催生丹　疗产妇生理不顺，产育艰难并宜服之。（出《圣惠方》，《局方》同。宜天医日合）

十二月兔脑髓（去皮膜，研如泥）　通

明乳香一分（研细）　母丁香（末）一钱　麝香一字（研细）

上四味拌停，以兔脑髓和圆如鸡头穰大，阴干用油纸密封贴，每服一圆，温水下，即时产。随男左女右，手中握出是验。

又方　通明乳香一块（如皂子大）

上为末，觉腰痛时用新汲水一小盏，入醋少许同调。扶立令产妇两手捉两石燕，坐婆饲药饮之；先令妊妇念"医灵药圣"三遍，然后服之。仍略扶行数步，须臾坐草便生，更无痛楚，神良。

《经验方》**如神开骨膏**　乳香不以多少，五月五日午时，令一人在壁背捧乳钵在凳上，令一童儿以笔管透壁缝内，逐粒从笔管中过入乳钵内，研令极细。以童儿面北滴水，圆如鸡头大，每服一粒，无灰酒吞下。《海上方》用乳香、朱砂等分为细末，麝香酒调下。

治难产或倒横不顺方。蛇蜕一条（全者）　蚕蜕纸一张（一方无）

上入新瓦瓶中，盐泥固济，烧存性为末，煎榆白皮汤调下一钱，三服，觉痛便生。一方云：临产腰痛，用药三字，麝香一字，温酒调下，名二妙散。

催生万金不传遇仙丹

蓖麻子十四个（去壳）　朱砂　雄黄各一钱半　蛇蜕一条（烧）

上为细末，浆水饭和圆如弹子大。临产时先用椒汤淋渫脐下，次安药一圆于脐中，用蜡纸数重覆药上，以阔帛系之，须臾生下，急取去药，一圆可用三次。

如圣膏　治难产。兼治胞衣不下，兼治死胎。

上用蓖麻子七粒，去壳，细研成膏，涂脚心，胞衣即下，速洗去。不洗肠出，却用此膏涂顶上，肠自缩入，如圣之妙。一方男用七粒，女用十四粒。一方用蓖麻子百粒，雄黄末一钱，同研并用如前法。

寸金散 治产难。

上用败兔毫笔烧为灰，细研为末。生藕汁一盏调服，立产。若产妇虚弱及素有冷病，恐藕汁动气，当于银石器内重汤调，温服。

陆氏方云：此难产第一方

金箔三片 兔毫笔头三个（烧为灰）

上二味和停，用蜡为圆如梧子大，作一服，温酒下。

又方：大朱砂随多少（端午日晒至百日，不得着雨。如满百日，取研如粉）

上用腊月兔脑髓和圆，如绿豆大。欲觉产，粥饮下一圆，良久便生。其药男左女右，手中把出。

又方：腊月兔头一枚（烧为灰）

上为细末，葱白煎汤调二钱，立生。

《指迷方》**催生兔血散** 腊月兔血蒸饼，切作片子蘸之，以纸袋盛挂，当风处阴干为末，煎乳香汤调下二钱。

又方：腊月兔脑髓，涂于一张薄纸上，更用一张合溻，以秤锤捶三五十下。每遇难生，看大小书"天生"两字作符，以醋汤调下，极妙。

又方：兔皮和毛烧为灰，末之。以酒调方寸匕，服之即产。衣不下者，服之即下。治横倒生者，或先手足者。

明阿胶（炒，一方用酥） 滑石末各一两 葵子二合

上水一盏半，煎至一盏，去滓，分二服。

治难产五六日不得分娩、疲困虚乏者。

光明水胶二两

上有好酒一升半，微火溶胶，入新鸡子一个，盐一钱匕搅温，令产妇坐椅物上伸腰，大口作二次服之，觉小腹重便生。缘坐草早，惊动故也。

救产难经日不生。

云母粉半两

温酒调服，入口当产。不顺者即产，万不失一。（陆氏方云：是何德扬方，云已救三五千人。却用云母粉澄过研细，取一团如鸡子大，临时以无灰酒调下）

治横逆产理不顺，子死腹中。

伏龙肝细研，每服一钱，酒调服之。以土着儿头上戴出妙。

《广济》疗难产三日不下方。

吞鸡子黄三枚，并少苦酒服。

《集验》疗横产及胎死腹中。

以三姓鸡卵各一枚，三姓盐各一钱，三姓水共一盏相和。煮五七沸，分温二服。令产母东首服之，立出。

疗难产日久，气力乏尽不能生，此是宿疾。

赤小豆二升

以水九升，煮熟取汁，入炙了明黄胶一两同煎，少时一服五合，未效再服，不过三四服即产。

《备急》方疗难产三日不出。

吞槐子十四枚即下。《广济方》有蒲黄一合。（《千金》、《集验》、崔氏同）

又方 当归为末，酒调方寸匕服。

催生如意散 临产腰疼，方可服之。

人参（为末） 乳香各一钱 辰砂半钱

上三味一处研，临产之时，急用鸡子清一个调药末，再用生姜自然汁调开冷服。如横生、倒生，即时端顺，子母平善。传于鄂倅施汉卿，屡见功效。

陈氏催生神效七圣散 临产腰疼，方可服之。

延胡索 没药 白矾 白芷 姜黄 当归 桂心等分

上为细末，临产阵痛时，烧铧刃铁（犁头是也），令通赤，淬酒，调药三钱，服一二杯立产。（此方凤州河池县乔医家货，

每服钱引一道。遇一士友杨济伯密得之，屡试屡验）

催生神妙乳珠丹 乳香研细，以猪心血为圆如梧桐子大，以朱砂为衣，日干，每服一粒。如催生，冷酒化下；良久未下，再服一粒。如大段难产时，以莲叶心蒂七个，水二盏，煎至一盏，放温化下一粒，良久未下，亦可再服。此药灵验如神，无有不下者。如胞浆先破，恶水来多，胎干不得卧时，须先与四物汤及通真圆补养其血气，次更浓煎葱汤，放冷如体，令坐婆洗产户，须是款曲洗，令气上下通畅，仍更用酥调滑石末涂产户里，次服前催生药则万全知。如胎死不下者，用黑豆三合，好醋半升，煮令豆烂，取汁一盏放温，化下药一粒，须臾便下矣。万一未下，亦可再服。如胎下胞衣未下者，服此亦便下也。若胎横逆不顺，即先服如神散（方见前），再服此药，复以此药催之。合药时，要五月五日午时极妙，或七月七日，或三月三日及月初上辰日合亦得。

《小品》疗逆产方 盐涂儿足底，又可急搔抓之，并以盐摩产妇腹上，即产。

又方：以盐和粉，涂儿两足，下即顺矣。

《集验方》疗逆产 烧钱令赤，纳酒中饮之。

又方：取夫阴毛二七茎烧，以猪膏和圆如豆大，水吞下，儿手即握出，神验。

《删繁》疗产难方 取车轫中膏画腋下及掌心。（崔氏、文仲、《小品》、《千金》、《集验》、《备急》同）

疗逆产胞衣不出方 取灶屋黑尘，研为细末，酒调方寸匕。一方用梁上尘。

张文仲疗横生、逆产，服诸符药不捷者。灸右脚小指尖头三壮，艾炷如小麦大。

《小品》疗横生倒产，手足先出方

（并出《外台》），用粗针刺儿手足，入二分许，儿得痛惊转即缩，自当回顺。（文仲、《备急》、《千金》、崔氏、《集验》同）

横产、逆产二条，其理虽别，疗法盖同。可以意量，逐善参用也。

郭稽中产难方论第四

论曰：产难者何？胎侧有成形块为儿枕，子欲生时，枕破与败血裹其子，故难产。但服胜金散，逐其败血即自生。若逆生、横生，并皆治之。

胜金散方 麝香一钱（研） 盐豉一两（以旧青布裹了，烧令赤，急以乳钵研细）

上为末，取秤锤烧红，以酒淬之，调下一大钱。

陈无择评曰：产难不只胎侧有儿枕破，与败血裹凝伤其胎息，因缘自有难易。其如横逆，多因坐草太早，努力过多，儿转未逮；或已破水，其血必干，致胎难转。若先露脚谓之逆，先露手谓之横。法当以针刺之，使自缩入，即服神应黑散以固其血，必自转生。《养生方》云：仓皇之间，两命所系，不可不广传，盖赞黑散之功也，或以盐涂儿脚底搔抓之。

神应黑散方（见前，即催生如神散）

产难子死腹中方论第五

夫产难子死腹中者，多因惊动太早，或触犯禁忌，致令产难。皆因秽沃先下，产时未到，秽露已尽而胎枯燥，故子死腹中。其候产母舌青黑及胎上冷者，子已死也。故产处坐卧须顺四时方面，并避五行禁忌，若有触犯，多招灾祸也。

治妊娠三五个月，胎死在腹内不出。

大腹子 赤芍药 榆白皮各三两 当归一两（炒） 滑石末三分 瞿麦 葵子

（炒）　茯苓　粉草　子芩各半两

上为粗末，每服四钱。水一盏，煎至七分，去滓，不拘时温服。

疗死胎腹内不出，母已危殆不得已者。立效方。

水银半两　桂末一钱

上只作一服，温酒调下。粥饮亦可。

又方：以利斧煅赤置酒中，待温饮之，其子便下。

治妊娠胎死腹中，候其母面赤舌青者是。宜锡粉圆。（出《指迷》）

锡粉　水银各一钱

上同研，不见水银为度，以枣肉和圆如豌豆大，煎瞿麦汤吞下。

《十全博救》疗胎死腹中。

以好辰砂一两，水煮数沸，研令极细，酒调二钱服。

又方：以鸡子黄一枚，用姜汁一合调鸡子黄令均，顿服。分娩后吃芸薹粥良。

赵和叔传下死胎方。

桂心（末）二钱　麝香当门子一个

上同研，温酒调服，须臾如手推下，比之用水银等药，不损血气。何氏方无麝香，每用桂末二钱，痛阵密时，用温童子小便调下，名观音救生散。兼治产难及横、倒生。

疗胎死腹中不出，母欲绝。

水银二两，顿吞之，儿立出。

又方：用水银如弹子大，以枣肉均研，和如大豆许，水吞下立出。

《救急》治子死腹中。取夫尿二升，煮令沸饮之。

文仲疗或半生胎不下，或子死腹中，或半著脊及在草不产。血气上荡心，母面无颜色，气欲绝方。

猪脂一升（煎）　白蜜一升　淳酒二升

上三味，合煎取二升，分温两服。不能饮，随所能服之。

又疗子死腹中不出。以牛屎涂母腹上立出。

崔氏疗胎死。

甘草一尺　蒲黄二合　筒桂四寸　香豉二升　鸡子一枚

上细切，以水六升，煮取三升，顿服。胎胞秽恶尽去，大良。

产经数日不出，或子死腹中，母气欲绝。

瞿麦六两　通草　桂心各三两　牛膝四两　榆白皮一升

上吹咀，以水九升，煎取三升，去滓，分温三服。

一字神散　治子死胎不下，胞破不生。此方累有效，救人几万数。

鬼臼不拘多少，黄色者。去毛、碾为末，以手指捻之如粉，极细为度，每服二钱。用无灰酒一盏，同煎至八分，通口服，立生如神。此药不用罗，只碾令极细。

邓知县传方　疗死胎不出。

朴硝为末，每用二钱，温童子小便调下。知洪州进贤曾通仕定求云：昔为丰城尉时，有猫孕五子，一子已生，四子死腹中，啼唤欲死。试问医者，令用此药灌之，死子即下，猫得再生。后有一牛亦如此，用此法亦活。医云：本治人方，用以治畜也。后因以救人无不验。（仆为儿时，曾有一亲戚胎死腹中，不下数日，百计已穷。记忆我先人用朴硝半两研细，以童子小便调下，胎即落矣）

治死胎不下，其证指甲青、舌青、胀闷，甚者口中作屎臭。先以平胃散一贴作两服，每服酒、水各一盏，同煎至一盏，却投朴硝半两，研细再煎三五沸倾出，候微温服尽，其胎即化血水而下。

缪宅厥息孺人杜氏，生产数日不下，坐婆、魂童救疗皆无效，召仆诊之。仆

曰：产前脉不可考，但当察色而知之。遂
揭帐明烛以察之，其面色赤，舌色青，见
此色者，知胎已死，母却无忧矣。或问
曰：何以知之？余答曰：面赤舌青者，子
死母活明矣。供自合至宝丹二粒服之，胎
即落矣。以此见古人处方神速。（至宝丹方
见《和剂方》）

产难生死诀第六

欲产之妇脉离经（《难经》云：一呼三
至曰离经。此是阳加于阴二倍。一呼一至亦曰
离经，此是阴加于阳四倍也。注云：经者常也，
谓脉离常经之处。细而言之，一呼脉再至，一
吸脉再至，曰平和之脉。故一呼脉行三寸，一
吸脉行三寸，呼吸定息，脉行六寸。一日一夜，
一万三千五百息，脉行八百一十丈，乃为一周，
复从始之经再行。今一呼脉三至，一吸脉三至，
呼吸定息，脉行九寸。一日一夜，脉行通计一
千二百一十五丈，过于平脉之数，不在所起之
经再起，故曰离经。若一呼一至，脉行寸半；
一吸一至，脉行寸半；呼吸定息，脉行三寸。
一日一夜，通计脉行得四百单五丈，乃为一周，
是不及平脉之数。周而复始，亦不在所起之经
再起，亦曰离经也），沉细而滑也同名（临产
之妇，脉见沉细而滑者，乃肾脏本脉之形。然
肾系胞胎，见此脉者，亦与离经之脉同名也）。
夜半觉痛应分诞，来日日午定知生（若妊
妇夜半时觉得腹痛，定知来日午时当分娩也。
《圣惠方》云：夜半子时觉腹痛，来日午时必定
生产。谓子午相对，正半日时数也）。身重体

热寒又频，舌下之脉黑复青。反舌上冷子
当死，腹中须遣母归冥（凡妊妇身体沉重
者，胃气绝也。又体热寒栗频并者，阳气衰，
阴气盛也。若舌根下脉见黑青色及舌反卷上，
冰冷不温者，子母俱死之候）。面赤舌青细寻
看，母活子死定应难（凡妊妇面色赤是荣气
流通，母活之候；舌上青色是妊脉络绝，胎死
之候）。唇口俱青沫又出，子母俱死总高
判（若妊妇唇口俱青色者，荣卫气绝也。又口
中吐出痰沫者，是脾胃之气俱绝，此是子母俱
死之候也）。面青舌青沫出频，母死子活定
知真。不信若能看应验，寻之贤哲不虚陈
（凡妊妇面与舌皆青色又频生痰沫者，是产母荣
卫俱绝，胎气冲上之候。此是子活母死之候，
产下子，母必死也。此古贤哲应验之文，不虚
妄陈其说也）。新产之脉缓活吉，实大弦急
死来亲（凡妇人新产之后，其脉来缓滑者，为
气血通和，是生活安吉之兆也。若见实大弦急
之脉则凶，必死之脉）。若得沉重小者吉，
忽若坚牢命不停（若产妇诊得沉重微小者，
此是形虚脉虚相应，故云吉兆之脉。忽然诊得
坚硬牢实之脉，是脉盛形衰相反，性命不可停
留，必死也）。寸口涩疾不调死（若产后诊得
寸口脉涩疾、大小不调匀者，此是血气衰绝之
脉，故云死也），沉细附骨不绝生（若重手按
之乃得，其脉沉细附着于骨，不断绝有力者，
此生活之兆也）。审看此候分明记，长须念
此向心经（凡为医者，宜详审脉证分明，记于
心胸也）。

王子亨云：凡产后诸疾，最忌脉大。

卷 十 八

产 后 门

产难既明，须知产后疾病，故以次之。

产后将护法第一
（周颋论并在其中）

论曰：凡妇人生产毕，且令饮童子小便一盏，不得便卧，且宜闭目而坐，须臾方可扶上床仰卧，不得侧卧，宜立膝，未可伸足。高倚床头，厚铺茵褥，遮围四壁，使无孔隙，免被贼风。兼时时令人以物从心擗至脐下，使恶露不滞，如此三日可止。仍不可令多卧，如卧多，看承之人宜频唤醒。旧说产妇分娩了，三日方可上床。若三日上床则必就地睡卧，又岂可令产妇近地气乎？才生产毕，不得问是男是女，且先研醋墨三分服之。一法云不可服醋墨，有伤肺经成咳嗽之戒，诚过虑也。然醋墨本破凝结之血，然不可用太酽之醋，仍不可太多，即不至伤肺。然所在皆同，亦有不吃者。更产后三日内，令产妇尝闻醋炭气，或烧干漆烟。若无干漆，以破旧漆器烧之，以防血逆、血迷、血运不省之患。夏月宜于房门外烧砖，以醋沃之置于房中（夏月房中不须著大火及煮粥、煎药之类）。分娩之后，须臾且食白粥一味，不可令太饱，频少与之为妙，逐日渐增之。煮粥时须是煮得如法，不用经宿者。又不可令温冷不调，恐留滞成疾，仍时与童子小便一盏饮之（亦须先备小便，若遇夏

月以薄荷养之）。新产后不问腹痛不痛，有病无病，以童子小便以酒和半盏温服，五七服妙。一腊（七日也）之后，方可少进醇酒并些小盐味。一法才产不得与酒，缘酒引血进入四肢，兼产母脏腑方虚，不禁酒力，热酒入腹，必致昏闷。七日后少进些酒，不可多饮。如未出月，间欲酒吃或服药者，可用净黑豆一升，炒令烟出，以无灰酒五升浇淋之，仍入好羌活一两（洗净拍破）同浸尤妙。当用此酒下药，或时时饮少许，可以避风邪、养气血、下恶露、行乳脉也。如产妇素不善饮酒，或夏月之间，亦不须强饮。一腊之后，恐吃物无味，可烂煮羊肉或雌鸡汁，略用滋味，作粥饮之。或吃烂煮猪蹄肉（忌母猪及白脚猪肉），不可过多（今江浙间产妇多吃熟鸡子，亦补益，亦风俗也），三月之后，方可少食温面（食面早，成肿疾）。凡吃物过多，恐成积滞。若未满月，不宜多语、喜笑、惊恐、忧惶、哭泣、思虑、恚怒、强起离床行动、久坐，或作针线，用力工巧，恣食生冷、黏硬果菜、肥腻鱼肉之物，及不避风寒，脱衣洗浴，或冷水洗濯。当时虽未觉大损，满月之后即成蓐劳。手脚及腰腿酸重冷痛，骨髓间飕飕如冷风吹，继有名医亦不能疗。大都产妇将息，须是满百日方可平复。大慎！触犯此，多致身体强直如角弓反张，名曰蓐风，遂致不救。又不得夜间独处，缘去血心虚，恐有惊悸，切宜谨之。所有血衣洗濯，不得于日中晒

曝，免致邪祟侵伤。又不得濯足，恐血气攻下。又不得刮舌（伤心）、刷齿及就下低头，皆成血逆血运，此产家谨护之常法也。满月之后，尤忌任意饮食、触冒风寒、恣意喜怒、梳头用力、高声、作劳工巧、房欲（详见产后通用方第一）及上高厕便溺之类。如此节养，摄至百晬，始得血气调和，脏腑平复，自然安贴。设不依此，即致产后余疾矣。小可虚赢，失于将补，便成大患，终身悔而不及。或有诸疾，不论巨细，后并有方药医疗，不得信庸医妄投药饵。经云：妇人非止临产须忧，产后大须将理，慎不得恃身体和平取次为之，乃纵心恣意，无所不为。若有触伤，便难整理。犯时微若秋毫，感病重如山岳，知命者可不谨之。

产后调理法第二

若产后将息如法，四肢安和无诸疾苦，亦须先服黑神散四服；亦略备补益圆散之类，不可过多。又恐因药致疾，不可不戒（如四物汤、四顺理中圆、内补当归圆、当归建中汤）。或产妇血盛，初经生产觉气闷不安者，调七宝散（在十九卷第二论中）服之，若宁贴不须服。若三日后觉壮热头痛、胸腑气刺者，不可便作伤寒、伤风治之，此是乳脉将行，宜服玉露散一二服（如无此证不须服）。若因床帐太暖，或产妇气盛，或素多喜怒，觉目眩晕如在舟车，精神郁冒者，此是血晕。即须服血晕药一二服止（方见第五论），仍须看承之人照管问当也。或觉粥食不美、虚困，即服四顺理中圆一二服（若不如此不须服）。若于两三日间觉腹中时时撮痛者，此为儿枕作痛，必须服治儿枕药一二服（方见第二十卷）。若大便秘或小便涩，切不可服通利药，以其无津液故也。若投通利之药则滑

泄不禁，不可治也，切须戒之。若秘甚必欲通利，方可服和缓药即通。（方见二十三卷第二论）

产后通用方论第三

《千金》云：凡产后满百日乃可会合，不尔，至死虚赢，百病滋长，慎之。凡妇人患风气，脐下虚冷，莫不由此早行房故也。凡产后七日内恶血未尽，不可服汤，候脐下块散乃进羊肉汤。有痛甚切者，不在此例。候两三日消息，可服泽兰圆。比至满月，圆药尽为佳，不尔，虚损不可平复也。至极消瘦不可救者，服五石泽兰圆补之。服法必七日外，不得早服也。凡妇人因暑月产乳，取凉太多，得风冷，腹中积聚，百病竟起，迄至于死，百方疗不能差，桃仁煎主之，出蓐后服之。妇人纵令无病，每至秋冬须服一二剂，以至年内常将服之佳。

黑神散　治妇人产后恶露不尽，胞衣不下，攻冲心胸痞满；或脐腹坚胀撮痛，及血晕神昏眼黑、口噤，产后瘀血诸疾，并皆治之。

熟干地黄　蒲黄（炒）　当归　干姜（炮）　桂心　芍药　甘草各四两　黑豆（炒，去皮）半升

上为细末，每服二钱。酒半盏，童子小便半盏，同煎调服。

乌金散　治产后十八疾方论。（方与《局方》黑神散同。有人选集为歌诀十八首，言语鄙俚，故不录）

一曰产后因热病，胎死腹中者何？但服乌金散。二曰产难者何？但服乌金散。三曰产后胞衣不下者何？但服乌金散。四曰产后血晕者何？但服乌金散。五曰产后口干心闷者何？但服乌金散。六曰产后乍寒乍热者何？但服乌金散。七曰产后虚肿

者何？但服乌金散兼朱砂圆。八曰乍见鬼神者何？但服乌金散。九曰产后月内不语者何？但服乌金散。十曰产后腹内疼痛兼泻者何？但服乌金散兼用止泻调气药。十一日产后遍身疼痛者何？但服乌金散。十二曰产后血崩者何？但服乌金散。十三曰产后血气不通，咳嗽者何？但服乌金散。十四曰产后乍寒乍热、心痛、月候不来者何？但服乌金散。十五曰产后腹胀满、呕逆不定者何？宜服乌金散，次服朱砂圆三二日，炒生姜，醋汤下七圆。十六曰产后口鼻黑气及鼻衄者何？论同此证，不可治。十七曰产后喉中气喘急者何？论同十，死不治。十八曰产后中风者何？但服乌金散。以上论与郭稽中二十一论问答同，故不详录。

桃仁煎　疗万病，妇人产后百病诸气方。

桃仁一千二百枚（去皮尖及双仁，熬令黄色）

上一味捣令极细，熟，以上等酒一斗五升研三四遍，如作麦粥法，以极细为佳。纳小长颈瓷瓶中密塞，以面封之。纳汤中煮一复时不停火，亦勿令火猛，使瓶口常出在汤上，勿令没之，熟讫出。温酒服一合，日再服，丈夫亦可服。

《千金》增损泽兰圆　疗产后百病，理血气，补虚劳。

泽兰　甘草　当归　川芎各七分　附子（炮）　干姜　白术　白芷　桂心　北细辛各四分　北防风　人参　牛膝各五分　柏子仁　熟地黄　石斛各六分　厚朴　藁本　芜荑各二分　麦门冬（去心）八分

上二十味为末，炼蜜圆如梧桐子大，温酒下二十圆。

产后醋墨　松烟墨不拘多少，用炭火煅通红，以米醋淬之，再煅再淬，如此七度。研令极细，用绢罗过。才产了吃醋墨二钱，用童子小便调下。

四味汤　疗产后一切诸疾。才分娩吃一服尤妙。

当归（心膈烦加半钱）　延胡索（气闷喘急加半钱）　血竭（恶露不快加半钱）没药（心腹撮痛加半钱）

上为细末，每服各炒半钱，用童子小便一盏煎至六分，通口服。

玉露散　治产后乳脉行，身体壮热疼痛，头目昏痛，大便涩滞，悉能治之。凉膈、压热、下乳。

人参　白茯苓　甘草各半两　苦梗（炒）　川芎　白芷各一两　当归一分　芍经三分

上为细末，每服二平钱。水一盏，煎至七分，温服。如烦热甚、大便秘者，加大黄二钱半。

地黄煎　治产后诸疾。

生地黄汁　生姜汁各一升　藕汁半升大麻仁三两（去壳为末）

上和停，以银器内慢火熬成膏，温酒调半匙服。更以北术煎膏半盏入之尤佳。《产宝方》无麻仁，用白蜜。治产后虚惫、盗汗、呕吐。

理中圆　治新产血气俱伤，五脏暴虚，肢体羸瘦，乏气多汗，才产直至百晬日常服。壮气补虚，和养脏气，蠲除余疾，消谷嗜食。

甘草二两（一方三两）　白术　人参干姜各一两

上为细末，炼蜜为圆如梧桐子大。温米饮下三十圆，空心服。才产了以童子小便打开点服，七日内日三服。《产乳方》云：此乃大理中圆加甘草两倍耳，然其功比之四味等分大，故不同。盖取甘味以缓其中，而通行经络之功最胜者也。此产妇月内不可阙者，出月不须服矣。古方中有妇人补益之药，如大泽兰圆、小白薇圆、熟干地黄圆、大圣散之类，其药味稍众，而中下之家、村落之地卒何以致？且药肆中少有真者，不若以四顺理中圆易之，较其功比泽兰圆之类主治颇多也。

黑龙丹 治产后一切血疾，产难，胎衣不下，危急恶疾垂死者。但灌药得下，无不全活，神验不可言。

当归 五灵脂 川芎 良姜 熟地黄各一两

上细锉，以沙合盛，赤石脂，泯缝纸筋，盐泥固济。炭火十斤，煅令通赤，去火候冷，取开看成黑糟色，取出细研，却入后药。

百草霜五两 硫黄 乳香各一钱半 花蕊石 琥珀各一钱重

上五味并细研，与前五味再研，如法修制和匀，以米醋煮面糊圆如弹子大，每服一圆。炭火烧令通赤，投于生姜自然汁，与童子小便入酒，漉出晒干①研细，只用此酒调下。

茂恂，熙宁初从事濮上幕府，郡之蓐医胡者为余言，数政之前，有朱汴水部施黑龙丹，凡产后诸病危甚垂死者无不愈，郡中及村落人赖以全活者甚众。汴受代归，妇人数千号泣遮道送行，尚有一二粒未之施也。先人自三峰谪官淮阳，家嫂马氏蓐中大病，医者康从变投丹立愈，访之乃得于汴也。且言每鬻一粒，辄受千钱，必其获厚利，不欲求之。后起守汝海，从变饯别一驿，临行出此方为献，每以救人，无不验者。卢道原侍郎再帅泾原，时姨母妊娠，至临潼就蓐。后数日，有盗夜入其室，惊怖成疾，众医不能治。乃以恂弟尝遗此药，服之遂安。家人金华君在秦生文度，数日苦头痛，未止又心痛。痛发两股，上下走注，疾势甚恶。昏躁烦愦，目视灯如金色，勺饮不下，服药甚众无

效。恂弟曰：黑龙丹可服。初以半粒投之即能饮粥，而他药入辄吐出不受。觉痛稍缓又投半粒，又得安眠。自中夜服药至五鼓，下恶物数升，头痛顿减；又至食时复下数升，涣然醒愈。盖败血所致，其效如此。建中靖国元年五月二十日，郭茂恂记。

仲氏嫂金华君，在秦产七日而不食，始言头痛。头痛而心痛作，既而目睛痛如割，如是者更作更止，相去才瞬息间。每头痛甚欲取大石压，食久渐定。心痛作则以十指抓壁，血流掌；痛定，目复痛，又以两手自剜取之，如是者十日不已。国医二三辈，郡官中有善医者亦数人，相顾无以为计。且言其药犯芎，可以愈头痛；犯姜黄，可以治心痛。率皆悠悠不根之言，竟不知病本所起。张益困顿，医益术殚。余度疾势危矣，非神丹不可愈。方治药而张召余。夫妇付以诸子，与仲氏别惨，恒不复言。余瞑目戒张曰：弟安心养疾。亟出召伯氏曰：事急矣，进此丹可乎？仲氏尚迟迟以两旬不食，恐不胜任。黄昏进半粒，疾少间；中夜再服药下，瞑目寝如平昔；平旦一行三升许，如蝗虫子，三疾减半；巳刻又行如前，则顿愈矣。遣荆钗辈视之，奄殆无气，午后体方凉、气方属，乃微言索饮，自此遂平复。大抵产者，以去败恶为先，血滞不快乃至是尔。后生夫妇不习此理，老媪、庸医不能中医，所以疾苦之人，十死八九。大数虽定，岂得无夭？不遇良医，终抱遗恨！今以施人，俾终天年，非祈于报者，所冀救疾苦、养性命尔。崇宁元年五月五日，郭恂序。

当归散 疗产后气血俱虚，慎无大补，恐增客热，别致他病。常令恶露快利为佳。

---

① 晒干：底本脱，正德本作"控干"，今据四库本补。

当归　芍药　川芎　黄芩各一两　白术半两

上为细末，温童子小便或酒调下二钱。（出《指迷方》，又出《伤寒括要》）

周颐传授济急方四道：颐尝见人传《经效》诸方，自曾修合，实有大功，遂编于卷末，普用传授，以济急难。

治产后血晕、血气及滞血不散，便成瘕癖，兼泻，面色黄肿，呕吐恶心，头痛目眩，口吐清水，四肢萎弱，五脏虚怯，常日睡多，吃食减少，渐觉羸瘦，年久变为劳疾。如此所患，偏宜服**胜金圆**。

泽兰叶四两　芍药　芜荑仁　甘草当归　芎䓖各六分　干姜　桂心各三分半　石膏　桔梗　细辛　厚朴　吴茱萸　柏子仁　防风　乌头（炮）　白薇　枳壳　南椒　石硫　蒲黄　石斛　茯苓各三分　白术　白芷　人参　青木香　藁本各一分

上拣择上等州土，如法修制，为末，炼蜜圆如弹子大。有所患，热酒研一圆，入口便愈。大忌腥腻、热面、豉汁、生葱、冷水、果子等。若死胎不下，胎衣在腹，并以炒盐酒研服，未效再服。

治产后诸疾。圣散子。方与《局方》大圣泽兰散同，但无地黄、阿胶、桔梗，故不录。

黑散子　神效产后一切疾。

鲤鱼皮三两（烧灰）　芍药　蒲黄各二两　当归　没药　桂心　好墨　卷柏　青木香　麝香各一两　丈夫发灰　铛墨各半两

上为细末，以新瓷器盛，密封勿令走气，每产后以好酒调下一钱匕。如血晕冲心，下血不尽，脐下搅刺疼痛不可忍，块血癖疾甚者，日加两服，不拘时候。忌冷物、果子、黏食。

保生圆方与《局方》同。却无麻仁，有川椒，故不复录。

朱砂圆　治产后虚中有积，结成诸疾。

黑附子　桂心　白姜各半两　巴豆一钱（醋浸、煮去皮，研）

上为细末，入巴豆研停，醋煮，面糊圆如麻子大。每服三圆至五圆，冷茶下服之，取泻为度。

姜粉散　才产，服此荡尽儿枕，除百病。

当归　人参　木香　黄芪　川芎　甘草　茯苓　芍药　桂心　知母　大黄（炒）　草豆蔻　白术　诃子　良姜　青皮　熟地黄少许　附子（重半两）一个

上除地黄、附子外，各等分，焙干。生姜一斤，研取自然汁于碗中，停留食久，倾去清汁，取下面粉脚，摊在蒻叶上，入焙笼焙干，捣、罗为末。才产后，用药三钱，水一盏，姜三片，枣一个，煎至七分，热服。服后产母自然睡着，半日以来，睡觉再服，全除腹痛。每日只三服，至九日不可服，肚中冷也。

地黄酒　治产后百病。未产一月先酿，产讫可服。

地黄汁　好曲　好净秫米各二升

上先以地黄汁渍曲令发，准家法酿之，至熟，封七日，取清者服。常令酒气相接，勿令绝。忌蒜、生冷、鲊滑、鸡、猪肉、一切毒物。妇人皆可服之，但夏三个月不可合，春秋宜合。以地黄汁并滓，内米中饮，合用之。若作一硕①，十硕准此，一升为率。先服当归汤，后服此妙。

地黄圆　治产后腹痛，眼见黑花，或发狂如见鬼状；或胎衣不下，失音不语，心胸胀满，水谷不化，口干烦渴，寒热往

---

① 硕：古通"石"，此处作量词。

来，口内生疮，咽喉肿痛，心中怔悸，夜不得睡；产后中风，角弓反张，面赤，牙关紧急；或崩中如豚肝，脐腹疞痛，烦躁恍惚，四肢肿满；及受胎不稳，唇口、指甲青黑。（一方地黄减半，当归一两，延胡索、琥珀各一两，名琥珀地黄圆，治状同）

生地黄（研，取汁留滓）　生姜各二斤（研，取汁留滓）　蒲黄　当归各四两

上于银石器内，用慢火取地黄汁炒生姜滓，以生姜汁炒地黄滓，各令干。四味同焙干为细末，醋煮面糊圆如弹子大，每服一圆。食前用当归酒化下神妙。

琥珀散　治产后一切危困之疾。

琥珀　朱砂　麝香　香墨（醋炙）白僵蚕　当归各一分　鲤鱼鳞（炒焦）桂心　百草霜　白附子　梁上尘（炒令烟出，筛、过秤）各半两

上为细末，炒生姜，热酒调下二钱。产后一切病，服之奇效。

治产后诸疾。如产卧毕，切须用童子小便调黑神散数服，除百病。如无小便用白汤亦可。或产劳力过度，或下血颇多，或微热，恶露来迟。

马尾大当归（洗）一两半

上在未产前修制为末，如遇产有疾、无疾，若产了，但用童子小便调服，令产妇月后并无他证，果有神效。

疗产后虽甚通利，唯觉心腹满闷，胁胀咳嗽，不能食，大便不通，眼涩，行坐心腹时痛。（许仁则秘方三道）

白术　当归　桑白皮　大黄各二两　细辛　桂心各二两　生姜四两

上㕮咀，用水二升，煎取一升，分为三服。如人行七八里久，再服此汤当得利，利又不宜过多。所利者，为不获已而微利之，其不然，未合令利。既初产后觉身皆虚，尚藉药食补之，岂宜取利？此缘病热既要不利，苟以当涂服汤得通，气息

安帖。利既未止，即便须急取三匙醋饭吃即止。止后但须适寒温将息后取瘥复。饭食之节，量其所宜，如利不减，宜依后方服之。（产后不宜轻易便投大黄，如不得已，后人更斟酌强弱而用之，方得稳当）

当归十分　白术八分　甘草七分　细辛四分　桂心　人参　生姜各三分　桑白皮六分

上为末，炼蜜圆如梧桐子大。空心，温酒下三十圆。

产后血气不通，当时不甚觉，如在产出血少，皆成癥结。心便疼硬，乍寒乍热，饮食不进，不生肌肉，心腹有时刺痛，口干黏，手足沉重。有此状者，宜此药。

当归　芍药　甘草　牛膝　鬼箭羽人参各五分　牡丹皮　虎杖　白术各六分　大黄八分　干地黄七分　朴硝十分　乌梅肉（炒）　白薇　桂心各四分　水蛭（炒）　蒲黄各三分　虻虫十四枚（制）

上为末，炼蜜圆如梧桐子大。空心，酒下二十圆，日两服。《外台》有赤石脂十分。（许公在西京，为女秘妙，不传此方于人。后仁则女婿寻得，依状相传，万不失一。余散归本门）

产科序论　陈无择

世传产书甚多，《千金》、《外台》、会王《产宝》，马氏、王氏、崔氏皆有产书。巢安世有《卫生宝集》、《子母秘录》等。备则备矣，但仓猝之间，未易历试。惟李师圣序郭稽中《产科经验保庆集》二十一篇，凡十八方，用之颇效。但其间序论未为至当，始用料理、简辨于诸方之下，以备识之者，非敢好辩也。（愚详产后要病，无出于郭稽中二十一论、一十八方，有益于世多矣。余家三世用之，未有不效。虽陈无择所

评或是或否，亦不可不详而究之。且如产后眩晕以牡丹散，然其中有大黄、芒硝，况新产后气血大虚，岂宜轻服？又云去血过多而晕者，或有之；若言痰晕者，十无一二。又如产后热闷，气上转为脚气，不应用小续命汤。仆以《百问》中方加减而用之，此活法也。故孟子云：尽信书则不如无书。此之谓也）

胞衣不出方论第四

夫有产儿出、胞衣不落者，世谓之息胞。由产初时用力，此产儿出而体已疲惫，不能更用力产胞。经停之间，而外冷气乘之，则血道涩，故胞衣不出。须急以方药救治，不妨害于儿。所奈者，胞系连儿脐，胞不出即不得以时断脐、浴洗，冷气伤儿则成病也。旧法胞衣不出恐损儿者，依法截脐而已。产处须顺四时方面，并避五行禁忌者。若有触犯，多令产妇难产。虽腹痛者，未产也。欲腹痛连腰痛甚者，即产也。所以然者，肾候于腰，胞系肾故也。诊其脉，转急如切绳无殊者，即产也。郭稽中论曰：胎衣不下者何？答曰：母生子讫，流血入衣中，衣为血所胀，是故不得下。治之稍缓，胀满腹中，以次上冲心胸，疼痛喘急者。但服夺命丹以逐去衣中之血，血散胀消，胎衣自下而无所患。更有牛膝汤等用之甚效，录以附之。

夺命丹

附子半两（炮）　牡丹皮一两　干漆一分（碎之，炒令烟尽）

上为细末，以酽醋一升，大黄末一两，同熬成膏，和药圆如梧桐子大。温酒吞五七圆，不拘时。

《必效方》**牛膝汤**　治胞衣不出，脐腹坚胀急痛即杀人，服此药胞即烂，下死胎。

牛膝　瞿麦各四两　当归三两　通草

六两　滑石八两　葵子五两

上细切，以水九升，煮取三升，分三服。若衣不下，腹满即杀人。推其源，皆是胞衣有血奔心，是以不出也。或坐婆生疏，断带收儿，其衣失于系住，则带缩入腹中，便不得出。宜服此药，衣即烂出也。（《广济》、《集验》、《千金》、崔氏同）

花蕊石散　治产后气欲绝，缘败血不尽，血迷、血晕，恶血奔心，胎死腹中，胎衣不下至死者。但心头暖，急以童子小便调一钱，取下恶物如猪肝，终身无血风、血气疾。膈上有血，化为黄水即吐出，或小便中出也。若先下胎衣，则泛泛之药不能达；若先治血闷，则寻常之药无此功，无如此药有两全之效也。

花蕊石一斤　上色硫黄四两

上二味相拌令均，先用纸和胶泥固瓦罐子一个，内可容药。候泥干入药在内，密泥封口了，焙笼内焙令透热，便安在四方砖上（砖上书八卦五行字），用炭一秤，笼叠周匝，自巳、午时从下生火，令渐渐上彻，有坠下火，放夹火上，直至经宿、火冷炭消尽；又放经宿，罐冷定，取出细研，以绢罗至细，瓷盒内盛，依法用之。（此药便是疗金疮花蕊石散。寻常人自宜时时收蓄，以防急难。至妙）

有一亲戚妇人，产后胞衣不下，血胀迷闷，不记人事。告之曰死矣！仆曰：某收得赵大观文局中真花蕊石散在笥中，漫以一帖赠之，以童便调，灌药下即苏，衣与恶物旋即随下，乘兴无恙。

牛膝散　治妊娠五六月堕胎，胞衣不出。

牛膝　川芎　朴硝　蒲黄各三分　桂心半两　当归一两半

上为粗末，每服四钱。水一盏，姜三片，生地黄一分，煎至六分，去滓，温温频服。

若胞衣不出，若腹胀则杀人。

黑豆一合（炒令熟）

上入醋一盏，煎三五沸去豆，分为三服，酒煮亦可。

《必效方》疗胞衣不出方：服蒲黄如枣大。（《集验》、《千金》、崔氏同）

又方：以生地黄汁一升，苦酒三合，缓服之。

《救急》一方。（见子死腹中论中）

又方：以水噀产妇面，神验。

《延年》方　以洗儿水令产母饮半盏，其衣便下，勿令产妇知。

又方：牛膝一两　葵子一合

上捣碎，以水一盏半煎至一盏，去滓，分二服。

《广济》疗胞衣不出方。

上以末灶突中土三指撮，以水服之。（《集验》、《千金》、《备急》、文仲同）

又方：灶下土一大寸（研碎）

用好醋调令相合，纳脐中，续煎生甘草汤三四合服。

又方：以醋汤饮之出。

又方：鸡子一枚，苦酒一合和饮之，立出。一方用蓖麻子，名如圣膏。（见产难门）

《延年》方　疗胞衣不出，腹胀则杀人。

吞鸡子黄三个，仍解发刺喉中，令呕即出。若困极，以水煮蟚蟝一枚，二十沸，灌入口中，汁下即出。（崔氏同）

《救急》方　用赤小豆，男用七粒，女用十四粒，东流顺水吞下。

《产乳》疗产后恶血冲心，或胞衣不下，腹中血块等疾。（《备急》同）

上大黄一两为末，以好醋半升熬成膏，以药末搜膏为圆如梧桐子大，温醋汤吞五圆，良久取下恶物，不可多服。

疗胞衣不下。瓜蒌实一个（取子，研令细）

上酒与童子小便各半盏，煎至七分，去滓温服。（如无实，根亦得）

又方：红花一两，酒煮浓汁服。

又方：以鹿角镑屑三分为末，煮葱白汤调下。

凡欲产时，必先脱常所着衣以笼灶，胞衣自下，仍易产，神验。《广济方》云：取夫单衣盖井上，立出。（《千金》、《集验》、《救急》、崔氏、《小品》同）

治胞衣不下诀

妇人百病，莫甚于生产。产科之难，临产莫重于催生，既产莫甚于胞衣不下。惟有花蕊石散一件，最为紧要。如黑神散、琥珀散诸方之类，虽皆有验，然乡居或远于药局，仓卒之间，无法可施。今采得胡氏《宝庆方》一妙法云：若产讫胞衣不下，停待稍久，非特产母疲倦，又且血流入胞中，为血所胀，上冲心胸，喘急疼痛，必致危笃。若有此证，宜急断脐带以少物系坠（以物系坠之时，切宜用心。先系，然后截断。不尔则胞上掩心而死），使其子血脉不潮入胞中，则胞衣自当萎缩而下，纵淹延数日亦不害人。只要产母心怀安泰，终自下矣。累试有验。不可轻信坐婆，妄用手法，多有因此而亡，深可浩叹。所以胡氏重引亲见其说为据。

产后血晕方论第五

论曰：产后血晕者，由败血流入肝经，眼见黑花，头目旋晕，不能起坐，甚致昏闷不省人事，谓之血晕。细酒调黑神散最佳。庸医或作暗风、中风治之。凡晕，血热乘虚，逆上凑心，故昏迷不省、气闭欲绝是也。然其由有三，有用心使力过多而晕者，有下血多而晕者，有下血少而晕者。其晕虽同，其治特异，当详审之。下血多而晕者，但昏闷烦乱而已，当以补血清心药治之；下血少而晕者，乃恶露不下，上抢于心，心下满急，神昏口噤，绝不知人，当以破血行血药治之。古法有云：产妇才分娩了，预烧秤锤或江中黄石子，硬炭烧令通赤、置器中，急于床前以醋沃之，得醋气可除血晕。产后一腊，不妨时作为妙。崔氏云：凡晕者，皆是虚热，血气奔并，腹中空所致。欲分娩者，第一须先取酽醋以涂口鼻，仍置醋于傍，使闻其气，兼细细饮之，此为上法。如觉晕即以醋喷面，苏来即饮醋，仍少与解（一云仍少以水解之）。一法烧干漆，令烟浓熏产母面即醒。（如无干漆以旧破漆器，以猛火烧熏之亦妙）

郭稽中论曰：产后血晕者何？答曰：产后气血暴虚，未得安静，血随气上，迷乱心神，故眼前生花。极甚者，令人闷绝不知人，口噤、神昏气冷。医者不识，呼为暗风，若作此治之，病必难愈。但服清魂散即省。

清魂散方

泽兰叶　人参各一分　荆芥一两　川芎半两

上为末，用温酒、热汤各半盏，调一钱急灌之，下咽即开眼，气定即醒。一方有甘草二钱。

若去血过多而晕者，当服芎䓖汤（方见第二卷通用门）、当归芍药汤（方见十二卷第十二论）。《广济》治产后血晕，心闷不识人，神言鬼语，气急欲绝。

芍药　甘草各一两　丹参四分（并㕮咀）　生地黄汁一升　生姜汁　白蜜各一合

上水二升，先煎前三味，取八合；下地黄、生姜汁、蜜，分为两服。

又方：荷叶二枚（炙）　真蒲黄一两　甘草二两　生地黄汁半升　白蜜一匙

上切细，以水三升，煮取一升，去滓，入蒲黄、蜜、地黄汁，暖服立愈。

疗产后血晕心闷。

蒲黄四分　紫葛　芍药各八分　红花十二分

上㕮咀，以水二升，煎至七合，入生地黄汁二合，更煎三五沸，每服三合。

产后血晕，心闷乱，恍惚如见鬼。

生益母草汁三合（根亦可）　生地黄汁二合　童子小便一合　鸡子清三枚

上煎三四沸后，入鸡子清搅停，作一服。

产后血晕，狂语不识人，狂乱。

童子小便五合　生地黄汁一合　赤马通七枚　红雪八分

上以上二味浸赤马通，绞去滓，下红雪，温为两服。

独行散　治产后血晕，昏迷不省，冲心闷绝。（《卫生方》名立应散）

五灵脂（半生半炒）二两

上为末，温酒调下二钱。口噤者，拗开口灌之，入喉即愈。一方加荆芥，等分为末，童便调下。

又方：治产后血晕。

上神曲为末，热水调二钱。

疗产后血晕，狂言，烦渴不止。

生香附子（去毛）

上为末，每服二钱。水一盏，姜三片，枣一个，煎至七分，温服。

治产后血晕危困。国医以此方献禁中，用之大效，厚获赏赉，时庚寅岁也。

生地黄汁一大盏　当归一分（锉）　赤芍药一分（锉）

上水煎三五沸，温服。如觉烦热去当归，入童子小便半盏妙。

张氏方　治产后血晕，全不省人事，

极危殆者。

用韭菜切，人在一有嘴瓷瓶内，煎热醋沃之，便密缚瓶口，以瓶嘴向产妇鼻孔，令醋气透入，须先扶病人起。恶血冲心，故有此证。韭能去心之滞血，加以醋气运达之，用无不效。

《近效》方疗血晕、绝不识人，烦闷，言语错乱，恶血不尽，腹中绞痛，胎死腹中。

红蓝花酒

红花一两

上为末，分二服。每服酒二盏、童子小便二盏，煮取盏半，候冷，分为二服。

留滓再并煎。一方无童便。

崔氏疗产乳晕绝方　以洗儿水饮三合良；或以恶血服少许良。

又方：半夏（洗，不以多少）

上为末，圆如大豆，内鼻中即省，亦疗五绝。（《指迷》、文仲同）

又方：生赤小豆捣为末，取东流水和服方寸匕，不瘥再服。（《救急》同）

夺命散　治产后血晕，血入心经，语言颠倒，健忘失志及产后百病。

没药　血竭等分

上细研为末，才产下，便用童子小便与细酒各半盏，煎一二沸，调下二钱，良久再服。其恶血自循下行，更不冲上，免生百疾。《专治妇人方》只用白汤调。

五羊洪运使（上天下锡）子舍孺人，产后语言颠倒，谵语不已，如有神灵，服诸药无效。召余诊之，六脉和平，仆以此药两服而愈。

产后颠狂方论第六

疗产后因惊，败血冲心，昏闷发狂，如有鬼祟，宜用《局方》大圣泽兰散（除是自合者，方有效）加好辰砂，研令极细，

每服加一字许，煎酸枣仁汤调下，一服可安。

何氏方　疗产后因败血及邪气入心，如见祟物。颠狂方。

用大辰砂一二钱重，研令极细，用饮儿乳汁三四茶脚许调。仍掘紫项活地龙一条入药，候地龙滚三滚，取出地龙不用，不令带药出，但欲得地龙身上涎耳。却人无灰酒，与前乳汁相合七八分盏，重汤温。遇疾作，分三二服。

余家荆布，方产一日，忽见鬼物，言语颠倒。遂取自合苏合香圆一钱重，以童子小便调服即醒，神思如故。

产后狂言谵语如有神灵方论第七

夫产后言语颠倒，或狂言谵语如见鬼神者，其源不一，须仔细辨证用药。治疗产后惊风，言语乱道，如见鬼神，精神不定者。研好朱砂酒调，下龙虎丹（见《局方》）。三圆作一服，兼琥珀地黄圆服之。

一则因产后心虚，败血停积，上干于心而狂言独语者，当在第十九卷第一论求之。

二则产后脏虚，心中惊悸，志意不定，言语错乱，不自觉知，神思不安者，当在十九卷第二论求之。

三则宿有风毒，因产心虚气弱，腰背强直，或歌哭嗔笑，言语乱道，当作风痉治疗，当在十九卷第三论求之。

四则产后心虚中风，心神恍惚，言语错乱，当在十九卷第四论求之。

五则产后多因败血迷乱心经而颠狂，言语错乱无常，或晕闷者，当于本卷第五、六论求之。

六则因产后感冒风寒，恶露斩然不行，憎寒发热如疟，昼日明了，暮则谵

语，如见鬼状，当作热入血室治之。宜琥珀地黄圆及四物汤，只用生干地黄加北柴胡等分煎服。如不退者，以小柴胡汤加生干地黄如黄芩分两，煎服愈。虽然以上诸证，大抵胎前、产后之疾，自有专门一定之法，毫发不同。如产后首当逐败生新，然后仔细详辨疾证，不可妄立名色，自立新意，妄自加减方药。大宜对证，依古法施治，未有不安者也。

琥珀地黄圆（方见十九卷第二论）、四物汤（方见二卷第五通用方）、小柴胡汤（方见六卷第五论）。

治产后败血冲心，发热，狂言奔走，脉虚大者。（男六德续添）

干荷叶　生地黄（干）　牡丹皮等分（不以多少）

上三味浓煎汤，调生蒲黄二钱匕，一服即定。

产后不语方论第八

论曰：产后不语者何？答曰：人心有七孔三毛。产后虚弱，多致停积败血，闭于心窍，神志不能明了；又心气通于舌，心气闭塞则舌亦强矣，故令不语。如此但服**七珍散**。

人参　石菖蒲　生干地黄　川芎各一两　细辛一钱　防风　辰砂（别研）各半两

上为细末，每服一钱。薄荷汤调下，不拘时。

胡氏**孤凤散**　治产后闭目不语。

白矾（研细）

上每服一钱，以熟水调下。

卷　十　九

产后乍见鬼神方论第一

论曰：产后乍见鬼神者何？答曰：心主身之血脉。因产伤耗血脉，心气虚则败血停积，上干于心。心不受触，遂致心中烦躁，卧起不安，乍见鬼神，言语颠错。医人不识，呼为风邪，如此治之，必不得愈。但服调经散，每服加龙脑一捻，得睡即安。

调经散方。

没药　琥珀（并细研）　桂心各一钱　芍药　当归各一分　麝香（研）　细辛各半钱

上为末，每服半钱。生姜汁、温酒各少许调服。

柏子仁散　治产后狂言乱语，皆由内虚、败血挟邪气攻心。

柏子仁　远志（去心）　人参　桑寄生　防风　琥珀（别研）　当归（炒）　生地黄（焙）　甘草等分

上为粗末，先用白羊心一个切片，以水一大盏半，先煮至九分，去羊心，入药末五钱，煎至六分，去滓，无时服。

茯神散　治产后血邪，心神恍惚，言语失度，睡卧不安。

茯神一两（去皮）　人参　龙齿（研）　琥珀（研）　赤芍药　黄芪　牛膝各三分　生地黄一两半　桂心半两

上为末，每服三钱。水一盏，煎至七分，不拘时，去滓温服。

产后脏虚心神惊悸方论第二

夫产后脏虚，心神惊悸者，由体虚心气不足，心之经为风邪所乘也。或恐惧忧迫，令心气受于风邪，风邪搏于心则惊不自安。若惊不已则悸动不安，其状目睛不转而不能呼，诊其脉动而弱者，惊悸也。动则为惊，弱则为悸矣。

《产乳》**七宝散**　疗初产后服之调和血气，补虚安神，压惊悸。

辰砂（研）　桂心　当归　川芎　人参　白茯苓　羚羊角（烧存性）以上各二钱　干姜一钱（《产科》各等分）

上为粗末，每服一钱。用羌活豆淋酒调下（将护产妇用之）。如不饮酒，用清米饮调下。如觉心烦热闷，以麦门冬去心，煎水调下。若心下烦闷而痛，用童子小便调下。若觉心胸烦热，即减姜、桂，冷即加之。腹痛加当归；心闷加羚羊角；心虚气怯加桂心；不下食或恶心加人参；虚颤加茯苓。以意斟酌，日二、夜一服。

治产后脏虚，心中惊悸，志意不安，言语错乱，不自觉知。

茯神　远志　人参　麦门冬　甘草　生地黄　当归　龙齿　桂心　白芍药　羚羊角等分

上为粗末，每服三钱。水一盏，姜三片，枣一个，煎至六分，去滓温服，无时候。

治产后心虚惊悸，神思不安。

龙齿　黄芪　白薇　生地黄各一两　人参　茯神　远志　羌活各三分　甘草

桂心　防风各半两（一方无黄芪，有荆芥与银）

上为粗末，每服三钱。水一盏，姜三片，枣一个，煎至六分，去滓，无时服。

治产后脏腑虚，心怔惊悸，言语错乱。

麦门冬（去心）　人参各八钱　牛黄（研）　白薇各二钱　茯神　独活　远志　生地黄　朱砂（飞）　防风　天竺黄　甘草　龙齿（研）各四钱　龙脑　麝香（并细研）各一钱

上为末，用薄荷酒调下二钱。

疗血虚多惊，及产后败血诸疾。

辰砂　琥珀　没药（并细研）　当归（为末）等分

上为细末，每服二钱。空心，日午临卧白汤调服。

产后惊风，乱道言语，如见鬼状，精神不定者。

研好朱砂酒调下《局方》龙虎丹，三圆作一服，兼琥珀地黄圆服之。

琥珀地黄圆方

南番琥珀（别研）　延胡索（糯米同炒赤，去米）　当归各一两　蒲黄四两（炒香）　生地黄（研，裂汁，留滓）　生姜各二斤（洗，研，裂汁，留滓。以生姜汁于银石器内炒地黄滓，以地黄汁炒生姜滓，各至干甚为末则止）

上为末，炼蜜圆如弹子大，食前当归汤化一圆服。

产后心惊中风方论第三

论曰：产后心闷气绝，眼张口噤，遍身强直，腰背反偃，状如痫疾，心忪惊悸，言语错乱。皆是宿有风毒，因产心气虚弱，发成风痉。

疗产后心气虚损，卒惊狂语，或歌哭嗔笑，性气不定。

上等银一斤　桂心　甘草各六分　细

辛四分　人参　生姜运志　茯神各八分　生地黄二十分　龙骨三分　枣子一个

上㕮咀，以水八升，煮银至一升半，入药煎至一升，分作三服，温进。

疗产后多虚羸弱。若大汗、利，皆至于死，此重虚故也。若患中风，语谬、昏闷不知人者。

人参　茯苓　羌活　桂心　大枣　远志各十分　竹沥一升

上用水六升，煮取三升，下竹沥，更煎取二升，温分三服。

疗产后心惊、中风。

防风　当归　茯苓　防己　麻黄各八分　秦艽　人参　川芎　独活　白鲜皮　甘草　白薇各半分　石膏十二分　竹沥二升

上水七升，先煮麻黄，掠去沫，下诸药，入竹沥，煎取二升半，去滓，温分三服。忌菘菜、猪肉、生冷。

茯苓散　疗产后狂语，志意不定，精神昏乱，心气虚，风邪所致。

茯苓（一方使茯神）　生地黄十二分　远志　白薇　龙齿各十分　防风　人参　独活各八分（同为末）

上以银一大斤、水一斗五升，煎取七升，下诸药，煎取三升，温分三服，忌如前。一方治产后风邪所干，心神恍惚，志意不定，加荆芥八分，甘草五分。

疗产后心虚，忪悸不定，乱语错误，精神恍惚不主，当由心虚所致。

人参　甘草　芍药　当归　生姜各八分　远志　茯苓各十分　桂心六分　麦门冬　大枣各十二分

上为散，以水八升，煮取三升，去滓，温分三服。

产后中风恍惚方论第四

夫产后中风恍惚者，由心主血，血气

通于荣卫、脏腑，遍循经络。产则血气俱伤，腑脏皆虚，心不能统于诸脏，荣卫不足，即为风邪所乘，则令心神恍惚不定也。

《千金》疗产后暴苦，心悸不定，言语错乱，恍惚，皆因心虚所致。

茯苓三两　芍药二两　甘草　桂心当归各一两　生姜六分　麦门冬一升　大枣三十枚

上为散，水三升，煎取一升，去滓，分作两服，食后。

《经效》疗产后心虚怔悸，志意不定，烦躁恍惚。

茯神　当归　黄芩　麦门冬（去心）甘草　人参　芍药　酸枣仁　白鲜皮各三两　大枣七个

上为粗末，水二升，煮取七合，去滓温服。

疗产后中风，恍惚、语涩，四肢不利。**天麻圆**。

天麻　朱砂　防风　羌活各一两　僵蚕三分（炒）　干蝎（炒）　白附子（炮裂）五灵脂各半两　雄雀粪（炒）　牛黄各一分

上为末，糯米软饭为圆如梧桐子大，以薄荷酒研十五圆服之。

产后所不过多虚极生风方论第五

论曰：产后所下过多，虚极生风者何？答曰：妇人以荣血为主，因产血下太多，气无所主，唇青肉冷，汗出，目眩神昏，命在须臾，此但虚极生风也。如此则急服济危上丹，若以风药治之则误矣。

济危上丹方

乳香（研）　五灵脂　硫黄　玄精石（同研极细）　阿胶　卷柏（生）　桑寄生

陈皮各等分

上将上四味同研停，于银石器内微火炒，勿焦了，再研极细，复入余药为末，用生地黄汁和圆如梧桐子大。每服二十圆，食前，温酒或当归酒送下。

产后虚汗不止方论第六

夫虚汗不止者，由阴气虚而阳气加之，里虚表实，阳气独发于外，故汗出也。血为阴，产则伤血，是为阴气虚也；气为阳，其气实者，阳加于阴，故令汗出。而阴气虚弱不复者，则汗出不止也。凡产后血气皆虚，故多汗也，因之遇风则变为痉。纵不成痉，则虚乏短气，身体柴瘦，唇口干燥，久则经水断绝，由津液竭故也。（亦可就第三卷第六论中求之）

麻黄根散　治产后虚汗不止。

当归　黄芪　麻黄根　牡蛎（煅为粉）人参　粉草各等分

上㕮咀，每服四钱。水一盏，煎至七分，去滓温服。

又方　当归　黄芪各一两　麻黄根二两

上㕮咀，每服三钱。水一盏，煎至七分，去滓温服。

《千金》疗产后风，虚汗出不止，小便难，四肢微急，难以屈伸。

甘草（炙）一两　附子半个（炮去皮脐）桂心　芍药各一两半

上㕮咀，每服三钱。水一盏，生姜四片，枣一枚，煎至七分，去滓，空心温服。忌猪肉、冷水、生葱等物。

《经效》疗产后汗出不止。

黄芪十二分　白术　牡蛎　茯苓　防风　麦门冬（去心）　生地黄各八分　大枣七个

上㕮咀，水二升，煎取七合，去滓，

空心分温两服。

又疗产后血气暴虚，汗出。

淡竹叶煎汤三合，微温服之，须臾再服。

又方 马齿苋研取汁三大合。（如无，干者亦可）

上煮一沸，投蜜一匙令停，顿服。

止汗散 治产后盗汗不止，应多汗者皆可服。

牡蛎（煅，研细） 小麦麸（炒令黄色，碾为细末）

上等分研细，煮生猪肉汁调下二钱，无时候。

人参汤 治产后诸虚不足，发热盗汗。（二方出胡氏）

人参 当归等分

上为末，以猪腰子一只去脂膜，切小片子。以水三升，糯米半合，葱白两条，煮米熟，取清汁一盏，入药二钱，煎至八分，温服，不拘时候。

产后冒闷汗出不识人方论第七

凡产后忽冒闷汗出，不识人者，暴虚故也。破鸡子三枚，吞之便醒。若未醒，可与童子小便一升，甚验。丈夫小便亦得，切不得用病人者。

又若久不识人，或时复发者，此为有风。因产血气暴虚，风行脉中故也。若产后去血多者，又增此疾，与鸡子不醒者，可急作竹沥汁一服五合，须臾不定，再与五合。频与三五服瘥。

产后汗出多而变痉方论第八
（中风口噤、角弓反张附）

论曰：产后汗出多而变痉者何？答曰：产后血虚，肉理不密，故多汗，因遇

风邪搏之则变痉。痉者，口噤不开，背强而直，如发痫状，摇头马鸣，身反折，须臾十发，气息如绝。宜速斡口灌小续命汤，稍缓即汗出。如两手拭不及者，不可治也。

小续命汤 治中风及刚柔二痉。及脚气痹弱，不能转侧，兼治小儿惊风。

麻黄（制，可去，加葛根） 桂心 甘草各半两 防风三钱三字 芍药 白术 人参 川芎 附子 防己 黄芩各一分

上㕮咀，每服五钱。水一盏半，煎至一盏，去滓，取八分清汁；入生姜汁再煎一二沸，温服，日三服，夜二服。若柔痉自汗者，去麻黄；夏间及病有热者，去附子，减桂一半；冬及初春去黄芩（第三卷虽有，然其中有杏仁，无白术）。虽然陈无择评曰：产后汗出多变痉，亦令服续命汤，此又难信。既汗多如何更服麻黄、官桂、防己、黄芩辈？不若大豆紫汤为佳。太医局方大圣散亦良药也。愚观朱奉议云：凡刚柔二痉，小续命汤并可加减与之。若柔痉自汗者，有去麻黄加葛根之说，朱奉议必有所据。虽大豆紫酒、大圣散良，亦不可偏见曲说，有妨古人之意。

大豆紫酒 治中风头眩，恶风自汗，吐冷水及产后百病。或中风痱，痉，背强口噤，直视，烦热。脉紧大者不治。《小品方》主产后中风困笃，背强口噤，或但烦躁，或头身皆重，或身重痒剧，呕吐直视者。（《指迷方》名独活汤）

川独活两半 大豆半升 酒三升

上先以酒浸独活煎一二沸，别炒大豆极焦，烟出、急投酒中密封，候冷去豆。每服一二合许，得少汗则愈，日十服。此药能去风、消血结，如妊娠折伤，胎死腹中，服此得差。凡产后口噤，腰背强直，角弓反张，皆名曰痉，又名曰痓。古人察有汗、无汗以分刚柔、阴阳而治。今《产

宝》诸书有中风口噤一门，又有角弓反张一门，其实一也。如憎寒发热有类伤寒，皆不论及，岂可只以一二药治之？愚今取《百问》中方论，已详备前篇（见三卷第二论）。庶几览者，如指诸掌。

中风口噤角弓反张方论附

凡产后中风口噤，是其血气虚而风入于颔、颊夹口之筋也。手三阳之筋，结入于颔，产则劳损腑脏，伤于筋脉。风若乘之，其三阳之筋脉则偏搏之，筋得风冷则急，故令口噤也。若角弓反张者，是体虚受风，风入于诸阳之经也。人阴阳经络周环于身，风邪乘虚入于诸阳之经，则腰背反折、挛急如角弓之状也。

愈风散　疗产后中风口噤，牙关紧急，手足瘛疭如角弓状。亦治血晕，四肢强直，不省人事；或筑心眼倒，吐泻欲死。（出华佗方。《百问》、《经验》、《产宝》、陈氏、《本事》同）

荆芥（略焙为末）

上每服三钱。豆淋酒调下，用童子小便亦可。其效如神。口噤者灌，齿龈噤者吹鼻中，皆效。一方用古老钱煎汤调服，名一捻金散。一方云用举卿、古拜二味，盖切脚隐语以秘方也，此药委有奇效神圣之功。大抵产室，但无风为佳。不可衣被帐褥太暖，暖即汗出则腠理开，易于中风便昏冒。（《指迷方》但为粗末，浓煎服。许学士云：记有一妇人，产后护密阁内，更生火，睡久及醒则昏昏如醉，不省人事，其家惊惶。医用此药佐以交加散。祝云：服之即睡，睡中必以左手搔头，觉必醒矣。果如其言）

交加散（方见第二卷第五论）　又名交解散。（见产后虚烦）

《专治妇人方》治产后中风，不省人事，口吐涎，手足瘛疭。

当归　荆芥穗等分

上为细末，每服二钱。水一盏，酒少许，煎至七分灌之。如牙关紧急，用匙斡微微灌下，但下咽即有生理。不问多少便服，不可以药味寻常忽之，屡用救人有效。

《小品》疗产后中风，虚人不可服他药者，一物独活汤主之，及一物白鲜汤主之。亦可与独活合煮之。

川独活三两（细切）

上水三升，煮取一升分服。耐酒者，亦可酒水煮。一方用白鲜皮，亦依此法。

产后中风痉，口噤面青，手足急强者。

以竹沥二升，分为五服，温温频服大效。

治产后中风口噤，四肢顽痹不仁，身体如角弓反张。**羌活酒。**

羌活　防风各三两　黑豆一升（炒令烟出）

上细锉，以好酒一斗于瓶中搅动，密封，经半日许，又于锅中重汤煮瓶至半日，候瓶冷取出。每服暖一中盏饮之，日可三四服，度之当汗出即差。

治产后中风，身如角弓反张，口噤不语方。

川乌五两（锉如豆大）

上取黑豆半升，同炒半黑，以酒三升泻于铛内急搅，以绢滤取酒，微温服一小盏，取汗。若口不开者，拗开口灌之，未效加乌鸡粪一合炒，内酒中服之，以瘥为度。

《宝方》疗产后腹中坚硬，两胁膈胀，手足冷，心中烦热欲饮水，干呕，关节劳痉，中风之疾。

羚羊角二分　防风十二分　羌活　苦梗　败酱各八分　桂心　柴胡　大黄（浸过）各六分

上水二升，煎取八合，空心两服，服了吐，即良久更服了吃地黄酒。用地黄切一升，炒令黑，瓷瓶中下热酒三升，密封口，煮令减半，任意服之。

《千金》鸡屎醴　疗产后中风及男子诸风，并产后百疾神效方。又治产后中风，口噤拘急，困笃，腰背强直，时时反折。

乌鸡屎三升　大豆二升

上先炒豆令声绝，次炒鸡屎令黄。以酒一升先淋鸡屎，取汁淋大豆。每服一升，重者凡四五服之极妙。

深师疗产后中风口噤，不任大小。

独活八分　干葛六分　甘草二分　生姜五分

上㕮咀，以水二升，煮取一大升，分为两服。

张文仲疗产后中风、风痉，遍身冷直，口噤不识人方。

白术四两（细切）

上以酒三升，煮取一升，顿服效。

《经效》疗产后中风，腰背强直，时时反张，名曰风痉。

防风　葛根　川芎　地黄各八分　麻黄（去节）　甘草　桂心　川独活　防己各六两　杏仁五个（去皮尖，炒）

上细切，以水八升，煮麻黄去沫，后下诸药，煎取三分，分温三服（有汗者不可服）。治产后中风，口噤，惯闷不能言，身体强直。

羌活　防风　秦艽　桂心　粉草　葛根各三分　生姜八分　附子一个（炮）　杏仁八十枚（去皮、尖）　麻黄十分（去节）

上㕮咀，水九升，煮麻黄去沫，后下诸药，煮取三升，分为三服。（有汗者不可服）

产后中风方论第九

论曰：产后中风，由产伤动血气，劳

损脏腑未平复，起早劳动，气虚而风邪气乘虚伤之，故中风。风邪冷气客于皮肤经络，但疼痹、羸乏不任，少气。若筋脉挟寒则挛急㖞僻，挟湿则缓弱。若入诸脏，恍惚惊悸，随其所伤脏腑、经络而生病焉。

郭稽中产后中风方论

论曰：产后中风者何？答曰：产后五七日内强力下床，或一月之内伤于房室，或怀忧怒，扰荡冲和，或因着艾，伤动脏腑。得病之初，眼涩口噤，肌肉瞤搐，渐至腰脊筋急强直者，不可治。此乃人作，非偶尔中风所得也。

陈无择评曰：问产后中风，风是外邪，血虚则或有中之者，直答以人作，不可治。问答不相顾解，如何开示后人？立论之难有如此者。若是中风，当以脉辨，看在何脏，依经调之。强力下床、月内房室、忧怒、着灸，非中风类；蓐劳、性气、火邪，治各有法。非产后病，不暇繁引，学者识之。

《经效》疗产后风虚，头目痛，语言时僻。

防风　干葛　茯苓各八分　麦门冬（去心）八分　芍药　黄芩各六分　犀角四分　甘草三分

上㕮咀，以水二升，煎取七合，分为二服。

疗产后中风，心忪悸，志意不定，恍惚，语言错乱方。

人参六分　羚羊角（屑）　麦门冬　茯神各八分　黄芩　白鲜皮　甘草各四两　石膏十二分　淡竹沥两大合

上㕮咀，水二大升，煎至七合，下竹沥，分三服。

疗产后中风，身背拘急如束，并渴。

川芎　羌活　羚羊角（屑）　酸枣仁
芍药各四两　桑白皮六分　防风五分

上㕮咀，水四升，煎取二升，分温三服。

疗产后中风，四肢拘束，筋节掣痛，不得转侧，如角弓反张。

麻黄八分（去根、节）　生姜　桂心
白术各四分　防风　芍药各六分　川芎五分　竹沥二合

上细锉，以水三升，先煮麻黄掠去沫，下诸药煎取七合，下竹沥再煎三沸，分三服，取微汗为度。

治产后纳凉太过中风者，或成喘急，唇青鼻黑。（男六德续添）

以《局方》小续命汤连进三服，即愈。

疗产后中风烦渴。

红花子五合（炒微热，研碎）

上以水一升，煎取七合，每一匙头，徐徐呷。

治产后中风，半身、手足不遂，言语謇涩，恍惚多忘，精神不定。

川独活　当归　芍药　防风　川芎
玄参各二分　桂心分半

上细锉，以水八升，煮取二升半，分为三服。觉效又更作一剂，渐瘥，须适寒温将息。如不差，即以此方作圆，每服二十圆。有热加干葛五两；有冷加白术五两；有气加生姜六分；手足不稳加牛膝五分，草薢三两，黄芪四两；腹痛加当归、芍药各三分；不食加人参二分，玄参四分。

产后中风筋脉四肢挛急方论第十

夫产后中风、筋脉挛急者，是气血不足，脏腑俱虚，日月未满而起早劳役，动

伤腑脏；虚损未复，为风邪冷气初客于皮肤经络。则令人顽痹不仁，羸乏少气，风气入于筋脉，挟寒则挛急也。

治产后中风，四肢筋脉挛急疼痛，背项强直。

防风一两　赤芍药　桂心各半两　羚羊角（屑）　川芎　羌活　当归　酸枣仁
牛蒡子（炒）各三分

上㕮咀，每服四线。水一盏，煎至六分，去滓温服。

疗产后中风，睡卧不安，筋脉四肢挛急或强直。**独活散。**

独活　天麻　防风各一两　桂心　当归　荆芥　川芎　蔓荆子各半两　麻黄（去节）　附子（炮）　羚羊角（屑）　赤芍药各三分

上㕮咀，每服四钱。水、酒各半盏，煎至六分，去滓温服。（有汗者莫服）

疗产后中风，四肢筋脉挛急疼痛。

羌活　天麻　酸枣仁　川牛膝　防风　当归　薏苡仁　柏子仁　鹿角胶（炒）各一两　蔓荆子　桂心各半两　羚羊角（屑）　附子（炮）　川芎各三分　麝香一分（研）

上为细末，无时，以豆淋酒调二钱服。

治产后中风，四肢筋挛急疼痛，心神烦闷，背项强直。

羌活　防风　附子（炮，去皮）　羚羊角（屑）　麻黄（去节）各一两　地黄　桂心各三分　酸枣仁（炒）　黄芪　当归　川牛膝　川芎　草薢各半两

上为细末，炼蜜圆如梧桐子大。每服三十圆，温酒吞下。

产后热闷气上转为脚气方论第十一

论曰：产后热闷、气上，转为脚气者

何？答曰：产卧血虚生热，夏因春夏取凉过多，地之蒸湿，因足履之，所以着为脚气。其状热闷瘈疭，惊悸心烦，呕吐气上，皆其候也。可服小续命汤（方见本卷第八论），两三剂必愈。若医者误以逐败血药攻之，则血去而疾益增矣。

陈无择评曰：脚气固是常病，未闻产后能转为者。往往读《千金》见产妇多有此疾之语，便出是证，文辞害意，概可见矣。设是热闷气上，如何便服续命汤？此药本主少阳经中风，非均治诸经脚气，要须依脚气方论、阴阳经络调之。此涉专门，未易轻论，既非产后要病，更不繁引。

陈无择虽有此评，然小续命汤加减与之，用无不效。故《百问》云：寒中三阳，所患必冷，小续命汤主之（加生姜汁最快）。暑中三阴，所患必热，小续命汤（去附子，减桂心一半）。大烦躁者，紫雪最良（仆取《百问》中加减法，庶使后人均得治疗）。如无紫雪用真薄荷煎，冷水嚼下。

卷 二 十

产后遍身疼痛方论第一

论曰：产后遍身疼痛者何？答曰：产后百节开张，血脉流散，遇气弱则经络、分肉之间血多流滞；累日不散，则骨节不利，筋脉急引。故腰背不得转侧，手足不能动摇，身热头痛也。若医以为伤寒治之，则汗出而筋脉动惕，手足厥冷，变生他病。但服趁痛散除之。

趁痛散方 牛膝半两 甘草 薤白各一分 当归 桂心 白术 黄芪 独活 生姜各半两

上㕮咀，每服半两。水三盏，煎至盏半，去滓，食前服。

陈无择评曰：趁痛散不特治产后气弱血滞，兼能治太阳经感风头痛、腰背痛，自汗发热。若其感寒伤食，忧恐惊怒，皆致身疼发热、头痛，况有蓐劳诸证尤甚，趁痛散皆不能疗，不若五积散入醋煎，用却不妨。（五积散方见《和剂局》）

产后腰痛方论第二

论曰：肾主腰脚。产后腰痛者，为女人肾位系于胞，产则劳伤肾气，损动胞络；虚未平复而风冷客之，冷气乘腰，故令腰痛也。若寒冷邪气连滞背脊，则痛久未已；后忽有娠，必致损动。盖胞络属肾，肾主腰故也。

疗产后风冷，腰痛不可转。

独活 川芎 芍药 桂心 续断 生姜 桑寄生各六分 当归 防风各八分

上㕮咀，以水三升，煮取一升，去滓，空心分二服。

《广济》疗产后虚冷，血虚流入腰腿，痛不可转。

败酱 当归各八分 川芎 芍药 桂心各六分

上㕮咀，水二升，煮取八合，空心，分温二服。并忌葱。

《救急》疗妇人产后余血不尽，血流入腰脚疼痛，胸满气急，两胁痛方。

生姜一斤 淡竹叶一升（切）

上二味，以水二升，煮取二升，去滓，分温二服。

《千金》疗产后中风，腰背强痛，中风烦热、苦渴，头身皆重。此因风冷所致及伤寒。

大豆酒方 大豆五升（炒令烟出）

以酒一升投之，密盖令温，去豆，服一升，日夜数服。卧取微汗，避风。（亦有加羌活者，亦佳）

《广济》疗产后三日患腰疼，腹中余血未尽，并手脚疼，不下食。**生地黄汤**方。

生地黄汁一升 芍药 甘草各二两 丹参四两 蜜一合 生姜汁半合

上切，以水三升，煮取一升，去滓，内地黄汁、蜜、姜汁，微火煎一二沸，一服三合，日二夜三。利一二行，中间进食，与药更进服。陈氏如神汤亦效。（方见第四卷七论中）

上生料五积散加桃仁煎亦妙。此药逐败血，去风湿。

产后恶露方行，忽然渐少，断绝不

来，腰中重痛，下注两股，痛如锥刀，刺痛入骨中。此由血滞于经络。不即通之，有大痛处必作痈疽，宜桃仁汤。恐作痛者，预服五香连翘汤。

桃仁汤方　桃仁（去皮尖）　苏木　生地黄各半两　虻虫（去足翅，炒）　水蛭（炒）各三十个

上为粗散，每服三钱。水一盏，煎至六分，去滓温服，无时候。恶露下，即住服。

五香连翘汤方（一方有大黄一两）

木香　沉香　丁香　乳香　麝香　升麻　独活　桑寄生　连翘　木通各二两

上为粗末，每服五钱。水二盏，煎至一盏，入竹沥少许，搅停去滓，温服。

产后恶露不绝方论第三

夫产后恶露不绝者，由产后伤于经血，虚损不足。或分解之时，恶血不足，在于腹中，而脏腑挟于宿冷，致气血不调，故令恶露淋沥不绝也。

《广济》疗妇人产后恶血不绝，崩血不可禁，腹中绞痛，气息急。疗蓐中三十六疾。

乱发（烧）一两　阿胶二两　代赭　干姜各三两　马蹄一个（烧）　干地黄四两　牛角䚡五两（酥炙）

上为细末，炼蜜圆如梧桐子大，空心，米饮下三四十圆，日二服。

文仲、葛氏疗恶露不绝方。

上以锯截桑木，取屑五指撮，酒服，日三差。

疗产后泄血不止，无禁度，及治腹痛、胸膈闷。

姜①黄末，酒服方寸匕，日三四服。（胡氏方云：姜黄治恶露不止）

疗产后血不止，虚羸迨死。亦治血气。（三方并出《产宝》）

蒲黄二两　水二升，煎取八合，顿服。

独圣汤　疗产后亡血过多，心腹彻痛，然后血下，久而不止。亦治赤白带下，年深诸药不能疗者，良验。此京师祝景助教方。

贯众（状如刺猬者一个，全用，不锉断，只揉去毛、花萼用之）

上用好醋蘸湿，慢火炙令香熟，候冷，为细末。用米饮调下二钱，空心、食前服。疗产后七八日，恶露不止。

败酱　当归各六分　芍药　续断各八分　川芎　竹茹各四分　生地黄（炒干）十二分

上细锉，以水二升，煮取八合，空心顿服。

治产后虚羸，脐腹冷痛，淋露不止；或恶物不下方。（《养生必用》）

当归　白芍药　甘草　干姜　桂心　熟地黄　蒲黄各半两　黑豆一两（炒）

上为细末，温酒调下二钱，食前服，米饮亦可。似黑神散。

牡蛎散　治产后恶露淋沥不绝，心闷短气，四肢乏弱，不思饮食，头目昏重，五心烦热，面黄体瘦。

牡蛎　川芎　熟地黄　白茯苓　龙骨各一两　续断　当归（炒）　艾叶（酒炒）　人参　五味子　地榆各半两　甘草一分

上为末，每服二钱。水一中盏，生姜三片，枣一枚，煎至六分，去滓，食前服。

---

① 姜：原作"干"，据后文及正德本改。

产后恶露不下方论第四

夫恶露不下者，由产后脏腑劳伤，气血虚损。或胞络挟于宿冷；或产后当风取凉，风冷乘虚而搏于血，血则壅滞不宣，积蓄在内，故令恶露不下也。

疗产后三四日恶露不下，呕逆壮热。

芍药十分　知母八分　生姜　当归　蒲黄各四分　红花二分　荷叶中心蒂七个　生地黄汁二合

上细切，以水二升，煎至七合，去滓；下蒲黄，煎四沸，分温、空心三服。

治产后恶血冲心，胎衣不下，腹中血块等，备急丹。（出《产乳》）

上以锦纹大黄一两，杵为细末，用酽醋半升，同熬成膏，圆如梧桐子大。患者用醋七分盏，化五圆至七圆服之。须臾血下即愈。亦治坠马内损，恶血不出，神效。

此药难用，大段虚弱，不可服。仍调药，醋不宜太酸，便损肺脏，全在医者斟酌。

荷叶散　疗产后恶露不下，腹中疼痛，心神烦闷。

干荷叶二两　鬼箭羽　桃仁　刘寄奴　蒲黄各一两

上为粗末，每服三大钱。以童子小便一大盏，姜钱三片，生地黄一分，捶碎同煎至六分，去滓，无时热服。

《广济》疗产后恶露不多下方。

川牛膝　大黄各八分　牡丹皮　当归各六分　芍药　蒲黄　桂心各四分

上为末，以生地黄汁调，酒服方寸匕。日二服，血下愈。

生料五积散。《局方》治产后恶露不快，腹中疼痛，或腹有块及发寒热，并加醋少许煎，通口服。亦能疗血崩。（见《易简方》，不复重录）

产后恶露方行而忽然断绝，骤作寒热，脐腹百脉皆痛，如以锥刺非常。此由冷热不调，或思虑动作，气所壅遏，血蓄经络。宜**没药圆**。

当归一两　桂心　芍药各半两　桃仁（去皮尖，炒，碎研）　没药（研）各一分　虻虫（去足、翅，炒）　水蛭（炒）各三十个

上为末，醋糊圆如豌豆大，醋汤下三圆。

产后余血上抢心痛方论第五

论曰：夫产后血上抢心，由产后气虚挟宿冷，冷搏于血，则凝结不消。气逆上者，则血随上冲击而心痛也。凡产后余血不尽，得冷则留结，与气相搏则痛、困重，过寒结血尤甚，则变成血瘕，亦令月水否涩不通也。

论曰：产后心痛者何？答曰：心者血之主。人有伏宿寒，因产大虚，寒搏于血，血凝不得消散，其气遂上冲击于心之络脉，故心痛。但以大岩蜜汤治之，寒去则血脉温而经络通，心痛自止。若误以为所伤治之，则虚极寒益甚矣。心络寒甚，传心之正经，则变为真心痛，朝发夕死，夕发朝死。药不可轻用如此。

大岩蜜汤方　生干地黄　当归　独活　吴茱萸　芍药　干姜　甘草　桂心　小草各一两　细辛半两

上为散，每服半两。水三盏，煎至一盏，去滓，稍热服。评曰：产后心痛，虽非产蓐常疾，痛或有九痛，未必便是血痛。设是岩蜜汤，岂可用熟地黄？熟地黄泥血，安能去痛？此方本出《千金》，用生干地黄耳。茱萸一升合准，五两干姜，三两细辛，治陈寒在下焦。方本一两，却减半两，制奇制偶，量病浅深，自有品

数，不可妄意加减。然以岩蜜汤治血痛，不若失笑散用之有效。

失笑散 治心腹痛欲死，百药不效，服此顿愈。与第八论紫金圆大同小异。（见本卷八论）

五灵脂 蒲黄等分

上为末，先用酽醋调二钱熬膏，入水一盏，煎至七分，食前热服，是验。

《经心录》**蜀椒汤** 疗产后心痛，此大寒所为方。

蜀椒二合 芍药三两 半夏 当归 桂心 人参 甘草 茯苓各二两 生姜汁五合 蜜一升

上切，以水九升，煮椒令沸，下诸药，煮取二升半，去滓，下姜汁、蜜等，更煎取三升。一服五合至六合。（《千金》同）

产后恶露不尽腹痛方论第六

论曰：产后恶露不尽，腹痛者何？答曰：产后恶血虽常通行，或因外感五邪，内伤七气，致令斩然而止；余血停积，壅滞不行，所下不尽，故令腹痛。《产宝》云：皆因妊娠当风取凉，则胞络有冷，至于产时，其血必少。或新产时而取风凉，皆令风冷搏于血，血则壅滞不得宣通，蓄积在内，有时恶露不尽，故令腹痛。

温隐居**泽兰汤** 疗产后恶露不尽，腹痛往来兼胸满少气。

泽兰（熬） 生干地黄 当归各三分 芍药 生姜各十分 甘草六分 大枣十四个

上细切，以水九升，煮取三升，分为三服。欲死，涂身得瘥。

《救急》疗恶露不尽，腹胀痛。

取乱发如鸡子大，灰汁洗尽，净烧为末，酒调服二钱。

又疗产后血不尽，血痛闷方。

取荷叶烧作灰，暖水和服。煮取汁亦良。

又方：以铁秤锤一枚，烧赤，投酒五升中，用此酒煮当归三两，取二升，去滓，分温再服。（《千金》同。一方无当归）

疗产后下血不尽，腹内坚痛不可忍。

当归 芍药 桂心各三两 桃仁一百二十枚（制）

上细切，以水六升，煮取二升，分温二服。如未差，加大黄三两。

疗产后血结、下不尽，腹中绞痛不止。

大黄（别浸） 生干地黄 当归各十分 川芎 芍药 桂心各八分 甘草 黄芩各六分 桃仁四十九粒（制）

上细切，以水七升，煮取二升半，下大黄，更煎三沸，分温三服。

疗产后血下不尽，腹中痛无计。

青木香 当归 牛膝 川芎 黄芪 芍药各八分 大黄十三分（浸） 芒硝十二分

上细切，以水七升，煮取二升，入大黄更煎三沸，分三服。

疗产后恶露不尽，结聚，小腹疼痛。

当归三分 香附子一两 琥珀 没药 青皮 赤芍药 木香 桂心各半两

上为细末，以豆淋酒调下一钱。

《产宝》疗产后余血作疼痛兼块者。

桂心 姜黄等分

上为细末，酒服方寸匕，血下尽妙。

地黄散 治产后恶物不尽，腹内疞痛。产后常服甚妙。

生干地黄 当归（并略炒）各一两 生姜（细切如蝇头大，新瓦炒令焦黑）半两

上为细末，炒姜，酒调一大钱服。

卷荷散 治产后血上冲心，血刺、血晕，血气腹痛，恶露不快。

初出卷荷　红花　当归各一两　蒲黄（纸炒）　牡丹皮各半两

上为细末，每服二平钱，空心，温酒调下。一腊内只使童子小便调。如才产后便服此药，即诸疾不生。（出《妇人方》）

芸薹散　疗产后恶露不下，血结不散，冲心刺痛，将来才冒寒踏冷，其血必往来心腹间刺痛，有不可忍，谓之血母块。但产后心腹诸疾，并宜服之。（出《产乳》）

芸薹子（纸炒）　当归　桂心　赤芍药各等分

上为细末，温酒调服二平钱。赶下恶物，产后三日不可无此。

产后儿枕心腹刺痛方论第七

夫儿枕者，由母胎中宿有血块，因产时其血破散与儿俱下，则无患也。若产妇脏腑风冷，使血凝滞，在于小腹不能流通，则令结聚疼痛，名曰儿枕也。

《产宝》论产后心腹痛者，由产后气血俱虚，过风寒乘之，与血气相搏，随气上冲于心；或下攻于腹，故令心腹痛。若久痛不止，则变成疝瘕也。

延胡索散　治产后儿枕腹痛，得效。（出《经验妇人方》）

延胡索　当归各一两　真琥珀　蒲黄各一分（炒）　赤芍药半两　桂心三分　红蓝花二钱

上为细末，以童子小便合细酒，温温调三钱，食前服。

治产后儿枕，亦治赤白痢。

丁香三钱　罂粟壳（去穰，蜜炙）　香白芷各半两　百草霜六钱重

上为细末，每服二钱，童子小便调下。如痢疾，米饮调下。

产后儿枕，痛不可忍。

五灵脂，慢火熬为细末。每服二钱，温酒调下。

天仙藤散　治产后腹痛不止，及一切血气腹痛。（出《经验妇人方》）

天仙藤五两（炒焦）

为细末，每服二钱。产后腹痛，用炒生姜，小便和细酒调下。常患血气，用温酒调服效。

产后腹中有块，上下时动，痛发不可忍。此由妊娠聚血，产后气羸，恶露未尽，新血与故血相搏而痛，俗谓之儿枕，乃血瘕也。宜**蒲黄散**。

真蒲黄，研。饮调服二钱。如燥渴者，新水调。

黑神散　疗产后血块，痛经，脉行后腹疼，并经脉不调。

熟地黄一斤　陈生姜半斤

上拌，同炒干为末，每服二钱。产前乌梅汤调下；常服，酒调；经脉不通，乌梅、荆芥酒调下。

疗新产后腹痛，恶血不尽行。黑神散。（方见《局方》）

疗新产后七八日，腹痛、两胁痛。

当归　刘寄奴　苦梗各十二分　延胡索（别为末）　桂心　陈皮各四分　茯苓芍药各八分

上㕮咀，以水二升，煮取八合，调延胡索末，空心服。

疗先患冷气，因产后发腹痛。

芎劳　桂心　当归　吴茱萸　茯苓芍药　甘草各六分　桃仁十分

上㕮咀，水七升，煮取二升，去滓，分三服。

桃仁芍药汤　《千金》疗产后腹痛。

桃仁半升　芍药　当归　川芎　干漆（碎，熬）　桂心　甘草各二两

上细切，以水八升，煮取二升半，去滓，分三服。

《广济》疗腹中绞痛不可忍。

当归　白芍药　川芎　干姜

上等分为末，每服二钱，温酒调下。一方加延胡索，妙。

《必效方》疗产后腹痛方。

羌活四两（切）　以酒二升，煮取一升，分服。

《千金》治产后余疾，腹中绞痛，不下食、瘦乏方。

当归　黄芪　芍药各六分　干地黄　白术各八分　桂心　甘草各四分　枣十四个

上㕮咀，水二升，煮取八合，去滓，空心作两大服。忌生葱。

《千金》茱萸酒　治心腹内外痛。

吴茱萸一升　酒三升　煮取一升，空心，分二服。

《圣惠》疗同前。

生地黄汁　藕汁　童子小便各三合

上同煎三二沸，分温三服。

姜黄散　治产后腹疼

没药一分　川姜黄末三分

上以水、童子小便各一盏，入药煎至一盏半，分作三服，通口服。约行五七里，再进一服即止。不过三服便安。

疗血气痛欲死。

槐鸡半两为末，酒浓煎顿服，立愈。

独圣散　疗产后腹痛。

当归为末，每服二钱。水一盏，煎至七分，温服。

又《局方》当归散，亦治产后腹痛。不录。

《外台》疗新产后腹中如弦常坚，绞痛无聊方。

白蜜一升　当归一两

上当归为末，入蜜中煎融二沸，适寒温，顿服。

产后小腹疼痛方论第八

夫产后小腹痛者，此由产时恶露下少，胞络之间有余血与气相击搏，令小腹痛也。因重遇于冷，则血结变成血瘕，亦令月水不利也。

延胡索散　治产后脐下痛。

延胡索　桂心各半两　当归一两

上为细末，热酒调下二钱。

香桂散　治产后脐下疼痛不止。

川芎　当归各一分　桂心半两

上为细末，分为三服。每服酒一盏，煎三五沸，更入小便少许，煎至七分温服。甚者不过再服即瘥。（出《博济》）

又方：釜底墨（醋炒令干）　延胡索　刘寄奴　桂心　庵䕡子

上等分为末，热酒调下二钱。

紫金圆　治产后恶露不快，腰痛，小腹如刺，时作寒热，头痛，不思饮食。亦治久有瘀血，月水不调，黄瘦不思饮食，并能治之。亦可疗心痛。（与失笑散同。出《产乳》）

五灵脂（水淘去石，焙干、秤、炒为末）　真蒲黄

上以好米醋调五灵脂末，慢火熬成膏子，次以蒲黄末搜和圆如樱桃大，每服一圆。水与童子小便各半盏，煎至七分，令药化，温服之。少顷再一服，恶露即下。久有疼①血成块，月信不利者，并用酒磨下。

产后六七月，忽然脐腹痛，皆由呼吸之间，冷气乘虚而入。宜服当归建中汤和四顺理中圆，共研，再圆作小圆，饭饮吞

---

① 疼：各版本均同，据文义，当作"瘀"。

下，极妙。

产后寒疝方第九

王子亨云：产后脐腹大痛，由呼吸冷气，乘虚入客于血，宜《局方》当归建中汤。

羊肉汤 疗虚及产妇腹中痛，虚眩不能支持，两胁当脐急痛，气上冲，前后相引痛。治之如神。

精羊肉四两　当归　川芎各半两　生姜一两

上细切，以水十盏，煎至三盏，掠去沫，去滓分四服，空心，热服一日。来日再作，两日滓合为一日煎，当一剂服。

《千金》**当归汤** 疗妇人寒疝，虚劳不足。若产后腹中绞痛，其方无川芎，有芍药。

陈无择云：仲景羊肉汤治寒疝。

上用生姜羊肉汤服之，无不验。有一人产当寒月，寒气入产门，脐下胀满，手不得犯，此寒疝也。医将治之以抵当汤，谓有瘀血。或曰：非其治也！可服仲景羊肉汤，少减水。二服遂愈。

《外台》疗产后内虚，寒气入腹，腹中绞痛，下赤白痢，言语见鬼。**羊肉汤。**

肥羊肉一斤　当归　甘草　芍药各一分（《产宝》各一两）

上㕮咀，以水一斗先煮羊肉，取七升；入药更煎取二升，去滓分服。

《产宝》疗产后心腹切痛，不能饮食，乏气，忽然往来寒热。

当归　川芎　黄芩　人参　甘草　芍药　防风　生姜各三分　大黄二分（宜相人强弱，方可投之）　桃仁八十个

上水七升，煮取二升；下大黄更煎三沸，分作三服。

《千金》羊肉汤无大黄、人参、桃仁，有羊肉煮汁煎药。（崔氏同）

产后两胁胀满气痛方论第十

论曰：产后两胁胀满疼痛，由膀胱宿有停水，因产后恶露下不尽，水壅痞与气相搏，积在膀胱，故令胁肋胀满。气与水相激，故令痛也。

《经效》疗产后血气，胁肋胀痛。

当归十二分　芍药　苦梗　槟榔　枳壳各八分　桂心　青木香　柴胡各六分

上㕮咀，以水二升，煎取八合去滓，空心，分温二服。

疗产后恶露不下，血气壅痞，胀痛不下食。

苏木　紫葛各十二分　芍药　当归各八分　桂心　蒲黄各六分　生地黄汁三合

上㕮咀，以水二升，煎取七合，下蒲黄，分二服。

当归散 治产后腹痛，腹胁胀满。

当归　干姜等分

上为末，每服三钱。水一盏，煎八分，入盐、醋少许，食前热服。（《选奇方》用酒煎）

《经效》理血气，烦闷、胁肋胀满及痛。

芍药八分　蒲黄　延胡索各四分　当归六分　荷叶蒂三枚（炙）

上水二升，煎取七合，后入蒲黄，空心分作二服。

《广济》疗产后腹痛，气胀，胁下闷，不下食，兼微利。

茯苓　人参　当归　甘草各六分　生姜　陈皮各四分　厚朴八分

上㕮咀，以水二升，煎取八合，去滓，分温服。

产后积聚癥块方论第十一

夫积者，阴气也，五脏所生；聚者，阳气也，六腑所成。皆由饮食不节，寒热不调，致五脏之气积，六腑之气聚。积者，痛不离其部；聚者，其痛无有常处。所以然者，积为阴气，阴性沉伏，故痛不离其部。聚为阳气，阳性浮动，故痛无常处。产后血气伤于脏腑，脏腑虚弱，为风冷所乘，搏于脏腑，与血气相结，故成积聚癥块也。

治产后余血不散，结成癥块疼痛。宜服**桃仁散**。

桃仁 当归 鬼箭羽 大黄 鳖甲各一两 赤芍药 延胡索 琥珀各三分 川芎 桂心各半两

上为粗末，每服三大钱。水一盏，姜三片，煎至七分，去滓温服。

京三棱散 治产后积血不散，结聚成块；或时寒热，不思饮食。

京三棱 熟地黄 鳖甲各一两 桂心 当归 川芎 牡丹皮 刘寄奴 赤芍药各半两 大黄（炒） 桃仁 牛膝各三分

上为粗末，每服三钱。水一大盏，姜三片，煎至七分，去滓温服。

治产后血气不散，积聚成块，上攻心腹；或成寒热，四肢羸瘦，烦疼，不思饮食。桂心圆。

青皮 干漆（炒烟尽）各三分 没药 槟榔 当归 桂心 赤芍药 牡丹皮各半两 大黄（炒） 桃仁 鳖甲 厚朴 三棱 延胡索各一两

上为细末，炼蜜圆如梧桐子① 大，温酒下三十圆。

产后血瘕方论第十二

夫新产后有血与气相搏而痛者，谓之瘕。瘕之言假也，谓其痛、浮假无定处也。此由夙有风冷血气不治，至产血下则少，故致此病也。不急治，则多成积结，妨害月水，轻则否涩，重则不通也。

治产后恶露不尽，结成血瘕，乍寒乍热，心腹胀痛，不欲饮食，四肢羸瘦，或时口干。**鳖甲圆**。

当归 木香 赤芍药各半两 鳖甲一两 大黄一两（炒） 牛膝 白术 水蛭（制） 虻虫（制）各一分 牡丹皮 桂心各三分 鬼箭羽半两

上为细末，炼蜜圆如梧桐子大。桃仁汤吞下二十圆，食前服。（更宜加减，不可连并服）

治产后血气不调，腹中生瘕，结而不散，生地黄煎圆。一名万病圆。（方见第一卷第七论）

《产宝》疗血瘕，痛无定处。

童便三升 生地黄汁 生藕汁各一升 生姜汁三升

上先煎前三味，约三分减二，次下姜汁，慢火煎如稀饧。每取一合，暖酒调下。疗血瘕痛，脐下胀，不下食。

当归八分 桂心 芍药 麒麟竭 蒲黄各六分 延胡索四分

上为细末，空心，温酒调二钱匕。

《千金》疗血瘕。

生干地黄一两 乌贼骨二两

上为细末，空心，温酒调二钱匕服。

凌霄花散 治血瘕、血块及产后秽露

---

① 子：原脱，据四库本补。

不尽，儿枕急痛，应干积聚疼痛，渐成劳瘦，悉皆治之。

凌霄花一分　牡丹皮　山栀子仁　赤芍药　紫河车　血竭　没药　硇砂　地骨皮　五加皮　甘草各二两　红娘子十一个　桃仁　红花　桂心　延胡索　当归各一两

上为细末，温酒调一钱服。

葛氏方　疗腹中瘕痛。

桂心为末，温酒调二钱。

产后血瘕腹痛及喉痹热塞，今人呼血瘕为儿枕。产后即起，痛不可忍。铁秤锤煅令通赤，淬酒中，候温饮之。用斧亦得。

治产后血海气虚，腹脏疼痛，心胸注闷。每遇红脉行，或多或少及有块积者。**蓬莪术散**。(出《博济》)

莪术　桃仁(去皮尖，麸炒)　大黄(湿纸煨)　当归(炒)各一两　桂心　川芎　木香　牡丹皮　延胡索(炒)　赤芍药各半两

上为细末，温酒调一钱，空心，临卧服。

产后余血奔心烦闷方论第十三 (虚烦当附于此)

论曰：余血奔心，盖是分解了，不便与童子小便并擦心下；及卧太速，兼食不相宜之物所致。但能依方疗之，无不痊可。

疗产后余血不尽奔冲心，烦闷腹痛。

川芎　生干地黄　枳壳　芍药等分

上为末，酒服方寸匕，日二服。

《广济》疗血气烦闷方。

生藕汁饮二升甚效；竹沥亦得。(《千金》同)

《集验》疗产后血气烦方。(《千金》同)

生地黄汁　清酒各一升

上相和，煎一沸，分为二服。

疗产后七日内，宿血不散，时时冲心迷闷。

荷叶六分　延胡索八分　地黄汁二合

上水二升，煮二味，取八合，下延胡索，空心三服。忌肉食一日。

疗产后余血攻心，或下血不止，心闷面青，冷气欲绝。

羊血一盏顿服。如不定，更服立效。

《经效》疗产后气虚，冷搏于血，血气结滞，上冲心腹胀满。

当归　桂心　川芎　吴茱萸　橘皮生姜各二两　芍药三两

上㕮咀，以水三升，煮取一升，去滓，空心服。

治产后余血奔心。

上用陈白梅捶碎，浓煎汤吃。

治产后恶血冲心，时发躁。**金黄散**。(出《博济》)

延胡索一两　蒲黄半两　桂心一分

上为细末，乌梅煎汤，冷调下一钱。

没药圆　治产后心胸烦躁，恶血不快。(《博济》)

没药(研)　蛮姜　延胡索　干漆(炒)　当归　桂心　牛膝　牡丹皮　干姜等分

上为细末，醋煮面糊圆如梧桐子大，煎曲汤下十圆至十五圆。

产后虚烦方第十四

薤白汤　治产后胸中烦热，逆气方。

薤白　半夏　甘草　人参各二两　瓜蒌根三两　麦门冬半升

上六味㕮咀，以水一斗三升，煮取四升，去滓，分五服，日三夜二。热甚，即

加知母一两。

竹根汤 治产后虚烦方。

甘竹根细切，一斗五升，水二斗，煮取七升，去滓；内小麦二升，大枣二十枚，复煮麦熟三四沸；内甘草一两，麦门冬一升，汤成去滓，服五合。不差更服，取差。短气亦服之。

人参当归汤 治产后烦闷不安方。

人参 当归 麦门冬 桂心 干地黄各一两 大枣二十枚 粳米一升 淡竹叶三升 芍药四两

上九味，㕮咀，以水一斗二升，先煮竹叶及米，取八升，去滓；内药煮取三升，去滓，分三服。若烦闷不安者，当取豉一升，以水三升，煮取一升尽服之，甚良。

甘竹茹汤 治产后内虚，烦热短气方。

甘竹茹一升 人参 茯苓 甘草各一两 黄芩三两

上五味㕮咀，以水六升，煮取二升，去滓。分三服，日三。

《千金》疗妇人产后短气欲绝，心中烦闷不解。必效方。

竹叶（切） 麦门冬 小麦各一升 甘草一两 生姜二两 大枣十四个

上六味细切，以水一斗，煮竹叶、小麦，取八升去滓；内余药，煮取三升，去滓温服。若虚悸，加人参二两；少气力，加粳米五合。

一方用竹皮，若胸中气逆，加半夏二两。忌如常法。（与竹根汤、淡竹茹汤大同小异）

赤小豆散 治产后烦闷，不能食，虚满方。

赤小豆三七枚，烧作末，以冷水和，顿服之。

治产后烦闷。**蒲黄散**。

蒲黄，以东流水和，服方寸匕，极良。

寻常治诸虚烦热者，以竹叶石膏汤、温胆汤。殊不知产后与寻常不同，如石膏等药，不宜轻用，用之必死。

卷 二 十 一

产后口干痞闷方论第一

论曰：产后口干痞闷者何？答曰：产后荣卫大虚，血气未定，食面太早，胃不能消化，面毒结聚于胃脘，上熏胸中，是以口干燥渴，心下痞闷。医者不识，认为胸膈壅滞，以药下之，万不得一。但服见现圆则愈。

见现圆方 姜黄 三棱 荜澄茄 陈皮 良姜 人参 莪术等分

上为细末，用萝卜浸，煮烂研细，将汁煮面糊圆如梧桐子大。用萝卜汤下三十圆。评曰：产后口干痞闷，未必只因食面，或产母内积忧烦，外伤燥热，饮食甘辛，使口干痞闷，当随其所因调之可也。烦心宜四物汤去地黄，加人参乌梅煎；若外伤燥热，看属何经，当随经为治，难以备举。饮食所伤，见现圆却能作效。

四物汤（方见本卷第二论）

产后血渴方第二

《产宝》疗产后大渴不止。

芦根（切）一升 瓜蒌 人参 甘草 茯苓各三两 大枣二十枚 麦门冬（生）四两

上以水九升，煮取三升，分三服，顿服，四剂即差。忌菘菜。

《杨氏家藏方》**黄芩散** 治产后血渴，饮水不止。

黄芩 麦门冬等分

上㕮咀，每服三钱。水盏半，煎至八分，去滓温服，无时。

瓜蒌根汤 《集验》疗产后血渴。

瓜蒌根四两 麦门冬 人参各三两 生干地黄 甘草各二两 土瓜根五两 大枣二十枚

上㕮咀，以水八升，煮取二升半，分三服。（《产宝》无地黄、麦门冬，有牡蛎粉，等分）

竹叶汤 《千金》疗产后虚渴，少气力。

竹叶三升 甘草 人参 茯苓各一两 小麦五合 生姜 半夏各三两 麦门冬五两 大枣十五枚

上㕮咀，以水九升，先煮竹叶、小麦、生姜、枣，取七升，去滓，内药再煎取二升，去滓。一服五合，日三夜一。

延胡散 《博济》疗产后血渴不止。

延胡索 郁金 干葛 桂心 青皮 枳壳（制）等分

上并以好醋浸一宿，焙干，杵为细末。每服一钱，冷橘皮汤调下，不过三服差。

产后乍寒乍热方论第三

（产后疟疾附）

论曰：产后乍寒乍热者何？答曰：阴阳不和，败血不散，能令乍寒乍热。产后血气虚损，阴阳不和，阴胜则乍寒，阳胜则乍热，阴阳相乘，则或寒或热。若因产劳伤脏腑，血弱不得宣越，故令败血不散。入于肺则热，入于脾则寒。医人若误作疟疾治之则谬矣。阴阳不和，宜增损四物汤；败血不散，宜夺命丹。又问二者何以别之？时有刺痛者，败血也；但寒热无他证者，阴阳不和也。增损四物汤不一，皆随病加减。

增损四物汤方　人参　当归　芍药　川芎　干姜各一两　甘草四钱重

上㕮咀，每服四钱。水一盏，姜钱三片，煎至七分，去滓热服，无时候。

评曰：乍寒乍热，荣卫不和，难以轻议。若其败血不散，岂止入脾、肺二脏耶？大抵一阴闭一阳，即作寒热。阴胜故寒，阳胜故热。只可云败血循经流入，闭诸阴则寒，闭诸阳则热。血气与卫气解则休，遇再会而复作。大调经散、五积散入醋煎佳。

大调经散　治产后血虚，恶露未消，气为败浊凝滞，荣卫不[1]调，阴阳相乘，憎寒发热，或自汗，或肿满，皆气血未平之所[2]为也。

大豆一两半（炒，去皮）　茯神一两　真琥珀一钱重

上为细末，浓煎乌豆紫苏汤调下。

五积散（方见《局方》）

《产宝》疗产后恶寒壮热，一夜三五度，发恶语，口中生疮，时时干呕，困乏闷绝。

人参　独活　白鲜皮　葛根　防风　青竹茹　远志各六分　茯神八分　白薇十分　玄参十二分　竹沥二升半

上银一斤，水一斗五升，煎取七升，下诸药重煎，取三升，分温三服。忌鱼、酒、面等物。

产后乍寒乍热，心痛，月候不来如何？答曰：败血冲心，痛绕脐腹，面色无

采，纵然得效，暂时安痊，不过三二日又发。服《局方》黑神散大效。

知母汤　治产后乍寒乍热，通身温壮，胸心烦闷方。

知母三两　芍药　黄芩各二两　桂心　甘草各一两

上五味㕮咀，以水五升，煮取二升半，分三服。一方不用桂心，加生地黄。

产后疟疾方论附

评曰：郭稽中云：产后乍寒乍热者，多是败血为害，或阴阳不和所作。若作疟疾治之误矣。如陈无择评曰：只可云败血循经流入，闭诸阳则热，闭诸阴则寒。血气与卫气解则休。亦未尽善，亦有产后病疟而作寒热。有一日[3]一发，或一日二三发，或间日一发，或三二日一发。或先寒后热，或先热后寒，或寒多热少，或热多寒少；或但寒但热者。亦有产前病疟，而产后未愈者，最难用药。如柴胡、常山、信砒等，断不可用。今有《经效》草果饮子、生熟饮子，用之有效，谩备检阅。如《易简方》四兽饮亦可用。（男六德补遗）

治妇人产后疟疾，寒热相半者，或多热者。宜**草果饮子**。

半夏（泡）　赤茯苓　甘草（炙）　草果（炮、去皮）　川芎　陈皮　白芷各二钱　青皮（去白）　良姜　紫苏各一钱　干葛四钱

上㕮咀，每服三钱重。水一大盏，姜三片，枣二个，同煎至七分，去滓。当发日，侵早连进三服，无有不安。

生熟饮子　治产后疟疾多寒者。

---

① 不：原脱，据正德本补。
② 所：同上。
③ 日：原脱，据正德本补。

肉豆蔻　草果仁　厚朴（生，去粗皮）
半夏　陈皮　甘草　大枣（去核）　生
姜

上八味等分，细锉和匀。一半生、一
半用湿皮纸裹煨令香熟，去纸，与一半生
者和匀。每服秤五钱重，水二盏，煎至七
分，食前一服，食后一服。

产后蓐劳方论第四

夫产后蓐劳者，此由生产日浅，血气
虚弱，饮食未平复；不满日月，气血虚
羸，将养失所，而风冷客之。风冷搏于血
气，则不能温于肌肤，使人虚乏劳倦，乍
卧乍起，颜容憔悴，食欲不消。风冷邪气
而感于肺，肺感微寒，故咳嗽口干，遂觉
头昏，百节疼痛。荣卫受于风邪，流注脏
腑，须臾频发；时有盗汗，寒热如疟，背
膊烦闷，四肢不举，沉重著床，此则蓐劳
之候也。

又论曰：妇人因产理不顺，疲极筋
力，忧劳心虑。致令虚羸喘乏，寒热如
疟，头痛自汗，肢体倦怠，咳嗽痰逆，腹
中绞刺，名曰蓐劳。

石子汤　疗产后虚羸喘乏，乍寒乍热
如疟，四肢疼痛，面色萎黄。名为蓐劳。

猪肾一双（去脂膜，四破）　香豉（一
方无此，有知母）　葱白　粳米　当归　芍
药各二两

上㕮咀，分为二剂，用水三升，煮取
一小碗，去滓，分三服。（《广济方》无芍
药，有人参）

许仁则疗产后日浅久坐、视、听，言
语多，或运用气力，遂觉头膊、肢节、皮
肉痛，乍寒乍热，此为蓐劳。

猪肾一双（去脂膜，四破）　当归　芍
药　生姜各二两　葱白（切）　桂心各一两
上水八升，煮肾取六升，下药，煎取

二升，分温为二服。

胡氏方**人参鳖甲散**　治妇人产后蓐
劳，皆由在产内未满百日，体中虚损，血
气尚弱，失于将理；或劳动作伤，致成蓐
劳。其状虚羸，乍起乍卧，饮食不消，时
有咳嗽，头目昏痛，发歇无常；夜有盗
汗，寒热如疟，背膊拘急，沉困在床，服
此大效。

人参　桂心　当归　桑寄生　白茯苓
白芍药　桃仁　熟地黄　甘草　麦门冬
各半两　续断一分　牛膝三分　鳖甲（炙）
黄芪各一两

上为细末，每服先以猪肾一对，去筋
膜，以水两大盏，生姜半分，枣三个，煎
至一盏，去猪肾、姜、枣，然后入药末二
钱，入葱三寸，乌梅一个，荆芥五穗，煎
至七分，去滓，空心、晚食前温服。此药
神妙。

老孙太保**增损柴胡汤**　治产后虚羸，
发寒热，饮食少，腹胀方。（出《养生必
用》）

北柴胡　人参　甘草　半夏　陈皮
川芎　白芍药各等分

上㕮咀，每服三钱。水一大盏，姜五
片，枣二枚，煎七分，去滓，食后温服，
日二服。

治产后蓐劳，皆由体虚、气力未复，
劳动所致。四肢烦疼，时发寒热，不思饮
食。

熟地黄散　熟干地黄　人参　白芍药
白茯苓　白术各一两　续断　黄芪　桂
心　五味子　当归　麦门冬　川芎各三分

上㕮咀，每服四钱。水一大盏，姜三
片，枣一个，煎至七分，去滓温服，无
时。

治产后蓐劳。盖缘生产日浅，久坐多
语，运动用力，遂致头目、四肢疼痛，寒
热如疟状。宜服**白茯苓散**。

白茯苓一两　当归　川芎　桂心　白
芍药　黄芪　人参各半两　熟干地黄半两

上㕮咀，先以水二盏，入猪肾一双，
去脂膜细切，以生姜三片，枣三枚，煎取
一盏，去肾、姜、枣，入药半两，煮取七
分，去滓，食前分温二服。

黄芪圆　治产后蓐劳，寒热进退，头
目眩痛，百骨节疼酸，气力羸乏。

黄芪　鳖甲　当归（炒）各一两　桂
心　续断　白芍药　川芎　牛膝　苁蓉
沉香　柏子仁　枳壳各三分　北五味　熟
地黄各半两·

上为细末，炼蜜圆如梧桐子大。食后
粥饮吞下四十圆。

疗产后大虚，心腹急痛，血气上抢
心，气息乏。**补益方**。

黄芪　白术　当归　甘草　人参各二
两　生姜四两

上先以白羊肉三斤，去膜，以水一斗
九升，煮肉取汁五升，后下诸药，更煎取
三升，分温三服。

疗产后喘乏气羸，腹内绞痛，自汗
出。

黄芪　人参　茯苓　甘草　白术　五
味子　芎䓖　当归各八分　泽兰叶　陈皮
各六分　麦门冬　诃子各二十分　桂心　熟
干地黄各十二分

上为细末，炼蜜圆如梧桐子大。空
心，温酒下三四十圆，日再服。

胡氏牡丹散　治妇人产后虚羸，发热
自汗，欲变蓐劳。或血气所搏及经候不
调，及发寒热，自汗羸瘦，并宜服之。

白芍药　当归　五加皮　地骨皮　人
参各半两　没药　桂心各二钱　牡丹皮三钱

上为细末，每服二钱。水、酒各半
盏，如不饮酒，只用水一盏，开通钱一

钱，麻油蘸之，同煎七分，去滓通口服。
煎不得搅，吃不得吹。

治产后蓐劳，肌肤黄瘦，面无颜色；
或憎寒壮热，四肢酸疼，心烦头痛。**黄芪
煮散**。

黄芪　鳖甲（醋炙）各一两　桂心　当
归（炒）　桑寄生　白茯苓　白芍药　人
参　熟地黄　麦门冬（去心）　甘草（炙）
各半两　牛膝三分

上为细末，每服用猪石子[1]一对，
去脂膜，先以水一盏，入姜半分，枣三
枚，煎至七分，去滓并石子，却下药五
钱，更煎至四分，去滓，空心晚食前温
服。二滓并煎。

产后虚羸方论第五

《产宝》论曰：产后虚羸者，因产伤
损脏腑，劳侵气血。轻者，将养满日即
差；重者，日月虽满，气血犹不调和，故
患虚羸也。夫产后气血虚竭，脏腑劳伤，
若人年齿少盛，能节慎将养，满月便得平
复。如产后多因血气虚弱，虽逾日月，犹
常疲乏。或因饮食不节，调适失宜，为风
冷邪气所侵，搏于气血，流注于五脏六
腑，则令肌肤不荣，颜容萎悴，故曰虚
羸。

治产后虚羸，脾胃乏弱，四肢无力，
全不思饮食，心腹胀满。**人参散**。

黄芪　人参　草果仁　厚朴　附子各
一两　白术　当归　白茯苓　木香　川芎
桂心　甘草各半两　陈皮　良姜　诃梨
勒皮各三分

上㕮咀，每服四钱。水一盏，姜三
片，枣一枚，煎至六分，去滓，无时温
服。

---

[1]　猪石子：即猪肾。

熟干地黄汤　治产后虚羸，短气不能食。

熟干地黄二两　人参　北五味子　石斛　白茯苓　白术　鹿角胶　附子各一两　桂心　当归　川芎　泽兰叶　黄芪　续断各三分

上咬咀，每服四钱。姜、枣依前煎服。

泽兰补虚圆　《删繁》疗妇人虚劳。或本来虚寒；或产后血脉虚竭。四肢羸弱，饮食减少，血脉断绝，血脉不通。虚实依源。

泽兰叶九分　石膏八分　川芎　甘草　当归各七分　白芷　防风　白术　藁本　川椒　厚朴　干姜　桂心　细辛各五分

上为细末，炼蜜圆如梧桐子大。酒下二三十圆，日再。忌海藻、菘菜、桃、李、生葱、雀肉。

羊肾汤　治产后虚羸，乏力短气。

羊肾一双（去脂膜）　麦门冬　羚羊角（屑）　北五味子　茯神　桂心　续断　黄芪　川芎　当归各半两　人参　附子（炮）　干姜各三分　熟干地黄一两

上咬咀，先以水二大盏，煮肾至一盏，去肾，入药五钱，椒二七粒，姜钱二片，枣三枚，煎至五分，去滓，空心温服。

羊肉当归汤　治产后虚羸，乏弱无力，喘急汗出，腹中疗痛。

肥羊肉二斤　当归　白芍药各半两　桂心　附子（炮）　川芎　黄芪　人参　龙骨　白术各三分　熟地黄一两

上为粗末，先以水五大升，煮羊肉取汁二大盏，每服四钱。汁一中盏，姜三片，枣一枚，煎至七分，去滓温服。

治产后虚羸腹痛。宜服**黄雌鸡汤**。

小黄雌鸡一只（去头足、翅羽、肠肚，细切）　当归　白术　熟地黄　桂心　黄芪各半两

上咬咀，先以水七升，煮鸡至三升，每服药四钱，以鸡汁一盏，煎至六分，去滓温服，日三。

《产宝》疗产后经三腊，诸疾退后，身虚无力。

泽兰叶（炒）　细辛　熟干地黄各五分　黄芪　当归　防风各十八分　麦门冬（去心）八分　石膏七分（煅）　藁本　白芷　川芎　柏子仁　五味子　甘草各四分　桂心三分

上为细末，炼蜜圆如梧桐子大。空心，温酒下三四十圆。

《救急》疗产后羸乏不复，令肥白方。

大乌豆净拭熬熟，如造豆黄法，去皮捣为末，以腊月猪脂成炼者和圆，如梧桐子大。酒下五十圆，日再服。一月内肥白也。无所忌。

《妇人方》**当归散**　治产后补虚益血。

当归　羌活各一两　延胡索半两

上为细末，用猪腰子一只切作片，以水一盏，入药末二钱，同煎至七分，同腰子吃。

佛手散　治产后血虚劳倦，盗汗，多困少力，咳嗽有痰。

当归　川芎　黄芪各一两　北柴胡　前胡各一分

上咬咀，每服三钱。水一大盏，桃、柳枝各三寸，枣子、乌梅各一枚，姜三片，煎至六分，去滓温服。如有痰，去乌梅。

当归羊肉汤　许仁则疗产后虽无疾状，但觉虚弱，兼心腹痛，欲得补气力。

肥羊肉一斤（去脂。水一斗，煮取八升，去肉）　当归五两　黄芪四两　生姜六两

上以肉汁煮三味，取二升五合，分为四服。若觉恶露下不尽，加桂心三两；恶露下多，觉有风，加芎䓖三两；有冷，加

茱萸一两；有气，加细辛二两；有热，加生地黄汁二合。

疗产后虽无余苦，但觉气虚。

当归十二分　干地黄十分　泽兰叶八分　地骨皮　芍药各七分　黄芪　防风　续断各六分　人参　桂心各五分

上为细末，炼蜜圆如梧桐子大，温酒吞下二十圆。

疗产后虚羸。

黄雌鸡一只（去毛，背上破）　生百合（煨）三枚　白粳米半升

上依寻常着五味调和，缝背，合五味汁煮令熟；开腹取百合，并饭相和汁，作羹食之，肉亦食尽，略卧佳。

《产宝》疗产后虚乏，不思饮食，四肢皆倦，心腹阵痛。补虚治气。

人参　芍药　桂心　甘草　生姜各一两　当归一两半　生地黄二两

上㕮咀，每服三钱。水二盏，枣二枚，煎至一盏，去滓温服，日三服。

地黄羊脂煎方　《古今录验》疗产后诸疾羸瘦。欲令肥白，饮食和调。

生地黄汁一升　生姜汁五升　羊脂二斤　白蜜五升

上四味，先煎地黄汁，令余五升，下羊脂煎减半；次下姜，次下蜜，便以铜器盛着汤中煎，令如饴状。空肚，酒一升，取煎如鸡子大投酒中饮，日三，良。

产后风虚劳冷方论第六

夫产则血气劳伤，脏腑虚弱而风冷客之，冷搏于血气，血气不能温于肌肤，使人虚乏疲顿，致羸损不平复。若久不平复，若久不瘥，风冷入于子脏，则胞脏冷，亦使无子，谓之风虚劳损也。

黄芪散　治产后风虚劳损，羸瘦，不思饮食，四肢疼痛。

黄芪　白术　木香　羚羊角（屑）　人参　当归　桂心　川芎　白芍药　白茯苓各半两　甘草一分

上㕮咀，每服三钱。水一盏，姜三片，枣一个，煎至七分，去滓温服，无时。

木香散　治产后风虚劳损，气攻心腹，四肢疼痛，不思饮食。

木香　人参　陈皮　白茯苓　白芍药　黄芪　川芎各三分　熟干地黄　当归　附子各一两　甘草一分　桂心　白术各半两

上㕮咀，每服三钱。水一盏，姜三片，枣一枚，煎至七分，去滓温服。

人参散　疗产后风虚劳损、羸瘦，四肢无力，不思饮食。

人参　黄芪　熟地黄各一两　羚羊角（屑）三分　桂心　川芎　防风　当归　北五味子　白茯苓　白术各半两　甘草一分

上为粗末，每服三钱。先用水二大盏，獖猪肾一双，切去脂膜，姜、枣同煎至一盏，去猪肾，入药煎至四分，去滓，空心温服。

枸杞子圆　疗产后风虚劳损，四肢疼痛，心神虚烦，不饮食。

枸杞子　牛膝　白茯苓　人参　黄芪各一两　当归　漏芦　防风　桂心　酸枣仁　羚羊角（屑）　羌活　五加皮　白术　川芎各三分　熟地黄二两　甘草半两　麦门冬一两半

上为细末，炼蜜圆如梧桐子大，温酒下三十圆。荆芥汤亦可。

补益白薇圆　治产后风虚劳损，腹痛冷气，脚膝无力，面色萎黄，饮食减少，日渐羸瘦。

木香　当归　桂心　泽兰叶　牛膝　白薇　牡丹皮　枳壳　人参　川芎　厚朴　白术　续断　熟地黄　北细辛　赤石脂　龙骨　禹余粮　黄芪各一两　白茯苓

附子各三分 吴茱萸一分

上为细末，炼蜜为圆如梧桐子大。食前温酒下三十圆。

《产宝》疗产后风虚，羸瘦劳弱，不生肌肉。

黄芪 当归 芍药 人参各二两 桂心 甘草 川芎 生姜各八分 大枣十二个

上水七升，煮取三升，分温三服。

疗产后虚劳，骨节疼痛、头痛，汗不出。

当归 人参 生姜各二两（正方二分） 黄芪三两 淡豉五合 猪肾一双 粳米三合 薤白三合

上水一斗五升，先煮猪肾，取六升，后下诸药，煎至二升，分为三服。

又方：猪肾一双煮，入葱、豉作臛，如常食之。

《延年》**泽兰圆** 主产后风虚损瘦，不能食，令肥悦方。

泽兰叶（熬） 当归 甘草各七分 厚朴 藁本 食茱萸 芜荑 白芷 干姜 芍药各三分 石膏八分 人参 柏子仁 桂心各四分 白术五分

上为细末，炼蜜圆如梧桐子大。酒服十五圆至二十五圆，日二服。忌生冷、酢滑、猪、牛肉、面、生葱、桃、李、雀肉、海藻、菘菜。

《古今录验》**泽兰圆** 产后风虚劳损，羸弱百病必效方。

泽兰叶六分 白芷 川椒 芜荑仁 藁本 北细辛各四分 人参 白术 柏子仁 防风 桂心 厚朴 丹参各五分 川芎 当归 甘草各七分 干地黄十分

上为细末，炼蜜圆如梧桐子大。空心，温酒下二十圆至三十圆，日二服。忌如前。

《广济》疗产后患风虚冷气，腹内不

调。补益肥白悦泽方。

泽兰七分 厚朴 人参 石斛 芜荑仁 续断 防风 桂心各三分 川芎 白术 柏子仁 北五味子 黄芪 远志各四分 赤石脂 甘草 干地黄各六分

上为细末，炼蜜圆如梧桐子大。酒下二十圆至三十圆，日二服。忌如前。

《延年》**增损泽兰圆** 主产后风虚劳损黄瘦方。

泽兰（熬）七分 防风 干地黄 当归 北细辛 桂心 茯苓 芍药 人参 甘草 藁本 乌头（炮） 麦门冬 石斛 紫菀 川芎各五分 干姜 柏子仁 芜荑仁 厚朴 川椒各四分 白术 黄芪各六分 紫石英 石膏各八分

上为细末，炼蜜圆如梧桐子大，酒下二十圆或三十圆。

产后腹胀满闷呕吐不定方论第七

论曰：产后腹胀满闷、呕吐不定者何？答曰：败血散于脾胃，脾受之则不能运化精微而成腹胀；胃受之则不能受纳水谷而生吐逆。医者不识，若以寻常治胀、止吐药治之，病与药不相干，转更伤动正气，疾愈难治。但服抵圣汤则愈。

抵圣汤方 赤芍药 半夏 泽兰叶 人参 陈皮各一分 甘草一钱

上㕮咀，每服一剂，用水一碗，生姜焙干半两，煎至半碗，去滓，分热三服。

产后呕逆不食方论第八

夫胃为水谷之海。水谷之精，以为血气，荣润脏腑。因产则脏腑伤动，有时而气独盛者，则气乘肠胃；肠胃燥涩，其气则逆，故呕逆不下食也。

丁香散　治产后脾胃气寒，心胸满闷，吐逆，四肢少力，不纳饮食。

丁香　人参　槟榔　白术　桂心　当归　厚朴　前胡各三分　甘草半两　良姜一两

上为粗末，每服四钱。水一盏，姜三片，煎至七分，去滓温服，空心。

开胃散　治产后胃气不和，呕吐不止，全不纳食。宜服

诃子肉两半　人参一两　甘草半两

上三味，为细末。另以半夏半分，生姜一分，薤白二七茎，水一大盏，煎至六分，去滓，分为二服。

疗产后呕逆不止。（邓知县传）

橘红一两　半夏曲　甘草各半两　藿香三两

上为细末，每服二钱。水一盏半，姜三片，煎至六分，无时候。

治产后更无它疾，但多呕逆不能食。

白术五分　生姜六分

上细切，酒、水各二升，煎取一升，分三服。

产后霍乱方论第九

夫产后霍乱，气血俱伤，脏腑虚损；或饮食不消、触冒风冷所致。阴阳不顺，清浊相干，气乱于肠胃之间，真邪相搏，冷热不调，上吐下痢，故曰霍乱也。经曰：渴而饮水者，五苓散；寒而不饮水者，理中圆。大段虚冷者，加附子。来复丹亦妙。（见《局方》）

白术散　治产后霍乱，吐利腹痛，烦渴，手足逆冷。

白术　橘红　麦门冬　人参　干姜各一两　甘草半两

上为粗末，每服四钱。生姜五片，水一盏，煎至七分，去滓温服。

附子散　疗产后霍乱，吐利不止，手足逆冷。

附子　白术　当归　吴茱萸　桂心　人参　丁香　橘红　甘草各半两

上为细末，粥饮调下二钱，无时候。

温中散　治产后霍乱，吐泻不止。

人参　白术　当归　草豆蔻仁　干姜各一两　厚朴二两

上为粗末，每服三钱，水煎服。

高良姜散　治产后霍乱吐利，腹中疞痛。

良姜　当归　草豆蔻仁

上等分为细末，每服二钱，粥饮调下。

诃子散、胡椒汤亦妙。（方见第七卷第二论）

卷 二 十 二

产后伤寒方论第一

凡产后发热，头痛身疼，不可便作感冒治之。此等疾证，多是血虚或败血作梗。血虚者，阴虚也。阴虚者，阳必凑之，故发热。且以平和之剂与服必效。如玉露散（方见十八卷第三论），或四物汤以生地黄易熟地黄，加北柴胡等分煎服，或人参当归散、秦艽鳖甲散、人参轻骨散、人参百解散、逍遥散，皆可选用。不学无闻，才见产后发热不退，便以为热入血室，便以小柴胡汤，竟不可救者。亦有用竹叶石膏汤而死者，亦有见前失而投以温剂，其热愈炽者。诸如此等，非不知罪福，皆是不观古典，杜撰臆度，枉伤人命。殊不知此等疾状，是产后去血过多而阴虚发热，亦有寒极生热。但以上件之药，以脉证选用，无不获安。若是阴阳不和，乍寒乍热，宜增损四物汤。如败血不散者，宜夺命丹、大调经散、五积散、加醋煎却效。（详见二十卷第三论）

王子亨云：妇人新产，去血过多，津液燥少（阴阳俱虚，大凡有疾）。如中风、伤寒、时气之类，虽当发汗，如麻黄，谨不可用。取汗毋令过多，以意斟酌。

夫人触冒寒气而为病者，谓之伤寒。产妇血气俱虚，日月未满而起早劳动，为寒所伤，则淅淅恶寒，翕翕发热，头项、肩背、骨节皆痛。至七八日乃差也。

妇人产后，亡血汗多，故令郁冒。其脉微弱，不能食，大便反坚，但头汗出。所以然者，血虚而厥，厥而必冒，冒家欲解必大汗出。以血虚下厥，孤阳上出，故但头汗出。所以为产妇无汗出者，亡阴血，阳气独盛，故当汗出，阴阳乃复。所以便坚者，呕不能食也。方可用小柴胡汤加生干地黄主之。秦艽鳖甲散、人参轻骨散、神仙百解散。（并见《和剂局方》）

人参当归散 治产后去血过多，血虚则阴虚，阴虚生内热，内热生烦。其证心胸烦闷，吸吸短气，头痛闷乱，骨节疼痛，晡时辄甚，与大病虚烦相类，急宜治之。

人参 当归 生干地黄 桂心 麦门冬（去心）各一两 白芍药二两

上㕮咀，每服四大钱。水二盏，先将粳米一合，淡竹叶十片，煎至一盏，去米、竹叶，入药，并枣二枚，煎至七分，去滓温服。虚甚者用熟地黄。

治妇人草蓐中伤风，四肢苦烦热，头疼，与小柴胡汤；若头不疼但烦者，**三物黄芩汤**。

黄芩半两 苦参一两 生干地黄二两

上㕮咀，每服四钱。水一盏，煎至七分，去滓温服。

增损柴胡汤 治妇人产后虚羸，发寒热，饮食少，腹胀等疾。

柴胡三钱 人参 芍药 半夏（炮）甘草 橘红 川芎各三分

上㕮咀，每服四钱。水一盏，姜三片，枣一枚，煎至七分，去滓温服。

竹叶防风汤 治妇人产后伤风，发热面赤，喘而头痛。宜服。

淡竹叶半把 防风 人参 桂枝 苦梗 甘草各半两 葛根一两半

上㕮咀，每服三钱。水一盏，姜三片，枣一枚，煎至七分，去滓温服，使汗出。

颈项强，用附子炮去皮脐，锉如豆大，抄一钱同煎。呕者，加半夏煎服。

治妇人产后伤风十数日不解，头微痛，恶寒，时时有热，心下坚，干呕，汗出。宜**阳旦汤**。

桂枝　芍药各三两　甘草（炙）　黄芩各二两

上㕮咀，每服三钱。水一盏，姜三片，枣一枚，煎至七分，去滓温服，无时候。自汗者，去桂，加炮熟附子一枚；渴者，去桂，加瓜蒌根三两；下痢者，去芍药，加干姜三两；心下悸者，去芍药，加茯苓四两；虚劳里急者，正阳旦汤主之，煎时入胶饴为佳。若脉浮紧，无汗发热者，莫与也。

治产后恶露方下，忽而断绝。昼日明了，暮则谵语，寒热往来，如见鬼状。此由为热入血室，不即治之，诸变不测，宜服柴胡地黄汤（方见第六卷十五论中）。四物汤加北柴胡。

芍药汤　《千金翼》疗产后虚热头痛，身体发热，兼治腹内拘急疼痛。

桂心三两　牡蛎　白芍药各五两　黄芩二两（《千金翼》云：若通身发热，方加黄芩）　生干地黄五两

上㕮咀，每服五钱。水一盏半，煎至一盏，去滓温服。

《千金》**蜀漆汤**　产后疗虚热往来，心胸烦满，骨节疼痛及头痛壮热，日晡加甚，又如疟状。

黄芪五两　生地黄一斤　蜀漆叶　桂心　甘草　黄芩各一两　知母　芍药各二两

上㕮咀，每服五钱。水一盏半，煎至一盏，去滓温服。

产后头痛方论第二

夫人头者，诸阳之会也。凡产后五脏皆虚。胃气亏弱，饮食不充，谷气尚乏，则令虚热；阳气不守，上凑于头，阳实阴虚，则令头痛也。又有产后败血头痛，不可不知，黑龙丹言之甚详。

川芎散　治产后头痛

真天台乌药皮　大川芎等分

上为细末，每服三钱。秤锤淬酒调服。

芎附散　治产后败血作梗，头痛，诸药不效者。（徐明仲先生传）

大附子一枚，酽醋一碗，用火四畔炙透，蘸醋令尽，去皮脐；川芎一两，并为细末。每服二钱，茶清调下。

一奇散　治产后头疼。

取当归、川芎为细末，每服二钱。水一盏，煎七分，温服。

产后咳嗽方论第三

夫肺者主气，因产后血虚，肺经一感微邪便成咳嗽。或风、或热、或寒、或湿，皆令人咳嗽也。若产后吃盐太早而咳嗽者，难治。

产后血气不通，咳嗽者何？答曰：产后咳嗽，多因食热面壅纳，或热病，或有气块。发时充心痛，气急咳嗽，四肢寒热，心闷口干，或时烦躁，睡梦惊悸，气虚，肢体无力。宜服《局方》真黑神散、五积散加枣煎服。

二母散　治产后恶露上攻，流入于肺经，咳嗽，宜服此药。如伤风痰嗽，却以寻常伤风药主治。

知母　贝母　白茯苓　人参各半两　桃仁　杏仁（并生，去皮尖）各一分

上为细末，每服三钱。水一盏半，煎至八分，无时温服。如觉腹痛并服之，立有神效。

《集验》疗产后感风伤寒，咳嗽多痰，唾黏。（《产宝》同）

甘草 苦梗各六分 款冬花四分 生麦门冬 生地黄各十二分 葱白一握 豉二合（旧方无葱白与豉）

上㕮咀，每二升煮取八合，去滓。食后分二服。

《经效》疗咳嗽多痰，唾黏气急。

前胡 五味子 紫菀 贝母各六分 桑白皮 茯苓各八分 淡竹叶二十片

上㕮咀，水二升，煎取八合，去滓，食后分二服。

疗产后咳嗽气喘。

百部根 苦梗各六分 桑白皮二十分 干百合 赤茯苓各八分

上㕮咀，水二升，煮取七合，去滓，食后分二服。

产后喉中气急喘促方论第四

论曰：产后喉中气急、喘促者何？答曰：荣者血也，卫者气也。荣行脉中，卫行脉外，相随上下，谓之荣卫。因产所下过多，荣血暴竭，卫气无主，独聚肺中，故令喘也。此名孤阳绝阴，为难治。若恶露不快，败血停凝，上熏于肺，亦令喘急，但服夺命丹（方见十八卷第四论中），血去喘自定。

评曰：产后喘急固可畏，若是败血上熏于肺，犹可责效夺命丹。若感风寒，或因忧怒，饮食咸冷等，夺命丹未可均济，况孤阳绝阴乎？若荣血暴绝，宜大料煮芎䓖汤，亦可自救。伤风寒，宜旋覆花汤；性理郁发，宜小调经散，用桑白皮、杏仁煎汤调下；伤食宜服见现圆、五积散、芎

劳汤。（方见卷之二第五论。又名佛手散）

旋覆花汤 治产后伤风、感寒、暑、湿，咳嗽喘满，痰涎壅盛，坐卧不宁。

旋覆花 赤芍药 前胡 半夏曲 荆芥穗 甘草 茯苓 五味子 杏仁 麻黄各等分

上㕮咀，每服四钱。水一盏半，姜五片，枣一枚，煎至七分，去滓，食前温服。（有汗者莫服）

小调经散（方见本卷第十论）、五积散（方见《和剂》）、见现圆。（方见二十一卷第一论）

参苏饮 治妇人产后血入于肺，面黑发喘欲死者。（胡氏）

人参二两（别为末） 苏木二两

上以水两碗，煮取一碗以下，去滓，调参末随时加减服，神效不可言。

产后口鼻黑气起及鼻衄方论第五

论曰：产后口鼻黑气起及鼻衄者何？答曰：阳明者经脉之海，起于鼻，交颏中，还出颊口，交人中，左之右、右之左。产后气消血散，荣卫不理，散乱入于诸经，却还不得，故令口鼻黑起及变鼻衄。此缘产后虚热，变生此证。其疾不可治，名胃绝肺败。此证不可治，故不出方。《经验方》云：遇有此疾，急取绯线一条，并产妇顶心发两条，紧系中指节上即止。无药可疗，亦压禳之一端也。《海上方》治产后鼻衄、中风，以荆芥为末，童子小便调下二钱匕。

产后咳噫方论第六

夫肺主于气，五脏六腑俱禀于气。产后则气血伤，脏腑皆损，而风冷搏于气，

气则逆上；而又脾虚聚冷，胃中伏寒，因食热物，冷热气相冲击，使气厥而不顺则咳噎也。脾者主中焦，为三焦之关，五脏之仓廪，贮积水谷。若阴阳气虚，使荣卫气厥逆，则致生斯病也。经云：吃噎者，胃寒所生。服药无效者，灸期门三壮必愈。期门穴乃胃之大络。（穴见六卷第十五论）

丁香散 治产后心烦，咳噎不止。

丁香 白豆蔻仁各半两 伏龙肝一两

上为细末，煎桃仁、吴茱萸汤调下一钱，如人行五里再服。

石莲散 治气吃噎，又治吐逆，心忪目晕，不①思饮食。（出《妇人经验方》）

石莲肉（炒）两半 白茯苓一两 丁香半两

上为细末，每服三钱，米饮调下，无时候。

《产宝》疗产后咳逆三日不止、欲死。

桂心半两 姜汁三合

上同煎，取二合，以火先炙背，摩，令背热时，涂药汁尽妙。

产后咳逆方

干柿一个

上切碎，以水一盏，煎至六分，热呷。

又方：古壁镜窠三四个，水一小盏，煎至一半热服。（并出《产宝》）

羌活散 治咳逆。（出《灵苑方》）

羌活 附子（炮） 茴香（炒）各半两 木香 白姜（炮）各一分

上五味为末，每服二钱。水一盏，盐一捻，煎一二十沸，热服。一服止。

产后血崩方论第七

论曰：产后血崩者何？答曰：产卧伤耗经脉，未得平复而劳役损动，致血暴崩，淋沥不止；或因酸咸不节，伤蠹荣卫，气血衰弱，亦变崩中。若小腹满痛，肝经已坏，为难治。急服固经圆以止之。

固经圆方 艾叶 赤石脂（煅） 补骨脂 木贼各半两 附子一个（炮）

上为末，陈米饮和圆如梧桐子大。食前，温酒下二十圆，米饮亦可。评曰：血崩不是轻病，况产后有此，是谓重伤。恐不止咸酸不节，而能致之，多因惊忧恚怒，脏气不平；或产后服断血药早，致恶血不消，郁满作坚，亦成崩中。固经圆自难责效，不若大料煮芎𦸅汤加芍药，候定，续次随证诸药治之为得。

芎𦸅汤加芍药方

芎𦸅 当归 芍药等分

上㕮咀，每服四钱。水盏半，煮取七分，出滓，无时热服。

熟干地黄散 治产后崩中，头目旋运，神思昏迷，四肢烦乱，不知人事。

熟干地黄 伏龙肝 黄芪 赤石脂各一两 阿胶 甘草 白术 艾叶（炒） 川芎 人参各半两 当归三分

上㕮咀，每服三钱。姜三片，煎至七分，去滓温服。

白芍药散 治产后崩中下血，淋沥不绝，黄瘦虚损。

白芍药 牡蛎 干姜 熟干地黄 桂心 黄芪 乌贼骨 鹿角胶 龙骨各一两

上为末，食前，温酒调下二钱。

又方：熟地黄 赤石脂各一两 鹿茸 牡蛎 当归各半两

上为细末，食前粥饮调二钱。

阿胶圆 治产后崩中，下血不止，虚羸无力。

阿胶 赤石脂各一两半 续断 川芎

---

① 不：原作"可"，据四库本改。

当归　甘草　丹参各一两　龙骨　鹿茸
（酥炙）　乌贼骨　鳖甲（炙）各二两

上为细末，炼蜜圆如梧桐子大。空心，温酒下二三十圆。

菖蒲酒　治产后崩中不止，下血。

菖蒲一两半

上细锉，以酒二盏，煮取一盏，去滓，分温三服，食前。

瑞莲散　治产后恶血崩漏，状如泉水。

瑞莲百枚（烧存性）　棕榈（烧存性）
当归　桂心各一两　鲤鱼鳞（烧）　川芎各三分　槟榔二枚

上为细末，每服三钱。煨姜酒调下。如未止，更进一服。或时血崩，无药可治，但进三服即止。

产后月水不调方论第八

夫产后月水不调者，由产伤动血气，虚损未复，而风邪冷热之气客于经络，乍冷乍热，冷则血结，热则血消。故令血或多或少，或在月前，或在月后，故名不调也。

琥珀散　治产后经脉不调，四肢烦疼，饮食全少，日渐羸瘦。

琥珀　牛膝　生干地黄　当归各一两
桃仁　赤芍药各半两

上为粗末，每服三钱。水一盏，姜三片，煎至六分，去滓温服。

姜黄丸　治产后虚乏不足，胸心短气，腹内紧急，腰背疼痛，月水不调，食少烦渴，四肢无力。

姜黄　当归　熟地黄　牡丹皮　厚朴
桂心　川芎　续断　桃仁　白术各一两
赤芍药　木香各三分　羚羊角屑一分

上为细末，炼蜜圆如梧桐子大。食前，温酒下三十圆。

产后月水不通方论第九无方

论曰：夫产伤动于血气，其后虚损未复而为风冷所伤。血之为性，得冷则凝结。故风冷伤于经，血结于胞络之间，故令月水不通也。凡血结月水不通，则血结成痕，水血相并，复遇脾胃衰弱、肌肉虚者，则为水肿也。（但于第一卷，第六、七论中求方）

夫妇人冲任之脉，为经络之海，皆起于胞内。而手太阳小肠之经、手少阴心之经也，此二经上为乳汁，下为月水。若产后月水不通者，盖新产之后劳伤气血，或去血过多，乳汁通行，自是不通。若新产之后或一岁之内，而月经不行，此是常候，即非病也，何必通之。谚云奶假是也。若半岁而行者，或四五个月便经行者，皆是少壮血盛之人，注受极易，产乳必众。其子失乳，必四肢尪羸，肚大青筋，头大发焦，好啖泥土，病名无辜。若经血有余者，不可以药止之。若产后一二岁，月经不通而无疾苦，何必服药。或劳伤气血，冲任脉虚，气血衰少而不能行者，但服健脾胃、资气血之药自然通行。若以牛膝、红花、苏木、干漆、虻虫、水蛭等药以通之，则为害滋大。经水枯竭，则无以滋养，其能行乎？初虞世所谓譬犹索万金于乞丐之手，虽捶楚并下，而不可得也。后之学者，更宜详审而疗之。（自明补注）

产后四肢浮肿方论第十

论曰：产后四肢浮肿者何？答曰：产后败血乘虚停积于五脏，循经流入四肢。留淫日深，却还不得，腐坏如水，故令面黄，四肢浮肿。医人不识，便作水气治之，凡治水气，多用导水药，极虚人。夫产后既虚，又以药虚之，是谓重虚，往往因致夭枉。但服小调经散，血行肿消则愈。

小调经散方

没药　琥珀　桂心　芍药　当归各一钱　细辛　麝香各半钱

上为细末，每服半钱匕。姜汁、温酒各少许，调停服。

评曰：产后浮肿多端，有自怀妊肿至产后不退者，亦有产后失于将理，外感寒暑，风湿内作，喜怒忧惊，血与气搏，留滞经络。气分、血分，不可不辨。要当随所因脉证治之，宜得其情。小调经散治血分固效，但力浅难凭，不若吴茱萸汤、枳术汤、夺魂散、大调经散，皆要药也。经云：产后肌浮，柑皮酒服。

加减吴茱萸汤　治妇人脏气本虚，宿挟风冷，胸膈满痛，腹胁绞刺，呕吐恶心，饮食减少，身面虚浮，恶寒战栗。或泄不止，少气羸困，及因生产，脏气暴虚，邪冷内胜，宿疾转增。

吴茱萸一两半　苦梗　干姜　甘草麦门冬　防风　半夏　细辛　当归　赤茯苓　牡丹皮　桂心各半两

上为粗末，每服四钱。水盏半，煎至七分，去滓，食前热服。

枳术汤　治心腹坚大如盘，边如旋盘，水饮所作，名曰气分。

枳实一两半　白术三两

上哎咀，每服四钱。水一盏半，煎至七分，去滓温服。中软即当散也。

夺魂散　治产后虚肿，喘促，利小便则愈。

生姜三两（取汁）　白面三两　半夏七个

上以生姜汁搜面裹半夏为七饼子，炙焦熟为末，水调一盏，小便利为效。

大调经散最治产后肿满，喘急、烦渴，小便不利。（方见二十一卷第三论中）

又论曰：夫产后劳伤血气，腠理虚，则为风邪所乘。邪搏于气，不得宣越，故令虚肿轻浮。是邪搏于气，气肿也。若皮肤如熟李状，则变为水肿。气肿者，发汗即愈；水肿者，利小便差也。

汉防己散　治产后风虚，气壅上攻，头面浮肿。

汉防己　猪苓　枳壳　桑白皮各一两商陆　甘草各三分

上为粗末，每服四钱。水盏半，姜三片，煎至七分，去滓温服。空心。

治产后遍身青肿疼痛，产后血水疾。（出《妇人经验方》）

干漆　大麦蘖等分

上各为细末，以新瓦罐子中铺一重麦蘖，一重干漆，如此填满，用盐泥固济，火煅通赤，放冷研为散。但是产后诸疾，热酒调下二钱。

张氏方　治产血虚、风肿、水肿。

泽兰叶　防己等分

上为末，每服二钱，温酒调下。不能饮者，醋汤调亦可。

产后腹痛及泻利方论第十一

论曰：产后腹痛及泻利者何？答曰：产后肠胃虚怯，寒邪易侵。若未满月，欲冷当风，乘虚袭留于肓膜，散于腹胁，故腹痛作阵，或如锥刀所刺。流入大肠，水谷不化，洞泄肠鸣，或下赤白，肕胁膜胀，或痛走不定，急服调中汤立愈。若医者以为积滞取之，祸不旋踵。谨之谨之。

调中汤方

高良姜　当归　桂心　芍药　附子（炮）　川芎各一两　甘草半两

上为粗末，每服三钱匕。水三盏，煎

至一盏,去滓热服。

评曰:产后下痢,非止一证,当随所因而调之。既云饮冷当风,何所不至。寒热风湿,本属外因;喜怒忧思,还从自性。况劳役饥饱,皆能致病。若其洞泄,可服调中汤。赤白带下,非此能愈。各随门类,别有正方。今录桃胶散、白头翁汤以备用,余从滞下门选之。

桃胶散 治产后痢下赤白,里急后重,疙刺疼痛等证。

桃胶(瓦上焙干) 沉香 蒲黄(隔纸炒)等分

上为末,每服二钱,食前,陈米饮调下。

白头翁汤 治产后下痢虚极。

白头翁 甘草 阿胶各二两 黄连 柏皮 秦皮各三两

上㕮咀,每服四钱。水盏半,煎至七分,去滓,空心服。

张氏方的奇散 治产后泻泄,恶露不行。此余血渗入大肠为泻,分过则愈。虽洞泄不禁,下青黑色物亦验。因食伤动,用调中汤。

荆芥,大者四五穗,于盏内燃火烧成灰,不得犯油火,入麝香少许研,沸汤一两呷,调下此药。虽微,能愈大病,宜勿忽之。

产后诸痢方。煮薤白食之。

又方:羊肾脂炒薤白,空腹食尤佳。

又方:炙肥羊肉食之。

产后赤白痢疾及虚赢气痢方论第十二

论曰:产后痢疾者,由产劳伤,脏腑不足,日月未满,虚乏未复。或劳动太早;或误食生冷。若行起太早,则外伤风冷乘虚入于肠胃;若误食生冷、难化之

物,伤于脾胃,皆令洞泄水泻,甚者变为痢也。若血渗入大肠,则为血痢,难治。泄,谓之产子痢是也。得冷则白,或如鱼脑;得热则赤黄,或为骤血。若冷热相搏,则下痢赤白,或脓血相杂。若下痢青色,则极冷也。若饮食不进,便利无常,日夜无度。产后本虚,更加久痢不止,无力瘦乏,愈见羸弱,谓之虚赢下利。又有产后气宇不顺,而下痢赤白,谓之气痢。治之之法,热则凉之;冷则温之;冷热相搏则调之;滑者涩之;虚赢者补之。水谷不分者,当利小便。若产妇性情执着,不能宽解,须当顺其气,未有不安者也。治之各有方。

黄连圆 深师疗产后冷热痢。

黄连六两 乌梅三两 干姜二两

上为细末,炼蜜圆如梧桐子大。空心,米饮下三十圆。忌猪肉。

《经效》治产后赤白痢,脐下气痛。

厚朴八分 当归 枳壳 诃子肉各六分 甘草五分 肉豆蔻五个 薤白三合

上水一升,煮取九合,空心,分为三服。

张文仲治产后赤白痢,腹中绞痛不可忍。

黄连四两 阿胶 蒲黄 栀子仁各一两 当归一两半 黄芩二两 黄柏皮三两

上为细末,炼蜜圆如梧桐子大。饮下六十圆,日三夜一立定,破血止痢。

《救急》治产后赤白痢,腹中绞痛。

芍药四两 阿胶 艾叶各二两 干地黄四两 甘草 当归各二两

上水二升,煮取八合,分两服,空心。

《必效》疗新产后赤白痢疾,心腹刺痛。

薤白(切)一升 当归二两 酸榴皮三两 地榆四两 粳米五合 阿胶 人参

甘草　黄连各两半

上㕮咀,以水六升,煮取一升,日三服。一方有厚朴一两。《千金方》只有前五味。

又疗产后赤白痢,腹中绞痛,不下食。

当归　石榴皮　地榆各二分　白蘘荷　黄连各十二分　黄柏一分　犀角屑四分　黄芩　枳壳　甘草　升麻各六分　茜根八分　粳米二合　薤白一升

上为末,炼蜜圆如梧桐子大。空心,米饮下二十圆。

疗产后赤白痢疾。

黄连八分　阿胶六分　赤茯苓　当归　黄柏各四分

上为末,炼蜜圆如梧桐子大。粥饮吞下二十圆,空心。

疗产后下痢,赤白有血。

赤石脂　黄连　地榆各六分　当归四分　干姜　甘草各三分　厚朴十二分　葱白七茎

上水二升,煎取八合,空心,分作二服。

《广济》疗产后腹痛气胀,肋下妨满不能食,兼微痢方。

茯苓　人参　厚朴各八分　甘草　橘红　当归　黄芩各六分(一方无黄芩,有生姜)

上为细末,以饮调下方寸匕至匕半,日三。

赤石脂圆　大治冷痢,色青鹜溏。又疗产后下痢。

赤石脂三两　甘草　当归　白术　黄连　干姜　秦皮各二两　川椒　附子各一两

上为细末,炼蜜为圆如梧桐子大。酒

下二十圆,日三,良。忌猪肉、冷水、海藻、菘菜。

胶蜡汤　深师疗产后下痢。

阿胶　当归各六分　蜡一枚(如鸡子大)　粳米一合　黄连十分

上细切,以水六升,先煮米,令蟹目沸,去米内药,煮取二升,入阿胶、蜡,煮令烊,分温三服。

当归汤　《千金》疗产后下痢腹痛。

当归　龙骨各二两　干姜　附子　甘草　熟艾各一两　白术二两　川芎二两半

上八味细切,以水五升,煮取二升半,去滓,分为三服,日三,一日令尽。忌猪肉、冷水、桃、李、雀肉、毒物。

《广济》疗产后赤白痢,脐下绞痛。

当归　芍药　地榆　龙骨　黄连　艾叶　甘草　厚朴各八分　黄芩　干姜各六分

上㕮咀,以水八升,煮取二升半,去滓,分温三服即差。忌生冷、油腻、海藻、菘菜、猪、鱼肉。

又疗产后赤白痢,脐下气痛。

当归八分　厚朴　黄连各十二分　肉豆蔻五枚　甘草六分

上㕮咀,以水五升,煮取二升,去滓,分温三服。

桂枝汤①　《千金》疗产后余寒,下痢便脓血赤白,日数十行,腹痛,时时下血。

桂心　干姜　甘草各二两　赤石脂十两　当归三两　附子一两(炮)　蜜二升

上细切,以水七升,煮取三升,入蜜再煎一二沸,去滓,分服一升,日三。

《必效》疗产后痢,日五十行者方。

取木里蠹虫粪,炒令黄,急以水沃之,稀稠得所,服之差止。独孤祭酒讷

---

① 桂枝汤:《千金》原方名为"桂蜜汤",药物剂量略有出入。

方。

疗产后虚羸，下痢脓血，腹痛。

黄连 芍药 甘草 当归 干姜 人参各八两 艾叶三分

上㕮咀，水七升，煮取二升，分为三服。忌猪、鹿肉。

治产后下痢不禁止，因之气欲绝，无问赤白，水谷不分。

黄连 厚朴各三两 芍药 黄柏各二两

上水六升，煮取二升，分温二服。

治产后羸困，赤白痢疾，心腹绞痛。

薤白 石榴皮 黄连各三分 当归二两 地榆三分

上水七升，煮取二升半，分为三服。

疗产后气痢不止方。

青木香三分 诃子（酥炙黄，去核）八分

上为细末，空心，米饮调下方寸匕。一方有缩砂仁，三味等分为细末，入蜜一匙，米饮调下二钱。

疗产后水痢。

枳壳四分 厚朴 茯苓 黄连各六分 当归三分

上水一升，煮取八合，空心，分为三服。

疗产后水痢。

黄连六分 乌梅五分 石榴皮 赤石脂 当归各四分 干姜三分

上为细末，炼蜜为圆如梧桐子大。空心，米饮下三十圆。

疗产后血痢。

艾叶三分 阿胶十分 黄连七分 芍药 黄柏 甘草各六分

上为细末，粥饮调下方寸匕。

疗产后下痢脓血相杂。

赤石脂 五色龙骨 黄连各十分 白术五分 阿胶 黄芪各六分 黄柏四分

上为细末，饮服方寸匕。

治一切积滞，化气消食，补益真气，**硇砂煎圆**。产后逐败血、补虚至善。

硇砂（拣过，明、无石者，别研如粉）金铃子（去皮核） 天雄（用无灰酒煮五七百沸，候软刮去皮） 当归各净称二两 巴戟 槟榔 舶茴香（炒） 木香 附子（炮） 沉香各一两 阿魏半两（米醋磨成膏，入诸药） 肉苁蓉一两

上为细末，以无灰酒煮白面糊圆如梧桐子大。每服三十圆，空心，日午温酒下。此方家家有。余家妇人常病蓐中下痢，日久甚困笃，百方不差。士人李潜善医，曰：蓐中痢与他痢不同，常痢可用苦涩药止之。蓐中痢生于血不足，投涩药则血愈不行，痢当更甚。为余作硇砂法，云此药最能治产后痢。先以桂圆小下之，次投硇砂圆。日九十圆，利顿减半，次日遂食。硇砂圆，产后虽无疾，亦宜服之。能养血气，去积滞。

桂圆方（沈内翰方）

硇砂 桂心 甘遂 丁香 木香 芫花（以硇砂炒焦）以上等分 巴豆（去心皮，不去油）减半

上为细末，面糊圆如绿豆大。每服二圆、三圆，温水下。加减更量虚实。潜，名医也。云此圆取积最胜，不以久近，皆能消化。

又许仁则秘方

神曲末五合（炒） 枳壳 白术各六分 人参四分 赤石脂十分

上为细末，米饮调下方寸匕。

续命汤 疗产后骤血不止。

白蜜一匙 生姜一片

上同煎，候蜜色赤，投童子小便一升，去姜更煎二沸，分为三次，顿服之。

疗产后血痢，小便不通，脐腹痛。

生马齿苋

上捣取汁三大合，煎一沸，下蜜一合调，顿服。

疗产后血痢不止。

臭樗根六分

上为末，水和圆如枣核大。面担作馄饨，无度，煮二七个，热吞之。

疗产后下血不止。

桑耳（炙）　芍药（炙）　地榆　茜根　牛角鰓　阿胶各六分　艾叶　鸡苏各四分　白龙骨十二分

上㕮咀，以水二升，煮取八合，分三服。

卷二十三

产后痢疾作渴方论第一

论曰：产后下痢作渴。夫水谷之精，化为血气津液，以养脏腑，脏腑虚燥，故痢而渴。若引饮则难止，反溢水气。脾胃既虚，不能克水，水自流溢，浸渍皮肤则令人肿，但止其渴，痢则自差。

《必效》疗产后痢而渴饮无度数。

麦门冬十二分　乌梅二十个

上细锉，以水一升，煮取七合，细呷。

《经效》疗产后久痢，津液竭，渴不止。

龙骨十二分　厚朴　茯苓　黄芪　麦门冬　人参各八分　生姜六分　大枣十四个（并细锉）

上水一大升，煮取七合，空心分二服。

《古今录验》疗产后痢日久，津液枯竭，四肢浮肿，口干舌燥。

冬瓜一枚

上以黄泥裹，厚五寸，煨令烂熟，去皮，搅汁服之，差。

产后大便秘涩方论第二

论曰：产后大便秘涩者何？答曰：产卧水血俱下，肠胃虚竭，津液不足，是以大便秘涩不通也。若过五六日腹中胀闷者，此有燥屎在脏腑，以其干涩，未能出耳。宜服麻仁圆，以津润之。若误以为有热而投以寒药，则阳消阴长，变证百出，性命危矣。

麻仁圆方

麻仁　枳壳　人参各四分　大黄二分（煨）

上为末，炼蜜圆如梧桐子大。空心，温酒下二十圆。未通渐加圆数，不可太过。

评曰：产后不得利，利者百无一生。去血过多，脏燥大便秘涩，涩则固，当滑之。大黄似难轻用，唯葱涎调蜡茶为圆，复以葱茶下之必通。（仆常以《局方》四物汤，以生干地黄易熟地黄，加青皮去白，煎服效）

疗产后五七日不大便，切不宜妄服药。先宜用**麦蘖散方**。

大麦芽不以多少

上炒黄为末，每服三钱。沸汤调下，与粥间服。

阿胶枳壳圆　治产后虚羸，大便秘涩。

阿胶　枳壳等分

上为末，炼蜜圆如梧桐子大，别研滑石末为衣，温水下二十圆。半日以来，未通再服。

许学士云：妇人产后有三种疾。郁冒则多汗，汗则大便秘，故难于用药。唯麻子仁、苏子粥最佳，稳当。

紫苏子　大麻子仁

上二味各二合净洗，研令极细，用水再研，取汁一盏，分二次煮粥啜之。此粥不惟产后可服，大抵老人诸虚风秘皆得力。

《千金》疗产后热结，大便不通。**蜜**

兑法。

白蜜五合，慢火煎，令如硬饧，以投冷水中，良久取出，捻如拇指大，长二寸，内谷道中即通。

产后大小便不通方论第三

论曰：产后大小便不通者。肠胃本挟于热，因产血水俱下，津液燥竭，肠胃痞涩，热气结于肠胃，故令大小便不通也。

《千金》疗产后淋沥。**葵根汤。**

葵根二两（干者）　通草二两　车前子一升　乱发（灰）　大黄　桂心各一两　冬瓜汁七合　生姜六两　滑石末（别研）一两

上九味切，以水七升，煮取二升半，去滓，下滑石末，分三服。以愚考之，既有大黄，亦可治大便不通，故录于此。更宜斟量虚实而投之。

《集验》疗产后津液燥竭，大小便不通。

芍药　大黄　枳壳　麻仁等分

上为细末，炼蜜圆如梧子大。空心，熟水下二十圆。一方有甘草、山栀仁。

治产后大小便秘涩。桃花散。

桃花　葵子　滑石　槟榔等分

上为细末，每服二钱。葱白汤空心调下。

产后遗粪方第四

《广济》疗产后遗粪方：取故燕窠中草，烧为末，以酒调下半钱。亦治男子。

《集验》方：矾石（枯）　牡蛎（熬）

上等分为末，酒服方寸匕，日三。亦治男子。

又疗产后遗粪不知出时方。

白蔹　芍药

上各等分为末，酒服方寸匕。

产后诸淋方论第五

论曰：产后诸淋，因产有热气客于脬中，内虚则起数，热则小便涩痛，故谓之淋。

又有因产损，气虚则挟热，热则搏于血，即流渗于胞中，故血随小便出，而为血淋。淋者，如雨之淋也。

《三因》论曰：治诸产前后淋秘，其法不同。产前当安胎，产后当去血。如其冷、热、膏、石、气淋等为治，则一但量其虚实而用之。瞿麦、蒲黄最为产后要药，唯当寻其所因，则不失机要。

茅根汤　治产后诸淋，无间冷、热、膏、石、气结，悉主之。

白茅根八两　瞿麦穗　白茯苓各四两　葵子　人参各二两　蒲黄　桃胶　滑石　甘草各一两　紫贝十个（烧）　石首鱼头中石二十个（烧）

上锉为散，每服四大钱。水一盏半，姜三片，灯心二十茎，煎至七分，去滓温服。亦可为末，木通煎汤调下二钱。如气壅闭，木通、橘皮煎汤调服。

《集验》疗产后患淋，小便痛。

通草三两　大枣二十枚　葵子一升　白术一两　榆白皮五两　石韦　黄芩各二两

上以水八升，煮取二升半，空心服，温呷。《千金》有甘草、生姜。

疗产后小便淋涩不通。

葵子一合　朴硝八分

上水二升，煮取八合，下硝，分二服。

滑石散　《千金》疗产后淋。

滑石五分（研）　通草　车前子　葵子各四分

上为末，以浆水调服方寸匕至二匕为妙。

疗产后小便不通。张不愚方。

陈皮一两（去白）

上为末，空心，温酒调二钱，一服便通。

疗卒不得小便。

杏仁十四个（去皮尖）

上炒为末，和饮顿服，立通。

《古今录验》疗产后劳伤热，大小便赤涩。

鸡苏一分　通草十分　冬葵子三合　芍药　滑石　芒硝各八分　生地黄十二分

上水三升，煮取八合，下芒硝，空心分三服。

疗脬转小便不通八九日。

滑石十二分　寒水石八分

上水二升，煮取八合，空心分三服。

《经效》疗气结成淋，小便热淋引痛，或如豆汁，面色萎黄。

贝齿三个（为末）　葵子一合（碎）　石膏十二分　滑石八分

上水一升，煮取八合，下猪胆汁半枚合煎三四沸，空心温服。

疗产后小便涩痛，或血淋者。

瞿麦　黄芩　冬葵子各二两　通草三两　大枣十二枚

上以水七升，煮取二升半，分作二服。

疗产后血淋。

车前子　瞿麦各四两　黄芩三两　郁金末一两

上水六升，煮取二升，下郁金末，分三服。

《广济》疗产后卒患淋，小便磣痛及至尿血。

冬葵子一升　通草三两　滑石（末，别处）四两　石韦（去毛）三两　茯苓　黄芩各二两

上水九升，煮取三升，入滑石末，空心服。忌热面、醋物。

疗产后淋，小便痛及血淋。

白茅根五两　瞿麦　车前子各二两　冬葵子二合　鲤鱼齿一百个（为末）　通草三两

上水二升，煮取一升，入齿末，空心服。

治产后小便不通，腹胀如鼓，闷乱不醒。盖缘未产之前，内积冷气，遂致产时尿胞运动不顺。用盐于产脐中填，可与脐平。却用葱白剥去粗皮，十余根作一缚，切作一指厚，安盐上，用大艾炷满，葱饼子大小，以火灸之。觉热气直入腹内，即时便通，神验不可具述。（出《产乳集》）

木通散　治产后小便不通。

木通　大麻仁　葵子　滑石　槟榔　枳实　甘草各半两

上为粗末，每服三大钱。水盏半，煎至七分，去滓温服。

产后小便数方论第六

夫产后小便数者，此由脬内宿有冷气，因产后发动，冷气入腹，虚弱不能致其小便，故数也。

桑螵蛸散　《千金翼》治产后小便数及遗尿。

桑螵蛸三十个（炒）　鹿茸（酥炙）　黄芪各三两　牡蛎（煅）　人参　厚朴　赤石脂各二两

上为末，空心粥饮调下二钱。《外台》方无厚朴、石脂，有甘草、生姜。

瓜蒌汤　《集验》疗产后小便数兼渴。

桑螵蛸　甘草（并炙）　黄连　生姜各二两　瓜蒌根　人参各三两　大枣五十个

上细切，以水七升，煮取二升半，分三服。忌猪肉、冷水。

产后小便不禁方论第七

《广济》疗产后小便不禁。

以鸡尾毛烧作灰，细研。温酒调方寸匕服，日三。

又方：桑螵蛸半两（炒）　龙骨一两

上为细末，食前，粥饮调下二钱。

《千金翼》疗产后遗尿不知出。

白薇　芍药

上等分为细末，以酒服方寸匕，日三服。

固脬散　治妇人临产时伤手胞破，小便不禁。

黄丝绢（自然黄者，不用染成者）三尺（以炭灰汁煮极化烂，用清水洗去灰令尽，入黄蜡半两，蜜一两）　白茅根二钱　马屁勃（末）二钱

上用水一升，再煎至一盏，空心顿服。服时饮气，服之不得作声，如作声无效。

产后小便出血方论第八

夫产后损于血气，血气虚而挟于热，血得热则流散，渗于脬内，故血随小便出。治小便利血方。

乱发（净洗，烧成灰，研细为末）

上米饮调服方寸匕。一方有滑石等分，每服一钱，生地黄汁调下。

疗产后大小便不利，下血。

车前子　黄芩　蒲黄　生地黄　牡蛎　芍药各六分

上为细末，空心，米饮服方寸匕。忌面、蒜。

崔氏疗产后血渗入大小肠。

车前子草汁一升　蜜一大合

上相和，煎一沸，分二服。

产后阴脱玉门不闭方论第九

《三因》论曰：妇人趣产劳力，努咽太过，至阴下脱若脱肛状。乃阴挺下出，逼迫肿痛。举动、房劳能发作，清水续续，小便淋露。

硫黄散　治产后劳伤阴脱。

硫黄　乌贼骨各半两　五味子一分（《千金翼》用三铢。一方无之）

上为细末，研令极细，糁患处，日三易。

当归散　治阴下脱。（方见八卷第十八论）

《千金》治产后阴下脱。

以铁精粉上推，内之。又灸脐下横纹二七壮。

《广济》疗产后阴肿下脱内出，玉门不闭。（《产宝》只有此一方，无论）

石灰一升（炒令能烧草）

上热汤二升，投灰汤中，适温冷，澄清坐水中，以浸玉门，斯须平复如故。

当归散　治产后阴下脱方。（《传心方》）

当归　黄芩　牡蛎（煅）各二两　芍药一两一分　猬皮（烧存性）半两

上为细末，每服二钱，空心，温酒调服，米饮调服亦可。忌登高举重。

《集验》疗妇人产后虚冷，玉门不闭、宽冷方。（《千金》同）

蛇床子　硫黄各四分　菟丝子五分　吴茱萸六分

上为细末，以汤一升，投药方寸匕，以洗玉门，日再用。

陈氏玉龙汤　治妇人产后用力太过，产门恶出。

以四物汤入真龙骨末少许煎，空心连进二服。麻油汤熏洗。

熨法 《集验》疗妇人产后阴下脱方。

单炒蛇床子一升，乘热以帛裹熨患处。亦治产后阴中痛。

桃仁膏 治产后阴肿妨闷。

桃仁（去皮尖，别研为膏） 枯矾 五倍子

上等分，为细末，以膏子拌均敷之。

樗枝散 治产后子肠下出，不能收拾。不论年深者皆治之。

樗枝（取皮焙干）一握

上用水五升，连根葱五茎，汉椒一撮，同煎至三升，去滓，倾在盆内乘热熏，候通手淋洗。如冷，倾入五升瓶内，再煎一沸，依前用。一服可作五度用。洗了睡少时。忌盐、咸酢酱、湿面、发风毒物及用心力、房劳等事。

《古今录验》疗产后阴下脱方。

鳖头二个（阴干） 葛根一升（当作一两）

上二味为末，酒服方寸匕，日三服。

皂角散 治产后魋。

皂角树皮 川楝树皮各半斤 皂角核一合 石莲一合（炒，去心）

上为粗末，用水煎汤，乘热以物围定熏，通手洗干净房中，就熏洗处铺荐席，才熏洗了，以帛挹干，便吃玉露通真圆，热酒下二圆，便仰睡。（方见通用方中）

《古今录验》疗产后阴下脱方。

川椒一升 吴茱萸二升 戎盐半鸡子大
上为末，以绵裹如半鸡子大，内阴中，日一易，二十日愈。

妇人阴蚀五痔方论第十

凡妇人少阴脉数而滑者，阴中必生疮，名曰𧏾疮，或痛或痒，如虫行状，淋露脓汁，阴蚀几尽者。此皆由心神烦郁，胃气虚弱，致气血留滞。故经云：诸痛痒疮，皆属于心。又云：阳明主肌肉，痛痒皆属于心。治之当补心养胃，外以熏洗、坐导药治之乃可。

《千金》疗阴蚀疮方。

当归 芍药 甘草 芎䓖各二两 地榆三两

上细切，以水五升，煮取二升，去滓熏洗，日三夜一。

又方 蒲黄一升 水银一两
上二味研均，以粉上。

又方 肥猪肉三十斤
上以水三硕，煮熟去肉，入盆中浸之，冷即易，不过三二度。

崔氏疗阴蚀。**洗溻汤方**。

甘草 干漆各一两 黄芩 干地黄 当归 芍药各二两 龟甲五两

上细切，以水七升，煮取一半，去滓。以绵帛内汤中，以溻疮处，良久即易，日二度。每溻汤可行十里许即裹干，捻取甘湿散薄敷疮上，使遍，可经半日，又以汤溻，溻讫如前敷药。（余家婢遇此疾，就甘家疗不差。蚀处作两疮，深半寸。余于涓子方中捡得此甘草汤方，仍以自处蚺蛇胆散。不经七日疮乃平复，甚效。凡救十八人，手下即活。遇斯疾者，请广流布传之）

甘湿散，又名**蚺蛇胆散** 疗痔虫阴蚀方。

蚺蛇胆（真者） 青木香（末） 石硫黄 雄精 麝香各四分（临时分之，多少入用圆，麝香辟蛇毒，若先以相和，蛇胆即无力也。旧用五月五日蛤蟆）

上五味等分，分为末，更细研。有患取如三棋子，和井花水，日再。服讫先令便利了，即以后方桃枝熏下部讫。然后取药如棋子安竹管里，吹入下部中，亦日再度，老少量减。其熏法每日一度，不用再为之，良。

又疗痟虫食下部及五脏方。

取桃东南枝三七枚,轻打头使散,以绵缠之。又捣石硫黄为末,将此绵缠桃枝捻转之,令末少厚,又截一短竹筒,先内下部中,仍以所捻药桃枝熟,然熏之。文仲疗阴蚀欲尽者方。

蛤蟆 兔屎

上等分为末,敷疮上良。

《古今录验》疗妇人阴蚀,其中烂伤,脓水淋漓臭秽。**狼牙汤。**

狼牙三两

上㕮咀,以水四升,煮取半升,去滓,内苦酒如鸡子中黄大,沸汤一杯消尽,夜适寒温,以绵缠箸头大如茧,濡汤以沥疮中,日四五度即差。

产后乳汁或行或不行方论第十一

论曰:凡妇人乳汁或行或不行者,皆由气血虚弱,经络不调所致也。乳汁勿令投于地,虫蚁食之,令乳无汁。若乳盈溢,可泼东壁上佳,或有产后必有乳。若乳虽胀而产后臂作者,此年少之人初经产乳,有风热耳,须服清利之药则乳行。若累经产而无乳者,亡津液故也,须服滋益之药以动之。若虽有乳,又却不甚多者,须服通经之药以动之,仍以羹臛引之。盖妇人之乳,资于冲脉,与胃经通故也。有屡经产而乳汁常多者,亦妇人血气不衰使然也。大抵妇人素有疾,在冲任经者,乳汁少而其色带黄,所生之子怯弱而多疾。

《三因》论曰:产妇有二种乳脉不行,有气血盛而壅闭不行者,有血少气弱涩而不行者。虚当补之,盛当疏之。盛者当用通草、漏芦、土瓜根辈;虚者当用成炼钟乳粉、猪蹄、鲫鱼之属,概可见矣。

漏芦散 疗乳妇气脉壅塞,乳汁不行及经络凝滞,奶乳胀痛,留蓄邪毒,或作痈肿。此药服之,自然内消,乳汁通行。

漏芦二两半 蛇蜕十条(炙) 瓜蒌十个(急火烧令焦、存性)

上为末,温酒调下二钱,无时候。服药后即以猪蹄羹投之。《经验方》有牡蛎,并烧存性。一方只用牡蛎煅为末,酒调下二钱。

又方:葵菜子(炒香) 缩砂仁各等分

上为细末,每服二钱,热酒调下。滋益气脉荣卫,行津液。上蔡张不愚方。常用极有验。

疗乳妇气少血衰,脉涩不行,乳汁绝少。

成炼钟乳粉(研),浓煎漏芦汤,调下二钱。

《产宝》疗产后乳无汁。

土瓜根 漏芦各三两 甘草二两 通草四两

上水八升,煎取二升,分温三服。忌如常法。

一方加桂心并为末,饮服方寸匕。

一方猪胰如食法,煮清粥食之验。

《灵苑方》下乳汁立效方。

粳米 糯米各半合 莴苣子一合(并淘净) 生甘草半两

上煎汁一升,研前药令细,去滓,分作三服,立下。

又方:漏芦一方二分 蛴螬各三分 瓜蒌根 土瓜根各四分

上为细末,酒调方寸匕,日三服。一方无土瓜根,有钟乳,砂糖水调服。

又方:通草十分 钟乳粉 麦门冬各六分

上为细末,食后,酒服方寸匕。日三二服,效。《千金方》同,有理石。(二方出《产宝》)

一方：土瓜根为末，酒调方寸匕，日三两服效。

一方：猪蹄一只　通草四两

上为水一斗，煮作羹食之，最妙。

涌泉散　疗乳无汁，成都教授单骧方。亦治乳结痈肿。

穿山甲（洗）一两（灰炒令燥）

上为细末，酒调服方寸匕。

下乳方

大麻仁（去壳）二合　生虾三枚

上同研烂去滓，用酒、水各一盏，瓦罂辉至一盏半有余，食后临卧温服，仍用被覆睡，乳即通流。（刘柳溪传）

又方：《必用方》云：漏芦、瓜蒌皆要药。或云：多食猪蹄羹，瓜蒌取子净洗，炒令香熟捶碎，取仁研细，瓦上摊浥，令白色，研为细末。温酒调下一钱，服了合面卧少时。未效再作。

一方：瓜蒌一枚熟捣，以白酒一斗，煮取四升，去滓温饮一升，日三。

崔氏疗乳汁不下。

鼠肉五两　羊肉六两　獐肉八两

上三物作臛啖之，勿令食者知。

漏芦汤　《千金》疗乳无汁。

漏芦　通草各八分　钟乳四分　黍米一升

上先将米渍一宿，研取汁三升，煮药三四沸，去滓作饮食。（《经心录》同）余荆布因产前食素，得疾羸弱，产后乳脉不行已七十日，服诸药无效，婴儿甚苦。偶有人送赤豆一斗，遂如常煮赤豆粥食之，当夜乳脉通行。阅《本草》，赤小豆能通奶乳，漫载之）

产后乳汁自出方论第十二

论曰：产后乳汁自出，盖是身虚所致，宜服补药以止之。若乳多温满急痛者，温帛熨之。《产宝》有是论，却无方以治之。若有此证，但以漏芦散亦可。

亦有未产前乳汁自出者，谓之乳泣。生子多不育，经书未曾论及。

产后吹奶方论第十三

夫产后吹奶者，因儿吃奶之次，儿忽自睡，呼气不通，乳不时泄，蓄积在内，遂成肿硬。壅闭乳道，津液不通，腐结疼痛；亦有不痒不痛，肿硬如石，名曰吹奶。若不急治，肿甚成痈。产后吹奶，最宜急治，不尔结痈遽至死者，速与服皂角散、瓜蒌散，敷以天南星散，以手揉之则散矣。（出《指迷方》）

瓜蒌散方

乳香一钱（研）　瓜蒌根末一两

上研令均，温酒调二钱服。

天南星散　天南星为末，用温汤调，以鹅翎涂之。

皂角散方　歌曰：妇人吹奶意如何？皂角烧灰蛤粉和；热酒一杯调八字，须臾揉散笑呵呵。

治奶结硬疼痛。（出《经验方》）

百药煎为细末，每服三钱。酒一盏，煎数沸，热服。

疗乳硬作痛：嫩桑叶生采，研，以米饮调，摊纸花贴病处。

产后妒乳方论第十四

（妇人、女子乳头生小浅热疮，搔黄汁出方附）

夫妒乳者，由新产后儿未能饮之，及乳不泄，或乳胀，捏其汁不尽，皆令乳汁蓄结，与血气相搏，即壮热大渴引饮，牢强掣痛，手不得近是也。初觉便以手助捏去汁，更令旁人助吮引之。不尔或作疮有脓，其热势盛，必成痈也。

吹奶、妒乳、乳痈，其实则一，只分

轻重而已。轻则为吹奶、妒乳，重则为
痈。虽有专门，不可不录。

疗产后吹奶作痈。

葵茎及子

上捣筛为散，酒服方寸匕，即愈。

又方　皂荚十条，以酒一升，揉取
汁，硝石半两，煎成膏敷之。

又方　鸡屎为末，酒服方寸匕，须臾
三服愈。

疗产妇乳初结胀不消，令败乳自退
方。

瓜蒌一个（半生半炒）　大粉草一寸
（半生半炙）　生姜一块（半生半煨）

上同锉，用酒一碗，煮取一盏，去滓
服之。其痛一会不可忍，即搜去败乳。临
卧再一服。顺所患处乳侧卧于床上，令其
药行故也。

疗乳肿，次第结成痈方。

上以马溺涂之，立愈。

妇人、女子乳头生小浅热疮，搔之黄汁出方附

《集验》论曰：凡妇人、女子乳头生
小浅热疮，搔之黄汁出，浸淫为长，百种
疗不差者，动经年月，名为妒乳病。妇人
饮儿者，乳皆欲断，世论苟抄乳是也。宜
以赤龙皮汤及天麻汤洗之。敷二物飞乌膏
及飞乌散佳。始作者，可敷以黄芩漏芦散
及黄连胡粉散并佳。

赤龙皮汤方　槲皮（切）三升

上以水一斗，煮五升。夏用冷水、秋
冬温之，分以洗乳。亦洗诸深败烂久疮，
洗毕敷膏散。（《千金》同）

天麻草汤方　天麻草（切）五升

上以水一斗半，煎取一斗，随寒温分
洗乳，以杀痒也。此草叶如麻叶，冬生夏
着花，赤如鼠尾花，亦以洗浸淫黄烂热疮
痒、疽湿、阴蚀疮、小儿头疮。洗毕敷膏
散。（《千金》同）

飞乌膏散方　用烧朱砂作水银上黑烟
（名细粉者，三两，熬令焦燥）　矾石三两
（烧粉）

上二味，以绢筛了，以甲煎和之，令
如脂，以敷乳疮，日三。作散者不须和，
有汁自着可用散。亦敷诸热疮、黄烂浸淫
汁疮、蜜疮、丈夫阴蚀痒湿、诸小儿头
疮、疳蚀、口边肥疮、蜗疮等，并以此敷
之。（《千金》同）

又黄连胡粉膏散方

黄连二两　胡粉十分　水银一两（同研
令消散）

上三味，捣黄连为末，三物相和，合
皮裹熟挼之。自和合也。纵不成一家，且
得水银细散入粉中也。以敷乳疮、诸湿
痒、黄烂肥疮。若着甲煎为膏。（《千金》
同）

乳痈方论第十五

夫妇人乳痈者，由乳肿结聚，皮薄以
泽，是成痈也。足阳明之经脉则血涩不
通，其血又归之，气积不散，故结聚成
痈。《千金》云：年四十以下治之多愈，
年五十以上宜速治之即差。若不治者，多
死中年。又怀胎发乳痈肿及体结痈，此必
无害也。盖怀胎之痈，病起于阳明。阳明
者，胃之脉也。主肌肉，不伤脏，故无害
也。诊其右手关上脉沉，则为阴虚者，则
病痈、乳痈，久不差则变为瘘。

开庆间，淦川嘉林曾都运恭人吴氏，
年已五十而病奶痈，后果不起。以此知圣
贤不妄说也。

《产宝》论曰：产后宜勤去乳汁，不
宜蓄积。不出恶汁，内引于热，则结硬坚
肿，牵急疼痛或渴思饮，其奶手近不得。

若成脓者，名妒乳，乃急于痈，宜服连翘汤。利下热毒，外以赤小豆末，水调涂之便愈。或数捏去乳汁，或以小儿手摩动之，或大人含水嗍之，得汁吐之，其汁状如脓。若产后不曾乳儿，蓄积乳汁，亦结成痈。

疗产后妒乳并痈。**连翘汤**。

连翘子　升麻　芒硝各十分　玄参　芍药　白蔹　防己　射干各八分　大黄十二分　甘草六分　杏仁八十枚（去皮尖）

上以水九升，煎以三升，大黄次下，硝分三服。

又方：蒲黄草

上熟捣敷肿上，日三度，易之。并叶煎汁饮之亦佳。妒乳及痈并差。

又方：以地黄汁涂即愈。

又疗诸痈不散，已成脓，惧针，令自决破方。取白鸡内翅第一翎各一茎，烧末服之，即决。

又方：取白丁香研涂，干即易。

又疗乳痈，初得令消。

赤小豆　莴草

上等分为细末，苦酒和，敷之愈。

又疗乳痈初觉有异。

黄芩　甘草　防风　赤芍药　黄芪各五两　通草十分　桑寄生　麦门冬各六分　大枣五枚

上细切，以水一升，煮取九合，去滓，入乳糖六分，分为四服。

疗乳痈或疮久不差，脓汁出，疼痛欲死不可忍。

鹿角二两　甘草半两

上为细末，用鸡子白和于铜器中暖温，敷患处，日五七易，即愈。

一方只用鹿角石上磨，取浓汁涂之，干即愈。

一方鹿角烧作灰，酒调抹立愈。

治乳痈。鹿角屑一两

上为细末，以猪胆汁调下一钱，不过再服，神验。以醋浆水服之亦得。《集验方》以猪颔下清汁。

张氏**橘香散**　治乳痈未结即散，已结即溃，极痛不可忍者。药下即不疼，神验不可云喻。因小儿吹奶，变成斯疾者，并皆治之。

陈皮浸去白眼，干面炒微黄，为细末，麝香研酒调二钱。初发觉赤肿疼痛，一服见效。每服有效。

疗乳痈，诸般疖、痈、疽。

橘红半两　阿胶（粉炒）　粉草（炙）各一两

上㕮咀，分为二服，每服用泉水一碗半，煎至盏半，去滓温服。

疗奶痈并无名痈疖。

鼠粪不以多少，烧存性二分，入轻粉二十文，研停，麻油调涂。如有头即溃，无头即消。（又疗火疮）

疗乳头裂破。以丁香为末，水调敷立愈。又以蛤粉、胭脂等分，新水调敷。

陈日华方。**一醉膏**　治奶痈。

石膏不以多少，煅通赤，取于地上碗覆出火毒，细研，每服三钱，温酒调下，添酒尽醉。睡觉再进一服。《千金》疗乳无汁，以水煮服。

金黄散　治奶痈。（出《妇人经验方》）

川大黄　粉草各一两

上为细末，以好酒熬成膏，倾在盏中，放冷，摊纸上贴痛处，仰面卧至五更。未贴时，先用温酒调一大匙，就患处卧，明日取下恶物。相度强弱用药，羸弱不宜服。

疗发背乳痈，四肢虚热，大渴。

生地黄六两　黄芩　芍药　人参　知母　甘草各二两　升麻　黄芪　麦门冬　瓜蒌各三两　大枣十二枚

上以竹叶切三升，以水一斗二升，煮

取九升，去竹叶，内药煮取三升，渴则饮之。疗妇人发乳、丈夫发背，烂生脓血后，虚成气疾。

黄芪　麦门冬　地黄　人参　升麻　茯苓各三两　当归　芍药　远志　甘草各一两　大枣十个

上水二升，煮取一升，分温三服。若有是证，局中排脓内补十宣散亦妙。

《产乳》疗妇人乳痈（已穿、未穿）出脓，大止痛，敛疮口。

以芙蓉花烂研如痴。若无花，只取根上皮。先用竹刀刮去粗皮，但用内一层嫩白皮，研如痴，却入蜜少许调停。看疮大小，如未穿即留中孔；如已穿即塞其孔，其脓根自然涓出尽，不倦频频更换。此方大治一切痈疽、发背，立见神效。脓出尽，却用后药敷。

又敛疮口　**干脓散**。

乌贼骨　黄丹　天竺黄各二钱　轻粉二匕　麝香一字　老降真骨三钱

上研为细末，干糁疮口，不数日干。

又方：降真节二钱　天竺黄　露蜂房各一钱　麝香　轻粉各少许

上为末干糁。

又方[1]：乳香　没药　黄丹各一钱　龙骨二钱　真坏子三钱　血竭半钱　麝香一字　降真节一钱

上为细末，干糁。

《产宝》疗乳痈方。

黄柏一分

上为细末，以鸡子白调停涂之，干则

易，立愈。

又方：苣根捣，敷之愈。

丹参膏　《必效方》疗妇人乳痈。

丹参　白芷　芍药各二两

上㕮咀，以苦酒淹经宿，以猪脂半斤，微火煎之。白芷黄为度，膏成，去滓敷之。治奶发痛不可忍。（先人国器经效方）

水杨柳根新采者一握，捶碎，以好酒同甘草、乌梅煎至七分，去滓，时时温服。

神效瓜蒌散（李嗣立方）　治妇人乳疽、奶劳。

瓜蒌一个（去皮，焙研为末。如急用，只烂研。子多者有力）　生粉草半两　当归（酒洗，去芦、焙）半两　乳香一钱　通明没药一分（二味并别研）

上用无灰酒三升，同于银石器中慢火熬，取一升，清汁分作三服，食后良久服。

如有奶劳，便服此药，可杜绝病根。如毒气已成，能化脓为黄水；毒未成，即于大小便中通利。疾甚，再合服，以退为妙。妇人乳痈方甚多，独此一方神效无比，万不失一。（癸亥年，仆处五羊赵经略听判阎夫人年七十岁，隔二年，左乳房上有一块如鹅卵大，今忽然作楚，召余议药。仆云：据孙真人云，妇人年五十岁以上，乳房不宜见痈，见则不可疗矣。幸而未破，恐是气瘤，谩以五香连翘汤去大黄煎服，服后稍减则已。过六七年后，每遇再有肿胀时，再合服，必消减矣）

五香连翘汤方（见二十卷第二论）

卷二十四

拾遗方

乌喙圆 治肠覃病。因寒气客于肠外，与胃气[1]相搏，正气不荣，系瘕内着，恶气乃起。其生也，始如鸡卵，久久乃成，状如怀胎，按之坚，推即移，月事时下，故曰肠覃。亦治乳余疾，大小便不利。并食[2]有伏虫、胪胀、痛疽、毒肿，久寒邪气。

乌喙（炮，去皮尖）二钱　半夏（汤洗七次）四钱　石膏（煅）　藜芦（炒）　牡蒙　苁蓉（酒浸）各一钱　干姜（炮）　桂心各一钱三字　巴豆六七个（研膏）

上为末，蜜圆如绿豆大。每服三五圆，食后酒饮任下。亦治男子疝痛。

木香散 治妇人脾气、血气、血蛊、气蛊、水蛊、石蛊。

木香　沉香　乳香（研）　甘草（炙）各一分　川芎　胡椒　陈皮　人参　晋矾各半两　桂心　干姜（炮）　缩砂各一两　茴香（炒）两半　天茄五两（赤小者，干秤）

上洗，焙为末。空心、日午，温陈米饮调下二钱。忌羊肉。

石茎散 治妇人血结胞门，或为癥瘕在腹胁间，心腹胀满，肿急如石水状。俗谓之血蛊。

石茎一两　当归尾　马鞭草　红花（炒）　乌梅肉各半两　蓬莪术　三棱（并炮）　苏木节　没药　琥珀（别研）各一分

甘草（炙）一钱

上为末，浓煎苏木酒，调下二钱。不饮酒，姜、枣汤调亦得。

大腹皮饮 治妇人血瘕，单单腹肿。

大腹皮　防己　木通　厚朴（姜制）　瓜蒌　黄芪　枳壳（麸炒）　桑白皮（炙）　大黄（蒸）　陈皮　青皮　五味子各等分

上吹咀，每服秤一两，水一碗，煎至六分盏，去滓，入酒一分温服，不以时候。

大黄甘遂汤 治妇人小腹满如敦敦状，小便微难而不渴。由产后为水与血并，结在血室也。

大黄四两（蒸）　甘遂（炮）　阿胶（炒）各二两

上锉散，每服三钱。水一盏，煎七分，去滓温服，其血当下。

竹茹汤 治妇人汗血、吐血、尿血、下血。

竹茹　熟地黄各三两　人参　白芍药　桔梗　川芎　当归　甘草（炙）　桂心各一两

上吹咀，每服四钱。水一大盏，煎至七分，去滓，不以时服。

膏发煎 治妇人谷气实，胃气下泄，阴吹而正喧，阴中出血。

头发灰　猪脂

上调停，绵裹如枣核大，纳阴中。

产后肠头如以针刺，连谷道；又如痔

---

① 胃气：《灵枢·水胀》作"卫气"。

② 食：各版本均同，据文义，恐为"治"字之误。

痛，小便如淋状，或寒热。此产时用力，气并肠间，亦由阴虚，阳邪乘之，毒气攻冲，恐成肠痈。宜**瓜子汤**。

薏苡仁四两　桃仁（去皮、尖）　牡丹皮　瓜蒌子各一两

上为粗末，每服五钱。水二盏，煎至一盏，去滓温服。

固真丹　治元脏久虚及小肠肾余，膀胱疝气，五般淋疾，精滑精漏，小便白浊及妇人赤白带下，漏下血崩，子宫血海虚冷等疾，并皆治之。（高司法方，续添）

制苍术法：洗去土，米泔浸，逐日换新泔。春五日，夏三日，如秋七日，冬十日。切作片子焙干，秤一片，分四处：

苍术四两（入茴香一两，盐一两，同炒，令术黄为度）　苍术四两（入川乌一两，炮裂，去皮尖，切作片子，并川楝子一两和，皮核擘开同炒，令术黄为度）　苍术四两（入红椒一两，去目并合口者。破故纸一两，同炒，令术黄为度）　苍术四两（用好醋好酒各半升，一处同煮二三十沸，取术焙干）

上一处为末，用煮药酒、醋打面糊为圆，如梧桐子大，每服二十圆。男子温酒或盐水下，空心、食前；妇人醋汤下。药性温，无毒，小便频数为效。

大效内补圆　治受气虚弱及五劳七伤。脏腑积冷、痃癖、癥块，虚胀或经脉不调，痹冷，赤白带下，口苦舌干，面色萎黄，黑皯，心烦惊悸，头目眩晕，不美饮食，痰涕黏涎，手足百节热疼无力，肌肉消瘦，子息断续。服一月，当妊娠，百病皆愈。

草薢四两　牛膝　五加皮　白术各二两　川乌（炮）　枳实（炒）　丹参各一两

上为细末，炼蜜圆如梧子大。温酒下二十圆，空心、日午、晚食前各进一服。

南岳魏夫人济阴丹　治妇人血气久冷，无子及数经堕胎。皆因冲任之脉虚损，胞内宿挟疾病。经水不时暴下不止，月内再行，或前或后，或崩中漏下，三十六疾，积聚癥瘕，脐下冷痛，小便白浊。以上疾证，皆令孕育不成，以致绝嗣。此药治产后百病，百晬内常服，除宿血，生新血，令人有孕及生子充实。亦治男子亡血诸疾。

桃仁（去皮尖，双仁，麸炒）　木香（炮）　茯苓　京墨（烧）各一两　秦艽　甘草　人参　桔梗（炒）　石斛（酒浸炒）　蚕布（烧）　藁本各二两　当归　桂心　干姜（炮）　细辛　牡丹皮（去心）　川芎各半两　川椒（去目及闭口，炒出汗）　山药各三两　泽兰叶　熟地黄（洗，酒蒸，焙）　香附子（炒）各四两　苍术（米泔浸，去皮）　大豆卷（炒）各半升　糯米（炒）一升

上为细末，炼蜜圆。每两作六圆，每服一圆，细嚼，温酒送下，淡醋汤调亦可。空心，食前服。

治面部生疮，或鼻脸赤、风刺、粉刺，用尽药不效者，惟有此药可治，神妙不可言。每以少许，临卧时洗面令净，如面油，用之，数日间疮肿处自平，赤亦消。如风刺、粉刺，一夕见效。但[1]涂药勿近眼处。

生硫黄　香白芷　瓜蒌子仁　腻粉各半钱重　全蝎七枚[2]（去翅足）　蝉蜕五枚（洗）　芫青七枚（去翅足）

上为细末，麻油、黄蜡约度，如合面油多少，熬滚取下、离火，入诸药在内，每用少许涂面上。（林提点方）

乌鸡煎　治妇人百病。

---

① 但：原脱，据正德本补。

② 七枚：此前原有一"各"字，诸版本均同，据文义删。

吴茱萸 良姜 白姜 当归 赤芍药 延胡索 破胡纸 川椒 生干地黄 刘寄奴 蓬莪术 橘红 青皮 川芎各一两 荷叶灰四两 熟艾二两

上为末，醋煮面糊圆如梧子大，每服三五十圆。汤使于后：

月经不通，红花苏木酒下；白带，牡蛎粉调酒下；子宫久冷，白茯苓煎汤下；赤带，建茶清下；血崩，豆淋酒调绵灰下；胎不安，蜜和酒下；肠风，陈米饮调百草霜下；心疼，菖蒲煎酒下；漏胎下血，乌梅温酒下；耳聋，腊点茶下；胎死不动，斑蝥三十个煎酒下；脚、腰痛，当归酒下；胎衣不下，芸薹研水下；头风，薄荷点茶下；血风眼，黑豆甘草汤下；生疮，地黄汤下；身体疼痛，黄芪末调酒下；四肢浮肿，麝香汤下；咳嗽喘满，杏仁桑白皮汤下；腹痛，芍药调酒下。产前后痢白者，干姜汤下；赤者，甘草汤下；赤白杂者，一宜汤下。常服。温酒、醋汤任下，并空心、食前服。

《产乳集》将护婴儿方论

凡新生儿，坐婆急以绵缠① 手指，缴去儿口中恶物令尽，不可迟。若咽入腹中，必生诸疾（《圣惠方》、《宝鉴方》谓之玉衔疾）。先断儿脐带，可只留二寸许。更看带中，如有小虫，急拨去之，留之必生异病。或以线系扎定，然后洗儿，不然则湿气入腹，必作脐风之疾（须是坐婆谙练，收生手段轻疾，方得其宜）。既绷裹了，取生甘草一寸捶锉，用水一合煎浓汁，用绵篆子蘸，令儿咂之，当吐出恶汁尽，半合不妨（今人止以浓煎黄连并甘草汁，以绵篆子蘸，令儿咂。三日以来，以退恶物，大便下，谓之

脐屎。此乃忌吐故也）。好辰砂一字，研细以熟蜜调，置儿口中吮之，以去惊邪，然后饲乳。自此饲乳之后，须依时量多寡与之，勿令太饱，恐成呃奶，久则吐奶，不可节也。三朝洗儿可用虎头骨、桃枝、猪胆、金银煎汤洗之，则儿少惊（寻常澡浴，用猪胆汁化入汤，即不生疮疥）。每日频就无风处，看儿上腭并两颊内，有白泡如膜起者，速以指甲刮破，更生更去之（《保童必效》谓之鹅口。无，即不须妄动）。更看舌下，恐生重舌。皆由儿在胎中，母吃炙煿、肥腻、饮酒、服热药所致（《保童必效》方自有药治之）。三日烙脐带或灸之外，不可别加火艾，恐成惊痫（旧灸儿脐有二七壮者，今以七壮为中）。天又寒时，儿用父母旧衣作衣服，不可用新绵绢，只用旧者。若太温暖，则令儿筋骨软弱。若天色和暖无风，可令奶婆抱孩儿频见风日，则血壮气刚，肌体硬密，堪耐风寒，不致疾病。无择乳母，须精神爽健，情性和悦，肌肉充肥，无诸疾病，知寒温之宜，能调节乳食。奶汁浓白，则可以饲儿。不得与奶母大段酸咸饮食，仍忌才冲寒或冲热来便喂儿奶，如此则必成奶癖，或惊痫、泻痢之疾，切须忌之。夜间不得令儿枕臂，须作一二豆袋，令儿枕兼左右附之，可近乳母之侧。盖覆衣衾，须露儿头面。一向仰卧恐成惊疾，须时复回动之。夏月须凉簟，如夜间喂奶，须奶母起身，坐地抱儿喂之。如阴阳交接之际，切不可喂儿奶，此正谓之交奶也，必生癖。或换易衣绷，三月房中不可太暖。奶母不可频吃酒，恐儿作痰嗽、惊热、昏眩之疾。至于变蒸，次第奶乳所伤、夜啼、潮热之类，自有专于小方脉者，此略见之。若能调和奶食，并看承爱护如法，则别无疾病，亦不须令儿

---
① 缠：原脱，据正德本补。

常服汤药，此尤宜审之也。（见《杨氏婴儿论》、《巢氏病源》、《婴童宝鉴方》、程甫《备要方》）

初生浴儿良日：寅卯酉日大吉，壬申、丁巳、癸巳大凶。

木瓜圆 疗儿初生下，口中秽恶不尽，入喉中即便吐，自后才啼声，一发则又咽下，因生异疾矣。

木瓜 麝香 腻粉 木香 槟榔 （末）各一字

上水、面糊圆如小黄黍米大。每服一二圆，甘草水下，不拘时候。

疗儿初生，下盘肠，刺痛，面青色，啼哭不止。**延胡索散。**

延胡索一钱 乳香 木香各半钱

上为细末，水一大盏，煎七分，无时与服少许。

外科精要

宋·陈自明 撰

外科精要目录

宝唐习医陈自明良甫编

吕西华秘传麦饭石膏方，为痈疽妙药，靳勿传人。裴员外饵以富贵而不能移；河南尹胁以威武而不能屈。独善其身可矣，抑何视而不广也？民吾同胞，痒疴疾痛举切吾体。苟可活人，惟患其不传，传之患不广，矧肯秘？陋矣哉西华之用心，仁矣哉陈君之用心！余再入梅关，衰老多病，荷君相与扶持。暇日，出一编书，曰《外科精要》。余见其议论有据依，用药有先后，嘉其用心之大，为锓梓以广其传。君临川人，良甫其字，方脉精，尤长于妇科。此特专车之一节耳。

景一日斋赵汝暨书于广平堂

　　凡痈疽之疾，比他病最酷，圣人推为杂病之先。自古虽有疡医一科，及鬼遗等论，后人不能深究，于是此方沦没，转乖迷涂。今乡井多是下甲人，专攻此科。然沾此疾，又多富贵者。《内经》云：大凡痈疮，多生于膏粱之人。仆家世大方脉，每见沾此疾者十存一二。盖医者少有精妙能究方论者；闻读其书，又不能探赜索隐；及至临病之际，仓卒之间，无非对病阅方，遍试诸药。况能疗痈疽、持补割、理折伤、攻牙疗痔，多是庸俗不通文理之人，一见文繁，即使①厌弃。病家又执方论，以诘难之，遂使医者鼫鼠技穷，中心惶惑，当下不下，悠悠弗决，迁延日久，遂令轻者重，重者死。又多见生疽之人，隐讳者众，不喜人言是痈疽发疾，但喜云只是小小疖毒而已，及至孔洪，遂致不救。又有病家猜鄙，吝其所费浩瀚，不肯请明了之医，而甘心委命于庸俗之手。或有医者，用心不臧，贪人财利，不肯便投的当伐病之剂，惟恐效速而无所得，是祸不极则功不大矣。又有确执一二药方，而全无变通者。又有当先用而后下者；当后下而先用②者。多见一得疾之初，便令多服排脓内补十宣散，而及增其疾。此药是破后排脓内补之药，而洪内翰未解用药之意，而妄为序跋，以误天下后世者众矣。陈无择云：当在第四节用之，是也。又有得一二方子，以为秘传，惟恐人知之，穷贵之人不见药味而不肯信服者多矣。又有自知众人尝用已效之方，而改易其名，而为秘方，或妄增药味以惑众听，而返无效者，亦多矣。此等之徒，皆含灵之巨贼，何足相向！又有道听途说之人，远来问病，自逞了了，诈作明能，谈说异端，或云是虚，或云是实，出示一方，力言奇效，奏于某处。此等之人，皆是贡谀。其实皆未曾经历一病，初无寸长，病家无主，易于摇惑，欲于速效，又喜不费资财，更不待医者商议可服不可服，即欲投之，倏然至祸，各自走散。古人云：贫无达士将金赠，病有闲人说药方，此世之通患，历代不能革。

　　凡痈疽之疾，真如草寇，不守律法，出意凶暴，待之稍宽，杀人纵火，无可疑者。凡疗斯疾，不可以礼法待之，仍要便服一

---

① 使：疑误，当为"便"字。
② 后下而先用：薛氏本作"后用而先下"。

二紧要经效之药，把定脏腑，外施针灸，以泄毒气。其势稍定，却乃详观方论，或命医者详察定名。是痈是疽，是虚是实，是冷是热，或重或轻，对证用药，毋失先后次序。病者不必忧惶，医者确执己见，不可妄立名色、怆惶惑乱，收效必矣。如近代名医李嗣之、伍起予、曾孚先辈，编集上古得效方论要诀，愚因暇日，采掇群言，自立要领，或先或后，不失次序。其中重复繁文者削之，取其言简意尽，纲领节目，整然不繁①。庶几览者，如指诸掌，虽不能尽圣人之万一，使临病之际，便有所主，毋致渴而穿井，斗而铸兵者乎！

　　时景定癸亥孟秋宝唐习医陈自明良甫序

---

　　① 繁：薛氏本作"紊"。

　　大抵痈疽发于背者，至危殆之疾也，多至不救者，夫岂皆命也哉？然有法可活，非膏涂末傅之能愈。初觉便从头上作艾炷，宣泄蕴毒，使毒气亟夺，而无内蚀之患，惟头及颈则否，此更生法也。灼艾之外，则又有奇方存。起予平昔屡用屡效，实不敢私，以广其传。

李嗣立序跋

　　耕当问农，织当问婢，业之贵乎专门，固也。苟得于口耳道听，古人所不取。余自上世，本以儒术名家，取科第与乡荐，代不乏人，今犹未艾。于医方特寓意于其间，志在济人而已，他无苟焉。其视徒广于收方，每有所得，靳而不与人者，心实病之。凡士大夫家传名方，每喜于更相传授；至于医生术士，或有所长，赂以重贿，幸而得之，则必试用之，心知其经验。有因病来叩者，随证赠方，一无吝色。行之无倦，继志述事，今历二世。独背疽之疾，世医以为奇疾，望风敛手，于是尤尽心焉。始则试之田夫野人，中则用之富家巨室，久而献之贵官达宦，有如印券契钤之验。屡欲编集以贻后人，愧非专门而止。兹因贤士大夫适尔过听，谆谆下问，欲广其传，乃退而敬叹其存心之良，高出收方之士数百等。用是不敢固辞，取平昔所用经验之方，从而编次，明辨其证候，详论起颠末，与夫用药之先后、修合之精粗、病者之调摄、饮食居处之戒忌，靡所不载。自知鄙俚而繁赘，然以口授心传之术而寄于笔端，或不详且尽，因致错误，则性命所系，阴谴之报，其谁尸之？故不耻而为之撰集，用药之际，更宜谨思之、明辨之。宦游四方，闻见益广，续得名方，因风教告，以警不逮。岂特愚之素志，实君子闻善相告之意也。

　　庆元岁在柔兆执徐，律中大吕，中浣日，遂江李迅嗣立书

新雕外科精要跋①

《外科精要》三卷，南宋宿州名医陈自明良甫所著。原本佚已久矣，世所传熊均校本及薛己补注而已。而熊氏本有二，其一天顺甲申种德堂原刻，其一正德戊辰叶玄昊重刊，叶本舛误尤多，今俱稀流传。惟薛氏补注，收在十六种中，以行于世。然刊脱过半，非陈氏之旧，寿常憾焉。闻官库特有异本，寿以幸侍内班，恭请窥木天之秘，乃是陈氏原本，旧人墨书，文字端正，古香灵异，殆非人间物也。因誊写以藏焉。既而谓世之医家，独知有薛氏注本，而不知有熊氏校本；知有熊氏校本，而不知有良甫真本。今秘诸帐中，不若与海内俱焉。于是谋之于尚药丹波仲明元德，仲明大嘉寿之盛心，而促其举，且仲明家有朝鲜国所辑《医方类聚》二百六十余卷，其所援亦系于良甫原书，乃与其嗣廉夫元简商榷，对参校订，命工上梓，以广其流传。呜呼！斯书佚而不传，今而后得播于世者，实升平之余泽。渥恩攸罩及，孰不感戴乎哉？爰记其始末，以念后学云尔。

宽政丁巳仲秋初吉东都侍医法眼津轻意伯健寿撰

---

① 跋：底本中此跋文在目录之前，今保持原邈不作更动。

外科精要卷上

疗发背痈疽灸法用药
要诀第一 此一论最紧要，仔细玩味详览

凡人年四十岁已上，头项、鬓颐、背膂、腰胁间，或筋骨之上，所视不见之处，稍有疮疖，便不可轻易待之。若视之悠悠，以为常疾，每见由微至著，丧命者多矣。古人云：背无好疮，面无好痣者是也。宁可待之重，其疾轻安，不可待之轻，令疾愈重。又不可见此疾而隐讳，又不可见此疾而忧惶。有此疾者，但宜把定心神，即便依法施治，若不失次序，未有不安者也。最不可怆惶失序，错乱用药，又不可才吃四五服药，便责无效。况此疾积袭之久，四五服药，安能奏功？大盖此疾真似虎狼，甚如强盗，才入于室，敌之不合其理，必致伤人，防之得理，迎刃而解。今之疡医，不言破陈诀要之药，遂使后学转乖迷途，怆惶失序，轻者必重，重者必死。凡有此病，未要辨问是痈是疽，是疮是疖，是虚是实，是冷是热，首先便服内托散五七服，便止，不可多服。次服五香连翘汤，宣泄毒气，便以骑竹马取穴法灸之，此穴直是有起死回生之功。或隔蒜灸之，庶使毒气有路而出，不攻于内，恰如强盗入室，窒塞其路而捉之，惟恐走了，必伤主而后已。又如遗漏，在法打破其屋，则火有路而出，不伤其内，若不打破其屋，火在内燃，火焰出屋，内已坏矣。更灸足三里，引热就下，此皆良法。今此五香连翘汤方不一，仆比较之，皆有不同。其中有用大黄者，盖大黄治痈疖之要药，所以孙真人治痈疽

方萌之时，首以单煮大黄汤，以宣其毒气，或以车螯散、追毒丸，首用宣利之药，无使毒炽，此其大法。今时之人，但见宠妾稍众，以为作丧太过，又病者于心有愧，自谓内耗中乾，致有此疾，遂令更服补助热性之药，投合病者之意宜矣。殊不知邪之所凑，其气必虚，留而不去，其病乃实。若一见此病，而便投热药，转助毒气，可谓抱薪救火。经云：实实虚虚，损不足，益有余，如此死者，医杀之尔！古人云：痈疮未破，毒攻藏腑，一毫热药断不可用，痈疮已破，藏腑既亏，一毫冷药亦不可用。此是先后次第之要诀也。《至真要论》云：诸痛痒疮，皆属于心。又云：阳气凑袭，寒化为热，热盛则肉腐为脓。又云：大凡痈疮，多生于膏粱之人，何也？平日宠妾满前，温床厚被，未寒衣绵，未饥先食，无非饮醇酒，食鸡羊，啖油面，嗜炙煿，平日熏煮藏腑，色力太过，稍有不及，便服兴阳乳石狼虎之药以助之，取一时之快意，殊不知消渴、消中、消肾、痈疽、发背自此而起。又因气宇不顺而得之。既得斯疾，于心有慊，一毫冷药断不肯服，医者又不执术，只得徇情，首以十宣散投合其意，便以膏药敷贴其外，殊不知毒气方盛之时，外被傅药闭其毫孔，内服温药助其毒气，致令热毒之气，无路发越，内攻藏腑，倾人性命，急如返掌。一有是证，便以骑竹马取穴法，只灸五七壮，不可多灸。使心脉流通，毒气有路发泄，或以蒜钱饼，于疽顶上灸之，亦使毒气有路发泄，不致内攻。更于足三里穴上，灸五七壮，此乃此热就下故

也。详载骑竹马灸法中。愚今谨择内托散、又名万金散，又名托里散。方见第一只。五香连翘汤第二只、沉麝汤第三只、甚者追毒丸又名神仙万病解毒丸，第十七只及漏芦汤，已上皆宣热拔毒之药。既灸之后，使毒气有路而出，服药之后，使毒气不伤其脏腑，然后玩味方论，或命医者商确疾证，依法调治，亦未晚也。若有烦热口燥，咽乾，大府秘①难，六脉沉实而滑，或洪数有力，便可投之以漏芦汤、大黄等药，或追毒丸为宣热拔毒之计。或有泻证，医者不可便归咎于药，以为张本之计。殊不知患痈疽之人，每有泄泻，皆是恶候。若疑似之间，但服内托散，次以五香连翘汤、沉麝汤，五七日之后，继之以国老膏、万金散、牛胶饮子、忍冬酒、柞木散、黄矾丸、远志酒之类，皆可选用，以为破敌之需。已上诸方，不冷不热，不问老幼少壮，阴阳虚实冷热，多服为妙，自有奇功。所有前贤精妙方论编集于后，以备检阅，次序门类，整然不紊，临病之际，若能仔细玩味，详灼义理，依法治之，万不失一。

痈疽备论第二②

曾孚先云：尝究痈疽之作，皆积微而至著。及其势之骤也，如山源之水，一夕暴涨，不能小决使导，而乃筑塞其势，则大决伤人必多矣！势既奔冲，治之宜急，又当施以活法，使无过与不及之患。傥专以猛烈之药，外涂肌肉，闭塞毛窍，使毒气无所从出，是谓以毒攻毒，闭门捕贼，必有伤生之害也。法当自外以火艾引泄毒气，使之散越于外；内则以五香连翘汤导之，甚者则以转毒散及托里之药解之。此所谓施以活法也。

痈疽灸法论第三

夫痈则皮薄肿高，疽则皮厚肿坚。初发并宜灼艾，唯痈成则宜针，疽脓成则宜烙。若能审其名证，早施治，仍用药以攻利其根，补托其里，不必告医，自料亦差。但世人忽之尔，医方所以冠痈疽于杂病之先者，知为大病也。世医失治疗之序，颠倒错乱，多致枉夭，良可叹息。故备集得效灸法，以贻学者，庶不致妄投也。

治初生痈疽发背，神效灸法，累试有验，具列于后。

骑竹马灸法第四

夫治痈疽、发背、发脑、发鬓、发须、发颐、发肋、发腰、发腿，或发于四肢，或妇人奶痈，不问男女，一见有此疾者，皆可即便用此法灸之，无不安愈。如叶丞相方、洪内翰方、陈日华方、郭知县方皆云，自得此，救人不可胜计。仆亦尝用，果有神效。其法：先令病人以肘凭几，竖臂腕要直，用篾一条，自臂腕中曲处横纹，男左女右，贴肉量起，直至中指尖尽

---

① 秘：底本此下有一"未"字，据文义及类聚本删。

② 备论第二：类聚本、薛氏本此论内容全不同，均作"初虞世云：凡痈疽始作，皆须以大黄等药，极转利之。既利之后，病人当自知之，勿以困苦为念，若日与其腹背溃烂，脏腑焦枯，脓血流漓，孔穴空空，备诸恶而死，不若利而死，况有生道哉！古圣贤立法，卒用五香连翘、漏芦等汤，道路贫苦，恐不能及，即单煮大黄、甘草作汤以利之，须排日不废，直至脓溃，渐有生意，即服黄耆等药，排脓止痛，《千金》《外台》备矣。世医不学，蔽以妄意，不达标本，皆曰疮发于表，岂可转利，死者比比，良可悲夫！"

处截断为则，不量指甲，却用竹杠一条，令病人脱衣骑定，令身正直，前后用两人扛起，令脚不着地，又令二人扶定，勿令僵仆。却将前所量臂腕篾，从竹杠坐处，尾骶骨尽处，直向上，贴脊背，量至篾尽处为则，用墨点定，此只是取中，非灸穴也。却用薄篾作则子，量病人中指节，相去两横纹为则，男左女右，截为一则，就前所点记处两边，各量一则尽处，即是灸穴。两穴各灸五壮或七壮止，不可多灸。不问痈生何处，并用此法灸之，无不愈者。一云可视发疽，发于左则灸左，发于右则灸右，[①] 甚则左右皆灸。盖此二穴，心脉所过处，凡痈疖皆心火留滞而生，灸此则心火流通，即见安愈，可以起死救危，有非常之效，屡试屡验矣。素问云：诸痛痒疮，皆属于心。又云：荣气不和，逆于肉理，乃生痈肿。荣者，血也。心能行血，心滞则血为之不行，故逆于肉理，而生痈肿。灸此穴，使心火调畅，血脉流通，愈于服药多矣。

先从男左女右臂腕中曲横纹起，用薄篾一条，量至中指齐肉尽处，不量指甲为则，剪断（第一图）。

男以左手，女以右手，先屈中指，用薄篾量取中间一节，两横纹断为同身一寸，为则子（第二图）。

第二图

先令病人脱去上下衣服，以大竹杠一条，跨定，令两人徐徐扛起，足要离地五寸许，两旁更以两人扶定，毋令动摇不稳，却以第一图则子贴定竹杠，从尾闾起贴脊，量至则子尽处，以墨点定记之，非灸穴也。此是取中穴止处，却以第二图取同身寸，则取两寸平摺。自中穴量之，以中分取两傍各一寸，方是灸穴（第三图）。

第一图

第三图

---

① 发于左则灸左，发于右则灸右：类聚本作"发于左则灸右，发于右则灸左"。

澹寮方骑竹马灸法（新图）

新 图

论隔蒜灸得效须先知庶使预前有备第五江宁府紫极观石碑载之

李氏云：治疽之法，著艾之功，胜于用药。缘热毒中鬲，上下不通，必得毒气发泄，然后解散。古人立论，譬诸盗入主人之家，必开其门户，逐之使去，万一门户闭塞，无从而出，伤主而后已。人不幸而有此疾，适处贫困，适居僻邑村疃，难得药材，则著艾尤为利便。著艾之初，须初发一日之内，尖头如麻豆大时，便好指手。其法用大独头蒜，本草名葫。薄切如小钱大，亦如钱厚，以蒜钱贴于疽顶尖上，以热艾炷安于蒜钱上灸之，三壮一易蒜钱。若灸时疼痛，要灸至不痛，初灸时

不痛，要灸至痛，然后止，大概以百壮为准。用大蒜取其毒有力，多用艾炷，取其火力通透。如法灸之，疮一发脓溃，继以神异膏贴之，即日而安。一能使疮不开大，二内肉不坏，三疮口易合，一举而三得之。然人未知之，而多迟疑二决，至二日之后，疽大如指，毒气开散，病者不能堪，火不可着艾矣，可不预知之乎？但头上见疽，或项以上见疽，则不可用此法，灸反增其疾。（《兵部手集》同）。

背疽未有尖顶寻灸穴法第六

李氏云：凡觉背上肿硬疼痛，用湿纸贴肿上，看先乾处，即是痛顶，可用大蒜十头，淡豉半合，乳香一块，如龙眼大，细研，随疮头大小，用竹片作圈子，竹片阔二分许，随其大小，顿在疮头上，将所研药填平，铺艾灸之。若痛处，灸至痒为度；若痒处，灸至痛为度，亦以百壮为率。但头上见疽，及项以上见疽，千万不可用此法，灸之反增其疾。

蒜饼施用分其轻重第七

伍氏方论曰：凡蒜饼上灸者，本草名葫，一名蒜，味辛温有毒，主散痈肿，不宜多食，然但假火势，以行药力。或有灸不用葫，只以艾炷，安毒上便灸，此法可施治顽疽瘤发之类，必假火热，攻令速溃。大抵用葫善法，若有赤肿紫黑，或有恶肿，葫法施治，可谓至妙。

灸法论要引证辨惑论第八

伍氏① 方论曰：夫痈疽发背者，皆有所因，前篇言之详矣。然初觉背有点白粒，并赤肿，先从背脊骨第三②顾下陷中两旁，相去同身寸各一寸五分，名热腑穴，此穴宣泄背上诸阳热气，两外可灸七壮止。同身寸法，取男左女右中指头，比至近掌横纹为三寸，对折点定，从脊骨点定处，横量两头尽处是穴。大抵人年四十七已上，最宜灸，此其背永无痈疮之苦。凡痈疽初作，不论肿赤阔狭，可依后论，墨围津润，一二日觉毒势盛，便以独头蒜本草名葫。切作薄片，如钱样，安置毒上，以艾炷，不论壮数，灸之为多为妙。素问云：有寒化为热，热化为脓。人皆惑此说，以为热极不可复灸，殊不知本寒邪所伤，艾火攻散乃善。本因血化热盛，分肉之间，不能外泄，皮肤顽厚，渐逼入内，譬如强盗入室，迫近于主，主力且弱，以兵斗之，于主如何，不若开门与出乃顺。所以灼艾火攻，特破其肌，则邪毒无所容留，而真气不耗，如此向安之理备矣。岂谓火热为疑耶！著灸真法，人自忽诸。初虞世《必用方》云：外用火毒，以宣内毒，如或未信此理，可以实处试灸小疮验之，灸罢即与疮平若失。若不灸，则任其溃，乃调脓挑痛，如锥刀所刺，坏肉坏筋，而脓从骨间出，既伤藏膜，此不复治，付之无可奈何，用灼艾法，此为确论。虽人老壮，亦用施治，幸勿疑焉。着艾之法，极是良便，或处于僻乡，无药可赎，或居于贫乏，无力可得，不问贫富贵贱，均可施

治。但头上有疮，及项已上见疮，不可就疮顶上轻易灸之，反生大祸。但可以骑竹马取穴法，及足三里穴灸之，多获奇效。所有史氏序法，并录于后，以解世人之疑惑耳！

史氏序

源幼时学举业，全不知医药。甲戌年，自太学归省，国医常颍士器之，适在府下，求为母氏一诊，云：有蓄热必渴。时母氏不引饮，略喜水。又云：但防作疮，觉疮便著艾于上，热③盛则五花灸之，谓中及四旁，随赤到处灸，非方停也。切记。至辛巳年六月望日，母氏忽言背脾间微痒，视之有赤半寸许方，有白粒如黍粟。记器之言，乃急著艾，其赤随消，故二七壮而止。信宿复觉微痛，视之有赤下流，长二寸，阔如韭叶，举家不悉，皆以前灸为悔，亲戚交谪，谓赤热如何用火；有诋器之者，遂呼外医，用膏药覆。益引一日夜，增一晕，至二十二日，衡斜约六七寸，痛楚不胜，间一呻吟，听之心碎，苍忙询告，或云：等慈寺尼智全者，前病疮甚，大得灸而愈。奔问之。全云：剧时昏不知，但小师辈言，范八奉议忠宣之子。守定，灸八百余壮乃苏，约艾一筛尔。亟归白之见从。始以银杏作炷，其上十数，殊不觉，乃截四旁赤，引其炷减四之三，皆觉痛，七壮之后，觉痒，每一壮烬，则赤随缩入，灸至三十余壮，赤晕收退。病者信，遂以艾作团梅杏大，灸其上，渐加至鸡黄大，约四十余团，方觉痛，视火焦处已寸余。盖灸之迟，而初发处肉已坏，坏肉盛，隔至好肉方痛尔；四旁知痛者，肉未坏也。又有言一潘殿直，

---

① 伍氏：原作"五代"，据薛氏本改。
② 三：类聚本及薛氏本均作"二"。
③ 热：类聚本作"势"。

居城南，施疮药每效。源即再拜邀请①。
时已曛黑，火燃满背，潘以手离疮五六寸
许试之，云：疮高卓而热不妨。且云：只
怕不高而热气少者。病者食粥讫，安寝，前
此六夜不寐。至晓示之，疮如覆一瓯，突
然高三四寸，上有百数小窍，色正黑，以
《千金》所说与潘氏高卓之言求之，突然
高者，毒气出外而聚也；百数小窍者，毒
未聚而浮攻肌肤也；色正黑者，皮与肉但
坏也；非艾火出其毒于坏肉之里，则五藏
逼矣！至是方悟明堂图与烟萝子所画，五
藏在背如悬挂。然今毒行分肉间，待其外
穿溃，则内虚外实，虚则易入，实则难
出。较然可见，而听庸医用寻常赤肿敷贴
凉冷药，以消散之，此借寇兵也。源痛自
咎为人子，不晓医药，致亲疾危甚，荷神
明扶佑，于苍忙之间，问知艾力，已危而
获安，顾何以报神明之德？唯详具灸效，
及以名医所论，长者所教，体当治疗将养
避忌之法，尽告后来，庶以推广圣贤垂济
之意，警发人子之用心，少谢母氏独获更
生之幸云。壬午上元日，颖昌史源序。

灼艾当识痛痒二证论第九

伍氏方论曰：夫灸痈疽发背，其灸法
正在不痛者灸至痛，痛者灸至不痛，或有
灸而痒者。大抵初灸即痛，毒气方聚，渐
次相攻，作痛无疑，皮肉既伤。又有灼艾
时，间或作痒，令人抓其旁者。又有初灸
而不痛者，毒气内陷，病人昏倦，恶腐结
聚，多壮不痛。又云：痒者灸至不痒，痛
者灸至不痛，仍服追毒排脓，次乃外傅消
肿，内外兼治。又云：痈疽不可不痛，又
不可太痛。闷乱不知痛者，为难治。

脑疽灸法第十

李氏云：凡脑疽及项已上有痈疽疖
毒，断不可用大蒜钱子就疽顶上灸之，灸
之则引其气一上，痰涎脓血并起上攻，倾
人性命，急于反掌。但当急灸足三里穴并
气海穴，乃渐渐服凉胸膈化血之药，人可
小安。（此说载《通神方论》）

足三里二穴，在膝下三寸，是穴可灸
五壮。气海一穴，在脐下一寸，是穴可灸
二七壮或三七壮。亦可以骑竹马穴法灸
之。凡脑疽咽喉生疽，古法皆不治之证，
用此灸法，引毒气归下，其理颇长。得此
疾者，岂可坐以受毙，受信而用之。如五
香连翘汤、漏芦汤、五香汤去大黄加人参
黄芪犀角、国老膏、万金散，皆可选
服。

初发痈疽既灸之后服
药以护脏腑第十一

李氏云：背疽之方，所传百余，然有
验可取者极少。其间又有用药偏重，或太
冷，或太热，或药性有毒者，今皆不录，
独择当用而经验者录之，庶几不至有误活
人治病之意。

内托散　又名乳香万全散，又名托里
散，又名乳香散，又名护心散，凡有疽
疾，一日至三日之内，宜连进十数服，方
免变证，使毒气出外，服之稍迟，毒气攻
冲脏腑，渐作呕吐，后来多致咽喉口舌生
疮，黑烂生菌，名曰心气绝，饮食药饵无
由而进，证亦危矣，首宜服此，若疮发及

---

① 请：原作"讲"，据类聚本改。

四五日之后，此药但宜间服，当别用药以治疗之。

真绿豆粉二两　明乳香细研半两

细研令匀，浓煎生甘草汤调下少许，时时细呷，要药常在胸膈之间，若毒气冲心，有呕逆之证，大宜服此。呕逆证注说甚详

李氏五香连翘汤：

乳香　甘草　木香　沉香各三分　丁香去枝杖，半两，并不见火　连翘去蒂　射干　升麻　黄芪去叉芦，土①　木通去节

桑寄生最能疗此疾，如无真者，只倍用升麻代之　独活已上各三分。今铺家所卖者，只是宿前胡或土当归，不堪用，只用羌活，炒　真麝一钱半，研

上为粗末，每服三钱重，水一盏，煎至七分，去滓温服。银器煎药尤妙。如无银铫，入银一片良方如无银铫，用磁器入银一片，或钗环之类。同煎。此是李氏所择，其中无大黄，疑似之间，多服无妨，二日后与漏芦汤相间服。大便秘者，加大黄三分。

发背疽之人，不得用生肌敛口燥急之药，只合用麦饭石膏涂，续用好膏药贴之，疮口自然敛合。如医治后，时或为庸医用毒药掩龛②，或刀割伤肉血，重者兼服此**沉麝汤：**

木香　麝香研　沉香　乳香研　藿香叶　连翘

上等分为细末，每服二钱，水一盏，煎至七分，温服，无时候。（朱氏集验方、澹寮方同）

五香汤去大黄加人参黄芪犀角屑③。

木香　沉香　乳香别研　丁香各半两　粉草　人参各四钱重。去芦　绵黄芪一两，去芦　犀角屑一钱　麝香别研，一钱重

上为粗末，每服四钱，水二盏，煎至一盏，去滓温服，无时候。

已上四方，首宜相间多服，药性平和，可谓稳重，自有宣热拔毒之意，仍诸香散气行血，免生变证。若见发热口燥，焮热赤肿，大府秘结，宜服神仙追毒丸、漏芦汤，第二十三、二十四方。或孙真人单煮大黄温④尽不妨也。若虑太峻，只服第五方漏芦汤，却与明了医者商议而投之，如此则万不失一。外有转毒散，神仙截法，并以录之。

漏芦汤：疽作后，二日服此退毒下脓，可与五香连翘汤，相间连日服之。

生黄芪去叉芦　连翘　沉香　漏芦有白茸者。已上各一两　生粉草半两　大黄一两，微炒

上为细末，每服二钱，煎姜枣汤调下。

二方连日相间服，乃宣毒之药，觉毒尽，住服。虽有大黄，用之少无妨。

此一方，是宣热拔毒之药，觉有热毒之证，便宜服之，热退住服。其中虽有大黄，所用极少，服之无妨。

次当便服已下活气血疗痈毒方。

柞木饮子　治诸般痈肿发背

干柞木叶四两　干荷叶中心蒂　干萱草根　甘草节　地榆已上各一两

上细锉，每服半两，水二碗，煎至一碗，分作二服，早晚各一服，滓并煎，脓血者自干，未成者自消，忌一切饮食毒。

阿胶饮子：治一切痈疽发背，挟痃癖

---

① 土：类聚本作"生锉"。
② 龛：原误作"盒"，据类聚本改。
③ 屑：类聚本作"汤"。
④ 温：《外科精要》作"汤"。

痕，奶痈疖毒，皆能疗之。

明牛胶锉粉，炒如珠子，出火毒　粉草炙① 各一两　真橘红半两

上㕮咀，分作三服，每服以水一碗，煎至七分碗，去滓候温，病在上食后，病在下空腹服，试之有效。

牛胶饮　截痈疽恶疮，发险处服之，使毒气不攻于内，不傅恶证。

牛皮胶通明好者，净洗，乾秤四两为准

上用酒一碗，胶入内，重汤煮，令胶溶透，搅匀倾出，更浸酒，随意饮尽。若能饮者，以醉为度；不能饮者，亦用酒煎，却浸以白汤，饮尽为佳。此法活人甚多。

神仙黄矾丸　此药不问老幼，皆可服之。服至一两以上，无不作效。最止疼痛，不动脏腑，活人不可胜数，委是神效。

白矾一两，要明亮好者，研　黄蜡半两，要黄色好者，溶开。一方用七钱

上和丸，如梧桐子大，每服十丸，渐加至二十丸，熟水或温酒送下。如未破则内消，已破即便合。如服金石发动致疾，更用白矾末一两匙头，以温酒调下，亦三五服见效。有人遍身生疮，状如蛇头，服此亦效。诸方俱称奇效，但一日之中，服近百粒，则方有力。此药能防毒气内攻，盖能护膜也，切不可欺其浅近。余始终服半斤，疮愈后服之尤佳。一方治蛇咬，只溶化白矾，乘热滴伤处，痛即止，毒气即趁出，立见效验。要知白矾，大能解毒也。

国老膏　治一切痈疽诸发，预期服之，能消肿逐毒，使毒气不内攻，功效不可具述。

大横纹粉草二斤

上捶令碎，河水浸一宿，揉令浆汁浓，去尽筋滓，再用密绢滤过，银石器内，慢火熬成膏，以磁罐收之，每服一二匙，无灰酒浸起，或白汤亦可，曾服燥药丹剂亦解之，或微利无妨。

万金散　治痈疽恶核肿痛，发脑背等，已溃未溃便宜服此，排脓托里。

栝楼一个，去皮取子　大甘草节二分　没药一分，研细旋入

上以除没药，用无灰酒三升，银石器内煮至一碗许，去滓，却入没药，每服半钱许，浸无灰温酒，任性服，无时候。

远志酒　治一切痈疽发背疖毒，恶候侵大，有死血阴毒②　中，则不痛，傅之即痛，有忧怒等气积而内攻，则痛不可忍，傅之即不痛，或蕴热在内，热逼人手不可近，傅之则清凉，或气虚血冷溃而不敛，傅之即敛，此本韩大夫实用以救人，极验，若七情内郁，不问虚实寒热，治之必愈。

远志不以多少，泔浸，洗去土，捶去心

上为细末，酒一钱调药末三钱，迟顷澄清饮之，以滓傅病处

忍冬酒方　治痈疽发背，初发时便当服，此不问疽发何处，发眉发颐，或头③　或项，或背或腰或胁，或妇人乳痈，或在手足，服之皆有奇效。如或于乡落之间，僻陋之处，城市药肆又远，居贫乏之中，无得药材，但虔心服此，亦能取效。兼以麦饭石膏及神异膏涂傅，其效甚奇。

忍冬藤生取一把，以叶入砂盆内烂研，入

---

① 炙：类聚本作"生锉"。
② 毒：此后当有一"在"字。
③ 头：原作"颐"，据类聚本改。

饼子酒少许，生饼酒尤佳，调和稀稠得所，涂傅四围，中心大留一口，泄其毒气。其藤只用五两，用木槌微槌微损，不可犯铁。 大甘草节一两，生用，锉

上二味，入砂瓶内，以水二碗，用文武火慢慢煎至一碗，入无灰好酒一大碗，再煎十数沸，去滓，分为三次，温服，一日一夜连进吃尽。如病势重，一日一夜要两剂，服至大小肠通利，则药力到。沈内翰云：如无生者，只用干者，终不及生者力大而效速。此藤凌冬不凋，故名忍冬草。其藤左绕，附树延蔓，或在园圃墙篱之上，藤方而紫，叶似薜荔而青，故又名左缠藤。二月开花，五出微香，蒂带红色，花初开则色白，经一二日则色黄，故又名之金银花，又名鹭鸶藤，又名金钗股，又名老翁须，在处有之。而本草中不言善治痈疽发背，而近代名人，用之奇效。其功尤甚于红内消。如洪内翰迈、沈内翰存中良方中所载甚详。如疡医丹阳僧、江西僧鉴清，金陵王医琪，王子渊，杜医王尉子骏。海州刘秀才纯臣。已上所载，疗痈疽发背，经效奇方，皆是此物。如张相公泳表云：餐石饮水，可作充肠之馔，饵松食柏，亦成救病之方。是以疗饥者不在于珍馐，愈病者何烦于异术？傥获济时之药，辄陈鄙物之形，不耻管窥，辄干天听云云。不费登高历险，每常求少获多，急采非难，广收甚易，傥勤久服，旋见神功。谁知至贱之中，乃有殊常之效云云。此之类也。此药又大治五种飞尸。

又木莲四十九片，揩去毛，研细酒解温服，功与忍冬草不相上下。

又龙鳞薜荔一握，细研，以酒解汁温服，亦服利下恶物，去其根本。

忍冬草

红内消，红内消，何首乌[1]。每用不限多少，纳瓷瓶中，入水，用文武火浓煎，临熟[2]入好无灰酒，与药汁相半，再煎数十沸，去滓，时时服之。留滓焙干为细末，酒煮面糊丸，如梧桐子大，空心，温酒吞下三十丸。为疾退常服之药，盖力轻故也。药产建昌者良。

马益卿先生痈疽论第十二

夫人有四肢五脏，一觉一寐，呼吸吐纳，精气往来，流而为荣卫，畅而为气

---

① 何首乌：类聚本作"即红何首乌"。
② 熟：原脱，据类聚本补。

色，发而为声音，阳用其形，阴用其精，此又[1]常数之所同也。至其失也，蒸则生热，否则生寒，结而为瘤赘，陷而为痈疽，凝而为疮癣，愤则结瘿，怒则结疽。又五脏不和，则九窍不通，六气不和，则留结为痈，皆经络涩滞，气血不流畅，风毒乘之而致然也。

《三因方》痈疽叙论第十三

痈疽瘰疬，不问虚实寒热，皆由气郁而成。经亦云，气宿于经络，与血俱涩而不行，壅结为痈。不言热之所作而后痈者，此乃因喜怒忧思有所郁而成也，此属内因。又论云：有热，被风冷搏之，血脉凝泣不行，热气壅结而成，亦有阴虚，阳气袭凑，寒化为热，热成则肉腐为脓者，此属外因，寒热风湿所伤而成也。又服丹石及灸煿酒面，温床厚被所致，或尽力房室，精虚气节所致者，此属不内外因所伤而成也。又论云：疖者节也，痈者壅也，疽者沮也。如是但阴阳不平，有所壅节，皆成痈疽。又曰：阴滞于阳则发痈，阳滞于阴则发疽。而此二毒，发无定处，常以脉别之。浮洪滑数则为阳，微沉缓涩则为阴[2]。阴则[3]热治，阳则冷治。治之之要，虽有四节八事，所谓初觉则宣热拔毒，已溃则排脓止痛，脓尽则消肌内塞，恶肉尽则长肌傅痂，次序固明。若不别其所因，施治亦昧。故法中有用远志宣热者，得非内因乎！经云：诸痛痒疮，皆属于心。又云：心气不通，则生痈疡。详之远志，通行心气之药，仆之管见，未委是否？至于因内，则用大黄，不内外因，则用甘草。世

医但泥方书，多用五香连翘与漏芦二温，更不究三因所自，其可守一法而普攻之。既得其因，又须观病浅深，与证候吉凶，寒则温之，热则清之，虚则补之，实则泻之，导之以针石，灼之以艾炷，破毒溃坚，以平为期，各有成法。

读《素问》良用备要论第十四

《素问》云：阳气凑袭，寒化为热，热盛则肉腐为脓。凡发背皆因服五石散、寒食更生散，亦有单服钟乳而发者，又有生平不服而发，由上代服五石之类。其候多于两背胛，起如黍粟，或痛或痒，仍作赤色，人皆不以为事，日渐开大，不过十日，遂致不救。临困之时，外大如钱，内大如拳，古人云：外面如麻，里面如瓜。疮有数十孔，以手按之，诸孔皆出脓，寻时失暗。凡背上痛痒有异，可用净土和水为混[4]，捏作饼样，厚一分，阔三分，以艾炷灸，不限壮数，仍服五香连翘汤及铁浆攻之，醋调蚌壳灰涂之，更以骑竹马法灸之，甚良。（出伍起予方）

读《千金》良用备要论第十五

《千金》云：痈疽始作，或如小疖，或复大痛，或小痛，或发白米粒，就中便出脓，宜谨防。察见有少异，即须大警，宜急疗之，及断口味，速须利去恶毒，即宜用骑竹马灸法灸之，或只就上灼艾，重者四面中央挼灸一二百壮，更贴冷药，其效速焉。伍氏方。

---

①　又：原作"人"，类聚本作"人"，据薛氏本改。

②　为阴：原脱，据类聚本补。

③　阴则：同上。

④　混：类聚本作"泥"。

读《家传》别脉辨证论第十六

伍氏论曰：痈疽之疾有二十余证，瘰发、瘤发、石发、岩发、蜂巢发、莲子发、椒眼发、连珠发、竟体发，有肠痈内发、脑发、背发、眉发、腮颔发、肺痈、肾痈、奶痈、脐痈、臀发、腿发，外有手发、足发、穿当发、须痈、瓜瓠发①。大率随病浅深，分证内外，便行施治，不可迟缓，毋致孔洪，方为妙手。凡痈疽始作，便有发热恶寒，或有痛处，脉浮而紧，是欲为痈疽，非伤寒之候也。

痈疽证治第十七

陈无择云：病者脉数，身无热，反洒淅恶寒，若有痛处，背发其痈肿。欲知有脓无脓，以手掩之②，若热者为脓，不热者为无脓，此亦大略说也。若脉不数不热而疼，有盖发于阴也。不疼尤是恶证，不可不知。凡热盛脉数，即用漏芦并单煮大黄等汤；不甚热，脉缓弱，只投连翘汤，其它依四节八事次序，更推三因，以用其药，未有不全济也。

治痈疽用药大纲第十八

李氏云：前方所著，靡不周备，但欲使用药者，不可不知之尔。然人能逐一玩味猥说，深思用药之意，临时看其病证，次第用药，无有不效。近时有亲旧得此病，为愚医所惑，或用君臣药，或用草药，其疾益甚，痛楚日增，然后回心，杜

绝众医，只用愚方，间蒙下问，但指示三五，与之服饵，无有不安者。今③略书用药要领，与夫先后之序画一于后：

一、初觉得背疽之疾，便合服内托散，又名乳香万金散。后来方免变证，口舌无疮。此药但可服十数服而止，便以骑竹马灸法灸之，或用隔蒜灸法灸之亦可。

一、即合继服五香连翘汤。此药如大便宽快，内热既退，即合住服。若一二日之后，大便再秘，须合再服，要取利毒气至尽，然后住服，亦合看病人虚实，量其轻重而进药。

一、疽破后，多服洪氏排脓内补散，若无呕逆之证，用酒调下；有呕逆之证，只用木香汤调。此一药，若痈疽破后，当终始服饵，不可辍。陈无择云：当在第四节用，言之甚当。

一、痈疽初作之时，便要著艾，既灸之后，便宜用麦饭石膏，四围涂傅，以护其根脚，不可使开，中心却要留痈口如钱大，使毒气出，如痈渐小，随其大小傅之，直候疽破脓溃之后，口收只有径寸许，却用神异膏贴傅，却住用麦饭石膏。

一、痈疽才破有口，便合用猪蹄汤洗，其初连日洗，五日后，间日洗，欲安之际，三日一洗。

一、痈疽既破，脓血溃多，五七日后，方可用神异膏贴，若根脚小，五日后贴；如阔大，须七日、十日后，可贴傅。

一、痈口将收之际，最忌用急涩敛口之药，只宜用神异膏贴，其详已④载饮食居处戒忌篇。多见昧者，破此一段，不过病者厌于将理，医者急欲获利，不思毒

---

① 发：原脱，据类聚本补。
② 之：类聚本及《三因方》作"上"。
③ 今：原误作"令"，据类聚本及薛氏本改。
④ 已：原误作"凡"，据类聚本改。

气发泄未尽，其疾再来，人命自此不救，更将论医者贪利，更易前方篇所论。深思熟虑，以人命为重，阴功厚利，一举两全，岂不美哉！

一、疽疾将安之际，宜多服加味十全汤，以补其气，而庶使肌肉易生故也。

一、前后病背疽之人，多是先发渴而后背疽作，或有背疽安而后发渴疾，因此不救者甚多。若有渴疾之人，宜专服加减八味圆，方见后。能使渴疾安，疽疾不作。若骤得背疽之疾，既安之后，不问有无渴证，便宜常服加减八味丸。此药非特可以杜绝渴疾之将来，亦且大能滋益气血，生长肌肉，使精神强健，此乃累试之验。忍冬丸亦妙。又名鹭鸶藤。

一、前方须是居州县及有力之家，方能及之，若居僻乡，及无力之人，只可用鹭鸶藤酒一名忍冬草。一方，终始之服饵，俟其疽破，即以神异膏贴之。然神异膏所用药材，皆非贵细难得之药。前后用此，以医田夫野老，百发百中。

一、呕逆有二证，一证谓初发时，不曾服内托散，又名万金散。伏热在心；一证有气虚，脾气不正而呕，当仔细审察病证，参酌用药。若是因热而呕者，外变心烦身热，痈作痛，此即是伏热在心，合将内托散服三两服即止，不可多服；若是气虚而呕，其证心不烦热，遇早便呕，或闻秽气而呕，早晨宜服嘉禾散，如有寒热，宜服家传不换金正气散，仍五更初，兼服山药丸以补肾。

论呕逆证第十九

李氏方论背疽呕逆，乃是毒气冲心，

非脾胃之冷，当服内托散。《杨氏家藏方》云：有人因鼻衄初愈，不曾表汗，余毒在经络，背发大疽，自肩下连腰胁肿，其坚如石，色极紫黑。医以凉药服之，中夜大呕，乃连进此药三四服，呕遂止，既而疮溃出赤水，淋漓四十日而愈。又有患瘰疬者，痛过辄呕，服此药呕亦止。近见有人病疽，医者不肯用此药，以为恐伤脾胃，愚故引杨氏之言以解世人之惑。

论痈疽其源第二十

夫痈疽之源，多因于气，或云因于热，以仆之管见，虽是因于气，因于热，然多因食物积毒而得之。或问云：何以见① 之是毒？按《素问》云：痈疽多生于膏粱之人。夫膏粱之人，水陆之味，俱收并蓄，房② 劳太过，便服补药，或服乳石，或饵丹砂，殊不知五脏六腑，皆被热毒之气日夕熏煮，致令肉腐血化为脓。近代方论，但略云宣热拔毒，皆无明文。仆观古贤所用之药，却合其理，如用绿豆粉、犀角、矾石、国老膏、追毒丸，皆是解毒之剂。如此则云毒之一字明矣。仆于是遍寻方论，只有华佗《中藏经》所言是毒，今③ 人不复知之，并录于后，庶使后人服宣热拔毒之药，不必疑矣。

华佗论痈疮第二十一

夫痈疽疮肿之作者，皆五脏六腑，蓄毒不流，则皆有矣，非独因荣卫壅塞而发者也。其行也，有处；其主也，有归。假令发于喉舌者，心之毒；发于皮毛者，肺

---

① 见：原误作"是"，据类聚本改。

② 房：原脱，据类聚本补。

③ 今：原误作"令"，据类聚本改。

之毒；发于肌肉者，脾之毒；发于骨髓者，肾之毒；发于下者，阴中之毒；发于上者，五脏之毒；故内曰坏，外曰溃；上曰从，下曰逆。发于上者得之速，发于下者得之缓。感于六腑则易治，感于五脏则难疗也。又近骨者多冷，近虚者多热。近骨者久不愈，则化成血虫；近虚者久不愈，则传气成漏。成虫则多痒少痛，或先痒后痛；生漏则多痛少痒，或不疼不痒。内虚外实者，多痛少痒。血不止则多死，

脓疾溃则多生。或吐逆无度，饮食不时，皆痈疽之使然。种候万端，要在凭详，治疗之法，列在后篇。

论背疽其源有五第二十二

天行一，瘦弱气滞二，怒气三，肾气虚四，饮法酒、食炙爆物、服丹药热毒五。盖治背疽，不可一概将为热毒，其治之难易，当自一而至五。

外科精要卷中

痈疽发背分表里证论第二十三

伍氏方论曰：痈疽发背者，五脏六腑不调所生也。五脏主里，气行经络而沉，六腑主表，气行经络而浮，二者皆因喜怒不测，饮食不节，阴阳不调，则脏腑不和，荣卫虚，腠理开，寒气客于经络之间，经络为寒所折，则荣卫稽留于脉。又曰：荣者，血也；卫者，气也。荣血受寒，则涩而不行，卫气从之，与寒相搏，壅遏不通。又曰：气者，阳也。阳气蕴积而生热，寒热不散，故积成痈脓。又曰：腑气浮行于表，故痈肿浮高易治，脏血沉寒主里，故疽肿平陷，状如牛颈之皮，因而内蚀伤骨烂筋为难治。又曰：人五脏六腑俞穴，皆在背上，凡作疾证，易伤脏腹①，多致坏病。又曰：人多服丹石及钟乳更生散；及炙煿酒面，温床厚被，并尽力房劳，精虚气耗，至中年有消渴、消中、消肾之病，多发痈疽。所以然者，体虚热而荣卫否涩故也。又曰：疖者节也，痈者壅也，疽者沮也。一寸至二寸为疖，二寸至五寸为痈，五寸至一尺为疽，一尺至二尺为竟体疽。大抵痈疽脉洪数甚者难治，脉微涩者易愈。治法，初觉便宜热拔毒，已溃则排脓止痛，脓尽则长肌傅痂，次序施治，切不可拘一法。酌量轻重，形证逆顺，寒则温之，热则清之，虚则补之，实则泻之，导之以针石，灼之以艾

炷，破毒攻坚，以平为期，此谓至论。

察疽发有内外之别第二十四

李氏云：初发疽时，一粒如麻豆大，身体便发热，生疽处肉亦热，肿大而高，多生疼痛，破后肉色红紫，此为外发。虽大若盆碗，如用药有理，百人百可活。如初发疽时，不拘大小，身体无热，自觉倦怠，生疽处亦不热，数日之间，渐渐开大，不肿不高，不疼不痛，低陷而坏烂，破后肉紫色黑，此为内发。有此证者，未发见之先，脏腑已溃烂，百人百不救。虽有神仙之药，亦付之无可奈何。

辨痈疽发背阴阳浅深缓急治法第二十五

曾氏云：凡痈疽初发至微者，切不可欺。若初发肿臀便高者，势虽急而毒气却浅，盖散越于表，此乃六腑不和为痈，其证属阳，虽急而易疗。若初发至微如粟粒，甚则如豆许，与肉俱平，或作赤色，时觉痒痛，痒时慎勿抓破，其证乃五藏不调为疽，属阴，盖毒气内蓄已深，势虽缓而难治。故人初不以为事，至于祸至而不自觉，况感此疾者，神守不定，安能自察？其受病有阴阳、浅深、缓急之别，全藉医者精察，随证治之，毫厘不差，则疾无不愈。倘不分别，一例投药，以幸其

---

① 腹：类聚本及薛氏本均作"膜"，据文义，疑为"腑"字之误。

中，鲜有不致危殆者。况阴阳显晦，似是而非，虽缓而急，虽急①而缓，苟不加察，死生分焉。凡痈疽之候，先须明辨阴阳之证，更当诊其脉与外证，以为权衡。若加精审，治疗对病，则举获万全之效。诊其脉浮数而洪紧者，其疮肿臖作，常身热烦渴，饮食知味，此乃六腑不和，大则为痈，小则为疖，其势虽急，投以凉剂，亦多全活。若诊其脉沉细而伏，或沉紧而数，初发之疮甚微，或无疮头，身不发热而内躁，体重烦疼，情绪不乐，胸膈痞闷，食不知味，或恶闻食气，此五脏不调为疽，属阴。盖痈疖则属腑，故发之浮而浅，其势虽急而缓，疽则属脏，毒气内蓄之深，势虽缓而反急，二②证皆荣血不调，逆于肉理，肉腐为脓。非谓阳证治之以冷，阴证治之以热，但别其痈疖则属六腑发于外，而为阳，疽则属五脏蓄于里，发之深而为阴也。经云：阳行也速，阴行也缓，阳之体轻，阴之体重，故痈证虽急而浅，疽证虽缓而深，故浅者易愈，深者难疗。痈则浮而易识，疽则深而难辨。辨之早，治之速，无变恶证，则为尽善。急投五香连翘汤，甚者转毒散及神仙截法，更多服黄矾丸、国老膏，防托毒气，免致内攻。余遍搜百家之论，皆宜当头隔蒜及泥饼灸之，大小多寡，并依集内之法。灸罢仍服诸防托等药，治之贵早，治疗迟则难保其全活。况婴斯疾者，举世皆云难疗，方书亦不详究。故疾才觉讳而且③惧，自然心惊神怖，志守不定，遂使毒气

乘虚内攻，变证百出，扰扰万绪，甘心自弃，轻委庸人，束手待毙。曾不若下俚之人，粗衣粝食，耐病忍痛，无力命医，殊无惊扰，虽不急治，却多全活。盖心志内定，精神不散，饮食如常，毒不内攻，其疮易④溃，不妄针药，自不害人。此又有贤愚贵贱之别也。今之名外科者，多是胶柱，不善交通，立性粗率，惟以针刀为快，始用毒药涂搽其外，内施冷药以虚其胃，外以涂药，闭塞毛窍，致使毒气无从所出，内外交攻，血气溷乱，则正气愈亏，邪气滋盛，其疮肿臖，根脚散阔，而患者疼痛昏迷。恣其所措，毒气⑤烂漫，却云痛者易疗，操心刚狠，轻视人命，以规微利，却以软言慰谕病者，殊不兴念人之痛楚，顷刻难堪，反以毒药麻痴好肉，务施刀剪，云去蠹肉，如此为医，与屠剁何异哉？言至于此，恻然寒心。故善恶之证，全在医之工拙所致，故愚不得不辨明之。如烦躁时嗽，腹痛渴甚，泄利无度，小便如淋，一恶也；脓出⑥大泄，㾱痛尤盛，脓色败臭，不可近⑦之，二恶也；喘粗短气，恍惚嗜卧，三恶也；未溃先黑，久陷，面唇青黯便污者，四恶也；肩项不便，四肢沉重，五恶也；不能下食，服食⑧而呕，食不知味，六恶也；声嘶色脱，唇鼻青黑，面目四肢浮肿，七恶也；更有气噎痞塞，咳逆身冷，自汗无时，瞪目耳聋，恍惚惊悸，语言颠错，是皆恶证也。所谓五善者，动息自宁，饮食

---

① 虽急：原脱，据类聚本补。
② 二：原作"一"，据类聚本改。
③ 且：原作"宜"，据类聚本改。
④ 易：类聚本作"已"。
⑤ 气：类聚本作"势"。
⑥ 出：类聚本作"血"。
⑦ 近：原作"退"，据文义及类聚本改。
⑧ 食：类聚本作"药"。

知味，一善也；便利调匀，二善也；脓溃肿消，色鲜不臭，三善也；精彩精明，语气清朗，四善也；体气和平，五善也。五善见三则善，七恶见四必危。若五善并至，则善无以加；七恶骈臻，则恶之剧矣。故善治斯疾者，乘其势浅，毒不内攻，善证具备，若其势既盛，则谨于防托，庶不内攻。苟不善治，失于防托，则毒气深攻，其七恶之证，则随即而至矣。恶证既备，百家方论，皆莫能救，惟有骑竹马法灸之，可以夺人之危于将死之际。余躬试其验，罄露所得，奚敢有一毫之隐耶！如痈疽发背等疮，治法大略相似，但要精加审度，疗之于未危之先，庶收万全之效。勿以势缓而忽视，勿以势急而怆惶，莫而后发，万举万全。若其势既见，不同其他，便用隔蒜灸之，使毒发越于外，则不致内攻杀人之速也。其患处当头得灸，便成疮口良，文火艾既透，则疮口滋润，或出恶水，痛势亦定，兼服五香连翘汤，纵使未能顿减其势，亦少缓矣。更以骑竹马法灸之，则随即见效。若得疾已过七日，则不须用蒜灸，无益矣。只用骑竹马法灸之，仍服五香连翘汤，甚则转毒散，立见功效。此所谓要识轻重缓急也。倘疾势之骤，须急① 以灸火当头引泄，使不内攻，非灸法则② 无良策。艾③ 火之后，疾势既定，有少艾火流行，初不为害，但服托里散、国老膏、黄矾丸，自然安妥，但依将理法爱护，自无他虞。

经云：诸痛痒疮，皆属于心。心，君也，犹家主焉。疾如凶人，然家主衰，则凶人得以肆其暴。闻是疾者，尚且惊惧，况身履其危，安得不动心哉？心君不动，邪气莫能干犯，如主正于凶人，岂能自恣！明理之士，睹此毋以为言之赘焉。

论善恶形证第二十六

问曰：五善七恶，可得闻乎？答曰：食饮如常，一善也；实热而大小便涩，二善也；内外病相应，三善也；肌肉好恶分明，四善也；用药如所料，五善也。渴发而喘，精明眼角向鼻，大小便反滑，一恶也；气绵绵而脉濡，与病相反，二恶也；目中不了了，精明陷，三恶也；未溃肉黑而陷，四恶也；已溃青黑，腐筋骨黑，五恶也；发痰，六恶也；发吐，七恶也。

论生死形证第二十七

问曰：病有至甚而生，有微而至死，病证难辨，死生何从决乎？答曰：发背透膜者，死，不治。此言肝俞以上。未溃肉陷而青，唇黑便污者，死。此言坏藏便于瘀血。溃喉者不治，阴入腹者不治，入囊者死，鬓深及数者不治。谓如及寸余者。在颐后一寸三分，毒锐者④，不治。无此者生。流注虽多，疗之必愈。（论出郑氏《卫济宝书》）

形证逆顺务在先明论第二十八

夫痈疽破溃之后，其形候有逆有顺，眼白睛黑而眼小，一恶也；不能下食，纳

---

① 急：原误作"恶"，据类聚本改。
② 则：类聚本作"别"。
③ 艾：类聚本作"灸"。
④ 毒锐者：薛氏本作"名毒锐"。

药而呕,食不知味,二恶也;伤痛渴甚,三恶也;髀项中不便,四肢沉重,四恶也;声嘶色脱,唇鼻青黑,面目四肢浮肿,五恶也;烦躁时嗽,腹痛渴甚,泄利无度,小便如淋,六恶也;脓血大涩,燋痛尤盛,脓色败臭,不可近之,七恶也;喘粗短气,恍惚嗜卧,八恶也;未溃先黑,久陷面青,唇黯便污者,九恶也,更有气噎痞塞,咳嗽身冷,自汗无时,瞪目耳聋,恍惚惊悸,语言颠错,皆是恶证。所谓五善者,动息自宁,饮食知味,一善也;便利调匀,二善也;神采精明,语声清朗,三善也;脓溃肿消,色鲜不臭,四善也;体息和平,五善也。五善见三则吉,诸恶见四必危。若五善并至,则善无以加;七恶骈臻,则恶之剧矣。又有疽发所在,有不可治者何?脑上诸阳所会,宜①则髓出②;颈项上近咽喉,药饵饮食之所通,一有所碍,两不能进;肾俞上与肾相抵,命之所系,穴即透空,又不可著艾,三处有疽,并为难治。此论见李氏、伍氏方。

审内证用药附

自泻呕吐,不进饮食,诊之而肾脉最虚,此等古人皆以为不治之疾,然尚有救疗之理。

发背得体治贵在早论第二十九

伍氏方论曰:夫痈发背者,皮薄肿高,多有椒眼数十粒;疽发背者,皮肤顽硬,状如牛颈之皮,二证皆宜灼艾。痈成

脓则宜针,其铁宜用马衔铁为之,形如韭叶样,两面皆利,可以横直裂开五六分许,取去毒血,觉病便轻,须先灸而后裂,可服神仙追毒丸,利去毒根,次服排脓托里药调治。疽成脓则宜烙,可用银箆大二寸,长六寸,火上烧令赤,急手熨烙毒上,得脓利为效,亦服神仙追毒丸、排脓托里药调治。大抵痈疽一科,尤难于诸科,所谓菩萨心、刽子手是也。得非心传契妙,莫能臻此。

疮出未辨津润墨围论第三十

伍氏方论曰:夫觉背上两胛间,赤痒肿痛,或有白粒,且以津唾时润令湿,切勿抓破,缘毒势浮沉未定。大抵在背微有赤点,或因爪破而作,或因入浴,揩破犯水脉而作,或因饮酒脍炙而作,初未辨证,且以津润墨围,渐觉势盛,以墨重围,围了又肿赤,便就围处中央著灸,不可详缓。人多以火热过疑,临急用尊崇此说。

看验赤色重灸防蔓论第三十一

伍氏方论曰:凡疮肿以手指从疮旁按至四畔上,赤黑者按之色不变,脓已结成。又按之随手赤色,此亦有脓。按之白,良久方赤,游毒已息,可就赤白色尽处灸断,疮肉平实,久而赤肿自消。凡痈疽按之牢硬,未有脓也;按之半软半硬,已有脓也。又以手掩肿上,不热者为无脓,若热甚者,为有脓。凡觉有脓,宜急破之。

---

① 宜:类聚本作"穴"。
② 出:原脱,据类聚本补。

论疮口冷滞难合第三十二

治痈久而疮口不合，其肉白而脓血少，此为疮口冷滞，乃病人气血枯竭，不潮于疮，遂致如是。合用北艾叶一把，入瓦器内，浓煎汤，避风处乘热用艾汤浇洗疮口四围净肉，以绢帛兜艾叶乘热浇沃，一日一次，洗了须避风，仍烧松香，以烟熏疮口良久，用神异膏贴之。其疮不可与厌秽之人见，若不能禁忌，疮口难安，药亦无效。

治背疽糁药方附

李氏云：龙游有患背疽，已溃如碗面大，视五脏仅隔膜耳，自谓必死。有用大鲫鱼一条，去肠脏，以羯羊粪实其中，烘焙焦黑，极乾燥，为细末，干糁之，疮口遂收，至今无恙。此出洪氏方，屡用有效，故附于此，须候脓少欲生肌肉时用之。

用药温凉须防秘泄论第三十三

伍氏方论曰：凡疮家皆用宣利，去其毒根，荡涤陈莝，假如神仙追毒丸、六味车螯散、五香连翘汤、千金漏芦汤，用药无过此法，更当详辨禀赋强弱，临时加减。大抵治疮要法，须是脏腑坚而不秘，通而不泄，则真气不耗，邪无所留。如治秘结，神功麻仁丸最妙。谓如老人肠胃虚，津液耗，便秘不利，精神昏浊，服之必安，可以类推。凡疮溃之后，尚觉虚热，可与五香汤内加犀角末、黄芪、人参之类。如大便秘、小便赤，可与五香汤加大黄、朴硝。

视生白痂切护勿触论第三十四

伍氏方论曰：夫痈溃破之后，败肉渐去，新肉渐生，日见堆阜，方成白膜，新血滋养，平复无疑。大率疮口未可速合，日用猪蹄汤洗去恶浊，外傅生肌膏、神异膏，药封令毒脓出尽，可用圣效散合疮。然疮已向安，更加调护，切勿轻触。或[1]有便恃向安，恣情触犯，喜怒不测，饮食倍伤，强作房。劳，疮能复作，尤难治疗，诸证蜂起，多有不救，更宜谨护为妙。

体察病人勤心爱护论第三十五

伍氏方论曰：凡痈疽一证，病人常自体察，凡疮初作，先以墨围，却视浮沉聚散，脓出视其多少，肉生视其阔狭，皆频体察以为喜惧，饮食视其美恶，脏腑防其秘泄，扶持欲其安便，疮口防其奢裂，病躯且忍恚怒，用勤补助汤[2]药，更自安心，令一念坚正，虽愚必明，既获更生，当怀思[3]谨。

古人用香药调治有
理论第三十六

伍氏方论曰：夫气血闻香则行，闻臭则逆。大抵疮多因荣气不从，逆于肉理，郁聚为脓，稍得香味，血行气通，必无凝滞，多服五香连翘汤、万全散、秘传金粉

---

① 或：原脱，据类聚本补。
② 汤：原作"阳"，据类聚本改。
③ 思：类聚本作"畏"。

散。凡疮家本自腥秽，又加臭恶，因而相触，反成大患，毒气入胃，令人咳逆。古人用香，可谓有理。且如饮食之中，调令香美，益其脾土，养其真元，可保无虞。

饮食居处戒忌第三十七

李氏云：作劳叫怒，嗜欲饮食，如干湿面，炙爆煎炒，腌藏法酒，生冷滞腻，牛、羊、鸡、鹅、鱼，《素问》云鱼为热中。并不可食，性热者发热，冷者损脾胃，毒者发病，皆当戒之，因吃毒食发热条云：凡有疽疾人，不可食羊肉、鸡肉、牛肉、鹅肉、鱼面、煎炒炙爆及法酒，食之必发热。

病者之房，深戒有腋气之人，并有孕妇人，月经现行妇人，孝子僧道，毋令入房，房①内常令洒扫洁净，焚好香气，方使气血流畅，易得安愈，合药之时，亦忌此等见之，又忌见鸡犬猫畜。独胜散服法下云：疮疡固自腥秽，却反不喜臭秽，若不洁之气触之，毒必引蔓，已溃者必复发，以逆故也。昔人方法，无不用香，盖知其所治也，饮食必香则气顺，衣着居处亦务鲜洁，接物语言，更防腋臭，闻他人口气之类，皆预防之，孝子、僧尼、寡妇、悲怆之声，并宜避之，妇人月事行者，毋令入房，尤当忌谨。

凡有背疽之人，难于隐几，但用绿豆十斗，作一大袋，隐伏则自然心凉，身体安稳。已上戒忌，已安后半年间，血气未定，犹当谨戒，不废药饵，方能保全。

论医者贪利更易前方第三十八

李氏云：尝见世间医者，存心不良，

① 房：原脱，据类聚本补。

每有一妙方，秘而不传，或见流传经验之方，复多毁訾，惑人莫用，所谓技在羿则羿，重此谋利，嗜贿之常。愚所集验之方，乡里亲朋得此疾者，其始为医者所惑，迟迟不用，历试他药，其疾愈甚，既而技穷，病者却来下问。愚嘱其专用此方，数日后可收效，已而果如其言。中或信之不笃，改弦更张，病势随变，使之复寻旧辙，尽得安痊。则知已效之方，诚不可易。然愚既不蹑其后，与之辩论，又不能家置一喙以自晓，故寄之声画，以见其意，质诸古今，以解其惑。如有古之吕西华秘传麦饭石膏方，以外舅之亲，计其不可得，裴员外啖之以名第，河南尹胁之以重刑，吕宁绝荣望，守死不传。君子责之，以存心隘，尚在可恕之域。因举近世医者，每见已试之效验名方，设为谲诈之术，使人勿复用之，其罪莫赎。岁在淳熙丙申仲夏，有赵公宣教，字季修，来宰龙泉，于赴官单骑兼程到此，未几鼻衄，忽然大作，日出血数升，时家兄通直与之游，教以服藕汁地黄膏方。赵云：某得疾有由，往年因赴铨曹注拟，其日暴热，自省前至书铺，急走数回，心绪不宁，感热而骤得之，寻叩临安一名医，服药遂痊，谢以钱五万。临分袂，医者再三嘱云：恐他时疾作，万勿轻信医者，服生地黄、藕汁之药，冰冷脾胃，无复可疗，必欲别求妙剂。半月间，易数医无效。家兄遂自制藕汁地黄膏，勿言所用药味以赠，赵公服之，三日疾愈。赵云：蒙惠药如是之灵验，与向来临安所服之药，气味相似，得非方同乎？家兄对曰：即前所献之方也。赵公惊叹曰：始觉医者谲谋以误我，早信此方，不受苦许久。再三称谢。以愚前所集方，如治因热毒冲心而呕，用内托散，又名万全散。因脾胃虚弱而呕，用嘉禾散，各有证候。治疽疮之灵验，有麦饭石膏，治渴疾之神效，有加减八味丸。此四方屡为医者所眩惑，使人勿用，深悯其病者之受害，今又举赵公之事为证，表而出之。

诸家所用得效名方附

神仙追毒丸　又名圣授丹，又名神仙解毒万病丸。能解一切毒，如被狐狸毒、鼠莽毒、恶菌、河豚毒、食疫死牛马肉毒，或蛇犬恶虫所伤。又治痈疽发背，及疔鱼脐疮，人多不识，唤作痈疽，致命杀人者，治诸风瘾疹、赤肿瘤等。

文蛤一名五倍子，捶破，洗，焙，净秤三两　山茨菰去皮净，焙，秤二两　千金子一名续随子，去壳，研去油，取霜秤一两　红牙大戟去芦，洗净，焙干，秤一两半　麝香三钱，别研入

上除千金子、麝香外，三味为细末，却入研药令匀，用糯米煮浓饮为丸，分为四十粒，每服一丸，研生姜薄荷汁，井华水研服，干薄荷浓煎汤，冷磨服亦佳。通利一两行无妨，只用温白粥止住。合时宜用端午、七夕、重阳日合，或遇天德月德日亦佳。合时要在净室焚香，至诚修制，毋令妇人鸡犬见，效验不可具述，宜珍藏之。喻良能云：葛丞相传此，以为济世卫生之宝，凡人居家或出入，不可无此药。如毒药最多，若游宦岭表，才觉意思不快，便服之即安。二广山谷间，有草曰胡蔓草，又名断肠草，若以毒人，急水吞之急死，缓水吞之缓死。又曰：毒蛇杀之，以草覆上，以水灌之，数日菌生其上，取为末，调酒以毒人，始以无患，再饮酒即

毒发立死。其俗淫妇人多自配合，北人与之情相好，多不肯逐，北人回，阴以药置食中，北[1]还，即戒之曰：子夏来若从其言，即复以药解之，若过期不往必死矣，名曰定年药。北人届彼亦宜志之。始[2]觉中毒，四大不调，即便服之，或于鸡、豚、鱼、羊、鹅、鸭等肉内下药，再食此物，即触发其毒，急服此药一粒，或吐或下，随手便差。昔有一女子，久年病劳瘵，命在旦夕，为尸血虫所噬，磨一粒服之，一时间吐下小虫十余条，大者正为两段，后更服苏合香丸，半月遂愈，别具汤使于后[3]。菌蕈、菰子、金石砒也。毒、吃疫死牛马肉、河豚鱼毒，时行瘟疫，山岚瘴气，急喉闭喉，缠喉风，脾病黄肿，赤眼，疮疖，冲冒寒暑，热毒上攻，自缢溺水，打折伤死，但心头微暖，未隔宿者，已上并用生姜蜜水，磨一粒灌之，须臾复苏。痈疽发背未破，鱼脐疮，诸般恶疮肿毒，汤火所伤，百虫犬鼠蛇伤，已上并用东流水磨涂，并服一粒，良久觉痒立消。打扑擿损伤折，炒松节酒磨下半粒，仍以东流水磨涂。男子妇人，颠邪鬼气鬼胎，暖酒磨下一丸，可分作两服，有毒即吐下自止。

转毒散　治发背痈疽，不问浅深大小，利去病根则免传变。

车螯紫背光厚者，又名昌娥。以盐泥固济，令通赤，候冷，净取末一两　甘草一分　轻粉半钱

上一处为细末，每服四钱匕，浓煎栝楼酒调下，五更初服，转下恶物为度，未知再用栝楼一个去皮酒一碗煎至一盏，调一服，甚者不过二服，要须熟视其势，若

---

① 北：类聚本作"比"。
② 始：类聚本作"若"。
③ 别具汤使于后：此六字原脱，据类聚本补。

大瘭骤，则急服之，效在五香连翘汤之上，但稍缓者，只服五香连翘汤，若急切急服，神仙截法。

孙真人单煮大黄汤　宣热拔毒大便秘者方可用此。

锦纹大黄酒洗去皮不以多少

上一味锉如麻豆大，水煮服，即快利，此要法也。

神仙截法　治痈疽发背，一切恶疮等，预服此，毒气不内攻，可保无虞。

真麻油一斤，银器内煎数十沸，倾出，候冷

上用无灰酒两碗，浸油内约五大盏许，重汤温稍热通口急服，一日尽之为妙，感疾数日者亦宜急服之佳。此法传授之于吴安世，云吾家三世用之，无不效验。又闻猎者云，凡误中药箭，急饮麻油，则药毒不行，后果于西山，亲睹人被虎箭穿股者，号叫不忍闻，急以麻油灌之，良久遂定。又闻郑学谕德甫云，渠尊人曾用之有验。

秘传连翘汤

连翘　升麻　朴硝各一两。别研　玄参　芍药　白蔹　防己　射干各八分　人黄一两三钱　甘草炙，半两　杏仁八十个，去皮尖、面炒黄，别研

上除杏仁、朴硝外，为粗末，却入杏仁、朴硝末令匀，每服三钱，水一盏二分，煎至八分，去滓空心服，利下恶物为效。

五香连翘汤　治一切恶核瘰疬、痈疽恶肿等病。（《三因》）

舶上青木香　沉香　乳香　丁香　麝香　升麻　独活　桑寄生　连翘　射干　木通去节，各二两　大黄蒸三两

上㕮咀，每服四大钱，水二盏，煮取一盏以上，去滓取八分清汁，空心热服，

半日以上未利，再吃一服，以利下恶物为度，未生肉前服不妨，以折去毒热之气，本方有竹沥、芒硝，恐泥者不能斟酌，故缺之，知者自当量入，一方有黄芪、藿香，无独活、射干，一名五香大黄汤

五香连翘汤　凡一切恶核瘰疬，痈疽恶疮，脑背等，或灸后更服亦妙。

青木香三分　鸡舌香去顶，一分　桑寄生二分　沉香　木通　生黄芪　大黄各一两。酒浸，煨，老人虚人加减　麝香二钱　乳香　藿香　川升麻　连翘各半两

上为细末，每服四钱，水一大盏，煎至七分，任性服，略疏通，或即取下恶物，然后服内托散之类，则毒势易散，不为深害。亦有随便消散者。此药早服为佳。

漏芦汤　治痈疽发背，丹疹恶肉，时行热毒，发作赤肿，及眼赤生疮。

漏芦　白及　黄芩　麻黄去节　白薇　枳壳去穰、麸炒　升麻　芍药　粉草炙，各二两

大黄二两，蒸，若见热而实，加作五两，上㕮咀，每服四大钱，水二盏，煎至七分，去滓，空腹热服，以快利为度，本方有芒硝，今去之。

千金漏芦汤

漏芦　连翘　黄芩　白蔹　枳壳去穰，麸炒　川升麻　粉草炙　麻黄去根节。各一两　大黄一两半，湿① 纸煨　朴硝别研，一两

上除硝外，并为细末，每服二钱，水一盏，姜三片，薄荷三叶，煎至七分，空心温服，利下恶物为妙。

六味车螯散

车螯四斤②，黄泥固济，水煅通赤，出水

---

① 湿：原作"炒"，据类聚本改。
② 斤：类聚本作"个"。

毒一宿，研为末　瓜蒌一斤①，去皮用仁，新瓦上炒令香　灯心三十茎　甘草节二钱重，炒

上将瓜蒌、灯心、甘草节为粗末，只作一服，用酒二盏，煎耗半碗，去滓，入蜜一大匙，和匀，每服②酒八分盏，车螯末二钱，腻粉少许调匀，空心，温服，取下恶物黄涎为效。

已上诸方，通行宣利拔毒之药，可斟量轻重，选而用之，万不失一。

止痛灵宝散

鬼系腰生竹篱阴湿石岸，络石而生者好，络木者无用。其藤柔细，两叶相对，形生三角，用藤叶一两，洗净，晒干，不可见火　皂角刺一两，锉，新瓦上炒黄　甘草节半两　瓜蒌大者一个，取仁，亦用新瓦炒黄　明乳香三钱重，别研　没药三钱，别研

上除乳香、没药外，为粗末，入乳香、没药和令匀，每服二钱，水一盏，酒半盏，慢火煎至一盏，去滓通口服，无时候。

乳香万全散只是内托散，在前不录。

神秘陷脉散

黄芪　人参并去芦　川当归酒洗，去芦　川芎　赤芍药　粉草　地骨皮　五加皮　忍冬叶　橘红各一两　乳香　没药并别研。各半两

上为粗末，每服三大钱，水一盏，酒半盏，煎至一盏，去滓温服，无时候。

神功麻仁丸

麻仁去壳，研令极细　川大黄三两，湿纸裹煨　人参二③分，去芦　诃子煨，取肉，一两

上除麻仁外，为细末，和麻仁令匀，炼蜜丸如梧桐子大，每服二十④丸，熟水任下，食前临卧时服。

清心内固金粉散又名金花散。

辰砂别研　白茯苓去皮　人参去芦。各三分　绿豆粉四两，研　雄黄一分，研　甘草三分　朴硝半两，别研　白豆蔻仁半两　脑子　麝香并研。各一分⑤

上以参、苓、白豆蔻为末，入研药令匀，每服一钱半，蜜汤调下，无时候。

清膻竹叶汤

生地黄洗，焙，六两　黄芩去心　芍药　人参去芦　知母　粉草炙　白茯苓去皮。各二两　川升麻　黄芪蜜炙　瓜蒌根　麦门冬去心。各三两

上为细末，每服二钱，浓煎竹叶汤一盏，内枣一个，去核，再煎至八分，无时温服。

已上六方，治痈疽热盛焮肿，作渴疼痛。

猪蹄汤　治一切痈疽肿坏，消毒气，去恶肉，凡疮有口，便要用此汤洗濯。

香白芷不见火，切　生甘草　老羌活　露蜂房取有蜂儿者　黄芩去心　赤芍药去皮　川当归去芦，洗，焙。各等分

上为粗末，看疽大小用⑥药，如疽大加料用。右先将犍猪前蹄两只一斤，只用白水三升，煮软，将汁分为两次，澄去面上油花并下面滓肉，每次用药粗末一两，投于汁中，再用文武火煎十数沸，去滓，以故帛蘸药汤，温温徐徐薄揩疮上，死肉恶血，随洗而下。净洗讫，以故帛挹

---

① 斤：类聚本作"个"。
② 服：类聚本作"用"。
③ 二：类聚本及薛氏本均作"三"。
④ 二十：类聚本及薛氏本均作"三十"。
⑤ 分：此方中剂量为"分"者，薛氏本并作"钱"。
⑥ 用：原脱，据类聚本补。

干，仍避风，忌人口气吹之。有胡臭人并月经见行妇人、猫犬，并不许入病人房。洗疮，切勿以手触著。洗疽之方，所傅三四十只，用之只此一方，极神效。所用露蜂房最有理，谓其以毒驱毒也。

洗药猪蹄汤

藁本去苗　川当归去芦　杜独活去芦　茵草　黄连去须　蔷薇根　狼牙草　甘草　大黄　芍药各二两

上为粗末，先用猍猪前蹄一只，煮取浓汁，澄去滓肉与上面油花，每用药末半两，蹄汁一碗，葱白一根，汉椒二十余粒，同煎三五沸，去滓，通手洗。

已上二方，治痈疽破后，先用洗净，软帛挹干，贴膏药，去败肉，生新肉。

洗药神硝散

蛇床子二两，为粗末　朴硝一两，研

上二味，和匀，每用三钱重，水一盏，煎三五沸，去滓，通手洗，糁后末，合疮口。

圣效散

黄柏一两，去粗皮，细切，炒至赤黑色　川山甲一两，沙炒令黄色　槟榔　木香各半两，炒令黄色　鸡肶胵七枚，同炒[①]

上为细末，每用少许，候大脓出尽，方可干糁疮上。

---

① 同炒：类聚本作"生用"。

外科精要卷下

论麦饭石膏治效辽绝第三十九

李氏云：麦饭石膏治背疽之疾，神妙莫比，惜乎世人罕有能知者，然古方所载，用药修制，略而不详，则其间药材不真，修制苟简，是自致其无验，非方之误也。愚亲见一贵人有此疾，医者用麦饭石膏涂贴，不惟无效，而反增其痛楚，更以毒药盦之，脓亦不溃，昼夜疼痛，不得安寝，疮逐日开大，侵至两胁，又于咽喉脚膝间，遍发数疽，医者尽以为不可治疗，愚虽预备吐药，选择修制，既良且精，而未敢便用，俟诸医缩手，试以用之，一夕之间，疼痛尽止，脓血俱溃，来如湍水，病者安寝，众皆惊愕，以谓别有神药，殊不察正是麦饭石膏也。疽疾须得脓血溃散之多，即便毒气随脓血出，不至内伤肝腑，病者得安。有一庸医见脓不溃，遂打两银管欲插入疽，以口吸出其脓，愚谓用此，则病者必不救，力沮其说，又用荐席开其一窦，使病者仰卧以取脓，此既不可谏，因令试之，脓亦不来，后卒用愚所合麦饭石膏而取效，自此而后，乡间有此疾者，来下问，因录此方，俾精择修合，尽取十全之功，愚故详著之。

麦饭石膏方　治发背，诸般痈疽神效。一名鹿角膏。白麦饭石其石颜色黄白类麦饭团者是，如无此石，只寻旧面磨近齿处，石不限多少，用炭火煅至红，以好醲米醋淬之，如此煅淬十次方得，却碾为末，重罗去粗者，取细末入乳钵内，用数人更迭，研五七日，要如面样，极细为妙　白蔹碾为细末　鹿角不

用自脱者，须拣带脑顶骨全者，如是生取之角方可用，截作二三寸长，炭火内烧，令烟尽为度，碾罗为末，再入乳钵内，更迭研令极细

上用煅成麦饭石细末二两，白蔹末二两，鹿角灰细末四两，最要研得极细，方有效验，若研得不细，涂得极痛，若细而嫩，大能止痛，收口排脓，精粗之效验不同者如此。合和时，量药末多寡，用经年好米醋，入银石器内，煎令鱼眼沸，却旋旋入前三味药末在内，用竹篦子不住手搅，熬一二时久，令稀稠得所，取出，倾在瓷盆内，候冷，以水盖其上，勿令著尘埃，每用时，先用猪蹄汤洗去痛疮上脓血至净，以故帛挹干，以鹅翎拂药膏涂敷四围，凡有赤处，尽涂之，但留中心一口，如钱大，以出脓血，使热毒之气堕出，如脓未溃，能令内消，如已溃，则排脓如湍水，逐日见疮口收敛，如患疮久肌肉腐烂，筋骨出露，用旧布片涂药，以贴疮上，但内膜不穿，亦能取安。洗疮勿以手触动嫩肉，仍不可以口气吹著疮，更忌有腋气之人，及月经见行妇人，或有孕人见，合药亦忌此等。合此药时，须要麦饭石好，鹿角要生，取带脑骨者，烧灰时却不使脑骨，但要辨其生取与自退尔！若能精择药材，精虔修制，胜用他药，收功多矣。仍可熬取好米醋一大碗，收瓷器内，候逐日用药于疮上，久则其药干，常用鹅翎点醋拂湿，其药勿令绷也。初使须一日一洗一换药，十日后，两日一换。古方云：白麦饭石，颜色黄白，类麦饭，曾作磨者尤佳。愚谓麦饭石不可作磨，如古人云曾作磨者尤佳，则惑人矣。麦饭石，其状如饭

团，生粒点，若无此石，当以旧面磨近齿处石代，取其有麦性故也，屡试得效，此石铺家有时无卖，念欲用之，但于溪中寻，麻石中有白石粒，如豆如米大者即是也，但其石大小不同，或如拳，或如鹅卵，或如盏，大略如握聚一团麦饭焉。（古方有序，字多不录。）

论神异膏功用第四十

凡疽疾，先以麦饭石膏涂傅，俟其疮根脚渐收，止于寸径大，却用神异膏贴之收口。大抵痈疽切戒用急涩之药，敛口太速，毒气发泄未尽，必于其旁复发大疽，断然无疑。敛口速效之药，亦有数方，不敢传示于人，恐躁急之士，用之适所以害病也。膏药有十数方，功用优劣不同，历试以知其性，惟神异膏独冠。何以验之？前后有贫贱之家，无药可服，亦且未能成就麦饭石膏，止有神异膏一药，随此与之，疽疾宜安。而更有一奇效，亦要知之。有疽疾所受，深浅不同，故其疮口之收敛，有迟速之异，既不可用急涩之药以取速效，又不可无药以疗其病，若用神异膏以贴，则随其人病之浅深取效，或一月，或一季，或半年，不痛楚，起居无碍，自在取安乐，与病相为终始。然合时极难于火候，以愚之熟于修合，亦且初合时，一二次瞻料不到，失其药性，今于方后，已详其曲折，可熟看而修合。兼合麦饭石膏，熬神异膏，皆要于一净室中修合，不可与妇人、鸡、犬、猫、厌秽物见。

神异膏方　治发背痈疽，诸般恶毒疮疖。其效如神。

露蜂房要用蜂儿多者为妙，细剪事治极净，一两　全蛇蜕以盐水洗净，焙干，秤半两，细剪　玄参半两，去芦，切　绵黄芪三分，去芦　黄丹五两，罗取细者，后入　真好麻油一斤　杏仁去皮尖，切小片，一两　男子乱发净洗，焙干，如鸡子大

上件药，先将麻油入银铫中，同乱发于风炉上，慢慢文武火熬，候发焦熔尽，以杏仁投入，候杏仁变黑色，用好绵滤去滓，再将所熬清麻油入银铫内，然后入黄芪、玄参二味，慢火熬一二时久，取出铫子，安一冷风炉上，候半时久，火力稍息，旋旋入露蜂房、蛇蜕二味，先准备柳枝杖子，才入二味，便要急搅，下了，却移铫子于火上，不住手搅，慢火熬至黄紫色，又再用绵滤过，复入清油任^①铫内，乘冷投黄丹，急搅片时，又移铫子于火上，以文武火慢慢熬，不住手用柳枝杖搅千余转，候药油变黑色，滴一二滴于净水中，见得凝结成珠子，则是膏成就。若珠子稀，再熬少时，必候得所，然后瓷器内封收用，或恐偶然熬得火太过，稍硬难于用，却量度将少蜡熬麻油添在内，用瓷器盛封盖，于甑上蒸，乘热搅匀，收而用之，膏药熬成了，须用连所盛瓷器，置净水盆中，出火毒一昼夜，歇三日方可用。熬此膏药极难于火候，须耐烦看火紧慢，火猛即药中火发，不特失药性，又伤人面目，救助不及，千万谨戒，膏药方甚多，不下数十，治特疽之神效，无出于此。

家藏神验血竭膏伍氏方。

川当归去芦，酒洗　白芷　大黄　黄连去须　黄柏去粗皮　木鳖子去壳　皂角去皮子弦　汉椒去梗、目、闭口者　苦参去芦

杏仁去皮、尖，双仁，生用　露蜂房各一两　男子乱发一两　乳香别研　没药别研　血竭各三两重，别研　虢丹罗过，六两

---

① 任：据文义，当作"在"。

上十六味，除乳香、没药、血竭外，余药锉碎令匀，用真麻油八两，浸一宿，却入铁铫内，文武火煎令发焦为度，绵滤去滓，取清油秤过多少，再入铫内煎令沸，每两清油，入虢丹一两，柳枝杖搅不住，候加减软硬得所，就水中试之，不拈手为度，再入乳香、没药、血竭三味搅匀，候冷取出，用白皮纸就热火上随疮口大小熨开，剪去四边白纸，贴疮口上。合药用辰日及天德、月德、天医吉日为佳。

外食鹿角膏，只是麦饭石膏同，不录。

压热神白膏

大黄　白蔹　黄柏皮　南星　赤小豆黑蛤粉各一两

上为细末，用芭蕉清汁调涂肿上，遇干时，更用蕉汁刷湿。

牡蛎地黄膏

大黄一两，为末　牡蛎盐泥固济，煅赤，出火毒一宿，研令极细，取末，二两

上用生地黄研取自然汁，调涂肿上，干时用地黄汁刷湿。

已上诸方，治痈未破肿痛，破后，涂角四畔，余肿临时详酌更换用。

李氏云：疽疾既成，先服取毒之药，只用麦饭石膏涂贴五七日之后，病渐减退，合服川乌丸、二乌丸，驱余毒，活气血，生肌肉，排宿脓，去风邪，既破之后，合服内补十宣散，多服为妙。

治发背，活经络，**大川乌丸**

大川乌生，去皮尖　当归去芦，酒洗赤芍药　苏木锉，炒　木鳖子去壳，切，炒川独活去芦　羌活去芦。已上各二两　五灵脂淘去砂土，微炒　乳香　没药并别研穿山甲蚌粉炒。已上各一两

上为细末，酒煮面糊丸如梧桐子大，空心温酒下三十九丸。

治发背，托里定痛，驱风毒，凉血脉，**二乌丸**

羌活去苗　薄荷叶各三两　川芎三味不见火　玄参　地榆　麻黄去根节　蔓荆子去蒂白膜　旋覆花去萼蒂　荆芥穗各二两　防风去叉芦　天麻　白芷不见火　白僵蚕直者，去丝足口，炒　牛蒡子炒。各二两　甘菊花三两　大川乌去皮尖，炮①　何首乌各四两　粉草炙，四两中②　蝉蜕洗，去土、前足，半两

上为细末，炼蜜丸如弹子大，每服一丸，食后细嚼，茶酒任下。

疮口紧小而硬论第四十一

李氏云：大凡疮口紧小而硬者，盖为风毒所胜，合用蚣蝎散糁于神异膏上，止于近疮口处，糁一小钱大，不必遍地糁药。

蚣蝎散　治痈疽疮口小而硬，贴膏药而脓不来，此为风毒所胜，宜用此药。

赤足蜈蚣一条，去头足，生用　生全蝎三个，去毒，要全者　木香一钱重

上为细末，用时先以猪蹄汤净洗疮了，以帛挹干，以此药一字许糁于膏药上，近疮口处贴，其效如神，每用神异膏，合先量疮大小，涂在纸花上了，却用此药糁于膏药上，要使先到疮口故也。若疮口阔大及不硬，则不必用此。

论疽疾变证咽喉口舌生疮甚者生红黑菌第四十二

李氏云：凡痈疽之疾，初服头药失

---

① 炮：原作"炒"，据类聚本改。

② 中：类聚本同，疑为"半"字之误。

序，或不曾服内托散，又无药宣得内毒，致令热毒冲心经，咽喉口舌生疮，甚至生红黑菌，变证甚速，难于医疗，合预备琥珀犀角膏治之。向有一贵人，因疽而生此证，医者以为心藏绝尽，皆设辞退医，愚进此药，一日而安。当先服犀角散，防有此证。

琥珀犀角膏方 治咽喉口舌生疮菌。

真珀琥研　生犀角屑各一钱重　辰砂研　茯神去木皮。各二钱重　真脑子研，二字　人参去芦　酸枣仁去皮，研。各二钱重

上人参、茯神、犀角为细末，入乳钵内，别研药味和匀，用炼蜜搜为膏子，以瓷瓶收贮，俟其疾作，每服一弹子大，以麦门冬去心浓煎汤化服，一日连进五服取效。

李氏云：凡发背疽之后，不曾服内托散，致使热毒冲于心经，必使后来咽喉口舌生疮，甚至黑烂，合先服犀角散，以解散其毒，免有此证。

犀角散方

生犀角屑　玄参去芦　升麻　生黄芪去芦，切　赤芍药　麦门冬去心　生粉草　当归酒洗，去芦，焙。各一两　大黄微炒，二两

上为粗末，每服三钱，水一盏半，煎至七分，去滓温服，无时候。

详审候熟溃戒用针刀说第四十三

曾氏云：切宜熟视详审，俟其溃熟脓透于外，其势盈盈欲出，只用替针丸自疮头咬开，不半日许，其脓自出，切不必用针刀也。俚语有云：痈疽能杀生人，若医疗合法，脓溃肿消，不用针刀，肌肉不坏

则生死人，倘不候熟溃，而妄以针刀破之，谓之生杀人，诚实如此，切宜谨守。

论伤割证第四十四

李氏云：病痈疽人，适被庸医用毒药掩盒，或以针刀伤割，不能生肌肉，疮口不合，切不可用急涩敛口药，当只用猪蹄汤与北艾汤相间洗，以神异膏贴之，并服排脓内补十宣散，兼服内托黄芪丸。

内托黄芪丸 治因用针砭伤其经络，白脓赤汁逗流不止。

生黄芪去芦，焙，锉，八两　当归洗，焙，三两　肉桂去淡者，不见火　木香　沉香　乳香别研。各一两，诸香并不见火

上为细末，用绿豆粉四两，生姜自然汁煮糊，丸如梧桐子大，无时，候温，熟水吞下四十、五十丸。

论痈疽发寒热多汗误用药第四十五

李氏云：近时有数人病背疽，服前方药未安之间，遍身寒热，或先寒后热，或先热后寒，或连日作，或间日作，必先呕痰，然后寒热，寒热解，大汗出，然后止，时医多欲用柴胡、牡蛎止汗之药，又有以为疟疾，欲下恒山饮子，愚力辩云：背疽之疾，不可专以为有热，亦有气虚而得之，亦有因怒气并气血凝滞而得之。所以发寒热者，先感寒邪，脾气不正，痰盛而有此证，若下柴胡必泻肝，母既虚，而又泻其子，牡蛎涩气，气血已不荣运，又服涩气药，恒山饮子吐痰，大损脾胃，用药如此，可谓误[①]谬。愚但令服家传不换金正气散，祛寒邪，正脾气，痰饮自

---

① 误：原脱，据类聚本补。

消，寒热不作，兼服排脓内补散，以木香汤易酒，不欲引呕吐故也。服此药三日，寒热自退，呕吐不作，汗亦自止。欲刊行前方之际，因治数病，见时医几误用药，故著此论，仍录家传不换金正气散方于后。

家传不换金正气散　治四时感风寒冷热之气，或伤冷物，伤寒瘴疟之疾，痰盛头痛，常服能辟山岚瘴气，四时疫疠。

苍术用米泔浸，春冬一日，秋夏浸半日，再用新汲水浸一宿，拣好者，削去黑皮，切，焙，用麸炒令黄色，去麸，秤四两　紫色大厚朴去粗皮，四两，细切，用生姜四两，捣烂，淹一宿，次日入铫，用文武火炒干用　粉草炙，锉，取二两　真橘红水浣净，焙，取三两。上四味一处再入锅内，以文武火微炒略色变，却以纸乘于白木板上出火毒　半夏汤泡七次，焙，为细末，以生姜自然汁和作薄饼子，安文武火上，炙令黄色为度，候干，秤二两　藿香叶二两　人参去芦　木香湿纸裹煨，锉　白茯苓去皮。已上各一两

上九味，修制外为细末，每服二钱，水一盏半，生姜三片，枣子一枚，煎至八分，入盐少许，温服，无时候。

论因吃毒食发热第四十六

李氏云：凡有疽疾人，不可食羊肉、鸡肉、牛肉、鹅肉、鱼面煎炒炙煿及法酒，食之必发热，此最要病人与看病之人善加调护，或有此证出，不得已，只有栀子黄芩汤以退其热，用之亦常取效。然病疽之人，其初服宣毒之药，已自动脏腑，疮毒之后，出脓血过多，未能平复气血，可谓虚弱之甚，今又不能戒忌，自致发热，须

合服冷① 药，以退其热，则是重虚矣，病者其何以堪？服药以取效，乃是侥幸于一中也，切不可恃有药，而不戒忌。

栀子黄芩汤　治发背疮溃后，因饮食有伤，调摄不到，发热不住，用以退热。

漏芦　连翘　栀子仁　黄芩去心　防风　石韦如无，自取桑白皮代　生甘草　生犀角屑　人参去芦　苦参去芦　白茯苓去皮。各二钱半　生黄芪一两，去叉芦

上为粗末，每服四大钱，水一中盏，煎至六分，去滓温服。

论疮作渴甚用精调② 补第四十七

伍氏方论曰：夫痈疽作热，大渴，毒气炎盛，急服神仙追毒丸，每日一服，取下恶毒，次服清膻汤、万全散、五香连翘汤、六味车螯散、千金漏芦汤，皆可选用。然下利以后，尚渴不止，却用生津补气秘传金粉散、人参黄芪散、内补散之类，津液生，血气实，渴自止。

论疽疾向安忽然发渴第四十八

李氏云：凡病疽疾之人，多有既安之后，忽发渴疾而不救者，十有八九。疽疾将安，而渴疾已作，即便合服加减八味丸。既安之后，而渴疾之证未见，亦合先服此药，以预防其未然。若疾形已见，卒难救疗。痈疽后，合服补药，若用峻补之药则发热。又况痈疾人安乐之后，多传作渴疾，不可治疗，当预服加减八味丸，如能久服，永不生渴疾，气血加壮。未发疽

---

① 冷：类聚本作"凉"。
② 调：原脱，据目录及类聚本补。

人或先用渴证，亦合服此药，渴疾既安，
疽亦不作。

加减八味丸方

大地黄洗，焙干，却用酒洒，饭上蒸七
次，焙干，秤二两　真山药炒　山茱萸去核
取肉，焙秤，各一两　肉桂去粗皮，淡者不
用，厚者不见火，取末半两　泽泻水洗，切作
块，酒湿，蒸五次，切焙　牡丹皮去心　白
茯苓去皮，焙，已上各八重　真北五味子去
枝梗，略炒令透，别为末，一两半

上为细末，炼蜜圆如梧桐子大，每日
五更初，未言语前，用温酒或盐汤吞下三
四十丸。

有一贵人，病疽疾未安而渴作，一日
饮水数升，愚遂献此方，诸医失笑云：此
药若能止渴，我辈当不复业医矣。诸医尽
用木瓜、紫苏、乌梅、人参、茯苓、百药
煎等生津液止渴之药，服多而渴愈甚。数
日之后，茫无功效，不得已而用此药，服
之三日，渴止，因此相信，遂久服之，不
特渴疾不作，气血益壮，饮食加倍，强健
过于少壮之年。盖用此药，非愚敢自执鄙
见，实有源流，自为儿时，闻先君知县言：
有一士大夫病渴疾，诸医遍用渴药治疗，
累载不安，有一名医诲之，使服加减八味
丸，不半载而疾痊，因疏其病源云：今医
多用醒脾、生津、止渴之药误矣，其疾本
起于肾水枯竭，不能上润，是以心火上炎，
不能既济，煎熬而生渴。今服八味丸，降
其心火，生其肾水，则渴自止矣。复疏其
药性云：内真北五味子最为得力，此一味
独能生肾水，平补降心气，大有功效。家
藏此方，亲用有验，故敢详著之，使有渴
疾者，信其言，专志服饵取效，无为庸医
所惑，庶广前人笃志收方济惠之意。

忍冬圆　疗渴疾既愈之后，须预防发
痈疽，大宜服此。

忍冬草不以多少，根茎花叶皆可用。
上入瓶内，以无灰好酒浸，以糠火煨一
宿，取出晒干，入甘草少许，碾为细末，
以所浸酒打面糊丸，如梧桐子大，每服五
十丸至百丸，无时候，酒饮任下。又云一
方用忍冬草水浸煎服。此药不特治痈疽，大
能止渴，并治五痔诸瘘等。

黄芪六一汤：常服此药，终身可免痈
疽之疾。仍大治渴疾，补虚乏。

绵黄芪去叉芦，用箭竿者六两，一半生，
焙，细锉，一半用盐水湿润，器乘饭上蒸三次，
焙干，锉细　粉草一两，一半生，细锉，一半
炙黄，锉细

上为细末，每服二钱，早晨日午以白
汤点，当汤水服，若饮时初杯用酒调服尤
妙。一方用生黄芪六两、甘草一两，㕮咀，
水煎常服亦可。古人以黄芪号羊肉者此也。

论口干与渴证不同第四十九

仆尝治疽疾既安之后，或未安之际，
口中干燥，舌上坚硬如鸡内金者，非渴之
所能比，非水之所能润。此乃亦是肾水枯
竭，而搬运不上，致令心火上炎故也。此
证最恶，非惟有疽疾之人，见此可虑，每
见寻常不问男女，无疾之人见之，亦且危
矣。诸家方论，未尝载此，古人云：玉华
池竭七朝亡者，此也。多见庸医不究其
原，各立新说，自出己见，投之丹药，为
镇坠心火，以升肾水，病家不晓，信而服
之，祸如反掌。殊不知肾水既竭，更投之
以丹，遂令肾水愈涸。古人云：脾恶湿，
肾恶燥，非滋润之药，不能疗之，所用加
减八味丸正合其意，外有桑枝煎及五味子
汤，并具[①] 于后。（自明谨跋）

———————————

①　具：原脱，据类聚本补。

桑枝煎方 大治口干，取花桑枝一小升，细切，炒香，以水三大升，煎取二升，一日服尽。一法以花桑枝不以多少，寸锉，炒令香，先以水于瓦罐中，用文武火煮折一半，去滓，再入银器内，重汤煮，再折一半，或入少蜜亦可。仙经云：一切仙方，不得桑枝不服，出抱朴子。常服疗体中风痒干燥，臂痛脚气，风气，四肢拘挛，上气眼晕，肺气嗽，消食，利小便，久服轻身，聪明耳目，令人光泽。

五味子汤 大治口燥舌干，此是肾水竭也。

北五味子真者　绵黄芪生，去芦　人参去芦　麦门冬去心。各一两半　粉草炙，半两

上㕮咀，每服半两，水一盏半，煎至八分，去滓温服，无时候，一日一夜五七服，妙。

论发背有热未有不因虚而得之第五十

一发背之人，虽云有热，未有不自肾虚而得之者，若疽疾减退五分之后，便合如前法，五更初服山药丸或加减八味丸。

疽疾将安当补气血第五十一

李氏云：疽疾将安及七八分，便当服加料十全大补汤，以补气血，每日当与排脓内补十宣散相间服。

论服补药捷径第五十二

李氏云：肾脉虚盛，当用补药，而有抵误处，如用鹿茸、附子之药，是抱薪救火，如用平补之药，肾气猝难平复，若俟河之清。向来有一贵人，苦疽疾，正生此一证，诸医无策，愚云：昔尝闻一名医讲论，凡人遇五更初，肾气必开，若一语言咳嗽口唾，即肾气复合，遇肾开时，进一服平补药，其功效胜寻常服峻补之药十数服，愚以此策献之，遂选用山药丸，所用皆平补肾气，全无僭燥偏重之药，依此法而进，详以告病者，与其侍旁之子弟，如法而服药三日之，医者诊脉已平复矣。凡有疽疾之人，肾脉虚弱，未可便如古人之论，以为不可治。若人有痼冷虚弱，危困之疾，如其法而用药，可谓用力寡而收功倍矣。无比山药丸出《局方》，不重复录。

治痈疽后，补气血，进饮食，**加味十全汤方**：

黄芪去叉芦，锉令二寸长，捶扁，以冷盐汤湿润，蒸三次，焙，锉　大地黄先洗，焙干，以酒洒，饭上蒸十次，锉，焙干。秤二味各一两　大当归去芦，酒洗，切去头尾，留中剂，焙干　川芎微焙　人参去芦，切，焙　白茯苓去皮，切，焙　粉草炙　白芍药拣有皮者真，刮去皮，切，焙　桂心去粗淡者，不见火，切　天台乌药隆兴者可用　白术米泔浸半日，切，焙，麸炒黄　橘红去白　北五味子去梗，微炒。已上十一味各秤半两

上㕮咀，每服一两，用水一碗，生姜五片，北枣二枚，同煎至八分碗，去滓，取清汁分作两服，留滓，晒干，碾为细末，后来常服，再用姜枣煎服。

人参内补散

芍药　黄芩去心　茯苓去皮。各三两　粉草一两半，炙　桂心不见火　人参去芦。各一两　麦门冬去心　当归去芦，酒浸，焙　熟地黄洗净，焙　木香不见火。各二两

上为细末，每服二钱，水一盏，姜三片，枣一个，煎至八分，无时温服。

神效托里散 治痈疽发背，肠痈奶痈，无名肿毒，燃作疼痛，憎寒壮热，类若伤寒。

黄芪去芦，盐水炙　忍冬叶各五两　当归酒洗，去芦，一两八钱　粉草炙，八钱

上为细末，每服二钱，以酒一盏半，煎至一盏，若病在上部，食后服，病在下，空心服，少顷再进。留滓外傅，不问老少虚人，皆可服之。

排脓内补十宣散　又名十奇散，一名内补散。治痈疽疮疖，未成者速散，已成者速溃，败脓自出，无用手挤，恶肉自去，不犯刀杖。服药后疼痛顿减，其效如神。治状虽云未成者服之速散，已成者服之速溃，此药当在成脓之时服之，方不负排脓内补之意。

人参去芦　当归酒洗，去芦，焙干　生粉草　川芎晒，不见火　箭竿绵黄芪去叉芦，三寸长，截槌扁，用冷盐汤浸透，以瓷器乘，盖饭上，蒸三五次，焙燥细锉，同药碾　防风去叉芦　大厚朴去粗皮，以姜汁蘸，炙令燥　苦梗味苦，大而白者，去芦，切焙　白芷不见火，切　薄桂去粗皮，淡者不见火，别为末。

上如法修制，晒焙令燥方秤，人参、当归、黄芪各二两。余药各一两，为细末，外方入桂末令匀。每服三钱，用无灰饼子，酒调下，若是法酒，用曲蘗物料，毒性重者，不可用，日夜各数服。以多为妙。服至疮口合，更服尤佳，所以补前损杜后患也。不饮酒人，浓煎木香汤下，然终不若酒力之胜也，或饮酒不多，能勉强间以木香汤兼酒调下，功效不减于酒。一方有瓜蒌子仁。

陈无择云：近胡丞相得一方，甚宝秘之，持以献洪丞相，丞相与之作序，言重于世已遍行矣。其方乃《千金》内补散添黄芪，加人参，减桂，间有轻者，服之稍效，若真痈疽，为害反甚。内补十宣散，当在第四节用，当前服内消等药，候脓尽方得投之。苟专用此药，亦所谓守一法也。孔子不尝未达之药者，良有旨哉！士

夫当深味斯言，无轻信医方，误天下后世，谨之谨之。

伍氏云：已上四方，治痈疽破溃脓出方可服之，以为排脓内补之意。

调节饮食兼平胃气论第五十三

素问云：形不足者，温之以气，精不足者，补之以味。大抵病疮毒后，焮热痛楚，心气烦壅，胸膈妨闷，不能饮食，所以患疮毒人，须借饮食滋味，以养其精，以助其真，不日可补安全。经云：脾为仓廪之官，胃为水谷之海，主养四旁，须用调理，进食为上。不然，则真元虚耗，形体尪羸，恶气内攻，最难调护，可服茯苓开胃散、人参内补散、嘉禾散，仍兼服五香加犀角黄芪人参汤、排脓内补十宣散之类是也。

参苓顺气散　病痈疽之人，进饮食，降气健脾。

乌药一两半　白茯苓去皮　真紫苏子微炒　人参去芦。各一分　青皮去白，麸炒　粉草炙。各半两　白术泔浸半日，焙，麸炒　白芷不见火。各一两

上为细末，每服二钱，水一盏，生老姜连皮切三片，枣一枚，煎至八分，空心温服。煎药不用干姜，能发热动气。

李氏云：如病人气弱，不进饮食，合服嘉禾散，如赎到局中见成散子，每五两宜加人参、丁香、木香、沉香、白豆蔻仁各二钱重。昨有一贵人，苦疽疾，医者用药失序，久而不痊，因致虚弱，全不饮食。愚欲进嘉禾散，而诸医争言，内有丁香发热，不可用，殊不知治疽之药，丁香预其一，况有因怒气而发疽，今嘉禾散中所用之药，尽是平和益脾胃降气之药，辨论不胜，迟迟[①]数日，服他药无效，卒

---

① 迟迟：原作"迟"，据类聚本改。

于用之，而病人方能进食。自此已后，遇早晨住服他药，必进嘉禾散一服，疾安而后已。嘉禾散载《和剂局方》，不录。

茯苓开胃散方

白茯苓去皮，一两　粉草炙，半两　枳壳去穰，麸炒黄，一分

上为细末，每服一钱，入盐一捻，沸汤点服，无时候。

疮成漏脉例第五十四

经云：陷脉为漏，留连肉腠。脉得寒即下陷，凝滞肌肉，故曰留连肉腠，肉冷亦能为脓血，故为冷漏，须用温药方如后：

陷脉散　治漏疮及二三十年瘰疬，或大如杯盂，久久不差，致有漏溃，令人骨消肉尽，或坚，或软，或溃，令人警惕，寐卧不安，体中掣痛，愈而复作。

干姜炮　琥珀　大黄　附子炮。各一两　丹参三分　石硫黄　白石英　钟乳粉　乌贼鱼骨各半两

上为末，贮以瓷合，围囊勿令泄气，若疮湿即傅，无汁即煎猪脂和傅之，以干为度。或死肌不消，加芒硝二两益佳。一法用胡燕屎一枚。

桂附丸　治气漏、冷漏诸疮。

桂心　附子炮裂，米醋中浸，再炮淬三五次，去皮尖　厚朴姜制　甘草炙　白术各一两　木香一分　乳香二钱　别研

上为末，炼蜜丸梧子大，空腹米饮下二三十丸。

痈疽杂方

治妇人乳疽、奶劳**神效瓜蒌散方**：今俗呼为奶劳，即此之疾。

黄瓜蒌子多者一个，去皮，焙为细末，如急用只烂研　川当归先去芦，焙切细，半两　通明没药一分，别研　生甘草半两　明乳香一钱，别研

上用无灰酒三升，同于银石器中慢火熬取一升、清汁，分为三次食后服，如有奶劳，便服此药，杜绝病根，如毒气已成，能化脓为黄水，毒未成即内消，甚者再合服，以退为度乳疽之方甚多，独此一方神效无比，万不失一。

立效散　治发背及诸痈疖及瘰疬有效，或妇人乳痈，与前方间服，神妙，神妙。

紫色皂角刺半斤，不用枯者，细锉，耐久炒赤　生粉草二两　乳香别研，半两　没药别研，一两　瓜蒌五个，去皮取肉并仁，捣碎，炒黄，干者不必炒

上为细末，每服二钱，温无灰好酒调下，无时候。

生肌散　敛疮口。

木香　槟榔　黄连洗去须

上等分，净器中碾罗为细末，时以傅疮，若疮溃烂傅了，更以常用膏药或云母膏贴之，听脓水自出，若用此药傅后，疮口未敛，白及末、轻粉各少许和匀傅，即得速效。

凡痈疽皆缘气滞血凝而致，宜服诸香，盖香能行气通血也。曾氏云：余病中服近六两，俟疮溃了则加减，又服四两许，乃香附子一味，**名独胜散**，如疮之初作，便服此代茶，每食后半盏许。

香附子去毛令净，以生姜汁淹一宿，焙干，碾令极细

上无时，以白汤调二钱服。疮溃后，只以局中小乌沉汤，内甘草，但用五分之一，乌药只用土者，何必用天台者。多不真。惟洪州所产为道地，正合本草之义也。疮愈后，常服半年尤妙。常器之云：凡气血闻香即行，闻臭即逆，疮疡皆由气

涩而血聚，须待正气胜而脓化，使君行而不逆，疮疡固自腥秽，却反不喜臭秽，若不洁之气触之，毒必引蔓，已溃者必复发，以逆故也。昔人方法，无不用香，盖知所治也。饮食必香则气顺，衣着居处亦务鲜洁，接物语言，更防腋臭，闻他人口气之类，皆预防之，孝子僧尼寡妇悲怆之声，并宜避之。妇人月事行者，毋令入房，尤当忌谨。

临汝陈正节公云：上元下桂。大凡疽疾，多因怒气而得之。若有此疾，必多怒，但服香附子之药，进食宽气。云：得之王太丞传，服之有效。

梅花饮子 初作有热烦渴，便服此截定，防毒内攻。

忍冬四两 栝楼根 葛根 川芎 乌梅和核 生绵黄芪 赤皮甘草生 苏木各一两

上为粗末，分作四服，每分用水酒各一升，同入瓷瓶内，慢火熬十分，去三分，每服一小盏，无时。服此药，如毒已破，其热渐退，即常服，如患初作，未破，此药性虽和缓，大能去热毒。

替针丸 治痈疽已溃未破，或破后脓出不快者。

白丁香一字 硇砂一字已上 石灰饼药内种糯米十四料 没药一字 乳香一字

上为细末，粳米饭旋丸，如麦粒大，每用一粒，未破，用津贴疮头薄处，已破脓滞不快，则用二粒，任疮内，使脓不滞，好肉易生。

绿云散 治五毒发疮，生于背脑。

金星凤尾草形如凤尾，叶背有金星者是，干秤四两 生粉草一分，切

上慢火焙为末，末分作四服，每用红酒一升，煎三五沸，入冷酒二升，和匀，量力饮之，以醉为度，立效。若曾服金石重药反者，此药最妙。

宣毒散 初发或灸后，用敷贴消肿，收赤晕围聚。

露蜂房三两，炒略焦 南星 赤小豆各一两 小米一合 生草乌一分 生白矾半钱

上为细末，用淡醋调涂四畔，干即再上。

塞里散 止痛消肿，初发服之则消散，已成则易溃，既溃则生肌，常服活血补损，不患疮痍。

黄栝楼三个，去皮，取穰子，炒 忍冬三两 乳香一两 苏木二两 没药一两半 甘草节炙，半两

上为粗末，每用药一两半，无灰酒三碗，同药入瓦瓶内，煮至一碗半，去滓，分为三服，空心日午临睡服，如要常服，即为细末，酒糊为丸，如弹子大，朱砂为衣，每服一丸，细嚼，当归酒下，打扑伤损患，服至五丸即安。

小五香汤 主热毒气卒肿痛，诸发或结作核，似痈疖而非，使人头痛寒热气急者，数日不除，杀人疾速，愈后余毒或触犯再肿，尤宜服之

木香 沉香 藿香 丁香 薰陆香各一两

上为㕮咀，每服五钱，水一盏，煎至七分，去滓温服，不差更服，并以滓薄敷肿上《千金翼》无藿香，有麝香。

炼石散 即麦饭石膏。

清凉膏 治发背，候取下毒心，次用清凉膏贴之。

川当归二两 香白芷 白及 木鳖子肉 黄柏 白蔹各一两 乳香 白胶半两 腻粉一斤 黄丹五两

上用清麻油十两，煎前六味，候紫色去之，入槐柳枝各七寸，再煎少顷，又去之，入黄叉五两，熬成，入乳香等，重绵滤入罐子内，贴之，用如常贴使。

碧油膏 止痛排脓，未溃用之，则消

肿散毒，已溃破，则排脓生肌，如灸后，便用此膏贴，始终贴则尤佳。

桃枝 柳枝 桑枝 槐枝 皂角枝

上件焙干为末，麻油十两，同煎取八两，去滓令净，再入：黄丹 乳香 血竭末各半两

上件药，再熬成膏，约七两已下，用瓷器盛，埋地中一宿，去火毒气，使时以无灰纸摊贴。

神验酒煎散 治痈疽发背诸疖毒，定痛如神。

人参 没药 当归各一两 甘草炙，一分 栝楼一个，半生半炒

上㕮咀，以酒五升，煮至二升，净磁瓶贮之，每服半盏，浸酒半盏，温服无时候，更用滓焙干，加当归生为末，酒煮面糊丸，如梧子大，每服五十丸，用此浸药酒吞下顺气活血，无如此药也。

治痈疖小方三道

治些小痈疖方：结末成，不可用膏药贴，宜以药使内自①消，方取生鹿角尖于砂盆内，同老米醋浓磨，时以鹅翎涂拂于痈疖四围，当中留一口，遇干再涂，一二日即内消。

治痈疖方：每觉有些小痈疖，疼痛发热时，便用生粉草节，不炙不焙，只日晒干，若无日，于焙笼盖上微火烘干，碾为细末，以热酒调二三钱服，连进数服，疼痛与热皆止。

治痈疽，结末成，并气凝滞，肿结成块者，用茱萸微炒为细末，鸡子清调涂病处，神妙。轻者宜用此方，若受重者，既消而再来。

升麻汤：治肺痈，胸乳间皆痛，口吐脓血，气作腥臭。

川升麻 苦梗 薏苡仁 地榆 黄芩去心 赤芍药 牡丹皮去心 生甘草各三分

上为粗末，每服一两，水一升半，煎至五合，去滓温服，日三服。

补 遗

论 妇 人

痈疽之疾，妇人与男子无异，惟有月闭、血虚、气结，无前三证，依常法治。

小 儿

痈疽之疾，小儿纯阳多热，心气郁而多疮疖，胎食过而受热毒，犀角散为最，余如常法，大下恐伤其胃。

（此二条出《卫济宝书》）

仆闻凡疗痈疽，用针灸点烙，其功甚大。余为儿时，见亲戚一妇人，病痈在背之左，高大而熟，未破之间，有医者云：可烙。彼时有一老成人云：凡背之上，五脏俞穴之所系，膈膜之所近，烙之不得其法，必致伤人。医答曰：宜浅而不宜深，宜横入不宜直入，恐伤破膜子。宜下而不宜上，恐贮脓血。得此诀，尽无妨也。于是烧铁火箸烙之，肉破脓出如湍水，自此而愈，当时直是恐人，非刽子手者，不能为之，烙后真有神效，若不能识生熟浅深，上下横直之要妙，不若不烙之为愈，故载之末卷。

---

① 自：原脱，据类聚本补。

痈疽点烙法<small>出陈日华方</small>

世人于疮疖始发，辄用针灸，十死八九，盖毒方殷，以火助火，宜其危也。闻烙之功却大，方其已熟未溃之时，用铁箸一烙，极是快意，方扇火欲著时，诚是恐人，予久闻之，已深知其功，于临时犹且颤悸，况于未曾经得效之人乎？烙后，脓水流通，百无所忌，名曰熟疮，只忌鸡肉，致恐疮突，开穴口宜向下，要脓水流通，仰则倒贮，然须是熟于用烙者，识浅深，知穴道，审生熟，非其时则所出者，皆是生血，当其时，则出黄脓瘀肉。予见人烙疮者甚多，用尖针烙者不得法，用平圆头者为妙，盖要孔穴通透，尖针头细，其口易合，徒耳吓人，针出复合，未必为功，惟用平圆，如锁衡纬铤之类乃妙。既烙得通，不得法者，便用法傅之，不能保养，疮口必再合，口合则不能必其效，妙哉之为牛膝根也，用细牛膝根，如疮口之大小，略刮去粗皮，顿入口中，留半寸以下，压在疮口外，即以嫩橘树叶，及地锦草各用一握许，研成膏，傅之其上。牛膝能去恶血，得恶血常流，而二草温凉止疼，随干随换，此十全之功。予尝有疖毒之患，每得此极效，每劝人点烙，听之者寡，从之者信，故书以告人。

用蛴针法<small>出洪丞相《集效方》</small>

仆常治痈疖，不问老幼少壮，初发痈肿娀作，使用蛴针，亦是开门于出毒气之一端也，此法载洪内翰方中甚详，而仆用之，每获奇效，因而录之

凡用痈疽觉见稍大，便以井边净泥，傅疮顶上，看其疮上有一点先干处，即是正顶，先以大笔管一个安于正顶上，却用大马蜞一条<small>本草名水蛭</small>安其中，频以冷水灌之，马蜞又名黄蜞当吮其正穴，脓血出毒散是效，如毒大蜞小，须三四条方见功。腹傍黄者力大，若吮着正穴，蜞必死矣，其疮即愈，仆累试之，奇验，若血不止，以藕节上泥止之，白茅花亦妙。

痈疽经效杂方<small>一十三道</small>

疗痈疽诸般疮疖，欲愈必痒，及疗肾脏湿痒妙方。陈日华云：盐之功用甚博。予一日胛上生一疖，以火烙之，作效，数日疮口欲合，四边痒甚不可忍，令人以绢帛蘸汤熨洗甚快，快定复痒，再熨再痒，三熨觉倦。医者云：凡洗熨，最损人气血，每见疽病之后，被痒洗熨，随至眩绝，是时予痒并作，医者取盐一撮，于四缘遍擦，便觉疮内外清凉少定，作一般美快，更不复痒，嗣后偶灸疮，临可作金樱子，痒甚，取盐擦之，其效如初，痒甚则重擦，随具轻重，不觉快人，盐入疮口，亦无妨害。嗣后身体或有痒处，亦以盐擦，随即除去，且复佳甚。世人多有于疮疖初发时，用油盐以亟擦之令热，遂结聚不成，亦此意也，但余不曾用之。疖初发时，五更未语之唾，以手潜抹，亦是一法，故并录之。肾脏湿痒，无药可治，亦用盐擦得效，此亲试也。

《外台秘要》疗蒿蒿恶寒，似欲发背，或已生疮肿癃疹起方：以消石三两，暖水一升，和令消，待冷，取故青布，沓三重于赤处，方圆湿布揾之，热即频易，立差。

《经验方》治发背及诸般痈毒疮。

黑铅一片　甘草三两，微炙

锉，用酒一升①，著空瓶之傍，先以甘草置在酒瓶内，然后，熔铅投在酒瓶中，却出酒在空瓶内，取出铅，依前熔后投。如此者九度，并甘草去之，只使酒令病者饮，醉寝即愈。

崔元亮《海上方》治发背秘法：李北海云：此方神授极奇。

甘草三大两，生捣为末，大麦面九两，于一大盘中，搅和令匀，取上等好酥少许，别捻入药令匀，百沸水搜如饼剂，方圆大于疮一分，热傅肿上，以细片及故纸，隔令通风，冷则换之，已成脓水自出，未成脓便内消。

治痈疽发背，及脑疽：不论年远日近，诸般恶疮冷漏，臁疮等，悉皆主之。

七八月收自落地茄子花，去蒂不用。

八九月收黄蜀葵花，去心、蒂不用。

上二味，并曝干，等分为细末，每用先口含浆水洗疮令净，以软帛挹干，却以此药干糁，若稍觉赤肿硬痛时，用浆水调叶如稀糊，以鹅翎扫所患处，用纱帛子护定，如脑疽不须洗，只以软帛拭去脓血，干糁，每日一易，神效不可具述。忌猪肉、鱼鲊、湿面、鸡羊鹅油、炙煿煎炒、毒物五十日。

《胜金方》治发背发脑，及痈疽热疖恶疮等：以腊月兔头，锉入瓶内，密封，久愈佳，涂帛上，厚封之，热痛者，得药如冰，频换瘥。

《集验方》治一切痈肿，未成脓者，拔毒：以牡蛎白者为细末，水调涂，干更涂。

《外台秘要》云：凡肿已溃未溃者，烧鲤鱼作灰，醋和涂之一切肿上，以瘥为度。

《肘后方》治发背欲死：取冬瓜，截去头，合疮上，瓜当烂，截去，更合之，瓜未尽，疮已敛小矣，即用膏养之。

《李兵部手集方》疗毒疮肿，号叫卧不得，人不别者：取独头大蒜两颗，细捣，以麻油和研，厚傅疮上，干即易之差。

寇宗奭治丹毒发于背，及一切痈肿：用金星草根叶一分，酒一大盏，煎汁服，不惟下所服石药，兼毒去疮愈，如不欲酒，将新汲水调二钱服，以知为度。

《经验方》治五毒发背：金星草和根净洗，慢火焙干，秤四两，入生甘草末一钱，分为四服，每服用酒一升，煎二三沸，后更以冷酒三二升相和，入瓶器内，封却，时时饮之，忌生冷油腻毒物。

甲疽代指嵌甲方 凡六道

崔氏治甲疽，或因剔甲伤肌，或因甲长侵肉，遂成疮肿痛，复缘窄靴研损，四边肿掀，黄水出，浸淫相染，五指俱烂，渐渐引上脚跌，泡浆四边起，如火烧疮，日夜倍增，医方所不能疗者：绿矾五两，形色似朴硝而绿色，置干铁板上，聚炭封之，囊袋吹令火炽，其矾即沸流出，色赤如熔金汁者，真也，候沸定汁尽去火，待冷取出，研为末，色赤如黄丹，收之，先以盐汤洗疮，帛挹干，用此末傅之愈。

《梅师方》治甲疽：

石胆一两，火上烧令烟尽，细研为末，傅疮上，不过四五度立差。

《灵苑方》治甲疽胬肉裹甲脓血疼痛不瘥：凡此疾须剔去肉中甲，不治亦愈，或已成疮，不瘥宜用此方。

乳香研细，胆子矾烧研

上等分傅之，肉消而愈。

---

① 升：类聚本作“斗”

《胜金方》治甲疽匿肉，脓血疼痛不瘥：

牡蛎头厚处，生研为末，每服二钱，研靛花酒调下。如痛盛已溃者，以此末傅之，更一日三服。

《圣惠方》治代指：芒消煎汤淋渍愈。

华佗治嵌甲累效方：

硇砂，乳香并研，各一钱重　腻粉半钱重　橄榄核三钱，烧存性　黄丹一字

上为末，以生麻油调，先以盐汤洗净挹干，傅之两上，效。

妇人妒乳乳痈方 两道

葛稚川治妇人乳痈：

以人牙齿烧灰，研令极细，以酥调涂贴痈上。

《兵部手集》疗妒乳硬欲结脓令消方：

以鹿角于石上，磨取白汁涂之，干又涂，不得近乎，并以人嗍却黄水，一日许即散。

金疮箭镞竹木刺汤火方 共一十四道

《胜金方》治刀斧伤，止血生肌，**天蛾散**

晚蚕蛾为末糁匀，绢帛裹，随手疮合血止，一切金疮亦治。

崔元亮《海上方》疗金疮，刀斧伤破，血流不止：以石灰一升，石榴花半斤为末，取少许傅上，捺少时，血止便安。

《张氏经验方》治刀伤磕损，血不止，痛难禁：此出于荆门军点头录，余分教石城乡人戴尧臣，作尉试马，于泮宫之前，马劣拶人于篱，戴损大指甲离肉，血淋，余偶记此方，亟令人将葱白煨烂，乘热缚定，痛与血随止，葱冷再易，遂不复痛，翌月洗面，全不见痕迹。小木匠姓雷，在教授厅工作，忽请暇问之，云脚跟为斧角所伤，乘急用泥塞，至今攻注成肿，发寒热，不可立，余遂令剔去旧土，令血再出，却用煨葱白傅之，不移时，雷复来，用斧凿矣，云一用葱白，痛佳血止，今已不疼。推官宋琢定，验两处杀伤，气偶未绝，亟令保甲取葱白，锅内炒热，以傅伤处，继而呻吟，再易萄，而伤者无事矣。曾以语乐平宰鲍旗，再会鲍曰，葱白甚妙，乐平人好斗多伤，每有杀伤公事未暇诘问，先将葱白傅伤损者，活人甚众，大辟遂减，余亦自用皆效，仍无瘢痕，此方即傅其他刀伤搕损，不必它求，无葱白处以叶亦可，只是要炒热为上，时易为佳，伤多煨炮不及，但以干锅内，且烙且杵，令涎出，葱热用之妙。

《百一方》诸竹木刺在肉中不出：

以蛴螬研，傅之刺上，立出。

《肘后方》治竹木刺在肉中不出：

捣白茅根傅之，立出。

《衍义》治竹木刺入肉：

嚼牛膝根罨之即出。

《肘后方》治箭镞入骨，不可拔者：

以巴豆微熬，去壳与蜣螂。

并研匀，涂所伤处，斯须痛定，必微痒，且忍，待极痒不可忍。便撼动箭动镞拔之，立出。

孙真人治箭镞在咽喉胸膈，及针刺不出方：

以蝼蛄捣取汁，滴上三五度，箭头自出。

《肘后方》治中热油，及火烧，除外痛：以丹参八两，细锉，以水微调，取羊脂二斤，煎三上三下，以傅疮上愈。《梅师方》同

《经验方》治汤火伤**至圣膏**

鸡子黄一两

上用银石器内热，自然油调妙，粉傅

之愈。

　　凡被汤火热油，痛不可忍，取廯下黑淤泥，量份大小，斟酌多少，次加以老姜汁，麻油十分之一，其研令匀，搽伤处即愈。

　　又方：以尿桶下脓脚，搽伤处。

　　又方：以雄鼠粪两头尖者是烧存性，麻油、轻粉调涂愈。已上皆处处有之，仍有奇效。

悬 痈 方[①]

　　治谷道前后生痈，谓之悬痈，韶州刘

从周方：

　　用横纹粉草一两，四寸截断以溪间长流水一碗，河水井水不用，以文武火慢慢醮水灰，约自早炙至午后，炙令水尽，不可急性劈开。甘草见心中觉水润，然后为透，细锉却用无灰好酒二小青碗，入上件甘草，煎至一碗，温服之。一二服便可保无虞。此病初发如松子大，渐如莲子，数十日后始觉赤肿如桃李，即破，若破即难治。服此药虽不能急清，过二十日必消尽矣，投两服亦无害。林判院康朝尝患此痈，已破，服此药两服，疮即合，甚妙。

　　东都侍医法眼津轻意伯健寿校刊
　　　男良策建意覆校

跋　语

　　戊午冬，《精要》刻成将刷行，偶得见韩本，乃是鹿门望氏之旧藏，文字有与前所校诸本不同者，更参对标记上方以续

刻之。因思海内之广，犹必有异本，唯愿后贤重订尔。已未初夏健寿识

---

　　①　悬痈方：原脱，据目录补。

管见大全良方

宋·陈自明　撰

序

医所谓神圣，生而知之者也。脉病证治，其学而知之者乎。是故医莫贵乎学。大抵识脉不如识病，识病不如识证，识证不如药对。精于药者，岂荒于学者所可能哉？处药之妙盖莫如《和剂》者。朝廷行用此方，上而进御，下而拯救生民，其剂量斟酌、轻重多少之节，不知经几有学识前辈投辩商订，然后试之而辄效，用之而无弊。仆早岁膝下至于革发，读海内古今医书殆遍，踪迹落东南半天下，讲论玩阅汗漫繁多。盖学反复参验，此方包罗揆叙，所谓博而论诸约者。藉以亲朋远游，因就《局方》撮要曰《备急管见》。盖念医书繁夥，非行李所得尽载，逆旅仓遽，与医药或不相孚见知者传录之，用辄效，暨再客金陵，暇日又取而增益焉。始自中风，讫于婴孺，科别类聚，汇而成编。虽曰按图索骥，似失之拘，然前哲处方绳墨具在，恐不得而废也。同志之士，倘改而正诸，不亦宜乎。时　咸淳辛未仲秋

临川医学陈自明良甫序

目　录①

---

① 目录：此前原有"纲目"，编次及内容与目录雷同，故删之。

---

① 附疮疹、霍乱：原脱，据正文补。

诊 脉 要 诀

左手脉诀（图）

鱼际高骨

尺关寸
下中口

肾膀胱脉所出　肝脉胆脉所出　心小肠脉所出　微与弱无别　弦与紧相似　滑数则一般

右手脉诀（图）

鱼际高骨

寸关尺
口中下

沉伏难分别　迟涩似不殊　浮洪体相切　肺大肠脉所出　脾脉胃脉所出　命门三焦脉所出

第一　脉 之 大 要

大凡治病①，不察脉，察脉虽②为。古人以切脉为下，然用药则未尝不以脉为主。而脉之大要且以浮沉、洪微、虚实、迟数八脉，以察病之虚实、冷热，方可用药。精此八脉，自不失病之大体。何则如伤寒脉浮者在表，可发汗；脉沉者在里，方可下。虚者补之，实者泻之。诸洪与数者为热，诸微与迟者为寒。无如此最验也。故果能精于浮沉、虚实、迟数、洪微之脉，便可免实实虚虚、损不足益有余。

若其他脉体，幽微诀断，当如王叔和正经说。

第二　七 表 脉

属阳，春夏见之，易治。

浮按不足举有余，芤脉中空两畔居，
滑脉如珠中有力，实形幅幅与长俱，
弦如始按琴弦状，紧若牵绳转索初，
洪举按之皆实大，此名七表不同途。

第三　八 里 脉

属阴，冬夏得之，病轻。

微来如有又如无，沉举都无按有余，
迟缓息间三度至，濡来散上细仍虚，

---

① 病：此下疑脱一“无”字。
② 虽：当作“难”，形近致误。

伏须切骨沉相类，软弱而沉指下图，
涩脉如刀轻刮竹，此名八里坦如途。

第四　九　道　脉

长脉壮热卧不安，短食不消四肢寒，
虚少力惊心恍惚，促加即死退时痊，
结主四体气闷痛，代形真死不能言，
牢时骨痛气加喘，动体虚劳血海崩，
细脉往来微似线，损精乏力脚酸疼。

第五　浮　沉　脉

浮沉者，脉之上下也。

浮者，轻手取而得之，在表，属阳。
若有力者，宜发汗则愈矣。

沉者，重手取而得之，在里，属阴。
若按之有力者，宜下之愈。

第六　洪　微　脉

洪微者，脉之大小也。

洪水①，共水为洪，按之满指有力，
属阳太热，宜发汗、通利之剂则愈。

微者，极细之义，似有似无，属阴太

寒之证，宜用温热药则愈。

第七　虚　实　脉

虚实者，脉之有无也。

虚者，软软弱弱，按之无力，属阴，
宜温补之剂。如夏月见此脉，却是伏暑之
证，不宜用热药，宜用暑药，要看外证辨
验。

第八　迟　数　脉

迟数者，脉之至数也。

迟者，一息之间脉三至也，属阴大
寒，宜用温热之剂则愈。

数者，一息之间脉五六至也，属阳大
热，宜用寒凉之剂以清之。

第九　怪　　脉

雀啄连来三五啄，屋漏半日一点落，
弹石来硬时复散，搭指散乱真解索，鱼翔
似有又如无，虾游静中跳一跃，寄语医家
仔细看，六脉见一休下药。

---

① 水：疑为"者"之误。

卷之一　治诸风

第一　中风证治

夫中风者，皆因阴阳不调，脏腑气偏，荣卫失度，气血[1]错乱，喜怒过伤，饮啖无节[2]，恣情嗜欲[3]，致于经道或虚或塞，体虚而腠理不密。风邪之气乘虚而[4]中于人也，其状涎潮昏塞，不省人事[5]，舌强不能言。此等疾证鲜有不毙者。然则亦有轻重。经云：风中脏则性命危。且以简易言之，先察口眼开阖，以别重轻。如眼开口噤，无汗搐搦，涎不作声，六脉迟浮者，易治；若眼闭口开，手足不收，自汗如珠如油，发直吐沫，面赤如装，鱼口气粗，咽中涎响似水鸡声或如曳锯声，如鼾睡或时长嘘，摇头上窜，喷药闷乱，目瞪直视，头面青黑，六脉急疾大数，脉迟缓，倘有一证，皆不可治也。若是中之轻者，涎潮昏塞，不省人事，语言蹇涩，半身不遂，缓纵掸曳，左瘫右痪，偏枯风懿，痿痹不仁，口眼㖞斜，头痛头眩，如坐舟船之上，角弓反张，摇头马鸣，白虎历节，走疰疼痛，虫行瘙痒，恍惚惊悸，为癫为痫，暗风倒地，难可枚举。已上之证，皆可施治。但近代之医皆遗古法，自立新意，或执一说，或本易简，不问阴阳冷热虚实、有汗无汗，不问外感风寒、

内伤喜怒，六脉沉伏或指下浮盛，首以三生饮吞养正丹，每见服之，多有不救。兼有虚风冷证服之而安者，乘兴执此为法，殊不知风为动物，证多属阳，王叔和云"热积生风"是也，《外台秘要》言之甚详，古圣方书如至宝丹、红雪、通中散、龙脑芎犀圆、牛黄清心圆、薄荷煎、大小竹沥等汤便可。见若中风有热之证，更服三建、三生、养正等药，可谓抱薪救火，安有生理？又论凡中风不可便用风药，中气不可便用气药，执此为法。此等之论，因唐季润云切记风中人不可便用风药，气中人不可便用气药。才觉有此证候，急用真麝香肉三钱，研令极细，以真麻油调令稀薄可饮为度，令患人一服顿尽。如牙关紧，即撬开口灌入，候少苏省后服大豆紫汤，服羌活一二斤无妨。服此二药，永无手足偏废、语言蹇涩之患。于后见得证候分明，若是中风，只服排风、续命等汤；若是中气，只服苏合香圆、调气等药。此等议论，是唐季润虑医之不明尔，亦未尝令人不服风药。静而思之，若是富贵之家，处此之时，尚可抖撬真麝香；若中产之家，束手待尽而已。殊不知孙真人云治中风若不行小续命汤，是不能治风。近人畏而不用，死者比比，良可叹息。且如小续命汤治卒暴中风，不省人事，渐

---

① 气血：《医方类聚》卷十三同，《局方》本作"血气"。
② 饮啖无节：《医方类聚》卷十三同，《局方》本作"饮食无度"。
③ 恣情嗜欲：《医方类聚》卷十三同，《局方》本作"嗜欲恣情"。
④ 乘虚而：《医方类聚》卷十三同，《局方》本无此三字。
⑤ 其状涎潮昏塞，不省人事：《医方类聚》卷十三同，《局方》本作"其状奄忽，不省人事，涎潮昏塞"。

觉半身不遂，口眼㖞斜，手足颤掉，语言蹇涩，肢体麻痹，神情昏乱，头目眩重，痰涎并多，筋脉拘挛不能屈伸，骨节烦疼不能转侧，及治诸风，服之皆验；又治痉病，角弓反张，摇头马鸣，历节痛风，小儿急慢惊风；又治脚气缓弱，久服得差。久病风人，每遇天色阴晦，节候变更，更宜预服之，以防瘖哑。然此药四时自有加减，如有汗者，去麻黄，减杏仁一半，加干葛；若有热者，倍黄芩，去附子，减桂一半。仆依此加减疗疾，累用有效。许太学云：凡治瘫痪一切风疾，如排风、续命、竹沥等汤不能作效，大概此疾积袭之久，非一日得之，须是大剂合三五料服，吃得汗出如药香，方见效也。今人服三五服而责无效，其责医也亦速耳！孟子曰"七年之病，求三年之艾"是也。多见病家无主，病者亲故问病，各立一说，各授一方，皆谓经效，不待医者商议可服不可服，即便投之，倏焉至祸，各自走散。又有正在病中，请得医来，诊视未定，各逞己能，众议纷纷，使人疑惑不知孰是，犹豫不决，遂致困笃。古人云"贫无达士将金赠，病有闲人说药方"是也。莫若参以外证，确意依方服药，毋信浮言，以贻后悔！

第二　卒中风证治

若卒中邪风，一时僵仆，不省人事，仓促之间无医可问，或见理未明，虚实冷热难辨，疑似之间，可首以真麝香肉研细，麻油调三钱重，令稀薄，得所服之。口禁者撬开灌服。若一时未办，宜先以苏合香圆半两，姜汤调灌；或兼以青州白圆子研细，入生姜自然汁少许调匀，灌服尤佳；或煎谷神嘉禾散灌服，亦有奇效。近

时庸医不晓古意，以为脾胃之药与风与气甚不相干，便有此等谬论，眩惑众听，殊不知卒中之由，多因饮食中大怒而得之。夫脾好歌声，故饮宴中置歌舞以悦脾也。盖怒剧伤肝，肝不受邪，移气克于脾土；又风喜伤肝，肝移气凌脾，脾主四肢，况涎乃脾之液，所以风中之人多有呕吐涎沫，涎潮昏塞，不省人事，四肢偏废，用嘉禾散收效者此意也。近代亦有用麝香煎、五积散，间有获效，况五积散亦是太阴脾经之药。然其性差热疾，证未分不可多服。如参苏饮、星香饮、三倍汤、分心气饮加防风煎皆可与服，此予家三世取效方也。

第三　中气证治

若卒然急中，不省人事，当仔细审问，若因气不顺而中者，当作气中治之。其说虽不见于古书，考其至理，多由喜怒过伤，暴怒伤阴，暴喜伤阳，又云怒则气逆，喜则气缓，怒极伤肝，喜极伤心，气血交乱，经络壅遏。盖人之气象天地之风，郁抑则生疾，其中人也卒，其眩人也晕，激人涎浮，昏人神乱，所以圣人以风为百病之长。若中气者，亦牙关紧急，手足搐搦，四肢不举，渐渐无知，闷绝而倒，但口中无涎者，是其证也。是齐云治法与中风同，宜先与苏合香圆或麝香煎、五积散或木香调气散、分心气饮、参苏饮、嘉禾散、乌药顺气散，皆有效。

第四　中痰证治

若手足軃曳，口眼㖞斜，或一边身体不随，或手足身中有一点钓痛，肠

鸣多睡，口中多流唾①涎，此是中痰也。宜以参苏饮及控涎丹或星香饮子皆效。

第五 中暍证治

若因盛暑在途，忽然僵仆，不省人事，当作中暍治之。此疾皆由饥而感冒暑热之气而得之，宜用白虎汤，或来复丹研细、浓煎紫苏汤调灌，或以大黄龙圆，服之即省。若在荒野僻陋之处，一时无药，但以大蒜细研，以汤调灌，亦得苏省。切不可以冷水灌之，断不能活。宜用布巾蘸热汤不可大段灼人熨脐上下，必省。若偶在无人所居之境，一时无汤，可移病人安于树阴之下，却掬路上热土安于病人脐上，仍拨开作一窍，以人尿注于其中，得暖即活。

第六 中寒证治

若遇极寒之时，忽然气厥晕闷，不省人事，皆由体虚气弱而中寒气，当以附子理中汤治之。

第七 中湿证治

若遇风雨袭虚，山泽烝气，民多中湿，亦能令人一身尽痛，气厥不省人事，当作中湿治之，宜以术附汤、异功、五积散。

第八 卒中涎潮昏塞证治

若中风卒暴不知，涎声上下相引如曳锯，此由饮啖无度，气血闭塞，停留胃中，与风相搏，内化成痰。若投以诸汤，盖气闭涎膈而卒不得下，急当吐之，使快为度，然后随证用药。虽初虞世有金虎、碧霞之戒，且如卒暴涎生，声如引锯，牙关紧急，气闭不行，汤药不能入，命在须臾，执无吐法可乎？但不当用银粉等药，则坏人四肢。尝原古人之论，病在上膈当吐之，瓜蒂之类是也。宜孙兆稀涎散、许学士胜金圆，皆可用也。

第九 中风热证治

《外台秘要》云：凡初中风，四肢不收，扬手掷足，心神昏聩，眼不识人，言不出口，烦闷恶衣，喷药闷乱，此等疾证，多由热起。王叔和云"热积生风"是也。故先圣用至宝丹、红雪、通中散、龙脑芎犀圆、薄荷煎、牛黄清心圆以对之。亦有单饮竹沥及大小竹沥汤，败毒散加防风、荆芥煎服，亦效。若不审是热积生风，例以三生饮、三建汤、养正丹投之，则祸不旋踵，盖其中有天雄、乌、附，其性大热，服之如抱薪救火，鲜有不毙者，真所谓"实实虚虚"、"损不足益有余"。如此死者，医杀之耳。学者宜审思之！

第十② 五脏中风证治

若五脏中风，自有专条，但风中脏则性命危。如中之轻者，可与排风汤治状详见《局方》。

---

① 唾：原作"睡"，据《医方类聚》卷一百十四改。
② 十：原作"十一"，下依次错，据目录改。

十一　刚柔二痉证治

又名曰痓[1]

夫刚柔二痉者，病人先憎寒发热，有类伤寒，忽然身体强直，如角弓反张，口禁咬龂，摇头马鸣，如发痫之状。妇人新产血虚，多汗出，喜中风，多有此证。当察有汗无汗，以分刚柔。若无汗恶寒，名刚痉，小续命汤主之；有汗不恶寒，名柔痉，小续命汤去麻黄加葛根主之。凡刚柔二痉，并可与小续命汤加减服之，又有大豆紫汤与竹沥并可与服。然得斯疾，十愈三四耳。

十二　破伤风破伤湿相类　　病证治

若先因金刃所伤，或打扑伤损，或风或湿，从疮口中入，或身体强硬，如角弓反张，口禁咬痉，摇头马鸣，如发痫之状者，当作破伤风、破伤湿治之，宜用胡氏夺命散。若伤重不省，心头尚温，急此药调方寸匕灌服，下咽即活，并进二服，起死如神。

仆邻近有晏匠，其子被斧伤足，因洗而有是证。仆不在家，山医者不识是证，遂卒，可伤可笑！

十三　中风无汗证治

若奄忽之间，涎潮昏塞，不省人事，口眼㖞斜，肌肤不仁，左瘫右痪，半身不遂，筋挛骨痛，或腰痛如折，身体无汗，

或有时略省，此是体虚而中邪风，治之宜用小续命汤、木香煮散、排风、竹沥等汤，兼至宝丹并进十服，得汗而解。圣人为虚风无汗而误。谚云"风随汗愈"是也。

十四　中风自汗证治

若有已上疾证，遍体自汗者，不可与续命、排风等汤，盖其中有麻黄、杏仁故也，宜以续命煮散、独活汤。

十五　失音不语证治

若失音不语者，风邪客于心脾二经，上入于机关也。机关者，舌本也。若关膈不通，其人精神昏聩，宜牛黄圆、通关散、神仙解语丹。若渐能语而牙关紧急者，宜细辛散。

十六　痰涎壅盛证治

若中风痰涎壅盛者，宜星香饮、省风汤、三倍汤、白圆子。

十七　手足缓纵不仁半身不遂　　口眼㖞斜证治

若因风邪中于经络，气血行迟，机关缓纵，手足不仁，麻痛[2] 不知痛痒，半身不遂，口眼㖞斜者，可与灵宝丹。

若偏风语言蹇涩者，可与小续命汤、木香煮散。

---

① 痓：《医方类聚》卷十三同。然依文意不应言"又名"，疑此处当为"痉"。

② 痛：《医方类聚》卷十三同，依文意当作"木"。

十八　白虎历节走疰麻木证治

若偏风走疰，历节疼痛，或如锤锻，或如虫啮，昼静夜剧，痛不可忍，是白虎历节证也，宜与小续命汤兼以活络丹。若身体麻木者，亦可服麝香圆，亦妙。

十九　身体倦痛夜后腰背 不能转侧证治

若每到中夜，后腰疼痛，转侧不得，或身体倦痛者，皆因风寒湿三气伤于经络，可与小续命汤。大便秘、小便多、身疼者，可与术附汤。若骨节烦疼者，可与乳香趁痛散。或身体麻木、足胫弱者，可与追风应痛圆、黄芪圆。

腰痛甚者，可与神应圆、青娥圆，近人以异功[①] 五积散加桃仁煎服效。

二十　拘急脚弱口噤证治

若拘急、脚弱、口噤者，可与龙虎丹、小续命汤，岂无效？

二一　瘫痪手足不随证治

若瘫痪手足不随者，可与透水丹。

二二　偏风筋脉拘急挛痛证治

偏风筋脉拘急挛痛者，可与驱风圆、乳香趁痛散、乳香圆、七宝丹。

二三　恍惚惊悸证治

若恍惚惊悸者，皆因体虚受风，心气不足，风邪入于心经也，可与拣风汤、定志圆、平补镇心丹、降心丹、辰砂妙香散、十四支圆、天王补心丹。有热者，牛黄清心圆、至宝丹。

二四　诸风身体疼痛证治

若诸风身体疼痛者，皆因风邪之气入于经络，不能发散，致令手足骨节疼痛，或拘挛不得屈伸者，可与乳香趁痛散、追风应痛圆、活血丹[②]、乳香圆、没药圆、太岳活血丹，皆可服。宜先与五香散淋渫，次用活血丹涂之。

二五　痰涎呕吐痰沫证治

若诸风初发时，痰逆呕吐者，可与谷神嘉禾散、藿香汤、半夏散、橘皮半夏汤、参苏饮、温中化痰圆服之，呕吐立止。

二六　挫枕项强转筋 不得证治

若挫枕项强者，皆因气虚关膈不通，致令项筋强硬，转侧不得。筋络不顺疼痛，可与追风散、三五七散。痰盛者可与青州白圆子。如头目昏痛，项背拘急，肢体烦疼者，可与消风散、川芎茶调散、如圣饼子、蝎附散，极妙。

---

① 功：原作"切"，据《医方类聚》卷十三改。

② 活血丹：《局方》本作"活络丹"。

二七　头目昏晕证治

若头目昏眩不清快者，与消风散、茶调散、防风圆。若虚弱及年高人风寒入脑，头痛发眩，如坐舟中者，可与三五七散及防风圆、术附汤。许学士以养正丹疗风虚痰眩有效。

二八　头痛头风证治

若头痛头风者，可与太阳丹、茶调散、急风散、白龙圆、芎辛汤、芎羌散、蝎附散、如圣饼子、追风圆、黑神圆、七生圆。

二九　瘾疹瘙痒证治

若诸风瘙痒瘾疹，皆因血气不顺，面如虫行瞤动。血气滞者，宜先服青木香圆一贴，次服皂角煎圆一贴，却与胡麻散、排风汤、消风散、四生圆、四生散。

三十　便秘证治

夫人大便秘结不通者，有风，有气，有热，又有脾约等证。若因风邪热滞，壅遏肠胃，津液干燥，故秘涩不通者，可与麻仁圆，甚者与皂荚煎圆，得大腑过住服，年尊者不宜多服。若气秘不通者，与三和散。

若热而秘者，与七宣圆，甚者小三黄圆。若大便硬而小便数，其脾为约，宜与脾约麻黄圆①。

若老人风秘及产后去血过多，肠胃燥涩，便秘不通，宜以四物汤加去白青皮煎

服。

老人风秘、冷秘者，与半硫圆。

三一　打扑伤损出血
　　　破伤风肿证治

若因打扑坠堕，伤损出血者，或破伤风入发肿者，可与五香散，用生姜自然汁调药贴患处。内损者，与太岳活血丹。血不止者，与花蕊石散、血竭散、玉真散、乳香圆、没药圆、应痛圆、趁痛散。

陈总领治打扑伤损、颠搕损破皮肉及刀刃所伤，急取未经水葱白细切，炒令极热，以裹伤处，血止痛住，神妙。

又以晚蚕蛾为细末，和石灰罨伤处，住痛止血，疮口即合，神妙。肠出破者，以桑白皮为线用针缝之，然后傅药。

三二　臂痛证治

夫臂痛者，具说有五：若臂痛筋脉挛急，不得屈伸，遇寒则剧，由肝虚为风寒邪气留于经络，故筋挛干急而痛，脉紧而细者，宜以小续命汤或以异功五积散加全蝎、麝香煎，甚者以柏子仁圆。

若臂痛不能举，时复转移，或左或右，此由中脘伏痰，脾气滞而不行，则上下不运而痛，其脉沉细，宜茯苓圆或控涎丹。

若臂痛流走上下无常，外连肌肉，牵引背胛，时发时止，由荣卫之气循行失度，遂受风毒之气，行于血中，随血上下，新故相搏则痛，宜小续命汤兼麝香圆，甚者以白芥子散。

若卒然一臂无力，痛不能举，漐漐似汗，肌肉时复掣痛，手足不及头，此寒湿

---

①　麻黄圆：《医方类聚》卷十三同，依上文及医理当作"麻仁圆"。

客搏而筋缓也，宜以异功五积散加全蝎、麝香煎，甚者以四君子汤加芍药、附子、生姜煎服。

若气血凝滞经络不行，臂痛不能举者，宜舒经汤。

卷之二　治伤寒 <small>附痰饮，咳嗽，脚气，暑湿，疟疾</small>

第一　伤寒叙论

且如伤寒治法，始于仲景太守之书。元符间，庞安常作《伤寒总病论》。政和间，朱奉议肱编而为《活人书》，详观方论意义，纤悉具载，可谓尽善尽美，皆本于仲景之书及诸家之善真，千古不朽之良法。令①人不能深求其意，妄加治疗，往往中暑乃作热病，治之反用温药；湿温乃作风温，治之复加发汗，名实混淆，是非纷乱，性命之寄，危于风烛。自后有钱倅李氏剽窃作歌，目之曰《类证活人书》；卢氏集数篇名《伤寒片玉》，皆语词鄙俚，言不尽意，要之不可为法，是以识者皆不观览。今有李氏子立作《伤寒十劝》，虽未能尽圣人之万一，其中多有可取，亦不出《活人》之书。仆取其捷见也，并录于后。

第二　伤寒十劝

一、头疼又身热，便是阳证，不可服热药。

伤寒传三阴、三阳共六经。内太阴病头不疼身不热，少阴病有反发热而无头疼，厥阴病有头疼而无发热，故知头疼而又发热即是阳证，若医者妄投热药，决致死亡。

仆考之痰证云但头疼项不强为异耳。

然痰证头疼者众，仆多见庸医看证不审，才见发热头疼便以和解散而死之者，亦有便用五积散而死之者，是皆偏见曲说。有偏用凉药者，则附子、硫黄笑而不用；有好用热药者，则大黄、芒硝畏而不敢使，此世之通病。

二、当直攻毒气，不可补益。

邪气在经络中，若随证早攻之，只三四日愈。若医者妄谓先须正气，却行补益，使毒气流炽，多致杀人。

三、不思饮食，不可服温脾胃药。

伤寒不思饮食，自是常事，终无饿死之理。如理中丸之类，皆不可轻服。若阳病服之，致热气增重，或不可救。

四、腹痛亦有热证，不可轻服温暖药。

《难经》云："痛为实。"故仲景论腹满时痛之证，有曰"痛甚者加大黄"。夫痛甚而反加大黄，意可见也。唯身冷厥逆而腹痛者方是阴证，须消息之。每见医者多因下利②便投热药而杀人。

五、自利当看阴阳证，不可例服补药及止泻药。

凡自利身不热手足温者属太阴，身冷四逆者属少阴、厥阴外，其余身热下利，皆是阳证，当随证依仲景法治之。每见医者多因下利便投暖药及止泻药而杀人。

六、胸胁痛及腹痛，不可妄用艾灸。

常见村落间有此证无药便用艾灸，多致毒气随火而盛，膨胀发喘而死。不知胸

---

① 令：疑为"今"之误。

② 因下利，《局方》本作"缘腹痛"。

胁痛自属少阳，腹胀满自属太阴也，此外惟阴证可灸。

村人近以为瘵病灼艾而死者甚众，又有以麻油灯焫之。

七、手足厥冷，当辨阴阳，不可一例作阴证治之。

有阳厥，有阴厥，医者少能分辨。阳厥而投热药，杀人速于用刃。盖阳病不至于极热，则不能发厥，仲景所谓"热深则厥亦深"是也。热深而更与热药，安有复活之理？但看初得病而身热，至三四日后，热气已深，大便秘，小便赤，言语昏愦，及别有热证而反发厥者，必是阳证而发厥也，宜急用承气汤下之。若初得病，身不热，大便不秘，自引衣盖覆，或下利，或小便数，不见热证而厥逆者，即是阴证发厥也，方可用四逆汤之类。二厥所以使人疑者，缘为其脉皆沉，然阳厥脉沉而滑，阴厥脉沉而弱，又阳厥脉时复，指爪却温，阴厥常冷，此为可别也。

八、病已在里，即不可用药发汗。

凡伤寒证须看表里。如发热恶寒，则是在表，正宜发汗；如不恶寒反恶热，即是在里。若医者一例发汗，则所出之汗不是邪气，皆是真气。邪气未除而真气先涸，死者多矣。又别有半在表、半在里之证及无表里证，不惟终不可下，仍亦有不可汗，当随证治之。

九、饮水为欲愈，不可令病人恣饮过度。

病人大渴，当与之水以消热气，故仲景以饮水为欲愈。人见此说，遂令病者纵饮，因而为呕、为喘、为咳、为肿、为悸、为水结胸、为小便不利者多矣。且如病人欲饮一碗，只可与半碗饮之，常令不足为善。

十、伤寒病初瘥，不可过饱及劳动、或食羊肉、或行房事与食诸肉汁及饮酒。

病方愈，脾胃尚弱，强食过饱，不能消化，病即再发，谓之食复。病方愈，血气尚虚，劳动太早，病即再来，谓之劳复。又，伤寒食羊肉、酒，及行房事者，并死。食诸肉汁并饮酒者，再病。

今并附李子立跋于后

予每念父祖俱死于伤寒，乃取仲景所注，深绎熟玩，八年之后，始大通悟，阴阳经络、病证药性俱了然在胸中。缘比于江淮之民，冒寒避寇，得此病者颇众，遂观仲景法随证而施之药，所活者不啻数百人，乃知伤寒本无恶证，皆是妄投药饵所致，自追悼父祖之命皆为医所杀，而又叹人无问于贫富贵贱，于此不能自晓，则轻传一命于庸医手也。今辄摭其流俗多误、有害于命者，略开其十目曰"伤寒十劝"，其言不复成文，冀人之易晓，以为深戒云。李子立跋。

陈总领云：夫此十劝，大有益于世，余所至官所常刊以济人。

第三　感冒证治

夫感冒之证皆曰伤寒，未易轻议。《活人书》中论伤寒之证有一十有三，曰伤寒、伤风、热病、中暑、温病、温疟、风温、温疫、中湿、风湿、湿温、痉病、温毒也；又有痰证、食积、虚烦、脚气，皆是憎寒发热，有类伤寒，然治之有法，非杂病之比。五种不同，六经各异，阴阳传变，日数浅深，药剂温凉，治有先后，差之毫厘，轻者危殆。且如太阳病发其汗遂漏不止，其人恶风，小便难，四肢微急，难以屈伸者，桂枝加附子汤主之；又太阳病，自汗，四肢拘急，难以屈伸，心烦，微恶风寒，脚挛急，小便涩者，慎不可与桂枝也，宜与甘草干姜汤、芍药甘草汤。但观此二证，相去不远，而用药一差，便有死生祸福之异，况有不识法者乎？伤寒惟两感不治，其余证候虽感于异气，能消息之无不愈者。设有差失仲景，所谓医杀之耳！所以在表宜汗，在里宜下，半在表半在里宜和解之。知其法者，若网在纲，如此而汗，如此而吐，如此而下，桂枝、承气、瓜蒂、四逆用之而不差。惟其应汗而下为痞、为结胸、为懊憹，应下而汗为亡阳、为谵语、为下厥上竭，又有当温反吐，疗热以温，变证百出，无复纪律，扰扰万绪起矣。是以不易言者，此也。班固有言"有病不服药为中医"，盖谨之也。

第四　伤寒在表证治

夫一时感冒轻者，言之如憎寒、恶风、发热、头痛、身体百节疼痛、小便清、无汗、脉浮紧者，在表当发其汗则愈，宜麻黄汤。若不辨脉息，况始得病之初，且以升麻葛根汤、十神汤、芎芷香苏散、万金散以解之。若汗不出，其热未退，尚恶寒，切不可轻用大黄等药利之。盖其病尚在表，且以升麻葛根汤或败毒散必解矣。初虞世云：南人用药失之太热，北人用药失之太寒，惟败毒散、升麻葛根汤为解肌之冠。若又未解，身热、恶寒、无汗、脉浮，却以葛根解肌汤服之，必得汗而解。若得汗后，切宜避风。

第五　伤风证治

若发热头疼，身体痛，恶风自汗，小便赤少，脉缓弱者，此名伤风也，当以桂枝汤。若初得病之轻者，且以神术散、或神仙百解散、或和解散与服。大抵伤寒、伤风，只论有汗无汗，若发热恶寒无汗，名伤寒；发热恶风有汗，名伤风。经云"有汗不得服麻黄，无汗不得服桂枝"者，此也。又有伤风之轻者，但头目昏眩，鼻流清涕，或鼻塞声重，喷嚏不已，甚者咳嗽，且以神术散、玉屏风散，无汗者消风散、百解散，极妙。

第六　头痛壮热证治[①]

若头痛壮热者，可与败毒散，甚者方可与柴胡石膏汤。

第七　少阳经病证治

若伤寒三四日后，胸胁痛，耳聋，口苦舌干，往来寒热而呕者，属少阳，宜以小柴胡汤治之。

第八　伤寒在里证治

若不恶寒但恶热，手掌心并腋下濈濈汗出，大便秘，小便赤，或谵语，或汗多，或口燥舌干，腹胀气急，脉沉而滑实者，里证也。亦不可候他证，须急下之，宜大承气汤。若疑贰之间，且以大柴胡汤，盖恐承气太紧耳。凡伤寒虽下证悉具，然发于阳者下之早则为结胸，发于阴者下之早则为痞，况于误下误汗者乎？

第九　伤寒表里不解证治

若病人脉浮大，是表证，当汗。其人发热，烦渴，小便赤，却当下。此是表里不解，五苓散主之。若感风发热，六七日不解，有表复有里，渴而饮水，水入即吐，名曰水逆，亦宜以五苓散。

第十　伤寒表里两证俱见证治

若不大便六七日，头痛发热，病在里，当下之。其人小便清者，知不在里仍在表，当须发汗。此是两证俱见，即未可下，宜以桂枝汤。

十一　伤寒半在里半在表证治

若病人心下满，口不欲食，大便硬，脉沉细，是里证当下。其人头汗出，微恶寒，手足冷，却当汗。此两证俱，仲景所谓半在表半在里也，小柴胡汤主之。

十二　伤寒表里不解证治

若太阳病表证未除而医数下之，遂协热而利，利不止，心下痞硬①，仲景谓之表里不解，桂枝人参汤主之。

十三　伤寒有表复有里证治

若太阳病医反下之，因尔②腹痛，是有表复有里，宜桂枝加芍药汤，痛甚者桂枝加大黄汤。

十四　伤寒表未解而医反
　　　　下之证治

若太阳病桂枝证，医反下之，利遂不止，脉促者脉来数，时一二是③也，表未解也。喘而汗出者，葛根黄芩黄连汤主之。

十五　伤寒表热里寒表寒
　　　　里热证治

若病人身大热反欲得衣，热在皮肤、寒在骨髓，脉须沉而迟，手足微厥，下利清谷，名表热里寒也，宜先与阴旦汤，寒已，次与小柴胡加桂枝汤以温其表。若病人身大寒反不欲近衣，寒在皮肤、热在骨髓，名曰表寒里热也，脉必滑而厥，或口燥舌干也，宜先与白虎加人参汤，热除，次以桂枝麻黄各半汤以解其外。

此其大略也。若表里不分，攻之不愈，其证疑惑，便不可轻易深进药饵，当与明了医者商议，以病合证，以证合方，要依经典《活人书》也，而投之未有不安者也。若医者口授一方，自逞了了，强作明能，皆不本于方册，妄谓得之家传已效之方，斯皆庸缪不经、侥幸万一之徒。设或轻信之而服其所投之剂，是亦自毙而已。故不合于《和剂方》、王氏《指迷》、《太平圣惠》、《千金》、《外台》、《活人》等书，皆不妄进，切宜谨之！

十六　伤寒阴证治

伤寒两三日或五七日，身体疼痛不可转侧，自汗，四肢厥冷，泻而不渴，或吐逆泄泻，脐腹痛，或有咽喉痛，轻者可与理中汤。若四肢冷甚，腹痛气急者，与姜附汤，多加甘草煎服，及附子理中丸并

---

① 硬：原作"鞕"，据《医方类聚》卷三十六改。
② 尔：通"而"。
③ 是：疑为"止"字之误。

服。若更重者，可与黑锡丹、金液丹，随轻重而用之。若泻止四肢复[①]有寒热，却与五积散加茱萸盐煎，或与圣散子之类，得微汗而解，不然则毒气再复，便难治也。

十七　伤寒阳证治

伤寒六七日至十数日，或误服诸热药，发热烦躁狂走，面赤而渴，或泻赤汁脓血者，可与洗心散、四顺清凉饮、小柴胡汤、小三黄圆主之。

十八　伤寒潮热证治

伤寒五七日至十日已上，早间稍惺惺，至申酉前后发热，不恶寒，有汗出，大便不通三两日，或谵语而渴，可先与辰砂五苓散；如不退，次与小柴胡汤；如又未退，且与洗心散；又未退，合用调胃承气汤。故仲景云"其热不潮，未可与大黄药"，则知潮热当下无疑矣。

十九　伤寒渴[②]证治

伤寒至十数日[③]，渴甚，或发热而渴，不恶寒，大便如常者，此是胃中虚躁，可与五苓散，甚者竹叶石膏汤。若是夏月，恐是伏暑，宜兼以酒蒸黄连圆。

二十　伤寒发黄证治

若伤寒眼睛、身体皆熏黄色，小便不利，或头汗出者，以山茵陈、山栀子炒各二钱重浓煎汤调五苓散，多服取效。若因酒作瘅，身体面目悉黄者，小柴胡汤主之。

二一　伤寒咽痛证治

伤寒咽喉痛者，多是阳气上熏，则咽喉痛也。轻者可与升麻葛根汤加苦梗煎或如圣汤。甚者日久不退，可与洗心散、四顺饮、犀角消毒饮。

寻常咽喉肿痛者，可与升麻葛根汤或如圣汤、玉屑无忧散、脑麝三黄圆。痰涎壅盛者，雄黄圆、如圣胜金铤极效。

二二　酒后感风憎寒壮热证治

凡人饮酒后感寒，必先恶寒，未曾发热，必喜亲火，然后头痛发热，身体痛，恶寒无汗者，可与升麻葛根汤，或参苏饮加干葛煎，盖葛能解酒毒也。多见俗医下学无识，便以五积散而杀之，可不慎欤！

二三　伤寒鼻衄证治

伤寒五七日，鼻衄或吐血者，以犀角地黄汤。鼻衄者，以茅花浓煎汤调五苓散。虽云"伤寒衄血者愈"，然阳气盛则吐衄不可用诸般温热药，但可与白茅花；如无，以根代之，浓煎汤，吞鸡苏圆或薄荷煎。若吐血衄血不止者，以此汤吞小三黄圆，或煎成洗心散调真蒲黄服之。

---

① 复：《局方》本作"暖"，当从。
② 渴，原作"温"，据目录及正文文义改。
③ 十数日，《局方总论》作"六七日"。

二四　伤寒头痛证治

伤寒病虽退，而头痛不止者，盖诸阳所聚，热毒之气上攻，致令头痛不止，可与太阳丹、龙脑芎犀圆。

二五　伤寒呕逆证治

伤寒呕逆不止，五七日至十数日，发热口干渴，小便赤者，可与五苓散。

若胸胁痛，口苦舌干，往来寒热而呕者，属少阳，可与小柴胡汤。或少气虚烦吐逆者，与竹叶石膏汤。若服冷药太过，胃寒而吐者，则不渴，大便如常或自利，或吐蛔虫，此胃中寒也，可与理中汤、嘉禾散。

二六　伤寒腹痛证治

伤寒腹痛有冷有热，不可一概用药。或发热不恶寒，或渴，大便三四日不通，腹中绕脐而痛者，此胃中有燥粪也，不可用温热药。轻者与小柴胡汤加芍药吃三四服。如大便未通，可用大柴胡汤。

若因服冷药太过，大便自利，身无热，不渴，手足冷而腹痛者，此冷痛也，轻者理中汤，重者加附子或姜附汤加①。

二七　伤寒喘急证治
诸般喘急附

伤寒喘急，只有太阳、阳明二证。若太阳病，头疼，发热，身疼，恶风，无汗而喘者，可与麻黄汤发其汗则愈。

太阳病下之微喘者，表未解也，桂枝加厚朴、杏子汤主之。

又桂枝证医反下之，利遂不止，脉促者，表未解也，喘而汗出者，葛根黄芩黄连汤主之。

太阳与阳明合病，喘而胸满者，宜汗之，属麻黄汤。

若阳明病脉浮，无汗而喘者，亦当用麻黄汤。

若阳明病汗出不恶寒，腹满而喘，有潮热者，宜下，属承气汤。

又发汗后饮水多，渴而微喘者，水停心下，肾水乘心上也，小青龙去麻黄加杏仁主之。小腹满者去麻黄加茯苓也。已上是治伤寒而喘。

若寻常感风，风邪乘于肺经，喘急者，可与华盖散、款肺散、人参润肺圆、寒喘汤、款冬花散、苏子降气汤。虚寒者兼服黑锡②丹。

若肺经有热而喘者，口燥，舌干，心烦，大便秘③，小便赤者，可与洗心散冷水调服。

若喘而不得卧者，当作水气治之。见后卷。

二八　伤寒咳嗽证治
诸般咳嗽附

伤寒咳嗽者，风寒邪气束于肺经，或饮水过多，停饮也。咳而微喘，发热而渴，或发寒热，胁下痛者，可与小青龙汤。

若胁下痛甚者，此有饮也，于小青龙汤加醋炒芫花少许煎，芫花不可多入。

---

① 加：底本此下有阙文，《医方类聚》并阙，《局方》本作"用姜附汤多加甘草煎"。
② 锡：原作"汤"，据《医方类聚》卷三十六改。
③ 秘：原作"必"，据《医方类聚》卷三十六改。

如发寒热，咳嗽未尽，宜与小柴胡汤去人参、生姜、大枣，每贴加北五味子三十粒、干姜一字许同煎，或以秦艽鳖甲散。

若寻常遇夜嗽甚，或吐清涎，若饮酒则嗽减，此寒嗽也，又名伤冷嗽也，可与细辛五味子汤、人参①藿香散、胡椒理中丸或理中汤加北五味子煎。

若胸膈不快，气壅上盛，脸赤口舌干燥，过饮酒则甚，此热嗽也，可与金沸草散加桑白皮煎、华盖散、洗心散、大阿胶圆、人参养肺丸、人参款花膏。

若咽干，膈热，咯血者，宜大阿胶丸、蜡煎散、人参②养肺丸、龙脑鸡苏丸、薄荷煎。

若血热妄行，吐血者，可与龙脑鸡苏丸、薄荷煎、四物汤加荆芥煎服。

因虚劳用力太过，吐血不止者，秘传降气汤。

肺痈咯唾脓血者，如圣汤、秘传降气汤主之。

寒热相交，咳嗽甚者，秋冬之间多有之，可与华盖散、款冬花散、人参款花膏、人参③润肺丸、小儿润肺散，极效，须是三钱重作一服，老人小儿喘嗽尤宜服之。

若受湿咳嗽者，可与藿香正气散，或异功五积散加大枣煎服。《素问》云："秋伤于湿，冬必咳嗽"，是也。

二九　痰证治

若憎寒发热，恶风自汗，胸胁痞满，而头不疼项不强，寸尺脉浮，此为有痰也，宜以金沸草散（非《局方》者）、参苏饮、橘④皮半夏汤。

三十　停积痰饮证治

若停痰积饮不化，留滞胃脘，令人头目昏眩，呕恶不快，腹中辘辘有声，可与消饮丸、倍术丸、五苓散。

有寒者可与理中汤、俞山人降气汤、青州白丸子。

或有因饮酒过多，停饮，呕渴，恶心，或有臂痛、腰背痛，不思饮食者，可与新法半夏汤、消饮丸、天南星丸、参苏饮加干葛煎服。

三一　食积证治

若头疼，发热恶寒，身不疼痛，左手脉和平，气口脉紧数者，此为伤食也。宜以治中汤、五积散主之。

三二　虚烦证治

若不恶寒，身不疼痛，头不疼痛，脉不紧数，但烦热者，虚烦证也。轻者宜温藏汤，重者可与竹叶石膏汤。

三三　脚气证治

若头痛身热，肢节痛，大便秘，或呕逆，而脚屈弱者，脚气候也。轻者与香苏

---

① 参：原作"生"，《医方类聚》卷三十六同，依医理改。
② 参：同上。
③ 参：原作"生"，《医方类聚》卷三十六同，据医理改。
④ 橘：原作"吉"，据《医方类聚》卷三十六改。

散加干木瓜、槟榔、生姜煎服，然后随证
治之。要之有脚气之人，先从脚起，或先
缓弱疼痹，或行起或倒，或两胫肿满，或
脚膝枯细，或心中忪悸，或小腹不仁，或
举体转筋，或见食呕逆，恶闻食气，或胸
满气急，或变体酸痛，皆脚气候也。
黄帝所谓"缓风湿痹"是也。顽弱名缓
风，疼痛为湿痹。寒中三阳，所患必冷，
小续命汤主之，煎成入生姜自然汁最快。
暑中三阴，所患必热，小续命汤去附子减
桂一半主之。大烦躁者，紫雪最良，若无
紫雪，以真薄荷煎冷水调服亦效。大便秘
者，脾约麻仁丸、三和散、七圣槟榔丸、
石南圆、苏子降气汤主之。如脚气入腹
者，八味圆、沉香降气汤主之，仍针灸为
佳。若服补药，与汤淋洗者，医之大禁
也。

三四　感湿证治

经云：风雨袭虚，山泽蒸气，民多受
湿。湿流关节，则一身尽痛，发热身黄，
小便不利，大便反快，六脉濡细，此感湿
证也。轻者与渗湿汤、不换金正气散、和
解散，甚者异功五积散、术附汤。不任热
药或小便不利者，五苓散主之。《外台秘
要》云："治湿不利小便，非其治也。"

三五　伏暑证治

夫伏暑之证，从暑中来。凉处坐，其
暑喜伏于内。《素问》云："因于暑汗，烦
则喘喝，静则多言，体若燔炭，汗出而
散。"中暑则背寒面垢，如尘埃着面又如
涂油，齿干前齿干燥，烦冤，手足微冷，
烦渴口燥，四肢却不痛重，但觉倦怠，洒

洒然毛耸，恶寒发热烦闷，其脉微弱，按
之无力者，伏暑证也。《甲乙经》云"脉
虚身热，得之伤暑"者，此也。宜白虎
汤，小柴胡汤煎成沉冷服。痰逆恶寒者，
橘皮汤；不恶寒者，竹叶石膏汤主之。头
疼，恶心，烦躁，心下不快者，与五苓
散、汤；甚者酒蒸黄连圆主之。常服预防
暑气者，宜消暑圆、大黄龙圆、枇杷叶
散、桂苓圆、黄连香薷散，可选而用之。

三六　妇人伤寒伤风证治

妇人伤寒与男子本无异议。

若适然感风，经脉凝滞，头疼，恶
风，发热，自汗者，可与桂枝红花汤。

若妇人经脉正行或才通，适然感冒，
憎寒发热，昼日明了，暮则谵语，如见鬼
神，或三五日、或七八日不安者，此为热
入血室也。轻者可与四物汤，只用生干地
黄加北柴胡等分同煎，此药大治妇人产后
血虚发热，极妙。疾势甚者，与小柴胡汤
加生干地黄如人参数同煎服。

三七　疟疾证治

若病人先热后寒，尺寸脉俱盛，名曰
温疟，或寒热相等者，俱宜与小柴胡汤。

若先寒后热者，宜小柴胡加桂汤。

若多热但热者，名瘅疟，白虎加桂
汤。

若多寒但寒者，名寒疟，宜柴胡桂姜
汤。

若素有瘴气及不伏水土，发热头痛，
汗多烦渴，小便赤涩，呕吐甚者，宜与辰
砂五苓散。

---

① 变：通"遍"。

若腹胁服痛①，大便不通者，可与《良方》治瘅木香圆。已上疾证，多出二广，及漳州界上有之，余处无此，须仔细审问发药。

若因在风露之下，坐卧稍久，寒热如疟，轻者只服香薷汤、五苓散。如脉息缓弱，寒多热少，身体重痛，大便或泄，宜与人参轻骨散或异功五积散，最良。经云"因于露风，乃生寒热"是也。

若夏伤于暑，秋成痎疟者，大黄龙圆、小柴胡汤、辰砂五苓散可选而用之。

若痰盛作疟，鬼疟、食疟、瘴疟等，可与七宝饮、胜金圆主之。

若畏恒山等药者，只用生硫黄研细，辰砂研细，各为末。看证如何，如寒多者，倍硫黄；热多者，倍辰砂；寒热相等者，均用点蜡茶清调服。

久疟不愈者，宜疟母煎圆。

若成劳疟者，宜以秦艽鳖甲散，只用姜钱乌梅煎服，效。亦可灸膏肓二穴、四花六穴，尤佳。

疟痰愈后，宜以四兽汤、草果煎、平胃散或嘉禾散调理，但禁补药、糍糭②、粘腻物及房劳。

① 腹胁服痛：《医方类聚》卷一百二十一同，疑有误，恐是"腹胁胀痛"。
② 糭：音ye，粽子一类的食物。

卷之三　治瘴疫附疮疹、霍乱

第一　瘴　说

瘴疾之盛，多在两广，不问老少贵贱，沾此疾者，少有生全。仆遍寻方论，更无至当之说，闻后人撰集《回车论》及《岭南代答》，仆未见其文，不知要领。然幸尝亲履其地，可不穷其要旨？谨立此一门，以备急用，虽曰太略，然愚者或有一得也。仆原疾之由，盖极南之地暄热，下潦上雾，毒气熏蒸，而成斯疾。故杜荀鹤送人游南海诗云："花鸟名皆别，寒暄气不齐"，东坡答周文之默化堂帖亦云：岭南无大寒，甚暑。秋冬之交，勾萌盗发。春夏之际，柯叶潜改。四时之运，默化而不知。但蓉风之顶，晨光开而便晴暄，云气罩而随雨泽，寒燠翻覆间，每日备四时之气。而广之谚曰：四时常是夏，一雨便成秋。又徐讷与徐彦云：南海黄茅瘴，不死便成和尚。每闻此疾不死必秃，何也？然其疾多是发热，蒸干了血脉，至令秃也。仆常处南海，一日之间，或寒或热，或当寒而热，或当热而寒，气候不齐如此。若四时不能摄养，便成感冒瘴疠之疾，其证多令人憎寒发热，烦渴腹胀，脚肿目赤，大小便不通，或腹胁间有一癖块而痛者，名曰瘴母。仆因是证而详审古人用药意，粗得其要。如瘴之名，有烟瘴如烟雾之气也，有岚瘴是山岚之气也，有青草瘴三月时得疾者，有黄茅瘴八九月得疾者，有黄瓜瘴每遇四五月瓜黄时，大食之则洞泄暴下，有蚺蛇瘴大蛇吐其毒气，人吸之而成病，有虾蟆瘴沾之则为咳嗽，有蚯蚓瘴雨后蚯蚓

亦能吐其毒气，有乌蜂瘴遇朔风起则有乌毒蜂漫空遍野，入人屋室，亦有恶气随之，若人吸其气则病而死；若在广中无病，回家山则病，名曰回头瘴；又有寒热之疾，名曰瘴疟；若心腹疗刺疼痛者，名曰绞肠瘴。深穷其状，无此名称，无非土人仿像而名之，岂可为法？虽曰寒暄不齐，热毒之气熏蒸而成，然彼方之人，不造厕室，不问男女，皆是野溷，遇天气暄热，则臭秽之气便熏街路，人吸其气，安得不成病乎？若自己之气盛，感之则必有太过热盛之证，令人发热，烦闷狂躁，腹膨舌胀，大小便不通。彼方之人，无药可服，但祭鬼祝由而已。间有以针刺舌下，放出恶血，自此而愈，亦是开门放贼之意。古贤用至宝丹、紫雪散、败毒散、辰砂五苓散、香苓散以解之，或《良方》中木香圆利之，必愈。虽是发热，大便不秘，小便不赤，腹不胀满者，未可轻用大黄、芒硝等药，盖热在表故也。亦有热甚者，置病人于冷水中而安者。亦有用砂糖、地龙研细，冷水调服而愈者。此亦彼中之良法。

若自己怯弱而沾此疾，则其证多寒，四肢逆冷，身体倦怠，体如被杖，脐腹冷痛，眼睛疼，大便自利，小便或多，不进饮食，宜以圣散子、四逆汤、真武汤、冷附汤。

若疑似之间，但以不换金正气散、生料五积散、大藿香正气散以温之。

如寒暄不齐，其证憎寒发热，头痛项强，身体拘急，百节疼痛者，先以十神汤、芎芷香苏散、败毒散、百解散、冲和汤、入广相公汤皆可选用之。或寒热如

疟，先宜以锉散子秦艽鳖甲散、荆芥煮散、五苓散以调之；甚者以《良方》木香圆。详悉见治疟一篇中。若平居无恙之时，凌晨常服法制苍术，或平胃散、正气散、不换金正气散、对金饮、嘉禾散、沉香降气汤、乌沉汤、苏合香圆、理中圆、香苏散、大藿香正气散，正其胃气，流畅气血，凌晨无使饥渴，衙后能节饮食申时后气门已闭，食难化，易生疾病。若房色太过，精气亏虚，亦能沾此。

凡处瘴乡，能简出入、正胃气、节饮食、远房色，虽曰居大法场中，亦无害也。若不能戒慎，虽不在烟瘴之地者，犹未免夭枉，况处烟瘴之地乎？《素问》云："我身之虚，更逢天之虚邪，未有不死者也。"大抵疗此疾者，要察阴阳、表里、冷热，观脉息大小、浮沉、虚实，在表者汗之，在里者下之，在上者涌之吐也，在下者泄之利也，寒者温之，热者凉之，以平为期，不可以过，此为大法。是以黄帝兴四方之问，后之学者不可不究。管见如此，倘与我同志之士有至当之论，其可隐诸？

第二　叙　疫

夫疫之为病，统而言之，则一岁之中，长幼疾状多相似者，谓之天行是也。若春应暖而清气折之，则责邪在肝，病名青筋牵。

夏应暑而寒气折之，则责邪在心，病[1]名赤脉攒。

秋应凉而热气抑之，则责邪在肺，病名白气狸。

冬应寒而暖气抑之，则责邪在肾，病名黑骨温。

土无正形，因火而名，故附金木水火而变病，病名黄肉随。

其天行之病，大则流毒天下，次则一方一乡，或偏着一家者，况疫之所兴，或因沟渠不泄，潴其秽恶，熏蒸而成者；或地多死气，郁发而成者；或官吏枉抑，怨讟[2]而成者，世谓狱殟、伤殟、墓殟、社殟、山殟、海殟、家殟、船殟、灶殟、岁殟、天殟、地殟、兵殟等，不可不究。古法辟之以屠苏酒、辟温丹等，外以门符书"籲籥籲籖"，仍早晨洗盥罢，焚香，大小默念东海神阿明、南海神祝融、西海神巨乘、北海神禺强各七遍，以厌禳之。

第三　殟疫证治

凡一岁之中，长幼疾状多相似者，此名瘟疫也。然四时皆有不正之气，春夏亦有寒清时，秋冬或有暄暑时，人感疫疠之气，故一岁之中病无长少，率相似者，此则时行之气，俗谓之天行是也。宜与芎芷香苏散、十神汤、升麻葛根汤、败毒散。如热不退者，柴胡石膏汤。大便秘者，喝起散主之。若春应暖而清气折之，则责邪在肝。三四月或有暴寒，其时阳气尚弱，为寒所折，病热犹轻。宜与升麻葛根汤、解肌汤主之。

夏应暑而寒气折之，则责邪在心。五六月阳气已盛，为寒所折，病热则重；七八月阳气已衰，为寒所折，病热亦微。宜以调中汤、射干汤、半夏桂枝甘草汤，可选而用。

秋应凉而反大热抑之，则责邪在肺。湿热相搏，民多病瘅。瘅者，黄也。宜白

---

① 病：原脱，《医方类聚》卷三十六同，据前后文体例补。
② 讟，原作【讟】，《医方类聚》卷三十六同，疑形近致误。

虎加苍术汤、浓煎茵陈汤调五苓散。

冬应寒而反大温抑之，则责邪在肾。其冬有非时之暖者，名为冬温，此属春时阳气发于冬时，则伏寒变为温病。宜萎蕤汤。

土无正形，因火而名，当随其经而取之也。仲景云；"冬温之毒，与伤寒大异"。盖伤寒者，伤寒气而作；冬温者，感温气而作；寒疫者，暴寒折人，非触冒之过。其治法不同，所施寒热温凉之剂亦异，不可拘以日数，发汗吐下随证施行。要之治热以寒，温而行之；治温以清，冷而行之；治寒以热，凉而行之；治清以温，热而行之，以平为期，不可以过，此为大法。

第四　疮疹证治

王子亨论曰：疮疹之疾，见巢氏《病源》及《千金》所载，附于时行、热病之后，亦无专论的确主治之法，或出于俗传俚语以为法。故初得此疾，往往以胡荽、葡萄浸酒及诸温热药，皆云发之使快。隐隐在皮肤间，世传方以火烧人牙齿酒调服之。又云，始得此病，不可投凉药，恐胃冷疮不能发出。多以为疮疹宜温，切需慎之。今自历事已来，未尝执此说者，致病人耳目口鼻悉平，咽中闭塞，大便不通，小便如血，如此死者几三十人。或见疱疮，其头焦黑而陷，则谓之倒靥，亦始得之失于调节，更增温暖汤药，孤阳无阴，郁毒不散，热无从出，反攻藏府，阴气前绝，阳气后竭，故陷而不能起，又加温药而发之，其无毙乎？余尝究此疾，大抵亦时气之一端，有如瘾疹麸片状者，有赤点如斑状者，有如碗豆之状者，或大小不等

有出脓水者，以谓之脓疱。盖毒气有浅深，故发之有异状。其先为风邪客于皮肤，热不得发泄者，则为瘾疹之状，但皮肤瘙痒，而其疾亦轻；其先热蕴于内，外与风邪相连，客搏于血则为赤斑之状；其毒气深蕴蓄伏于藏府，闭于经络，内外相合，热蓄血聚，纣而成脓，则为疱疮。上诸上说，皆时行温毒之气，唯受之有浅深，故发之有异状。

其疾始发，大抵令人头痛发热，皮毛洒淅如寒状，手足耳鼻时冷，心中烦躁，如以针刺皮中，时或瘙痒，时咳嗽甚者，至于昏睡谵语，其脉大小不定，应指必疾，非必日数深而后见，亦始得之而发此证者，慎无惶惑乱作也。治将往者为鉴，今取近世已验者，附于其后。

若头痛发热，肢节疼，咽燥痛者，宜与升麻葛根汤。

朱奉议云：治疮疹与伤寒相[①]类，头痛身热，足冷脉数，疑似之间，只可与升麻葛根汤，缘此药大能解肌，兼治疮子，已发未发皆可服。出不快者，加紫草等分煎。

瘙痒成瘾疹者，宜荆芥汤，即消毒饮无防风有荆芥。朱奉议云：小儿身热，耳冷，尻冷，咳嗽，此疮疹也，宜与消毒饮、化毒汤、紫草木通汤。

时呕者，与小柴胡汤主之。

不恶寒但烦躁，小便赤涩，多渴，成斑点者，与竹叶汤、犀角饮主之。

大便不通者，四顺饮子、洗心散主之。

昏睡谵语，大便不通，或如狂者，宜大承气汤。

庞安常云：藏闭毒攻，非利不愈。

若大便自利，黑色，此毒有所出，亦

---

① 寒相：此两字原脱，据《类证活人书》卷二十一补。

不必广与汤剂，恐重增他病。其大便已利，不得用温药助之。其疮亦稀，少自快利，但以升麻葛根汤、消毒饮最佳。

朱奉议云：若出得太盛，即用犀角地黄汤解之。若疮豆出不快，烦躁不得眠者，水解散、麻黄黄芩汤、升麻黄芩汤、活血散主之。疮黑倒靥，宜用猪尾膏、无比散、龙脑膏子，无不验也。若热毒攻，咽喉痛者，如圣汤主之。豆疮入眼者，决明散、拨云散、密蒙花散、通圣散、蛤粉散[①]主之。凡治疮疹之法，无出此者。

第五　霍乱证治

夫霍乱之疾，多因饮食不节，居处失宜，或食生冷、瓜果、鱼腥太过，或当风取凉，露卧湿地，致令清浊相干，挥霍变乱，有先心痛而吐者，或先腹痛而利者，有吐利交作者，有脚发转筋者，有烦渴引饮、头痛发热者，有寒多四肢逆冷而脉息欲绝者。六脉见浮洪者，易治；六脉微迟，气短厥逆者，难治。经云：热多而渴者，与五苓散；寒多不饮水者，与理中圆。或有寒，脐腹满痛，或四肢拘急，下利而吐，脚转筋者，理中汤加生附子去皮煎作汤温服，或来复丹、胡椒汤、诃子散，可选而用之。

若是夏月中暑霍乱，上吐下痢，心腹撮痛，大渴烦躁，四肢逆冷，冷汗自出，两脚转筋，宜服香薷散浓煎，沉令水冷，顿服是效。预宜修合以备此证，石香薷须是抚州石上所产，叶茎细小而味辛辣者良，此药加黄连、甘草、当归，疗伏暑赤白痢疾有效。若吐利交作，四肢逆冷，手足转筋，脉微欲绝，不能语言者，难治，谩以附子理中汤，宜用自合，用好附子方有效；或研真来复丹，以粥饮调服，得阳气复而大汗解矣。

---

① 散：原脱，据《类证活人书》卷二十一补。

卷之四 治脾胃附诸气，泻痢，痔漏，淋闭

治 脾 胃

第一 脾胃证治

夫脾者为谏议之官，胃为仓廪之官，属土，旺四季，故字皆从田，内主肌肉，外应于唇，恶湿好燥，喜歌乐，畏怒气，若安和则克化饮食，荣养一身，故胃为水谷之海，主禀四时，皆以胃气为本，若四时但是本藏脉，而无胃气脉者，死。启玄子云：补肾不若补脾。脾能纳五味以养五脏，故脾胃之气一日不可亏也。盖脾之脉喜见阿阿，缓大是脾之本脉也，恶实大、弦长、濡弱。若脾胃虚弱，则腹胀食减，或饮食迟化，或多食而不为肌肤，或呕吐、泄利、腹痛、面黄、气急，甚则肿满，虽不觉其为病，日久则为大害也，治之各有方。

若寻常温补脾胃，宜与谷神嘉禾散、十八味丁沉透膈散、参苓白术散、平胃散、建脾散、理中圆、大养脾圆。

食不克化者，七香圆、红圆子、感应圆；少壮者，与青木香圆。

第二 腹痛呕吐泄泻噫酸吞酸证治

脾胃痛甚，呕逆不纳食，或喘急者，可与七气汤。

若吐者，与人参藿香汤、人参丁香汤。

若泄泻者，与大沉香圆、理中汤、丁香豆蔻散。

若噫醋吞酸者，与如意圆、思食圆。

第三 翻胃不食证治

脾虚翻胃不纳食，及汤药不下者，可与膈气散、人参丁香散、五膈宽中散。

第四 心气脾疼证治

心脾冷痛，此是有积。若有寒积者，宜先与温白圆。老人不可用此，只与木香推气丸，次与感应丸，兼《博济方》葱白散。有寒者，与大沉香圆，次与蓬煎丸。

第五 胸膈不快证治

胸膈不快，气滞者，可与谷神嘉禾散、沉香降气汤、乌沉汤、七香圆、快膈圆、治中汤。大便秘者，与青木香丸。

第六 膈气证治

夫一切诸气，皆由忧戚中或盛怒中动伤真气，致使阴阳不和，结气于胸膈之中，壅滞不快，饮食不下，遂成膈噎之疾，可与木香调气散、五膈宽中散、膈气散、嘉禾散。若流入胸臆、背膂分肉之间，痛不可除者，与神保圆、复元通气

散。

第七　九种心痛证治

若九种心痛轻者，可与苏合香圆；甚者，九痛圆或神保圆用柿蒂、灯心煎汤吞下。

第八　腹胀胁痛证治

夫腹胀满者，有鼓胀、谷胀、寒胀、留饮等证，用药皆异，且以疾证轻者治之。一切腹胀者，可与三和散、流气饮、枳壳散、分心气饮。

第九　癥积气块证治

夫癥积气块者，皆因气虚及寒气、热气、怒气、恚气、喜气、忧气、愁气内结积聚，坚牢如杯，心腹绞痛，不能饮食。宜以药渐渐消磨，不可用宣利药，恐误人。可与七气汤、青木香圆、木香推气圆、挨积圆、蓬煎圆。

积气不散，腹胁膨胀者，可与积气圆、三棱煎圆。

心下坚硬，结块冲心者，可与温白圆。胀满不思食者，与嘉禾散、丁沉透膈汤、养脾圆、消食圆。

第十　小肠膀胱诸气等疾证治

小肠① 膀胱奔豚、疝气等疾，皆因肾气虚弱，膀胱久冷，风湿乘之，伤于肾经，气滞不散，小腹刺痛，肾经偏吊，未可骤服补药，宜先以疏导发散之剂，可与五苓散加连根葱白、盐、舶上茴香一撮炒

① 小肠：《局方》本后有"气"字。

同煎，或神保圆、胡芦巴圆，次以《博济方》葱白散或盐煎散、川楝散、大沉香圆、茴香圆，仍炒茴香烧盐细嚼，热酒送下。

十一　胁肋刺痛证治

夫胁肋痛者，方书所载甚鲜。仆考寻正经，《素问》云：少阳所谓心胁痛者，言少阳盛也。

心气逆则少阳盛，心气害木，外标肺金，故盛者心之所表也。九月阳气尽而阴气盛，故心胁痛也。

足少阳脉循胁里出气街，心主脉，循胸出胁，故尔大墓于戌，故九月阳气尽而阴气盛也。所谓不可反侧者，阴气藏物也，物藏则不动，故不可反侧也。是以仲景论伤寒少阳胆经受病者，主胸胁痛而耳聋，口苦舌干，往来寒热而呕者，少阳经受病也，有此证者，宜小柴胡汤以解之。

若身体凉，表证罢，咳而胁下痛者，为里有水，十枣汤主之。若怒极、烦恼、悲哀太甚，伤损肝气，至两胁骨疼，筋脉紧急，腰脚重滞，两股筋急，两胁牵痛，四肢不能举，渐之脊膂挛急者，宜枳壳煮散、芎葛汤主之。

又有诸气唯膀胱气胁下痛者最难治，神保圆与木通散辄能治之。

若因损而胁骨痛者，宜以太岳活血丹先去其血，次以驱风疗损药则愈。

十二　气虚肿痛证治

气虚肿满者，因脾气停滞，脾经受湿，气不流行，致令头面虚浮，四肢肿

满，腹胁① 膨胀如鼓，呕逆喘急② 者，可与五苓散、三和散、分气紫苏饮、木香分气圆、五皮饮加木香、白术煎。甚者可与神助散。喘急不得卧者，宜与神秘汤。

十三　泄泻证治

经云：春伤于风，夏生飧泄。又云：湿多成五泄。又云：湿胜则濡泻。大抵风喜伤肝，春时肝木正旺而不受邪，移气克于脾土，脾土既亏，又乃饮食不节，居处失宜，致令夏秋之间洞泄水泻宜矣。若有是证，不可轻易便投硫黄、附子、肉豆蔻、诃子、罂粟壳、龙骨、石榴皮等药，若用此药，变为滞下者多矣。宜先与五苓散和平胃散，姜、枣、陈米煎服，兼吞戊己圆，此药大能温中、分利水谷；或先与苏合香圆和理中圆煎服，亦妙。

若觉伤于饮食则腹胀，时噫酢气，宜用苏感圆主之。用苏合香丸半钱重，感应丸半钱重，各丸如绿豆大，生姜、橘皮煎汤，吞下二十圆。

若心中烦渴，手足心热，泻下赤黄色，米谷不下，六脉实大，此协热下利也，宜以五苓散吞黄连阿胶圆。

若身体恶寒，四肢逆冷，腹中疼痛或不痛，饮食欲温而恶冷，下利鹜溏，六脉沉微，此虚冷证也，宜服附子理中圆、金液丹、诃梨勒圆、木香散、桃花圆。

若夏月洞泄，水泻不止者，可与朝真丹、半硫圆；又下不止者，以大肉豆蔻五枚面裹，煨令香熟，去面为末，如少白米饭为圆，如绿豆大，饭饮吞下一二百粒即安。

古人治泻，先当温中，理中圆、散是也；不止，当分利水谷，五苓散是也；又不止，却当治下焦，赤石脂禹余粮汤是也。

又有泄泻前后不止，肝肾虚也，宜钟乳建③ 脾圆、诃梨勒圆、木香散。

若日中饮食如故，但五更初或侵晨泄利一次便止者，此是肾泄，宜与金锁正元丹，泻止住服。

若病脾泄，肠滑不止，日夜无度，虚羸者，可与平胃散空心送下茴香圆，兼服诃梨勒圆、丁香豆蔻散。万一服以上④ 之药无效，多服人参豆蔻散有效。

十四　赤白痢疾证治

夫赤白痢疾，古人谓之滞下，近代云"无积不成痢"。以仆思之，一岁之中，岂惟夏秋之间有积而春冬无之？得非致疾之由，皆由春伤风邪，然风喜伤肝，春时肝木正旺而不受邪，移气克于脾土，脾受贼邪，故不能克化食饮；又乃饮食不节，恣食生冷、瓜果、鱼肉、粘腻等物，积聚不化；更因外感五邪，如当风取凉、露卧湿地等，不为霍乱，则成滞下必矣。其中却有冷热之分。其证有令人先泄泻不止变成痢疾者，亦有不泻便成痢疾者。其证心腹疞痛，甚不可忍，亦有不痛者，里急后重，奏厕频并，或有或无，亦仔细看，厕马中若有一点或赤、或白、或赤白相杂，此即痢疾，无可疑者。虽曰赤色为热，白色为寒，赤白相杂为冷热不调，然不若姑

---

① 胁：《局方》本作"肚"。

② 呕逆喘急：《局方》本作"上喘气急"。

③ 建：疑为"健"字。

④ 上：原作"止"，据文义改。

以此法辨之。论见如五心烦热，唇赤，烦渴引饮，心中欲冷而恶热，脐腹胀痛，六脉洪数或六脉虚弱者，便不可作虚寒治疗，投之热药。此等脉证，多因中暑得之，近人多不明中暑而妄投热药，倾人性命，殊不知寒伤形而不伤气，所以脉盛；热伤气而不伤形，所以脉虚。经云：阳根于阴，阴本于阳，阳无阴以生，阴无阳以化。凡夏月天气热，当食以寒，扶阳气以养阳之时也。今人以为阴气在内，反抑以热药，而成疟、痢、脱血者多矣。若见以上疾证，宜以败毒散去薄荷，多加人参、陈米、姜、枣煎服；或以小柴胡汤，亦加人参、姜、枣煎服，极效。近有一等，绝不曾看方书，创立谬论，以为败毒散、小柴胡汤本是治伤寒之药，未闻能疗赤白痢疾，又况六脉虚弱，若服此等冷药，未必可活。往往以此眩惑众听，使人狐疑不肯进药，而反甚其病者多矣。亦有用温热①之药，或以罂粟壳等，而死者亦多。岂知痢疾多是伏暑疫毒而成，沈内翰云：以小柴胡汤治赤白痢疾，无如此神速，盖此药大能却暑。以愚见考之，此二药大能疏利肝气，败毒散能去风邪故也。

若因暑毒而成赤白痢者，以香薷散加黄连、当归、甘草如厚朴数，酒水浓煎，沉令水冷，顿服；或兼吞酒蒸黄连圆愈。

若小便不通，下痢频并，以淡竹叶煎汤调五苓散，兼服黄连阿胶圆。若下利纯赤，亦宜用之。

凡痢疾有冷热虚实，一时脉证未明，全在医者仔细详察，不可执脉。

若心中有时烦躁，五心烦热，四肢弃纵，不欲衣覆，或扬手掷足，饮食欲冷而恶温，下痢纯赤或赤黄色者，不问六脉虚弱及年高等人，便宜以性凉之药调治，如败毒散、小柴胡汤、黄连圆是也。

若下痢纯白，或如鱼脑，或如鹜溏，或滑泄不禁，脐腹冷痛，四肢逆冷，口若含霜，饮食欲温而恶冷，六脉沉微，不问少壮，此是虚冷证也。宜用温热药治之，如丁香豆蔻散、诃梨勒圆、木香散、驻车圆，或佐以四柱散、附子理中汤。然此等脉证，以仔细辨。王叔和云：夫医药为用，性命所系，和鹊至妙，犹或加思，仲景明审，亦候形证，一毫有疑，则考校以求验。经云：问而知之为中工，切而知之为下工。是以古人以切脉为下也。朱奉议云：证之与脉，不可偏废。如中暑脉虚是也。若病痢疾，稍有烦渴热症，便不可轻用热药如附子、干姜、桂枝、罂粟、诸品丹砂。虽脉虚弱，此是伏暑作痢，若更投附子热性等药，真所谓抱薪救火，如此死者，医杀之耳！

若下痢赤白相杂，先以五苓散分利水谷，兼以驻车圆、六神圆、仙方断下圆。

若下痢赤白或纯脓，或鹜溏鲊臭，脐腹撮痛，遇痛则痢下，下后则痛止，此是有积作痢，宜以加巴感应圆中加黄蜡圆如绿豆大，各十五圆兼服，其积必去。若里急后重者，以枳实去穰②，麸炒黄，煎汤吞下感应圆则愈。如未止，但以仙方断下圆或六神圆、香连圆、驻车圆服之，必愈。经云：治赤白痢，惟驻车圆极妙。须是自合一帖作一服，方效。若服以上之药，疾未甚除，此是阴阳不和，和之即愈，宜以自合四物汤，多加胶、艾、木香煎服；或以十全大补汤加蜜煎，服之多有奇效。如脐腹疗痛，下血不止，或如豆汁，或如红浊酒，服之皆良验。详观古人

---

① 温热：原作"湿热"，据《医方类聚》卷一百三十六改。
② 穰：同"瓤"。

用药，如斗之运转，岂庸人俗子所能造哉？

若日久痢疾未止，脾胃素壮者，方可与水煮木香圆，或人参豆蔻饼，或真人养脏汤、断下① 汤、万金饮、斗门散。此六方虽妙，但可施之久痢可也，若始得痢疾而便投之，反被其害。大凡治痢疾，未可便投罂粟壳、地榆、石榴皮紧涩之药。夫罂粟壳其性紧涩，能损脾胃，留滞毒气，而反增其疾，正如沟渠停积不洁污秽之物，若不先荡涤，却窒塞其路，使秽污无路而出，可乎？是以多因服此，不进食饮，日渐羸困，强名曰"禁口"者，多矣！如古《和剂方》中，未曾见用罂粟壳，多用黄连之药。然罂粟壳非无功也，而施之久痢则可，更宜去尽筋膜、穰、蒂，锉碎，以白蜜和水淹一宿，次日慢火炒令焦黄色，庶得稳当。若投之太早，令人毒气闭塞心络，噤口不食，无法可施，悔将噬脐。

若因用罂粟壳太早或失于修治，伤损脾胃，噤口不食者，但以御米（即罂粟子也）杵，白煮成稀粥，温啜解之。

若不因罂粟壳而噤口不食者，此是疫毒之气闭塞心络，宜以败毒散多加人参、陈米、姜、枣煎服；或以石莲肉、山药、人参为末，以陈米、姜、枣煎汤调服；或以自合参苓白术散亦可。

若风痢纯下鲜血，或如浊赤酒，或如黑豆汁者，以胃风汤加黑豆、木香煎服效，十全大补汤亦此意也。大抵治痢，脉见微小者生，脉见浮洪大者难愈。虚者补之，实者泻之，寒者温之，热者清之，滑者涩之，秘者通之，以平为期，不可以过，此为大法。

十五　肠风痔瘘证治

若肠风、藏毒下血者，宜与黄连阿胶圆，浓磨木香汤吞下，及肠风黑散、四物汤加防风、荆芥煎服。有热者，可与龙脑鸡苏圆、薄荷煎作小圆，酒饮吞服。

若热而大便不通、肛门痒肿，时时便血者，宜服四顺清凉饮或小三黄圆。诸痔发作，肛门肿痛，甚者脱肛、成瘘，可与钓肠圆、乳香圆、黑玉丹、槐角圆、枳壳煎圆。未破者，驱毒散涂之，更以猪胆汁润之。

十六　小便淋闭证治

小便不利者，可与导赤圆、导赤散、五淋散、五苓散加滑石细研，用海金沙、车前子、灯心煎汤调服。

虚者，与石韦散。胕转不得小便者，可与八味圆。

热者，立效散。

① 下：原误作"不"，据《医方类聚》卷一百三十六改。

卷之五　治诸虚_{附痼冷，骨蒸}

第一　诸虚方论

论曰：虚生百病，实则少病。凡在提孩之时已有胎气不足，致一脏一腑之偏虚者，自五六岁至三十上下，婚与未婚，肌肉薄瘠而体少色，一虚也；血虚则发热，每有病则热难退，手足烦热，二虚也；阴虚者，阳必凑之，男女夜多盗汗者，三虚也；此皆禀受不足，疾病易生，非必知欲而后虚也。而失血则肝虚，思虑则心虚，饥饱则脾虚，多言则肺虚，房劳则肾虚，男子病后则气虚，妇人产后则血虚，喜怒哀乐则神虚，劳动不息则形虚。夫肝虚则目暗脚弱，心虚则惊悸自汗，脾虚则吐泻肿满，肺虚则喘嗽上气，肾虚则齿痛耳聋，气虚则发厥，血虚则发热，形虚则肤革薄瘠，神虚则心智颠倒。此其大略也。

且如补药，无出《和剂局方》，况御医供朝廷所服之药只本《和剂》，次则经进印行之方。今之医者，说及《和剂》及印行经进之方，则耻而不用。于印行古书一方一件，如不相识，大抵欲出新奇以惊动流俗故也。且如有人求方，则援笔立书，未解其意者以为賅^①博而喜之，间有老成谨愿之士问方所出之处，则曰家传，使人莫测而不知。世俗多尚套类，可谓舍规矩而求方圆也。且如供补药方，先以鹿茸、附子、沉香、苁蓉、黄芪、胡芦巴、钟乳粉、菟丝子、五味子、山茱萸、山药之类，先定于中，若言今腰足无力，

则加杜仲、川牛膝、续断之类；若云便溏并多，则加覆盆子、桑螵蛸、萆薢之类；若云脐腹冷痛，则加川椒、茴香、川楝子、木香、桂心等；若云心虚健忘，则加人参、远志、茯神、酸枣仁、柏子仁等；若云又有白浊尿精，则加龙骨、牡蛎、紫梢花之类；若云有盗汗，则加麻黄根节、黄芪、牡蛎等药；若云阴痿不兴者，则加腽肭脐、阳起石、天雄、原蚕蛾、雀卵、麝香之类是也，若用泽泻、茯苓，则笑而不用，反言能导泻真气，使人畏之。是以皆失古意，而反生奇祸而莫测。间有造理之士，必要见出古经而后用之，是以孔子云"某未达，不敢尝也"。

第二　平补肾气

男子常服平补肾气之药者，可与五补圆、安肾圆、无比山药圆、八味圆、茴香圆、黄芪圆、黄芪建中汤、双和汤、十全大补汤、大山芋圆、小菟丝子圆。

第三　肾气损甚兼调脾胃

诸虚不足皆因肾气虚惫，下元积冷，腰背疼痛，肢体倦怠，面无光泽，精神不爽，唇口干燥，眼暗耳鸣，小便滑数，夜多异梦，盗汗失精，不思饮食，日渐羸瘦。虚损甚者，可与鹿茸大补汤、大菟丝子圆、麝香鹿茸圆、沉香鹿茸圆。

① 賅：原误作"该"，《医方类聚》卷一百四十三同，据文义改。

若脾肾俱虚者，与腽肭脐圆、橘皮煎圆、黑锡丹、金锁正元丹。

下虚洞泄者，四柱散、正元散、丁香豆蔻散。

第四　沉寒痼冷上盛下虚证治

若沉寒痼冷者，皆因元气虚损，下冷上盛，致水火不交，阴阳失序，手足厥冷，及伤寒阴证，霍乱转筋，下痢久泻，脉息沉微者，可与金液丹、黑锡丹、四柱散、来复丹、金锁正元丹、橘皮煎圆、麝香鹿茸圆、北亭圆、沉香荜澄茄散、附子理中圆、养气丹、黄芽岁丹、灵砂①皆可选用。若上盛下冷者，以俞山人降气汤或苏子降气汤吞黑锡丹。

第五　白浊遗精证治

小便白浊，梦泄遗精，虚惫精滑不固者，可与平补镇心丹、降心丹、十四友圆、定志圆、威喜丸、大建中汤、四七汤吞青州白圆子。冷惫虚损甚，精冷不固者，与金锁正元丹。

第六　心气不足怔忪健忘证治

心气不足，健忘怔忪者，可与定志圆、降心丹②、平补镇心圆、十四友圆、辰砂妙香散、参苓白术散。

第七　虚汗盗汗五心烦热证治

虚汗、盗汗，心忪气短，参可与牡蛎散、止汗散、大山芋圆、黄芪建中汤、人参当归散加小麦煎服。

自汗不止者，术附汤、正元散。

心热盗汗者，辰砂妙香散。

第八　消渴证治

消渴者，空心可与八味圆，食后临卧以人参煎汤吞酒蒸黄连圆。

第九　虚劳发热咳嗽吐红证治

虚劳发热，至午后作热者，空心可服安肾圆、八味圆、无比山药圆、大山芋③圆。

饭前服沉香鳖甲散、嘉禾散、参苓白术散、四百散。

食后服人参当归散。

若嗽黄涎或有血者，临卧服人参养肺圆、大阿胶圆。

如少壮热甚者，可与逍遥散。

骨中热者，与人参黄芪散、筒骨煎。

虚人及老人者，与黄芪建中汤常服。

---

① 灵砂：疑此后脱一"丹"字。

② 降心丹：《局方》本作"降气丹"。

③ 山芋：原误作"山羊"，据《医方类聚》卷一百四十三改。

第十　诸虚劳倦证治

诸虚劳倦，背膊疼痛，四肢拘急，烦热口干，虚汗、盗汗者，可与劫劳散、秦艽鳖甲散、沉香鳖甲散、人参轻骨散、人参黄芪散、黄芪建中汤，可选而用之。

十一　虚劳用药说

张子刚曰：凡虚劳之疾，皆源情欲过度，荣卫劳伤，致百脉空虚，五藏衰损，邪气乘袭，致生百病。圣人必假药石以资血气、密腠理，以御诸邪。肌肉之虚，犹物体之轻虚如马勃、通草、蒲梢、灯心、丝瓜之属是也，非滋润粘腻之物以养之，不能实也。故前古方中用鹿角胶、阿胶、牛乳、鹿髓、羊肉、饧糖、酥酪、杏仁、酒、蜜、人参、当归、地黄、门冬之类者，盖出此意。《本草经》云：补可去弱，羊肉、人参之属是也。所谓虚劳者，因劳役过甚而致虚损，故谓之虚劳。今人才见虚弱疾证，悉用燥热之药如伏火金石、附子、天雄、姜、桂之类，致五藏焦枯，血气干涸，而致危困，皆因此也。

如虚而兼冷者，止可于诸虚劳方中加①诸温热药为助，可也，如此即不失古人之意，盖肾恶燥也。

张子刚名锐，居蜀中鸡峰，为徽庙时御医，今已二百年矣。

① 加：原误作"如"，据《医方类聚》卷一百四十三改。

卷之六 治积热_{附咽喉口齿,眼目,骨鲠,疮肿伤折,诸毒五绝}

第一 论积热

积热者,藏府燥也,多因精血既衰,三焦烦壅,复饵丹食、酒炙之属,致肠胃蕴毒,阳既炽盛,阴不能制,大便秘涩,小便赤淋,口苦咽干,涎稠眵泪,饮食无度,挥挥熇熇,皆阴虚阳盛之所为也,治之各有方。

第二 积热证治

上焦壅热,心经烦渴,口舌生疮,腮颔结核,咽喉肿痛,咽物有碍者,与甘露饮、牛黄凉膈圆、薄荷煎、鸡苏圆、硼砂圆、碧雪。

若大便秘结者,与小三黄圆、洗心散、四顺清凉饮。

若大便、小便赤涩不通者,与八正散、导赤圆、五淋散、导赤散。

第三 口舌生疮证治

口舌生疮者,心经有热也,与碧雪、龙脑饮、甘露饮、硼砂圆、脑麝三黄圆,甚者洗心散。

第四 腮项结核咽喉肿痛证治

腮颔结核者,与消毒犀角饮、牛黄凉膈圆、玉屑无忧散、解毒圆、四顺饮子。

若咽喉肿痛者,与如圣汤或升麻葛根汤煎服亦妙,龙脑饮、甘露饮、消毒犀角饮、薄荷煎、牛黄凉膈圆,甚者与四顺饮、洗心散、小三黄圆、脑麝三黄圆。

若咽物有碍,水浆不下者,与解毒雄黄圆、如圣胜金铤、石龙散、无忧散,可选而用之。

第五 骨鲠及误吞铜铁竹木刺等证治

误吞铜铁竹木刺及骨鲠者,与玉屑无忧散、解毒圣授丹。

第六 牙齿疼痛证治

夫牙齿疼痛,其证不一。有热痛者,有虚而痛者,有风蚛牙疼者,须仔细详证,方可服药。

齿龈浮肿,口中气热,满口齿浮而动,此因上膈有热而痛也,可与甘露饮、龙脑饮煎服,次煎升麻葛根汤灌漱。

若大便秘、小便赤者,与八正散、四顺饮、洗心散选而用之。

若风蚛^①牙齿疼痛者,如后生壮实者,可与细辛散、赴筵散。止痛去风,与黑神圆、乳香圆、白龙圆,亦可煎升麻葛根汤、荆芥散灌漱。

若肾经虚惫,虚热之气上攻齿痛,及老弱人齿痛者,与黄芪圆、安肾圆、鹿茸圆、八味圆,可选而用之。近人用冷水空

---

① 风蚛:《局方》本作"风注"。蚛,音 zhòng,虫咬。

心吞服黑锡丹一贴作两服，次以赴筵散擦之，亦可用荆芥散、升麻葛根汤煎成，乘热灌漱。

第七　眼目证治

眼目昏暗，视物不明，不肿不痛不赤，亦无翳膜，此是内障。或见黑花，或有冷泪者，是肝[①]肾俱虚，不可便服凉药，宜与绵鸠圆、菊精圆[②]、驻景圆、明眼地黄圆、还睛圆、决明圆。

外障翳膜，胬肉侵睛久病者，空心可与驻景圆、菊精圆，食后服决明圆、拨云散、菩萨散、密蒙花散、秘传羊子肝圆，紫金膏洗之，春雪膏点。

若肝有风热，眼涩痒痛，睑皆赤烂，视物不明，或生暗泪[③]者，可与菩萨散、决明散、还睛圆、菊花散、拨云散、密蒙花散，紫金膏洗之。近人以蝎附散兼嚼如圣饼有效。

若暴赤眼，昏涩疼痛，羞明下热泪者，不可便用点药，亦不可洗。只与洗肝散、洗心散、八正散、甘露饮、菩萨散、拨云散、还睛圆。

若睛痛不可忍者，与羌活圆、还睛圆，两圆只作一服，立止，并治头风疼痛，神效。或云凡暴赤眼，不可多服洗肝散，只吃四五服则止之，太过则令人眼枯。

第八　痈疽发背疖毒证治

余尝编集《外科精要》，专疗痈疽发背，其中议论取诸家之善，方法择经效之

---

① 肝：《局方》本作"脾"。
② 菊精圆：《局方》本作"菊睛圆"，下同。
③ 生暗泪：《局方》本作"昏暗有泪"。

良，稍有不经之文，或闻而知之，皆不敢取。近之医者，不守古典，凡见斯疾，首以茸、附、姜、桂、诸品丹砂以疗之。若是阴伏，尚可望生；若是阳毒，痈疽始发，其如抱薪救火，安有生理？《养生必用方》首以此为戒，云与其腹背溃烂，脏腑焦枯，脓血流漓，孔穴穿空，备诸恶而死，不若利而死矣，此之谓也。又闻曾孚先有云：痈发未破，则一毫热药不可服；痈发已破，一毫冷药不可服。仆依此诀用之，多有获安。是以诸家方论治痈疽始萌者，首以宣热拔毒药疗之，如大小车螯散、洗心散、四顺饮、小犀角圆、五香连翘汤、漏芦汤、复元通气散、小三黄圆、《千金》单煮大黄汤，多见服之而内消，不复形之于外者。虽通利三五行，其毒气有路而出，不为内患也。

如痈疽已破，宜服托里散或内补十宣散，先以猪蹄汤洗，次以保安膏、云母膏、乳香膏、内消膏贴之。

如痈疽已破，脓血出不快者，可与三仙散、漏芦汤、托里散，仍用保安膏、云母膏、乳香膏、内消膏贴之。

疮口不合者，可与桃仁散、麒麟散。此其大略也，详载《外科精要》，不复赘录。凡痈疽见于头项以上者，断不可用蒜钱艾炷灸之，引得热毒之气乘上，为害滋甚。

第九　恶疮疥癣汤火诸疮证治

凡一切无名恶疮、漏疮、臁疮、冷疮，久年不愈者，与桃仁散、麒麟散、保安膏贴之。

风毒热疮及肾脏风①，生脓胞，湿烂浸淫者，与四生圆、四生散、何首乌散、胡麻散。大便秘者，与四顺饮、皂荚煎圆、桃仁散、滑肌散敷之。

遍身生疮瘙痒，或生瘾疹者，先服通大便药，先与皂荚煎圆、麻仁圆、四顺饮；次与何首乌散、四生圆、胡麻散、黄芪圆，可选而用之；仍以滑肌散、透油散搽。

疮干痛者，宜与玉龙摩风膏。疥痂顽癣，宜与白龙圆、清心圆，次与摩风膏、滑肌散搽。

汤火油烧成疮者，与佛手散。

第十　颠扑伤折狗咬
金疮证治

男子妇人内伤外损，狗咬虫伤，驴扑坠马，手足伤折，一切疼痛，腹中瘀血刺胁筑心者，宜服太岳活血丹。

十一　解诸毒方 蛇虫犬伤附

解百药毒及百草、菌蕈、驴马肉、河豚鱼等毒，宜与神仙解毒圣授丹。若虎豹驴马蛇虫犬伤，皆可磨搽，并服极妙。

解百药毒方：甘草、荠苨、豆汁、蓝汁。

解砒霜毒方：千金子去壳研，白扁豆去皮，生为末，绿豆去皮为末，并以冷水调。

解狼毒毒方：杏仁、蓝汁。

解射罔毒方：藕芰汁、竹沥、大小豆汁、蓝汁。

解野葛毒方：鸡子汁②、甘草汁、猪膏、鸭头血。

解巴豆毒方：大豆汁、黄连、家菖蒲煎汤服。

解藜芦毒方：雄黄，煮葱汤。

解雄黄毒方：防己。

解闭口椒毒方：豉汁、桂汁、冷水、土浆、蒜。

解甘遂毒方：大豆汁。

解半夏毒方：生姜汁、煮干姜汁。

解礜石毒方：大豆汁、白鹅膏。

解莨菪③毒方：荠苨、甘草、犀角、蟹汁、升麻。

解马刀毒方：清水。

解杏仁毒方：蓝汁。

解桔梗毒方：白粥。

解大戟毒方：菖蒲汁。

解野芋毒方：土浆、人粪汁。

解踯躅毒方：栀子汁。

解斑猫、蚖毒④毒方：猪膏、戎盐、大豆汁、蓝汁、巴豆、盐汤煮猪膏。

解乌头、附子、天雄毒：远志、防风、枣汁⑤、大豆汁。

解防葵毒方：用之亦无毒，只是大者不可服。

解菌蕈毒方：掘地作坑，约深三尺，以清冷水搅令浊，少顷饮之，名曰地浆。

解鸡子毒方：醇醋。

解铁毒方：磁石。

解花水⑥毒方：防己、防风、甘草、

---

① 及肾脏风：《局方》本作"一名肾脏风"。
② 汁：《备急千金要方》卷二十四作"清"。
③ 莨：原阙，据《备急千金要方》卷二十四补。
④ 蚖毒：《备急千金要方》卷二十四作"芫青"。
⑤ 枣汁：《备急千金要方》卷二十四作"枣肉"。
⑥ 花水：《备急千金要方》卷二十四作"芫花"。

桂汁。

解饮食中毒烦闷方：煮苦参汁饮之，吐出即愈。

解诸鱼中毒方：煮橘皮、马鞭草汁、生芦根汁亦能解河豚毒。

解河豚鱼毒方：五倍子末，白礬，上研，水调灌服。又方：槐花为末，坯子和研，水调灌服。橄榄、甘蔗、大黄汁、大豆汁、煮朴硝汁。

解蟹毒方：冬瓜汁、藕汁、煮甘蒜汁、藕屑、干苏汁一云生紫苏汁。

解石药毒方：人参汁、白鸭屎汁。

解中金银毒方：鸭血、水淋鸡屎汁、鸡子清，服水银数两即出。

解诸菜毒方：甘草、贝齿、胡粉三件，水和服，小儿溺、乳汁服二升佳。

解诸肉、马肝、漏脯毒：头垢、韭根烧末、生韭汁、烧猪骨末、烧犬屎灰酒服、豉汁亦佳。

解服药过剂闷乱者：蓝汁、吞鸡子黄、饴糖、地浆、水和胡粉、豉汁、黄连、粳米粉汁。

解恶气瘴毒方：犀角、雄黄、羚羊角。

解风肿毒方：木香、麝香、沉香、紫檀香、鸡舌香、熏陆香。

解咽喉痹肿，邪气恶毒入腹：犀角、射干、升麻。

解蛇虺百虫伤中毒方：雄黄、巴豆、干姜、麝香、丹砂、白芷、铁浆。

青蝰蛇伤方：蓝菰草，挼水服着青花如靛。

毒蛇伤方：田中慈菰草根苗并研，取汁冷水调服，滓罨伤处；佛指甲草、白花草皆可，研，冷水调服。

蜈蚣伤方：桑根皮取汁，和盐涂伤处；桑叶亦可。

花蜘蛛伤或被尿成疮：蓝青、麝香和研，涂伤处。

毒蜂蜇方：嚼人参敷，蓝汁、蓼叶、蜂房、糟皆可敷。

猘犬伤方：嚼杏仁敷，礜石、韭根、蚯蚓泥皆可付。

十二 五绝方论

扁鹊治五绝方：一曰自缢，二曰墙壁压，三曰溺水，四曰魇寐，五曰产死闷绝者，谓之五绝，皆以半夏为细末，水圆如大豆许，内鼻中即省（又见《子母秘录》）。

《千金》疗自缢死：凡见有此等事，极须安定身心，令一人抱定，徐徐缓解，慎勿割断其绳。若心下犹暖者（《肘后方》同），以蓝研取汁灌之；或刺鸡冠血滴著口中，即活；或以鸡屎白如枣大，以酒半盏和研，灌服，及著鼻中尤佳。

十三 《外台秘要》救溺死方

以皂荚为细末，绵裹半钱，纳下部中，须臾水出则活。

余往五羊，见蜑户救男女堕水中者，以常用荐席卷之，就平地上滚转一二百转，则水出自活。亦有用陈壁土末覆之；死者更以炉中暖灰覆脐上下，则元气回自活。省后当服利水之药如五苓散、异功五积散、术附汤、除湿汤、不换金正气散。若欲兼服安心神、收敛神气之药，宜服苏合香圆，在人斟酌轻重冷热而投之。

《肘后》疗卧忽不悟，谓之魇寐，慎勿以火照之，则杀人，但多[①]唾其面，更痛啮其脚足大拇指甲际，即省。更以半

---

① 多：原阙，据《肘后方》卷一补。

夏圆吹入鼻中。更以韭叶捣取自然汁，灌　　即活。
鼻孔中；冬月用韭根，捣取自然汁灌，

卷之七　治妇人 _{附求子}

第一　妇人用药总论

夫天地造端于夫妇，乾坤配合于阴阳，虽清浊动静之不同，而成象效法之有类原。兹妇人之病与男子不同者亦有数焉，古方以妇人病比男子十倍难治，不亦言之深乎？但三十六病、产蓐一门，男子无之，其如外伤风暑，寒湿内积，喜怒忧思，饮食房劳，虚实寒热，悉与丈夫一同也。依源治疗，可得而知之。

第二　经脉不调证治

妇人月经不调，或前或后，或多或少，淋沥不止，或肢体倦怠，困乏少力，饮食无味，常服调补者，可与四物汤、熟干地黄圆、内补当归圆、琥珀圆、胜金圆、当归建中汤、泽兰圆、益阴丹，可选而用之。

第三　经血过多不止证治

经血过多，淋漓不止者，可与胶艾汤、温经汤、乌金散、益阴丹、泽兰圆、小白薇圆、内补当归圆、熟干地黄圆。

第四　崩漏下血过多眩晕证治

崩漏下血过多，头目昏眩，举头欲倒者，可与芎劳汤、胶艾汤、乌金散、琥珀圆、暖宫圆、大圣散、内补当归圆。若崩中败血，连日不止者，滋血汤。

第五　五色带下证治

赤白带下，服诸药不瘥者，可服泽兰圆，兼服平补镇心丹、速效大圣散、温经汤、小白薇圆、紫石英圆。

若白带不止，腹常冷痛者，可与暖宫圆、麝香鹿茸圆、黑锡丹、茴香圆、威喜圆、泽兰圆、正元散、来复丹。

若带下五色者，可与益阴丹、滋血汤、伏龙肝散。

第六　血海冷惫证治

血海冷惫者，可与暖宫圆、茴香圆、大圣散、黑锡丹、麝香鹿茸圆、内补当归圆、小白薇圆。

若血海虚惫久冷，漏下赤白，五色不定，或如豆豉汁者，可与温经汤、伏龙肝散、四物汤。

血海冷惫者，可与暖宫圆、茴香圆、大圣散、黑锡丹、麝香鹿茸圆、内补当归圆、小白薇圆，可选而用之。[①]

第七　月经不通证治

月经不通，及室女月脉不行者，可与蒲黄散、逍遥散、大圣散、黑神散、琥珀泽兰圆、通真圆、活血丹、四物汤，甚者

---

① 血海冷惫者……可选而用之：此段与上文重出，当删。

红花当归散，皆可选用。

第八　头旋证治

妇人血风、气虚头旋，及产前、产后头旋者，可与保生圆、四物汤、胶艾汤。许学士用苏子降气汤吞养正丹。

第九　血风劳证治

妇人病血风劳，胸膈不利，经脉涩滞，四肢烦痛，心悸者，可与人参荆芥散、熟干地黄圆、逍遥散。

第十　虚劳证治

妇人虚劳发热，及寒热俱发者，可与黄芪鳖甲散、逍遥散、地黄圆、人参荆芥散、油煎散，兼服嘉禾散、参苓白术散。

热未退者，可与人参当归散，极妙。

气壮者，可与逍遥散。如痰嗽或有血者，临卧服人参养肺圆。

若气壮年少女人，骨中作热者，可与熟干地黄圆空心服，人参黄芪散食后服。筒骨散亦妙。

十一　疝瘕阴冷头风挛痹　无子漏下证治

妇人疝瘕，阴中冷痛，或头风入脑，寒痹[1] 筋挛，血闭无子，漏下赤白者，与熟干地黄圆、钟乳泽兰圆、牡丹煎圆。

十二　诸虚上热下冷多病证治

妇人无子，或诸虚上热下冷，百病皆生者，可与小白薇圆、禹余粮圆、阳起石圆。

十三　心腹冷痛下利少气　肿满证治

妇人先有寒冷，心腹刺痛，或肿或寒，下利不止，及少气者，可与吴茱萸汤、活血汤。血气作楚，心腹刺痛者，可与红圆子、《博济方》葱白散。若遇经行心腹刺痛不可忍者，兼服北亭圆。

十四　血风烦热遍身瘙痒　瘾疹赤肿证治

妇人血风攻疰，五心烦热，遍身瘙痒，或生瘾疹，或发赤肿，可与人参荆芥散、人参当归散、消风散、四物汤加防风荆芥煎、逍遥散。

甚者，与皂荚煎圆。血气凝滞者，先服青木香圆三四服，疏开气道。

---

① 痹：原作"痒"，据《局方》本改。

治妇人求子

十五　求子论

夫有夫妇则有父子，婚姻之后，必求嗣续。故圣人谓"不孝有三，无后为大"者，言嗣续之至重也。凡欲求子，当先察夫妇有无劳伤、痼害之属，依方调治，使内外和平，则妇人乐有子矣。

十六　月游胎杀例

立春在房床。惊蛰在户单扇。清明在门双扇。立夏在灶。芒种在母身。小暑在灶。立秋在碓正北子位。白露在厨厕。寒露在门。立冬在户及厨。大雪在炉及灶。小寒在房及母身。

十七　十干日游胎杀例

甲己日占门。乙庚日占碓磨。丙辛日占井灶。丁壬日占厨廨。戊癸日占米仓。

十八　十二支日游胎杀例

子丑日占中堂。寅卯辰酉日占灶。巳午日占门。未申日占篱下。戌亥日占房。

十九　六甲旬游游胎杀例

甲子旬游窗碓。甲戌旬游正厅。甲申旬游中庭。甲午旬游房内。甲辰旬游房中。甲寅旬空。

二十　太史局日游胎杀例

每遇癸巳、甲午、乙未、丙申、丁酉五日在房内北；庚子、辛丑、壬寅三日在房内南；癸卯一日在房内西；甲辰、乙巳、丙午、丁未四日在房内东；六戊六巳日在房内中；余日在外无占。

凡游在房内，不宜于方位上安床帐及扫舍，皆凶。

又有小儿杀及本年三杀，及产母身黄定命，皆不可犯。

凡妊娠之后，将此贴于当眼，常照应之。切不可穿凿修掘，移钉系篱壁，重物碾①压之类。犯之重则子母俱死，轻则生子破形。

---

① 碾：原作"展"，据文义改。

卷之八　治妇人妊娠

第一　妊娠食忌

羊肝，鲤鱼鲙，鸡子，鳖，雀，驴，骡，马，蟹，鳝鱼，虾蟆，山羊，兔肉。

孕妇忌食，仍鸡肉不可与糯米合食，鸭子不可与桑椹同食，雀肉不可与豆酱同食。产前切宜忌之。

第二　妊娠恶阻证治

夫妊娠阻病，其状颜色如故，脉息和顺。但觉肢体沉重，头目昏眩，择食，恶闻食气，好食酸咸；甚者或作寒热，心中愦闷，呕吐痰水，胸膈烦满，恍惚不能支持，但疾苦有轻重耳。《千金方》有半夏茯苓汤、茯苓圆，见于《和剂》，专疗此疾。近来少有服者，虑半夏有动胎之性。今以白术散、人参丁香散服之有效。

第三　胎动不安证治

若妊娠二三月至八九个月，胎动不安，腹痛已有所见者，宜与胶艾汤。

第四　胎漏下血证治

夫妊娠三四月至八九个月间，或因触犯方位，或因跌搕损伤，动胎气，忽然腰腹疼痛，胎上逼心，漏胎下血，手足逆冷，宜多服胶艾汤，或以缩砂汤，妙。

第五　胎上逼心证治

治妊娠居处失宜，血气乖理，胎气不和，怀胎近[①]上，胀满疼痛，谓之子悬。宜与七宝紫苏饮，此药兼治临产惊恐气结，连日不下。

第六　妊娠心腹刺痛证治

夫妊娠五个月以上，常胸腹间气刺满痛，或肠鸣，呕逆，减食。此由食饮失节、喜怒过度而得之。宜香术散、红枣散。

第七　妊娠腰痛证治

凡妊娠气壅攻腰，痛不可忍，兼腹痛者，与当归饮、独活紫汤、鹿角酒。

第八　妊娠心腹胀满证治

妊娠心腹胀满者，可与枳壳滑胎散、保气散、七宝紫苏饮。

第九　妊娠咳嗽证治

妊娠咳嗽不已者，但择稳重之药投之，如华盖散、人参款冬膏之类。

---

① 近：《医方类聚》卷二百二十一同，《妇人大全良方》卷十二作"迫"，当从。

第十 子烦证治

妊娠四月，母心惊胆寒，多有烦闷虚躁，或吐逆，恶闻食气，头眩，四肢沉重，百节疼痛，多卧少起，谓之子烦。宜与竹叶汤、一母圆①及单饮竹沥。

十一 妊娠伤寒伤风证治

妊娠偶感冒，伤寒、伤风等，不可轻易用药，如升麻葛根汤非不可用。近时铺家多用野葛，损动胎气，有赤芍药又能破血，服之致令胎动也。如发热恶风，头痛身疼，轻者可与芎芷香苏散、败毒散、百解散、黄龙汤、《良方》中白术散。以上之方，如伤寒、伤风、时气等疾皆可选用。

十二 妊娠疟疾证治

夫妊娠疟疾，或先寒后热，或先热后寒，或寒多热少，或热多寒少，或寒热相等者，但拣平和之剂调理，如四兽饮、秦艽鳖甲散之类是也。俟分娩后满百晬，却以主对药治之。

十三 妊娠霍乱证治

夫妊娠居处失宜，饮食失节，致令清浊相干，挥霍变乱，或先心痛而吐者，或先腹痛而利者，或吐利交作者，或有烦躁、渴而引饮者，亦有四肢逆冷、脚转筋而脉息欲绝者，亦可救，前第三卷霍乱②

方论中择平和之剂与服则愈。如五苓散、理中汤、诃子散、胡椒汤、香薷散，皆可选用。

十四 妊娠泄泻赤白痢证治

夫妊娠泄泻，先宜温中，理中圆是也；次分水谷，五苓散是也；未止，方宜止泻，戊己圆、已寒圆是也。

若赤白痢疾腹痛者，先与五苓散；次以香薷散加当归、甘草、黄连等分，酒水煎，沉冷服，兼以酒蒸黄连圆、黄连阿胶圆、驻车圆、香连圆；久则以水煮木香圆。皆可选用。

十五 妊娠大小便不通证治

妊娠大小便不通，一时逼迫者，可与八正散一二贴。若是胞转小便不通者，可与真八味圆，效。

十六 妊娠肿满证治

夫胎水者，妊娠多有之，令人四肢肿满，腹胀气急，小便秘涩，可服五皮饮子加白术、木香煎服，效。

十七 滑胎易产方

夫妊娠至八九个月，胎气壅隘，宜常服滑利、瘦胎、易产之药。宜与滑胎枳壳散，神寝圆、榆白皮散、保气散，可选用。

---

① 一母圆：《妇人大全良方》卷十三作"益母圆"，方中仅一味知母。
② 三卷霍乱：此四字底本脱，据《医方类聚》卷二百二十一补。

十八 藏衣方位

六阳之月在丙壬，正月，三月、五月、七月、九月、十一月；

六阴之月在甲庚，二月、四月、六月、八月、十月、十二月。

如正月安产宜向壬位，藏衣宜向丙位。余仿此。

十九[①] 入月预备药物

保气散，佛手散，枳壳散，神寝圆，榆白皮散，保生圆，催生丹，黑神散，大圣散，花蕊石散，黑龙丹，理中圆，催生符，干地黄[②]，羌活，葵子，黄连，雌雄石燕，竹茹，乌梅，甘草，海马，马衔铁，枣子，陈橘红[③]，姜钱，黑豆，无灰酒，百蜜[④]，好醋，白米，薄荷[⑤]，童子小便，煎药炉，铫子，滤药巾[⑥]，醋炭盆，煮粥沙瓶，汤瓶，软硬炭，干柴茅，暖水釜，小石二十枚，卧交椅，软厚毡，洗儿肥皂头发，断脐剪、线，缴巾，干蓐草，灯笼，油烛，灯草，发烛，火把。

二十 治产难灵符[⑦]

治产难横生逆产胞衣不下灵符。（《圣惠方》、《局方》同）

不安稳朱书贴产妇处北壁上

觉不安稳朱砂书此符以顺水吞下
书贴枕上

治横生灵符

治胞衣不出灵符四道

急则以朱砂书符吞下

二一 难产论

夫难产之由有六，所因各异，故治疗方法不同。今具言之，以开世惑。

凡妇人以血为主，惟气顺则血顺，胎气安而后生理和。今富贵之家，往往保惜产母，惟恐运动，故羞出入、专坐卧。曾

---

① 十九：原作"第一"乃"入月门"下又重新编序，今按前文改为顺序号"十九"。后同。

② 干地黄：《妇人大全良方》卷十六作"生地黄"。

③ 陈橘红：《妇人大全良方》卷十六作"陈皮"。

④ 百蜜：《妇人大全良方》卷十六作"白蜜"。

⑤ 薄荷：《妇人大全良方》卷十六无。

⑥ 滤药巾：《妇人大全良方》卷十六作"滤药帛"。

⑦ 治产难灵符：据目录加。

不思气闭而不舒快，则血凝而不流通，胎不转动，以致生理失宜，临产必难，甚至闷绝，一也。且如贫者生育，日夕劳苦，血气舒畅，生理甚易，何俟乎药？则孕妇常贵于运动，明矣。

次则妇人妊娠已经六七个月，胎形已具，而世人不知禁忌，恣情交合，嗜欲不节，使败精、瘀血聚于胞中，致令子大母小，临产必难，二也。何以知之？生下孩子头上有白膜一片，滞腻如胶，俗强名曰"戴白生"；儿身有青有黑，俗强名曰"宿痣"，不知[1]皆是入月交合所致。所以不特母病，其子亦生浸淫、赤烂、疮疡，俗谓之胎蛆，动逾岁月不差，可不戒乎！

三则警觉太早，大小挥霍，或信卜筮，或说鬼祟，多方恐误，致令产母心惊神恐，忧恼怖惧。或被闲杂妇人及丧孝秽浊之人冲触，若不预为杜绝，临产必难，三也。何以知之？如偷生之女、不正之属，既无产厄，子母均安，其理可知。

四则临产初焉，腹痛或作或止，名曰弄痛。坐婆疏率，不候时至，便令试水，试水频并，胞浆先破，风飐产门，产道[2]干涩；及其儿转，便令[3]坐草，坐草太早，儿转亦难，致令难产，四也。

直候痛极，眼中如火，此是儿逼产门，方可坐草，即令易产。如坐草稍久，用力太过，产母困睡，抱腰之人又不稳当，致令坐立倾侧，胎死腹中，其为难产，五也。

六则时当盛暑，宜居深幽房室、日色远处，开启窗户，多贮清水，以防血晕、血闷、血溢妄行、血虚发热之证。如冬末春初，天色凝寒，宜密闭产室，窒塞罅隙，内外生火，常令暖气如春，仍下部衣服不可去绵，方免胎寒血结，毋致产难，六也。凡孕妇入月，断不可洗头，方免难产及横生逆产也。

二二 催 生 方

催生丹见《局方》。七宝紫苏饮方见前。

催生如神黑散子：疗横生逆产、瘦胎，又治产前后虚损，月脉不调，崩漏。大盖血得黑则止，此药大能固血，免得干生。香白芷为细末，以百草霜研各等分，上各秤一钱研停，临产坐蓐时以童子小便并少米醋打为膏，沸汤调服。

催生如圣散

黄蜀葵花，不以多少，焙干为细末，熟汤调三钱服。如无花时，只用葵子研小半合，以酒调，滤去滓，温过顿服。如打扑伤损，胎死不下，煎红花，温酒调服，神妙。

治横生逆产不顺、子死腹中

伏龙肝细研，温酒调服一钱。其土儿头上戴出是妙。

《广济方》疗难产三日不下方

以少淡醋汤吞鸡子黄三枚，立出。

《小品方》疗横生逆产手足先出方

或以盐摩产妇腹上。或以盐涂儿足底，又急搔抓之，即顺。（《千金》、文仲、《备急》、崔氏、《集验》同）

张文仲疗横生逆产服诸符药不验者

灸右脚小指尖头三壮，艾炷如小麦大。

---

① 不知：《医方类聚》卷221同，《妇人大全良方》卷十七作"此"。

② 道：原作"通"，《医方类聚》卷二百二十一同，据《妇人大全良方》卷十七改。

③ 令：原脱，据《医方类聚》卷二百二十一、《妇人大全良方》卷十七补。

二三　验死胎方

夫产妇身重，寒热，舌下脉青黑色，若反舌上冷，或唇口皆青，吐沫者，子母俱死，不可治。

若产妇面赤舌青，子死母活也。

若产母面青舌青，吐沫，母死子活之证。古经无脉可验，但察其色，所以望而知之者谓之神也。

《十全》、《博济》救疗胎死腹中

好辰砂一两，水煮数沸，研令极细，酒调二钱服。

又方：以鸡子黄一枚，用姜汁一合调令停，顿服。分娩后吃芸苔粥补，良。

邓知县疗死胎不出妙方

先以平胃散酒水煎，吃二服；次以朴硝研令极细，温童子小便调二钱服，不三服下。

《局方》至宝丹疗死胎不下极妙，须是真者有效。

卷之九　治妇人产后

第一　产后将护方

凡妇人才产毕，切不得便问是男是女，且令饮童子小便一盏，不得便卧，且宜闭目而坐，须臾方可扶上床仰卧，不可侧卧，宜立膝，不可伸足。高倚床头，厚铺茵褥，遮围四壁，使无孔隙，免被贼风。时时令人以物从心搛至脐下，使恶露不滞，如此三日方可止。仍不可多卧，看承之人宜频唤醒。方产毕，先研醋墨三分服之。不得太酸，酸则伤肺成咳嗽也。更产后三日，令产妇尝闻醋炭气，或先吃真花蕊石散半贴，以防血逆、血迷、血运、胞衣不下之患。次服黑神散一二服，却吃白粥，切不可饮酒。一腊七日也之后，方可烂煮雌鸡少吃些，小① 以汁煮粥，渐渐辅助。或猏猪前蹄，不可用白猪、花猪、白脚猪、猪母等肉，最生风疾，更不可疗。须仔细探问。

若未满月，不宜多语、喜笑、惊恐、忧惶、哭泣、思虑、恚怒、强起离床行动、久坐、久立、用力工巧、房劳等事，及恣食生冷、粘硬、果菜、肥腻、鱼肉、盐醋、鲊酱、腌藏之物。

更宜避风寒，不可脱衣洗浴，仍不可用冷水洗濯。当时虽未觉病，轻则为蓐劳宿疾，重可死矣。如此将息，满百晬方妙。

若夜间产妇不可独处，缘去血则心虚，恐有惊悸之患。所有血衣洗濯不可于日中晒暴，免惹邪祟。不得濯足，恐血气攻下。不得刮舌、刷齿，伤心。不宜就下梳头，恐成血逆、血迷、血晕之患。仍不可登高厕。已上避忌，须满百晬，方免生疾。

若有疾病，并可依郭稽中二十一论方药调理，不可轻信庸俗之医妄授一方，轻投药饵，枉害生灵。至祝。

第二　产后服药次序调理法

若产后将息如法，四肢安和，无诸疾苦，亦须先服黑神散，五六服② 止之；亦略备补益圆、散，如四物汤、四顺理中圆、内补当归圆、当归建中汤之类，不可太过，又恐因药致疾也。或产妇血盛，初经生产，觉气闷不安者，调③ 七宝散服之。若宁，贴不须服。

若三日后觉壮热头痛、胸脯气刺者，不可便作伤寒、伤风治之，须仔细详证。

若是乳脉将行而有此证，宜服玉露散一二服。如无此证不须服。

若是血虚发热者，只用加减四物汤（当归、川芎、赤芍药、生干地黄洗焙、北柴胡去苗五味，各净秤三钱重，㕮咀，水煎服）。若产后昼日明了，暮则憎寒、发热、谵语者，亦宜服之。

若是感冒，憎寒发热，头痛者，但可

---

① 小：疑"少"字之误。

② 五六服：《妇人大全良方》卷十八作"四服"。

③ 调：原误作"谓"，据《妇人大全良方》卷十八改。

与秦艽鳖甲散、神仙百解散或生料五积散，方始稳当。不可轻用柴胡、麻黄、大黄、石膏等药。

若因床帐太暖，或产妇气盛，或素多喜怒，觉目眩晕如在舟车之上，精神郁冒者，此是血晕。即宜服清魂散，一二服即愈，或烧旧漆器以烟熏产妇鼻，或打醋炭熏之亦可。

觉粥食不美，虚困者，可服四顺理中圆三四服。

若于两三日间觉腹中时时撮痛者，此为儿枕作痛，但服《局方》当归散、黑神散，必愈。其他疾证，见郭稽中方论中。

郭稽中二十一论于后。

第三　胎衣不下者何

答曰：母生子讫，流血入衣中，衣为血所胀，是故不得下。治之稍缓，胀满腹中，以次上冲心胸，疼痛喘急者，但服夺命丹以逐去衣中之血，血散胀消，胎衣自下而无所患。外有良法。

今采得胡氏《宝庆方》一妙法云：若产讫胞衣不下者，花蕊石散最为紧要。若先下胞衣，则泛泛之药不能达；若先治血闭，则寻常之药无此功。无如此药，有两全之效①。次则黑神散，皆有验。然乡居或远于药局，仓卒之间，无法可施，但以此法。云若产讫胞衣不下，停待稍久，非特产母疲倦，又且血流入胞中，为血所胀，上冲心胸，喘急疼痛，必致危笃。若有此证，宜急断脐。脐带以少物系坠，切宜用心，先系，然后截断，不尔则胞上掩心而死。如此断之，使其子血脉不潮入胞中，则胞衣自当萎缩而下，纵淹延数日亦不害人。只要产母心怀安泰，终自下矣。

① 效：原作"散"，据《医方类聚》卷二百三十、《妇人大全良方》卷十八改。

累试有验。不可轻信坐婆妄用手法，多有因此而亡，深可浩叹。

第四　产后血晕者何

答曰：产后气血暴虚，未得安静，血随气上，迷乱心神，故眼前生花。极甚者，令人闷绝不知人，口噤，神昏，气冷。医者不识，呼为暗风，若作此治之，病必难愈。但服清魂散即省。

第五　产后不语者何

答曰：人心有七孔三毛。产后虚弱，多致停积败血，闭于心窍，神志不能明了；又心气通于舌，心气闭塞则舌亦强矣，故令不语。如此但服七珍散，愈；孤风散，妙。

第六　产后乍见鬼神者何

答曰：心主身之血脉。因产伤耗血脉，心气虚则败血停积，上干于心，心不受触，遂致心中烦躁，卧起不安，乍见鬼神，言语颠错。医人不识，呼为风邪，如此治之，必不得愈。但服调经散，每服加龙脑一捻研入，得睡即安；夺命散亦妙。

第七　产后下血过多虚极
生风者何

答曰：妇人以荣血为主，因产血下太多，气无所主，唇青肉冷，汗出，目眩神昏，命在须臾，此但虚极生风也。但服济危上丹则愈，若以风药治之则误矣。

第八　产后汗出多而变痊者何

答曰：产后血虚，肉理不密，故多汗，因遇风邪搏之则变痊。痊者，口噤不开，背强而直，如发痫状，摇头马鸣，身反折，须臾十发，气息如绝，宜速斡口灌加减小续命汤。稍缓即汗出如雨，两手拭不及者，不可治也。大豆紫汤、愈风散亦妙。小续命汤加减法详见痊部。

第九　产后中风者何

答曰：产后五七日内强力下床；或一月之内伤于房室；或怀忧怒，扰荡冲和；或因灼艾，伤动藏府。得病之初，眼涩口噤，肌肉𥆧搐，渐至腰脊筋急强直者，不可治。此乃人作，非偶尔中风所得也。愈风散或可疗。

第十　产后热闷气上转为脚气者何

答曰：产卧血虚生热，复因春夏取凉过多，地之蒸湿，因足履之，所以着为脚气。其状热闷掣疭，惊悸心烦，呕吐气上，皆其候也。可服小续命汤，两三剂必愈。若医者误以逐败血药攻之，则血去而疾益增矣。

十一　产后遍身疼痛者何

答曰：产后百节开张，血脉流散，遇气弱则经络、分肉之间血多流滞，累日不散，则骨节不①利，筋脉急引，故腰背不能转侧，手足不能动摇，身热头痛也。若医以为伤寒治之，则汗出而筋脉动惕，手足厥冷，变生他病。但服趁痛散愈。陈无择以五积散加少醋煎，亦可。

十二　产后心痛者何

答曰：心者血之主。人有伏宿寒，因产大虚，寒搏于血，血凝不得消散，其气遂上冲，击于心之络脉，故心痛。但以大岩蜜汤治之，寒去则血脉温而经络通，心痛自止。若误以为所伤治之，则虚极寒益甚矣。心络寒甚，传心之正经，则变为真心痛，朝发夕死，夕发朝死。药不可轻用如此。失笑散亦妙。

十三　产后心腹刺痛者何

答曰：产后心腹刺痛者，由母胎中宿有血块，因产时其血破散，与儿俱下，则无患也。若产妇脏腑风冷，使血凝滞，在于小腹，不能流通，则令②结聚疼痛，名曰儿枕。若不治则变成疝瘕也。宜延胡索散。

十四　产后口干痞闷者何

答曰：产后荣卫太虚，血气未定，食面太早，胃不能消化，面毒结聚于胃脘，上熏胸中，是以口干燥渴，心下痞闷。医者不识，认为胸膈壅滞，以药下之，万不得一。但服见现丸则愈；或先以四物汤去地黄加人参、乌梅煎服，亦妙。

---

① 不：原脱，据《妇人大全良方》卷二十补。
② 令：原作"冷"，据《医方类聚》卷二百三十、《妇人大全良方》卷二十改。

十五　产后乍寒乍热者何

答曰：阴阳不和，败血不散，能令乍寒乍热。产后血气虚损，阴阳不和，阴胜则乍寒，阳胜则乍热，阴阳相乘，则或寒或热。若因产劳伤脏腑，血弱不得宣越，故令败血不散，入于肺则热，入于脾则寒。医人若误作疟疾治之，则谬矣。阴阳不和，宜增损四物汤；败血不散，宜夺命丹。又问二者何以别之？时有刺痛者，败血也；但寒热无他证者，阴阳不和也。陈无择以五积散加少醋煎服之，间有效者。

十六　产后腹胀满闷呕吐不定者何

答曰：败血散于脾胃，脾受之，则不能运化精微而成腹胀；胃受之，则不能受纳水谷而生吐逆。医者不识，若以寻常治胀、止吐药治之，病与药不相干，转更伤动正气，疾愈难治。但服抵圣汤则愈。

十七　产后血气不通咳嗽者何

答曰：产后咳嗽，多因食热面壅纳，或热病，或有气块。发时充心痛，气急咳嗽，四肢寒热，心闷口干，或时烦躁，睡梦惊悸，气虚，肢体无力。宜服《局方》真异功五积散加枣煎或黑神散，却以主对药治之。

十八　产后气急喘促者何

答曰：荣者血也，卫者气也，荣行脉中，卫行脉外，相随上下，谓之荣卫。因产所下过多，荣血暴竭，卫气无主，独聚肺中，故令喘也，此名孤阳绝阴，为难治。若恶露不快，败血停凝，上熏于肺，亦令喘急，但服夺命丹，血去喘自定矣。胡氏方二味参苏饮亦妙。

十九　产后口鼻黑气起及鼻衄者何

答曰：阳明者，经脉之海，起于鼻，交颎中，还出颊口，交人中，左之右，右之左。产后气消血散，荣卫不理，散乱入于诸经，却还不得，故令口鼻黑起及变鼻衄。此缘产后虚热，变生此证。其疾不可治，名胃绝肺败，故不出方。

但《经验方》云：遇有此疾，急取绯线一条，并取产妇顶心发两条，紧系中指节上即止。亦厌禳之一端也。

《海上方》治产后中风鼻衄不止，以荆芥为末，以童子小便调二钱服。

二十　产后血崩者何

答曰：产卧伤耗经血[①]，未得平复，而劳役损动，致血暴崩，淋沥不止；或因酸咸不节，伤蠹荣卫，气血衰弱，亦变崩中。若小腹满痛，肝经已坏，为难治。急服固经丸以止之。

二一　产后四肢浮肿者何

答曰：产后败血乘虚停积于五脏，循经流入四肢，留淫日深，却还不得，腐坏如水，故令面黄，四肢浮肿。医人不识，便作水气治之。凡治水气，多用导水药，极虚人。夫产后既虚，又以药虚之，是谓

---

① 经血：《妇人大全良方》卷二十二作"经脉"。

重虚，因致夭枉。且以黑神散不愈者，但服小调经散，血行肿消则愈。

二二　产后腹痛泄痢者何

答曰：产后肠胃虚怯，寒邪易侵。若未满月，欲冷当风，乘虚袭留于肓膜，散于腹胁，故腹痛作阵，或如锥刀所刺；流入大肠，水谷不化，洞泄肠鸣，或下赤白，胠胁䐜胀，或痛走不定①，急服调中汤立愈。若医者以为积滞取之，祸不旋踵。谨之。

二三　产后大便秘涩者何

答曰：产后水血俱下，肠胃虚竭，津液不足，是以大便秘涩不通也。若过六七日②腹中闷胀者，此有燥屎在藏府，以其干涩未能出耳。宜服麻仁丸，以津润之。若误以为有热而投以寒药，则阳消阴长，变证百出，性命危矣。

评曰：前论云"若误以为有热而投以寒药，则阳消阴长，变证百出，性命危矣"，而出方以麻仁圆，反用大黄，可谓方论相反耳！不若以《局方》四物汤去熟地黄，只用生干地黄，加青皮去白，煎服，吃四服。如半日又不通，产妇稍壮实者，却少少与麻仁圆，只一二服止之，不可太过也。

二四　产后乳汁或行或不行及痈肿证治

凡产妇气脉壅塞，乳汁不行；或经络凝滞，奶乳胀痛，留蓄邪毒；或作痈肿。但服漏芦散，自然内消。乳汁通行或乳脉将行之时，身体壮热、疼痛，头目昏痛，或大便涩滞者，可与玉露散。此药大能凉膈、压热、下乳。

---

① 痛走不定：原作"走不宜"，据《妇人大全良方》卷二十二改。
② 六七日：《妇人大全良方》卷二十二作"五六日"。

卷之十　治小儿

第一　将护婴儿良法

凡新生儿，坐婆急以绵缠手指，缴去儿口中恶物令尽，不可迟。若吞下腹中必生诸疾，《圣惠方》、《宝鉴方》谓之玉衔疾。若断儿脐带，宜只留二寸许，更看带中如有小虫，急拨去之，若留之必生异疾。或先以线系扎定，方可洗儿，否则湿气入腹，必作脐风之疾。

歌　曰

小儿生下合应为？须隔单衣咬断脐。短则又缘伤藏府，长因应是积肤肌。无令水入偏为妙，莫使风伤恐致疑。且用新绵缠缚定，免教孩子受灾危。

洗毕绷裹了，取甘草一寸，或加黄连二寸，细锉，用水一合，浓煎汁，去滓，以绵篆子蘸，令儿吮之，服尽半合不妨。当吐出恶汁，或只大便下之，谓之脐屎。

更以好辰砂一字，研细，以热蜜调，置儿口中，以去惊邪。然后饲乳。自此饲乳之后，须依时、量多寡与之，勿令太饱。饱则吐奶，不可止也。乳母乳儿，常捏去宿乳；夏常洗乳令净，捏去热乳。若令儿饮热乳，恐损伤肺气，胸高胀满，令儿如龟胸也。

若择乳母，须精神爽健，情性和悦，肌肉充肥，无诸疾病，知寒温之宜，能调节乳食，奶汁浓白，则可以饲。不可与乳母大段酸咸饮食，仍忌才冲寒或冲热来，便喂儿乳，如此则必成奶癖或惊、疳、泻痢之疾，切须忌之！

词①　曰

形容丑恶不宜乳，腋气駒喘总莫求。若使但令渐染久，识情方见有来由。

三朝洗儿，宜用虎头骨、桃枝、猪胆汁、金银煎汤洗之，则儿少惊。寻常澡浴，用猪胆汁化入汤，则不生疮疥。

浴儿歌曰

浴儿之法要相当，莫遣频频弄水浆。冬冷恐风吹着背，夏炎因热入于肠。獖猪胆汁倾于水，桃李根汤洗更良。免使后来成疥癞，孩儿从此日安康。

浴儿良日

取寅卯酉日，大吉；忌壬申、丁巳、癸巳日，大凶。

每日频就无风处，看儿上腭并两颊内有白泡如膜起者，速以指甲刮破，更生更刮去之。《保童必效》谓之鹅口。更看舌下，恐生重舌。皆由儿在胎中，母吃炙煿肥腻、饮酒、服热药所致。《保童必效方》自有药治之。

若天寒时，儿用父母旧衣作衣服，不可用新绵绢，只用旧者。若太温暖，则令

---

① 词：《医方类聚》卷二百三十九亦作"歌"。

儿筋骨软弱，伤肌肤，损血脉，发疮疡也。若天色和暖无风，可令乳母抱孩儿频见风日，则血壮气刚，肌体硬密，堪耐风寒，不致疾病。

夜间不得令儿枕臂，须作一二豆袋，令儿枕兼左右附之，可近乳母之侧。盖覆衣衾须露儿头面，一向仰卧恐成惊疾，顷时复回动之。夏月须凉簟，如夜间喂奶，乳母须起身坐地，抱儿喂之。如阴阳交接之际，切不可喂儿，乳必生癖，此正谓之交奶也。

或换衣绷三月，房中不可太暖。奶母不可频吃酒，恐儿作痰嗽、惊热、昏眩之疾。至于变蒸次第、奶乳所伤、夜啼潮热之类，自有专于小方脉者，此略见之。若能调和奶食，并看承爱护如法，则别无疾病，以不须令儿常服汤药，此尤宜审之也。

凡小儿易虚易实，有热不可大攻，攻之则寒胃气，或上为呕逆，下为泄泻，盖虚极则生风也。有寒不可峻补，补之则冲塞经脉，或上为喘粗，下为秘塞，盖热极则风生矣。且如黄帝与岐伯立《素问》，始终则说大人十二经络，即不说小儿，盖知小儿阴阳虚实自与大人治疗不同。缘小儿得病之由如襁褓者，有痛不能言，有脉至数不定，所以圣人设"哑科"之名，殆不虚耳。今之医者治小儿，不精察其色脉，又不究受病之端的在何藏府，而主病者又不晓其故，但据医者乱投汤药，致病不能分别，则坐受其毙矣！

又有人家，小儿有病不便谒医，且纵恣师巫，百般见惑，无所不作，不得痊愈。乃至求医，医者拱手而立，无所措焉。正所谓"病已成而后治之，譬如渴而穿井、斗而铸兵，不亦晚乎？"

第二① 保幼须知

夫婴孩在胎十月满足，百神备而生。凡生下三十二日为一变，六十四日为一蒸，三百二十日乃十变。蒸满足余有六十日长其经脉，手足受血故能持物而立。经云变且蒸，谓蒸毕而足，一岁之日也。所谓变者，变其情性，生其五藏；蒸者，蒸血肉之坚矣，而五藏具焉。设有疾病，当察在色脉：面青肝病，面赤心病，面黄脾病，面白肺病，面黑肾病也。

木瓜圆：疗儿初生下，口中秽恶不尽，即宜便吐。才啼声一发，则又咽下，因生异疾。

木瓜，麝香研，腻粉研，木香，槟榔各一字②

上为细末，水煮面糊圆，如粟米大，每服一二圆无时，候煎甘草汤下。

延胡索散：疗儿初生下，盘肠刺痛，面色青，啼哭不止。

延胡索一钱，乳香研，木香各半钱。

上为细末，水七分盏，煎至五分，无时服少许。

第三 常服惊药说

凡小儿无疾之时，不宜常服药饵。或有些小惊恐，欲常服惊药，只宜与天麻防风圆与生犀膏。其药性平和，不冷不热，久服不能致疾。如金箔镇心圆，性寒不宜轻用。

---

① 第二：原作"第六"，下依次错，据目录改。
② 字：原脱，据《医方类聚》卷二百四十一补。

第四　急惊证治

小儿急惊者，皆因风邪干心，浑身壮热，上膈壅滞，心神不定，忽然惊搐，浑身拘急，筋脉抽掣。若有此候，须先问曾泻不泻、曾吐不吐，如未曾吐泻，忽然发热，手足搐抽，目睛上视，面赤口干，此急惊证也。可与天麻防风圆、蛇头散、蝎梢散、牛黄膏、睡惊圆、金箔镇心圆、至宝丹、消风散。

小儿急惊风，则涎潮上咽，喉中衮响，勿令以药吐之。但以药压下涎，令归骨节也。

若小儿涎盛，搐搦间但扶持不可擒捉，恐血脉不流，涎不归元，令儿偏废手足也。

第五　慢惊证治

小儿慢惊者，皆因乳哺不调或食粘腻，脏腑壅滞及积热，为风邪所传，入于脏腑，乍冷乍热，心神不定，脾胃感冷，或时呕逆，身体温壮，手足不定，睡中狂乱，头目乍赤乍黄，此乃慢惊。或吐泻俱作，忽然发惊，而手足不甚抽搐，有时弃纵①，及睡中露睛，唇白手足冷，口中气亦冷，切不可与急惊药，误人多矣。但可与金液丹四粒、青州白圆子三粒同研，以粥饮调灌。如稍醒，减金液丹，加白圆子，更于粥饮服理中汤、益黄散、参苓白术散。乳食后可与镇心至宝丹，或与金箔圆兼服。然此二药大寒，既是前面云"切不可与急惊药，误人多矣"，若是要服退惊搐之药，但可与至圣保命丹。仍令乳母

忌生冷、动风毒物，更令乳母服理中汤、嘉禾散之类。

第六　胎惊证治

小儿胎中惊风者，因乳母触冒寒暑邪气，伤入于胎中，生儿之后，洗浴当风冷，触于脐内，邪气不除，变成睡中搐搦，或身冷头面赤，粪如青黄水者，可与保生散此《局方》中无，每服一字，薄荷、乳汁调下，更用琥珀圆调理，乳母兼服和气药调理。

第七　夹惊伤寒证治

感风伤寒作热，气急痰涎咳嗽，或日间发搐，或睡中发搐，此乃夹②惊证也。当先发表，可与人参羌活散、惺惺散、银白散微出汗；如惊搐未退，更服天麻防风圆。若伤食发急惊者，其证作热，面赤烦渴，亦当先发表，可与惺惺散、人参羌活散、银白散，次服紫霜圆、挨积圆、感应圆，消散积聚，却服前件惊风等药。

第八　小儿伤寒发热证治

凡小儿伤寒、伤风，其证浑身发热，口中气热，头痛鼻塞或鼻流清涕者，可与惺惺散、升麻葛根汤、人参羌活散、银白散。

若其证疑贰之间，浑身壮热，咳嗽，乍冷乍热，又似疮疹，又似伤寒，又似伤风者，只可与惺惺散、升麻葛根汤、银白散、人参羌活散解表发散，切不可与下利药。

---

① 弃纵：疑为"瘛疭"之误。

② 夹：原误作"来"，据标题及《医方类聚》卷二百六十二改。

第九　小儿疹痘证治

小儿患疹痘者，其证乍热乍凉，呵欠烦闷，咳嗽喷嚏，耳鼻冷及脚冷，但只恶热不恶风，浑身热甚者，或发惊搐或不搐，一向发热者，此乃疮疹[①] 也。可与升麻葛根汤、惺惺散、消毒犀角饮。若已自利者，只可与惺惺散，不可与他药。详见[②]

第十　小儿疟疾证治

凡小儿疟疾，寒热往来，连日发或两日或三日一发。小儿三四岁以上者，宜先服感应圆三两服，去其食积；次服不换金正气散、草果饮。

如小儿吐乳者，只令乳母服前件药。更有小儿潮热似疟者，不可用疟药治之。

若小儿因露卧而得疟疾寒热者，以异功五积散二钱重，加恒山一字、水一中盏、姜三片、酒一分煎，留五分，去滓，露一宿，次早五更尽汤温，量儿大小、面东多少与服。

十一　小儿咳嗽证治

小儿伤风咳嗽者，可与惺惺散发散风痰，次服润肺散、细辛五味子汤、人参补肺汤。若痰涎壅盛、咳嗽者，可与人参半夏圆、润肺圆、辰砂化痰圆、天麻防风圆。喘急、喉中作水鸡声者，可与人参定喘汤、润肺散、华盖散、辰砂半夏圆。

十二　诸疳证治

凡小儿诸疳，腹肚胀满，小便白浊，

下利酸臭，此是疳证也，可与五疳散、保童圆、芦荟圆、六神丹，皆可服之。

若口疳者，与甘露饮、四顺清凉饮、玉屑散、无忧散。

若口疳暴赤烂，齿缝血出，龈内臭烂，甚则齿脱者，名曰走马疳。可与五福化毒丹，用生地黄自然汁调，以鸡翎扫所患处。

若小儿腹中有块癖结硬，面黄唇白，肌瘦腹大，寒热往来如疟，或作潮热者，可与紫霜圆、挨积圆、进食圆、开胃圆，可选而用之。每夜宜少服，微微挨之。次服参苓白术散、益黄散调理。缘小儿肠胃怯弱，只可渐渐消磨，不可太峻利之。

十三　小儿吐泻证治

凡小儿吐泻之疾，有冷有热。若吐泻青色者，是伤冷也，可与益黄散、异功散、参苓白术散、挨积圆、小香连圆、驻车圆，皆可选用。

若吐乳、泻下黄色，小便赤少者，是伤热也，可与五苓散、香薷散、参苓白术散，可选而用之。

十四　小儿赤白痢证治

凡小儿先泄泻，变成赤白痢者，可与小驻车圆、益黄散、胃风汤、小香连圆。

若久不止者，每遇欲下痢必先腹痛，次下痢，痢过腹痛渐止者，此是有冷积。宜先与感应圆、挨积圆、磨积圆、紫霜圆，于后却与前项痢药。

若渴者，与五苓散、缩脾饮，兼服参

---

① 疮疹：《局方》本作"痘疹"。
② 详见：疑下有脱文。《医方类聚》卷二百六十三则无此二字。

苓白术散、人参散。

不进饮食者，先与异功散助脾，次服治痢药。

十五　小儿雀目证治

小儿雀目者，日间都见物，遇夜不见物者，是雀目也。可时时与五福化毒丹，临卧以粟米煮饮调服。

十六　小儿十种丹毒证治

小儿丹毒，变易不常，一不得其法，则攻入脏腑，惧不可救。余宝是方，有能遵此，详辨而治之，万不失一。盖古圣立方，一病自有一药；今之医者，每得一疾，则方不依古，辄臆度用药，设有不效，可徒归诸命耶！

今录小儿十种丹瘤肿毒所起形候并药方如后：

一、飞灶丹，从头顶起，肿光，用葱白研，取自然汁涂。

二、吉灶丹，从头上，红肿痛，用赤小豆末，鸡子清调涂。

三、鬼火丹，从面起，赤肿，用灶心土研，鸡子清调涂。

四、天火丹，从背起，赤点，用桑白皮为末，羊脂调涂。

五、天灶丹，从两臂起，赤肿黄色，用柳木烧灰研，水调涂。

六、水丹，从两胁，虚肿，用生铁为末，猪粪调涂。

七、胡次丹，从脐上起，黄肿，用槟榔为末，米醋调涂。

八、野火丹，从两胁，赤肿，用乳香研末，羊脂调涂。

九、烟火丹，从两脚，有赤白点，用猪槽下土，麻油调涂。

十、胡漏丹，从阴上起，黄肿，用屋漏处土研，羊脂调涂。

陈自明学术思想研究

1. 陈自明生平及著作

陈自明是南宋时的著名医家。字良甫，又作良父，晚年自号"药隐老人"。临川（今江西抚州）人。出身医学世家。于嘉熙元年（公元1237年）时任建康府明道书院医谕；景定癸亥（公元1263年）时任宝唐习医。并曾有过在东南各地行医的经历。既是一位学识渊博的书院教授，又是一位游历甚广的临床大家。

陈氏一生勤学博览，潜心著述。其著作传世的有《妇人大全良方》、《外科精要》、《管见大全良方》。陈氏虽"家世大方脉"，但本人却治学广泛，其著作为中医妇科、外科的学科建制奠定了基础，对后世中医学的专科发展贡献尤大。

关于陈自明的生卒时间，孔氏[1]据陈氏与李迅、伍起予关系及二氏著作撰著时间，推断陈氏生于公元1190年左右，约卒于公元1270年（见《中华医史杂志》，1955；（3）：176）。其说影响较大，后来的论著基本上均遵循此说。然孔氏考证陈氏生卒时间，可能未得见《管见大全良方》，故其说于今看来则未妥。据《管见大全良方》自序，其书撰于咸淳辛未（公元1271年），因此著者卒年还当由此向后顺延。

2. 治学特点与医德医风

陈自明作为医学史上一代卓有建树的大家，其治学特点及医德医风颇有值得我们后学引为楷模、借鉴仿效之处，现约略提出五端概述之。

2.1 博极群方，渊源有自

陈氏于治学上，可以说是真正履践了仲景先师"勤求古训，博采众方"的原则。《妇人大全良方》自序云"仆三世学医，家藏医书若干卷。既又遍行东南，所至必尽索方书以观。暇时闭关净室，翻阅涵泳，究极未合"，《管见大全良方》自序云"仆早岁膝下至于华发，读海内古今医书殆遍，踪迹落东南半天下，讲论玩阅汗漫繁多"。这种深求遍览、探赜索隐的精神，令人仰之弥高，《四库全书提要》亦赞之曰"其用心亦可云勤矣"。

陈氏采方之博，可以《妇人大全良方》为例观之。据笔者不完全统计，该书所提及方书名目就有《本事方》、《指迷方》、《和剂局方》、《梅师方》、《深师方》、《易简方》、《简易方》、《救急》、《博济方》、《圣惠方》、《养生必用方》、《苏沈良方》、《千金方》、《小品方》、《必效方》、《广济方》、《明理方》、《三因方》、《古今录验》、《延年》、《活人书》、《外台》、《肘后百一方》、《九籥卫生方》、《斗门方》、《灵苑方》、《选奇后集》、《选奇方》、《范汪方》、《集验方》、《经心录》、《传心方》、《删繁》、《近效》、《信效方》、裴伏《仲景方》、《张文仲方》、《崔氏方》、《杨氏家藏》、《续传信方》、《海上方》、胡氏《宝庆方》、《经效》、程甫《备要方》等数十种，提及的妇儿科专书则有《专治妇人方》、《产宝方》、《妇人经验方》、《女科百问》、《产乳集》、《养胎论》、《子母秘录》、《卫生宝集》、《产科经验保庆集》、《颅囟经》、《婴童宝鉴方》、《保童必效方》、《杨氏婴儿论》等十余种。即便考虑到其中不少方书是出自转引，其引书数量也是较为可观的，我们所知的当时的大型方书和流行医著，陈氏基本上都涉猎到了；更何况书中还有大量方剂是陈氏得自家传，或多方搜求而来的，并不见于前代医书，为陈氏首载。

然陈氏收方并非无原则的"兼容并蓄"，而是从一个学验俱丰的临床大家角度，遵循"药不惟其贵贱，惟其效"（《妇人良方》自序）的标准。这点由书中所收方剂可以充分体现出来：书中大部分方剂均详载出处，并记述效验，其中不少为著者耳闻目见的现身说法，如卷十五第十三所载之著者十四岁时据先人经验用大枣汤治疗脏躁悲伤的一则验案；卷十七第五载以童子小便调下朴硝末"疗死胎不出"的"邓知县传方"，也附以著者记忆先人治验作为印证；卷十八第四所收的"花蕊石散"，则举了著者用之治疗"一亲戚妇人，产后胞衣不下，血胀迷闷，不记人事，告之曰死矣"，收到"灌药下即苏，衣与恶物旋即随下，乘兴无恙"之神奇疗效的经历。书中还收载了相当数量的单方，大有药简功专之便，如卷四第五所收之"裕陵传王荆公偏头疼方"，用萝卜汁灌鼻的方法，明显具有民间验方的特色；其他如卷一第十二所载"大能治血气腰腹痛"的一味延胡索、卷一第十五"治妇人血山崩，及治丈夫脾积气"的五灵脂散及卷十二第七"疗妊娠偶有所伤，胎动不安，疼痛不可忍。兼治崩血甚效。兼治子冒（又名子痫）"的缩砂汤等，也都是疗效肯定且沿用至今的著名单验方。

陈氏收方，对制备、调服等注意事项，无不详列备载，体现了经方法度。如《妇人良方》卷二第五中之"加减四物汤"，就详列出二十余种加减法。难怪明代著名医家王肯堂要说："第陈氏所辑多上古专科禁方，具有源流本末，不可昧也"（《女科证治准绳》自序）。《中医各家学说》教材对其评价也是："其著书的形式，犹有晋唐重视经方的遗风。"

2.2. 学有渊源，评有定见

陈氏虽然广引前贤医书，却并非自己全无定见。陈氏在引述前任著作时，常据己见加以评骘。如陈无择的《三因方》，陈自明在著作中多采其说，可见颇为推崇。然即使如此，其亦常在评述中与之商榷，堪为无择君之"诤友"。如在《妇人大全良方》卷十八"产后门"中曾开宗明义："愚详产后要病，无出于郭稽中二十一论、一十八方，有益于世多矣。余家三世用之，未有不效。虽陈无择所评或是或否，亦不可不详而究之。且如产后眩晕以牡丹散，然其中有大黄、芒硝，况新产后气血大虚，岂宜轻服？又云去血过多而晕者，或有之；若言痰晕者，十无一二。又如产后热闷，气上转为脚气，不应用小续命汤。仆以《百问》中方加减而用之，此活法也。故孟子云：尽信书则不如无书。此之谓也。"

关于小续命汤的运用，自明更是在著作中与无择反复争辩，体现了更为灵活的辨证精神。如下两例：

"虽然陈无择评曰：产后汗出多变痓，亦令服续命汤，此又难信。既汗多如何更服麻黄、官桂、防己、黄芩辈？不若大豆紫汤为佳。太医局方大圣散亦良药也。愚观朱奉议云：凡刚柔二痓，小续命汤并可加减与之。若柔痓自汗者，有去麻黄加葛根之说。朱奉议必有所据。虽大豆紫酒、大圣散良，亦不可偏见曲说，有妨古人之意"（《妇人大全良方》卷十九）。

"陈无择虽有此评，然小续命汤加减与之，用无不效。故《百问》云：寒中三阳，所患必冷，小续命汤主之（加生姜汁最快）。暑中三阴，所患必热，小续命汤（去附子，减桂心一半）。大烦躁者，紫雪最良（仆取《百问》中加减法，庶使后人均得治疗）。如无紫雪用真薄荷煎，冷水嚼下"（《妇人大全良方》卷十九）。

关于治疗产后便秘的"麻仁丸方"，陈无择原有评曰："产后不得利，利者百无一生。去血过多，脏燥大便秘涩，涩则固，当滑之。大黄似难轻用，唯葱涎调蜡茶为丸，复以葱茶下之必通。"陈自明对其则又予补充："仆常以《局方》四物汤，以生干地黄易熟地黄，加青皮去白，煎服效。"发挥了陈无择的学术观点，并进一步充实了治疗实践。

陈氏在学术上可以说是虽博淹却不驳杂，表现为其学渊源有自，宗主有专。关于陈氏的学术渊源，王肯堂称"然其论多采巢氏《病源》，什九归诸风冷，药偏犷热，未有条分缕析其宜不者"。后世研究者多从王氏之说，如孔氏亦指出"其论主要依据《内经》、巢氏《病源》。在这272论中有56论与巢氏《病源》所述完全相同，但比较简明的多。"然据笔者浅见观之，将陈氏学术渊源与其上溯《内经》、《病源》，不如直接归之于《太平圣惠方》和《和剂局方》。这两部方书均出自官修，在宋代地位甚高，当时医家鲜能不受其浸淫；而陈氏又曾长期担任教授医学的医官，对两书应该也是极为熟悉的。因此，陈书论病与巢氏所同者（特别体现在《妇人大全良方》中），可能多系转引自《太平圣惠方》。对于官方药局颁定、具有成方药典性质的《和剂局方》一书，陈氏更是推崇备至，《管见大全良方》自序中反复申说："处药之妙，盖莫如《和剂》者。朝廷行用此方，上而进御，下而拯救生民，其剂量斟酌、轻重多少之节，不知经几有学识前辈投辩商订，然后试之而辄效，用之而无弊"。"此方包罗搜叙，所谓博而论诸约者"。该书卷五第一"诸虚方论"中又重申："且如补药，无出《和剂局方》"。可见，将《太平圣惠方》和《和剂局方》作为陈氏学术的直接源头，应该是一个可靠的推论。

虽然陈氏推崇《局方》，然治学却并不为其囿，处方用药还是遵循辨证论治的精神，并未沾染偏于温燥之流弊。如对

于妇女暴崩下血的治疗，陈氏就指出："凡血崩之疾，亦有阴阳冷热之不同，不可一概用药"，并举自己以寒凉方"金华散"取效的验案为例："仆尝疗一妇人崩漏暴下，诸医投姜、桂、附子等药，服之愈甚。召余诊之，六脉紧数，遂用此药兼《局方》龙脑鸡苏丸，数服即安。《本事方》单用黄芩者，亦此意也"（《妇人大全良方》卷一）。

在外科痈疽证的治疗方面，陈氏更是坚持痈疽未溃时"一毫热药断不可用"的原则，与流俗时弊针锋相对，说明其治学并非随波逐流或墨守成规，而是本着独立思考、认真求实的精神来探索钻研的。

宋代医家用药"喜温恶凉"风气的形成，也并非全无道理，这可能与当时的环境气候有相当关系。陈氏对此风气，也是客观公正地看待，并无"矫枉过正"之偏颇。如对于咳嗽的治疗，一方面强调"风者散之，湿者燥之，热者凉之，寒者温之，虚者补之，未有不安者也"的辨证原则，一方面又引述初虞世专主温药之说，以备一格；其论吐血证治，更为充分地体现了对"辨证论治"精神的贯彻："仆观初虞世治吐血，不喜用竹茹、生地黄、藕汁。然亦不可狃泥此说。如阳乘于阴，血得热则流散，经水沸溢，宜服凉药以解之。大黄、犀角、生地黄、生艾、藕汁岂能无效？如阴乘于阳，所谓天寒地冻，水凝成冰，宜服温药以暖之。干姜、肉桂岂能无功？学者更宜思之"（《妇人大全良方》卷七）。

2.3. 补弊救偏，拯危济困

陈氏著书非是在"为稻粱谋"，也不是想借著作来"扬名立万"，而是本着"补弊救偏，拯危济困"的大医仁心，正如其在《妇人良方》自序中所申宗旨"仆于此编，非敢求异昔人也，盖亦补其偏而

会其全，聚于散而敛于约，期更无憾云。"其著述更以力求为医家、病家提供便利为追求，如《外科精要》自序中言及撰著之目的是"庶几览者，如指诸掌，虽不能尽圣人之万一，使临病之际，便有所主，毋致渴而穿井，斗而铸兵者乎。"到了风烛残年，念兹在兹的还是"医书繁夥，非行李所得尽载，逆旅仓遽，与医药或不相孚"，故于"亲朋远游"、"再客金陵"的暇隙里，还在笔耕不辍，编录方书（《管见良方》自序）。

陈氏医德高尚，洁身自好。对于种种流风时弊，往往深恶痛绝，在著作中常义正词严地指斥其非，并大声疾呼，提醒关注。如《外科精要》自序："盖医者少有精妙能究方论者；闻读其书，又不能探赜索隐；及至临病之际，仓卒之间，无非对病阅方，遍试诸药。况能疗痈疽、持补割、理折伤、攻牙疗痔，多是庸俗不通文理之人，一见文繁，即便厌弃。病家又执方论，以诘难之，遂使医者鼫鼠技穷，中心惶惑，当下不下，悠悠弗决，迁延日久，遂令轻者重，重者死。又多见生疽之人，隐讳者众，不喜人言是痈疽发疾，但喜云只是小小疖毒而已，及至孔洪，遂致不救。又有病家猜鄙，吝其所费浩瀚，不肯请明了之医，而甘心委命于庸俗之手。或有医者，用心不臧，贪人财利，不肯便投的当伐病之剂，惟恐效速而无所得，是祸不极则功不大矣。又有确执一二药方，而全无变通者；又有当先用而后下者；当后下而先用者。又有得一二方子，以为秘传，惟恐人知之，穷贵之人不见药味而不肯信服者多矣。又有自知众人尝用已效之方，而改易其名，而为秘方，或妄增药味以惑众听，而返无效者，亦多矣。此等之徒，皆含灵之巨贼，何足相向！又有道听途说之人，远来问病，自逞了了，诈作明

能，谈说异端，或云是虚，或云是实，出示一方，力言奇效，奏于某处。此等之人，皆是贡谀。其实皆未曾经历一病，初无寸长，病家无主，易于摇惑，欲于速效，又喜不费资财，更不待医者商议可服不可服，即欲投之，倏然至祸，各自走散。古人云：贫无达士将金赠，病有闲人说药方，此世之通患，历代不能革。"

再如《妇人良方》卷三论及中风时，针对病人求愈心切、责医速效的错误态度，陈氏特予提醒："然此疾积袭之久，非一日所能致。今人服药，三五服便责无效，其责医者亦速矣。正宜大剂，久服方有其效。孟子曰：七年之病，求三年之艾也。"

又如《管见良方》卷五"诸虚方论"批评医界歪风："今之医者，说及《和剂》及印行经进之方，则耻而不用。于印行古书一方一件如不相识，大抵欲出新奇以惊动流俗故也。且如有人求方，则援笔立书，未解其意者以为赅博而喜之，间有老成谨愿之士问方所出之处，则曰家传，使人莫测而不知。世俗多尚套类，可谓舍规矩而求方圆也。"

《管见良方》中的"戒服丹说"更是直指时弊，明确反对虚损病人滥服丹药："今人未达此理，每得一疾，便云是虚损，即投之以丹石，多见服之，祸不旋踵，倾人性命，速如用刀，实可伤哉！"并一反成说，指出："且以虚损言之，虚之一字，如物之轻虚，何况房劳则肾虚，盖肾虚尤不可用丹也。经云：脾恶湿，肾恶燥是也。夫肾经所喜之药，非滋润之药，则不能补之……"又从医理上加以剖析，申说服丹的危害："夫人之身体，恰似香炉，炉中之灰，可比膏腴津液。丹者，火也。有灰方可养火，亦不可太过。若炉中无灰，转增炭与火，火炽则炉必裂矣。每见

今人解丹，若内耗中乾，骨髓枯涸，成消渴、消中、痈疽、狂燥而死者多矣。"可谓是言者谆谆，对于时下流风所及、滥施补益者，犹有振聋发聩之效。

陈氏对病人甚为体恤。如《续名医类案》卷二十所载"二便不通"案一则："陈良甫曰：一男子病风淫末疾，或用快药利之，患肺痿咯脓血，至大便不通而死。惜哉！"其慈悯之心、拳切之意，于此透出纸背。

2.4. 辨证详明，医术精妙

陈氏辨证之详明，医术之精妙，不仅于其著作所录验案中可窥见一二，在医界中也是颇有口碑的。明代名医薛己就曾赞曰："临川陈良甫，集历代明医精义著论，为《妇人良方》，究阴阳，分血气，条分缕析，用心精密……"（《外科发挥》卷五）。

如陈氏曾治一孕妇，怀孕七个月，一次远出回来，忽然胎动，痛得坐卧不安。其他医生治疗无效，又诊其两尺脉绝，便认为胎已死，准备引产堕胎。然陈氏却观察到患者面色不赤，舌色不青，由此推断其子未死，及时阻止了前医的孟浪作法，改用安胎顺气的紫苏饮子治疗，从而使患者顺产，母子平安（《妇人大全良方》卷十二）。俞震《古今医案按》卷九"女科·难产"录罢此案，感慨地评论道："震按两尺脉绝，易认作子死腹中。若非陈氏辨法，宁不误杀两命？"

再请仔细研读下面这则医案：

"癸丑春，有一妇人，年四十四五，其证说话气短，足弱，行得数步则口若含霜。七十日内三次经行，遇行则口冷，头目眩晕，足冷则透心冷痛。每行则口中冷，气不相续，有时鼻中热，面赤翕然而热。身体不仁，不能行步，手足不随，不能俯仰，冷痹骨痛，有时悲伤；梦与前夫相随，则上气奄然而极，心惊，志意不定，恍惚多忘，却能食，如此仅一年许。医者投热药则面翕然而热，气满胸中，咽中窒塞，闷厥；投冷药则泻。又一医者以十全汤服之，则发烦躁，心惊而跳。一医者以双和汤服之，觉得面上与腹中甚如火燀，心愈惊，欲吐不吐，大便秘，里急后重。求仆诊之，六脉弦缓，喜见于春，此是可治之疾。未供药间，忽然吐泻，泻后觉肛门如火，虽泻六次，却不多。仆一时识证未尽，且与俞山人降气汤八服。次日诊之，脉差有力，云服药之后，觉鼻中热，心烦闷绝，齿噤。与参苏饮八服，黄连丸二两许。越三日，云服药之后，其疾如故。与茯苓补心汤服之，皆无效。仆以脉证详之，只有排风汤甚对此证。或曰：何以见得是此证？一、能食饮，此风饥也；二、七十日三次经行，此是荣经有风，血得风散也；三、头目眩晕，此肝风也；四、面赤翕然而热，悲伤，此心风也；五、身体不仁，不能行步，梦与前夫相随，此脾风也；六、手足不随，腰痛难以俯仰，冷痹骨疼，此肾风也。诸有此疾，令人心惊，志意不定，恍惚多忘，真排风汤证也。或曰风脉当浮，今脉弦缓微弱，恐非风也。答曰：风无一定之脉，大抵此证虚极生风。然排风汤所用之药有十全大补汤料，亦有平补之意，却不僭燥。共十服。越三日，云服之有效。脉亦差胜，只是心中如烟生，似有微热，大便尚秘。此真是风证，再与排风汤十服，兼牛黄清心丸、皂角丸助之。越三日，云服前药一二日，大烦躁，于热诸证悉除。只是足弱不能支持，脉亦弱，予秘传降气汤十服。又越三日云诸证悉退，只是梦里虚惊，大便滑泄，如食伤相似，奏厕频数，脉尚弱。与五积散数服，加人参、盐煎，兼感应丸即愈。自后云，皆无恙矣。但上重而头眩，不能久立久坐，服与排风汤，则脱然安矣。以此方之药依上法，不可杜撰、臆度处方'。（《妇人大全良方》卷三）。

此案充分彰显了陈氏辨证之"条分缕析"，其阐发病机力求丝丝入扣，立法处方诚可确凿不移。

《妇人大全良方》卷四"妇人血风头痛方论第五"中的"七生丸"方下有小字按语曰："仆尝疗邓安人头痛如破，服诸药无效，加北细辛等分，全蝎减半为丸，服二十粒即愈。"陈氏用思之密、辨药之精，于此可见一斑。

陈氏处方用药，常能做到因人制宜，充分体现了中医的辨证精神。如其曾疗一泄泻不止的病人，前医以附子、木香、诃子、肉豆蔻、龙骨等药及诸丹服之皆无效，陈氏诊其肝肾脉虚弱，故改弦易辙，不用脾胃药，而从肝肾气虚论治，服以木香散，结果数剂而愈（见《妇人大全良方》卷八）。又如陈氏治疗太监刘关的发背证，经过仔细询问病史，得知其曾服用过半年丹石药，从而根据其积温成热的病机特点，对证处方，收到了满意的疗效。明代大医家张景岳对陈氏此案辨证之精颇为赏识，特地拈出作为诊疗须明"亢害承制之理，阴阳变化之机"的典型例证（见《景岳全书·外科钤·阴阳证变》）。

陈氏医术高超，临证处方自是胆识过人，不落俗手，常能明察秋毫，审证于疑似之际；力排众议，拯人于危笃之间。对于危急重症，陈氏处方多不避峻猛，对症下药，使病人很快转危为安。如陈氏疗一病心腹胀痛的妇人，众医投木香、沉香、槟榔、大腹、芍药、姜、桂之类，病益甚。陈氏诊脉时注意到病人两手如火，据此推断其证属实痛。但其他医生仍坚持其证属虚冷，病人家属也提出病人素来体质柔弱。陈氏通过患者疼痛拒按的表现，进一步向众人证明此证属实热无疑，当用大柴胡汤治疗。在众口异词的情况下仍坚持己见，终于成功治愈了病人（见《妇人大全良方》卷七）。再如其治一孕妇，怀孕六七个月时染上了疟疾，众医用柴胡、桂枝等药治疗无效。陈氏指出此病非用常山不能治愈，而众医却因常山是妊娠禁忌药而反对给病人服。如此维持了数日，病情也不见起色，只好勉强认可由陈氏处置。陈氏便放胆施用七宝散，结果病人一服而愈（见《妇人大全良方》卷十四）。由上举几例我们不难发现陈氏处方用药的"大胆"，恰恰是建立在其辨证审因的"小心"基础之上。陈氏之精思审慎，与其果决大胆同样给人留下鲜明印象。如上述第一例中，陈氏最后却不忘叮嘱："此药治病的切，然猛烈太峻，气虚血弱者更宜斟酌与之。"

2．5．善用歌诀，以利习诵

陈氏著作还有一个值得一提的特点，即善用歌诀来深入浅出地宣讲医理，极便学者习诵。如《妇人良方》中有诊妇人有妊歌，孕妇药忌歌，产难生死诀；《管见良方》中有诊脉要诀，小儿将护、择乳母、浴儿歌诀等。这可能与陈氏曾任医学教职的实践不无关系。然这些歌诀通过作为中医启蒙的教本而对后世医学发生的影响，也是一个值得深入探究的课题。

3．学术贡献

从中医学的宏观发展来看，两宋年间是一个承先启后的"枢机"时代，上承前代医籍之总结，下启金元医家之创新。而陈自明作为宋代一位医学大家，也恰恰反映了时代的特征，成了一个继往开来的代表人物，其学术方面的创获对后世医学产生了深远的影响。本文试从文献保存、学科建设、学术思想三方面对陈氏的学术贡献略加概述。

3．1．文献保存方面

陈氏著作网罗宏富，故不少亡佚医书赖之得传，我们今日幸或能睹其吉光片羽，全仰仗陈氏荟集之功。因此，陈氏著作在文献研究方面的价值也是不容低估的。现略举几端如下：

《妇人大全良方》中保存的文献资料：

《产宝》：《妇人大全良方》卷十二第二、第四，卷十三第九，卷十五第八，卷十六第一至三，卷二十第六、第七，卷二十一第五，卷二十三第十二、第十五等均明引《产宝》。其中卷十六第一更是全录了《产宝方》周颋序，卷二"加减四物汤"方下则提到"今《产宝方》乃末梁时节度巡官昝殷所撰"，为研究昝殷及其书保存了珍贵的文献线索。而卷一第十六"崩中带下方论"中有"殷幼习医方，济众服饵"字样，提示此论中可能也含有源自昝殷著作的佚文。卷十第二"娠子论"起首"夫至精才化……不寿而愚"一段，与《医方类聚》卷221所录《产宝》文亦大同小异。

初虞世：《妇人大全良方》卷一第七，卷八第六"妇人大便不通方论"，第七"妇人风入肠间或秘或利方论"。初虞世为宋时名医，其所撰《养生必用方》于今已佚。陈自明对其著作征引较多（包括陈氏其他著作也如此），可见颇为重视。

王㬚（子亨）：《妇人大全良方》卷三第八，卷十一第一，卷十二第二，卷十四第四"芍药汤"方后，卷十五第四"葵子散"方后，卷十六第五，卷十七第六，卷二十第九，卷二十二第一，卷二十三第十三"妇人吹奶方论"（文下标注"出《指迷方》"）。这些内容多不见于四库馆臣据《永乐大典》辑出的《全生指迷方》中。

张锐（子刚）：《妇人大全良方》卷六第十三"妇人劳嗽方论"（文末标明"见张锐方"，引文内容见于今本《鸡峰普济方》卷一）。

《温隐居求嗣保生篇》：《妇人大全良方》卷九第五。

马益卿先生"论胎教"：《妇人大全良方》卷十第四。

杨子建《十产论》：《妇人大全良方》卷十七第二。

《产乳集》：《妇人大全良方》卷十五第八（《产乳集》"养子论"附），卷二十四附《产乳集》"将护婴儿方论"，卷二十三第五"治产后小便不通，腹胀如鼓，闷乱不醒"方（文下标注"出《产乳集》"）。

《外科精要》中保存的文献资料：

卷上第八《史氏序》（壬午年上元，颖昌史源）；第十二"马益卿先生痈疽序论"；第十三《三因方》"痈疽叙论"，等等（详后）。

《管见良方》中保存的文献资料：

卷二李子立《伤寒十劝》，《局方总论》亦引此文，但文字上略有出入；

卷五张锐（子刚）《虚劳用药说》，引文内容见于今本《鸡峰普济方》卷一。

3．2．学科建设方面

中医学的妇产科和外科等专科领域，在陈氏之前虽已有了相当积累，如《诸病源候论》中有专论，《千金方》、《太平圣惠方》等方书中载述亦详，然并未形成完善的专科建制。陈氏专著的问世，对于中医专科的独立和规范，应视为一个影响甚巨的推动因素。

在中医妇产科方面，《妇人大全良方》因其成书之早、内容之全、体例之善、传布之广，允为不折不扣的经典，后世妇产科专著鲜有不引及其内容者。明代医家王肯堂称"《良方》出而闺阃之调将大备矣"

（《女科证治准绳》自序）。《图书集成》引《抚州府志》对陈自明记载道："字良甫，临川人，精于医。以李师圣、郭稽中所著《产育》、《宝庆》诸集，纲领散漫而无统，节目简略而未备，医者不能深求遍览。乃采摭诸家之善，附以家传验方，编辑成书，凡八门，门数十余体，总二百六十余论，论后列方，是为《大全良方》。金坛王太史肯堂为《证治准绳》，女科全用是书"（《中国历代医家传录》）。《四库全书提要》也说："案妇人专科，始唐咎殷《产宝》，其后有李师圣之《产育宝庆集》、陆子正之《胎产经验方》。大抵卷帙简略，流传亦鲜。自明采摭诸家，提纲挈领，于妇科证治，详悉无遗。"从这些后世推崇的评价中，《妇人良方》在中医妇产科学中的经典地位可见一斑。

在中医外科方面，《外科精要》是较早以"外科"题名的专著之一。此后，"外科"概念逐渐成为一个涵盖痈疽、疮疔、发背、瘰疬等各病种的统一名称，且较已往的"疡医"之名更为通行（两者概念上并不完全重合，"疡医"还包括金疮、伤折等科，但后来人们显然对外科这一名称要熟悉得多）。于是，中医临床的一个重要分支便以外科之名名正言顺地蓬勃发展起来了。陈氏倡导之功，不可埋没。

3.3.学术思想方面

陈氏著作中体现出的对脾胃、气血的注重，可谓是得风气之先，诚为其对中医学术思想的一个创造性的贡献。

注重脾胃的思想，在陈氏著作中多有体现。如《妇人良方》中论妇人月经不通的病机，常从脾胃着眼，便是承前启后之一例；其"产难生死诀"中，亦将"口中吐出痰沫，脾胃之气俱绝"视作"子母俱死之候"，强调了对脾胃气血养胎作用的重视。《外科精要》中特补出"调节饮食当平胃气论"，以彰其注重脾胃的宗旨。《管见良方》中许多病证的治疗，均举出调脾胃的嘉禾散，其中多处为《局方总论》原所未列。由此推之，薛己作为"温补派"的代表医家，其重视脾胃是众所公认的；其对陈氏的推重、认同，看来也非出偶然，而更像是缘于内在的默契。

陈氏于临证选时，也常把病人的脾胃强弱作为一个重要的影响因素来考虑。如其列举治病方药时特别指出："如斗门散、养脏汤、水煮木香丸、参香散、豆蔻饼，其中皆使罂粟壳。然此药大能坏脾胃，古方不用。如脾胃壮健之人，服者多有良验，姑存于后"（见《妇人大全良方》卷八）。

注重气血：首先体现于陈氏著述的编排体例上，陈氏《妇人良方》将"调经门"冠于最首，改变了此前方书论妇人多先列求子、杂病的传统格局，深刻影响了后世对经候、气血与妇女生理病理三者间连带关系的认识；"调经门"各篇中收录了大量对气血冲任病机的论述，启发了辨证的新典范；"众疾门"之"通用方"将"加减四物汤"置于第一，突出了理血剂在妇科临床应用中的显要地位，四物汤能成为应用甚广的名方，陈氏之推举、褒扬与有力焉（参后文）。

陈氏对于中风的证治，也特别强调了气血病机，提出中风偏枯的病机是"人之身体，或有一边血气不能荣养而先枯槁，然后被风所苦"，并申明前人"医风先医血，血行风自灭"的格言，立作治疗大法，为后世医家所乐道。

陈氏还对"风"与荣血的关系进行了更为深入的研讨，给用"风药"治疗血证的新思路提供了理论依据："以上三方似非止血之药，如灵脂、荆芥、防风，皆是去风之药，然风为动物，冲任经虚，被风所伤，致令崩中暴下。仆因览许学士《伤寒脉歌》曰：脉浮而大，风伤荣。荣，血也。而用此药，方悟古人见识深奥如此矣"（《妇人大全良方》卷一）。

在讨论妇人伤寒、伤风证治时，陈氏也将"男子先调气，妇人先调血"引为首要的治则。对于妇人产后伤寒的辨治，陈氏尤其明确主张："凡产后发热，头痛身疼，不可便作感冒治之。此等疾证，多是血虚或败血作梗。血虚者，阴虚也；阴虚者，阳必凑之，故发热。且以平和之剂与服必效"，提倡以四物汤加减、调阴理血为主的治法。

对于其他杂病的辨治，陈氏著作中也不乏从气血着眼之例。下为一则从气血辨治咳嗽的验案："乙卯年七月，仆尝治一妇人咳嗽不已，服诸药无效，渐成劳瘵。求余诊之，六脉濡弱。以愚考之，此是血弱，又因忧戚太过而成斯疾。合用当归等药治之必愈。遂先用《古今录验》橘皮汤，空心服苏子降气汤，后用金钗煎、熟地黄丸、当归丸调理得安"（见《妇人大全良方》卷六）。

4．著作提要

4．1．妇人大全良方

4．1．1．撰著情况

据陈自明自序，该书撰于南宋嘉熙元年（公元 1237 年）。然卷四"妇人项筋强痛方论第六"论前又有著者题记："余因暇日摭古名方，以备检阅。然自明学识浅鄙，未必全备。博学之士见其遗缺，倘能补而完之，不亦宜乎！咸淳元年上元日，药隐老人书于存心堂。"按，咸淳元年为公元 1265 年，据此可知著者当于晚年时对此书又作了部分的补订。且原书数处有"男六德续添"、"男六德补遗"字样，提示陈自明之子可能也参与了此书的补订工作。

陈自明在"自序"中称其有感于当时的妇产科专书"纲领散漫而无统，节目谆略而未备"，而且"医者尽于简易，不能深求遍览"（撰著缘起），因此"采摭诸家之善，附以家传经验方，秤而成编"（撰著体例），以期达到使"纲领节目，灿然可观"，且"补其偏而会其全，聚于散而敛于约"的效果（撰著目的）。

4．1．2．版本源流

该书撰成后，当时可能即有刊本，然今已不存，无从查考。现今所存的各个版本，大致不出三个源流系统。一是陈氏原刊本系统：既知在原刊基础上有两种复刊本行世，一为朝鲜刊活字本；一为元代书坊勤有堂刊本，国内今存最早者即是此种（国家图书馆存有一部）。属于此系统的还有《四库全书》本，系自元·勤有堂本抄录；及日本文化年间（公元 1805 年）抄本两种，分别为十册和八册，于清末为著名藏书家杨守敬由日本购回，今亦藏于国家图书馆。

二是熊氏补遗本系统：明代医家熊宗立（名均，字宗立，又字道轩，号鳌峰，又号勿听子。福建建阳人）曾将此书重加校刊，保持了陈氏原书的体例，仅对个别章节的文句有所更动；而将自己新增的方论，冠以"补遗"之名置于各篇节之末；并将原书卷二十四"拾遗方"编为五篇，立为"拾遗门"；书名亦改作《妇人良方补遗大全》。此本初刊于明·正统五年（公元 1440 年），后又多次重刊。目前国内研究者一般能见到者有明·正统五年的鳌峰熊氏刻本（即初刊本，今重庆图书馆藏一部），及明·正德四年（公元 1509 年）的陈氏存德堂刻本（今国家图书馆藏一部，题作《新刊类校妇人良方补遗大全》）。

三是薛氏校注本系统：明代著名医家

薛己对此书再予整理后，于嘉靖丁未（公元1547年）撰成《校注妇人大全良方》。薛氏校注本问世后，不久即被收入《薛氏医案全书》（丛书）中，在其基础上又陆续出现了大量复刊本，其中单行本有明嘉靖二十六年（1547年）刻本、明嘉靖二十七年戊申金陵书林对溪唐富春、周誉吾刻本、日本承应二年风月庄左衙门刻本、古吴陈长卿刻本（据金陵书林对溪唐富春本复印）、江苏广陵古籍刻印社据嘉靖刊本缩印本、清刊薛氏医案单行本、渔古山房刻薛氏医案单行本、民国元年薛氏医案单行本等；丛书本有1368年明新安吴琯合刻本、清嘉庆14年（1809）书业堂刻本、清两仪堂刻薛氏医案本等，不下三十余种版本。其流布之广、影响之大，远非前述两种版本所能及。然此本虽全书卷数未变，却无论在体例上还是内容上，均与陈氏原著有了相当大的出入。以至其后不久，王肯堂就有"薛氏一切以己意芟除变乱，使古方自此湮没"的批评；《四库全书提要》亦评曰"明薛己医案曾以己意删订，附入治验，自为一书"。如将此本与原本对勘，就会发现前人的这些批评都是合乎实情、颇有见地的，值得我们今天的研究者引以为鉴。

4.1.3. 内容体例

据陈自明自序云，该书"始自调经，讫于产后，凡八门，门数十余体，总二百六十余论"。就元·勤有书堂刻本而言，全书24卷，分为调经、众疾、求嗣、胎教、妊娠、坐月、产难、产后8门，计266论，共列1118方，并附医案48例（其中方论的具体数目，今人统计结果很不统一，可能是所据版本和计算方法的差异所致）。全书按照分门列病，依病设论，以论类方，方后间附验案举例的体力编写而成，其医论部分多袭自《太平圣惠方》

（参前述）、《三因极一病证方论》、《千金要方》、《褚氏遗书》、《养生必用方》、《全生指迷方》等综合性方书及《产宝》、《女科百问》、《产育宝庆集》等妇产科专书，医方则广求于《太平惠民和剂局方》、《太平圣惠方》等通行方书，及著者得自家传、访求的效验秘方，所附医案有些可能为原方所附，大部分则是著者行医亲历的验案。

全书前置"辨识修制药物法度"一篇，著者自叙此编排是因为"凡药有宜火、宜酒者，有用子、用皮者，有去子、去皮者，有去苗、芦者，有别研人药者，有煎成汤去滓后入者，若此之类，各各不同。今备于前，无复更注于逐方之下"。其对药物炮制要求之精严，体现出经方法度。其中不乏前人未详的独到经验，亦为后世本草著作所引据。

卷一调经门，凡二十论。著者认为"凡医妇人，先须调经"，"经脉不调，众疾生焉"，故将"调经门"置于首卷。并谈到"若遇经脉行时，最宜谨于将理。将理失宜，轻为宿疾，重可死矣……凡此之时，中风则病风，感冷则病冷，久而不愈，变证百出，不可言者。所谓犯时微若秋毫，感病重如山岳，可不畏哉"，指出血分、瘕瘕、各类痛经、眼晕、胁痛、呕血、瘕癖、痈疡、淋沥等疾皆可由经期调护不当引发。其论病机则屡屡言及劳伤血气，冲任虚损。这里体现出的治妇人病首重调经、尤辨冲任的学术思想，到后世得到了很大程度的发挥，成为中医妇科的一个重要原则和显著特色。本卷计引录了褚澄（第二论）、《产宝方》（第三论、第六论）、王子亨（第四论）、初虞世《养生必用方》（第七论）、寇宗奭（第九论）、骆龙吉（第十论）、许叔微（第十九论）等的相关论述，其中引自

《产宝方》（第三论）、寇宗奭（第九论）的注重气血调治、且男女气血偏重不同的提法，对后世颇有启发，可能对气血辨证的发展有推波助澜之功；涉及病症包括各类月经不调（月水不调、月水不断、天癸过期经脉不调）、闭经（月水不通、经闭成劳、血枯）、痛经（月水不利、月水行或不行心腹刺痛，杀血心痛）、崩漏（崩暴下血不止、崩中漏下）、白带过多（白浊白淫）及经期浮肿（血分水分）。

卷二至卷八众疾门，凡八十九论（卷八第十九至二十三有方无论亦计入）。卷二起首引录《极一方》、《产宝方》、《博济方》、寇宗奭之论，概述了妇人病与男子病的异同，强调了诊治妇人病的特殊原则；其后罗列"通用方"十六首，指出这些方剂"盖产前、产后皆可用也；或一方而治数十证，不可入于专门。皆是名贤所处，世之常用有效之方。虽曰通用，亦不可刻舟求剑、按图索骥而胶柱者也"，以加减四物汤冠首并详列其加减法及适应证，次以佛手散、丹参散等方，为后世妇产科处方创立了典范并沿袭至今，四物汤、佛手散、丹参散等方一直以来都是广泛应用于中医临床的名方。卷三专论中风，卷四主要是各类痛证（及脚气），卷五则是各类劳证，卷六以寒热、咳喘等证为主体，卷七为脾胃病、血证、胸腹部诸疾，卷八为二便、二阴的疾患，基本涵盖了临床各科常见的妇人杂病，所提供的理、法、方、药亦非仅适用于女子（所举验案便有疗男子的），其中对于中风、项筋强痛、脚气、劳证、伤寒、咳嗽、喘满、风痰、滞下等证，载述尤详，且颇富创见。

卷九求嗣门，凡五论。本卷荟萃了陈无择（第一论）、褚澄（第二论）、《诸病源候论》（第三论）、《千金翼方》（实应为《千金要方》）（第四论）、温隐居（第五论）等的关于求嗣的论述，可以视作对前代经验的一个提炼式的总结。

卷十至十一胎教门，凡十九论（含卷十一"候胎"十一则）。卷十"妊娠总论第一"引录了巢元方《诸病源候论》所载的"逐月养胎"理论，并参以《五藏论》、《颅囟经》、《圣济经》的相关论述，间附著者本人的裁断和理解；"娠子论第二"则对前论作了进一步的补充和发挥；"受形篇第三"和"论胎教第四"则分别引自褚澄和马益卿；"孕元本立章"以下三论（第五论至第七论）则取自宋徽宗所撰、吴禔作注的《圣济经》；"转女为男法第八"出自《太平圣惠方》，其理论则于《诸病源候论》中已见之，而补之以方法。卷十一"脉例第一"引王子亨论作为诊脉候胎的纲领；"诊妇人有妊歌第二"则用易于记诵的歌诀形式概括了妊娠脉象，且较前论内容更为充实；第三论则提供了以药物（川芎）刺激宫缩来诊断早期妊娠的"验胎法"，此法为当今的药理实验研究所证实，是很有科学依据的；第四至第六论"胎杀"，则颇有方术色彩；第十论妊娠食忌，其内容已备见于《千金要方》；第十一则将妊娠药忌以歌诀形式拈出，其对药忌所作之总结成为中医启蒙教育的基本内容之一，对后世影响之巨自不待言。

卷十二至十五妊娠门，凡四十九论（卷十二第九、第十，卷十三第五，卷十五第六、第九、第十有方无论亦计入）。卷十二第一论全录《千金要方》所载之"徐之才逐月养胎方"。其后的各卷论则分述妊娠期的各类常见病证，当然其中许多病证并非妊娠期特有的，只是此时的诊疗需顾及妊娠期的特点，不同于平时（可与"众疾门"中内容相应的篇章互参）。这部分论述较详的，有妊娠恶阻、胎动不安、妊娠胎水肿满等证。

卷十六坐月门，凡十一论。本卷将《产宝方》周颋序置于第一；第二论孕妇将护中注意事项，亦多采《产宝方》及周颋论；第三收集了十道"滑胎易产"的方剂，列"滑胎枳壳散"为"众方之冠"，并可以"内补圆"佐之；第四至第十一皆出自《太平圣惠方》卷二十九，主要为方术禁咒方面的内容，其中"入月预备药物第十"却与他篇不类，对于我们今天认识宋代妇产科的发展水平，有相当的史料价值。

卷十七产难门，凡六论。本卷第一论为陈自明自撰"产难论"，论中著者将难产原因概括为六，指出其"所受各异，故治疗之方不同"，随后分条胪列，详加说明，强调了以下原则：孕妇常贵于运动；妊娠六七月后，胎形已具，需节制性生活；孕产期需注意保持心情平静；临产时，试水不宜过频，坐草不宜过早；生产时，助产者要协助产妇注意保持姿势正确，以免因"坐立倾侧"导致"胎死腹中"而难产；围产期需根据气候特点调整居处，注意防暑或保暖。这些原则即使在科学昌明的今天看来也是合乎道理、值得吸取的。第二论引录杨子建的产科专著《十产论》，并添补了"盘肠产"（产后子宫脱垂）一证及治疗方法。第三收录了诸家催生方正方二十一首，又单方十二道。第四为引录"郭稽中产难方论"。第五为"产难子死腹中方论"。第六为"产难生死诀"，亦是以歌诀形式概括了判断难产预后的辨证要点。

卷十八至二十三产后门，凡六十九论（卷二十第十四，卷二十一第二，卷二十二第四有方无论亦计入）。卷十八第一论为"产后将护法"，综合了前贤关于产后将护的论述；第二论"产后调理法"则介绍了产后的服药原则；第三为"产后通用方论"，论引自《千金要方》，方列黑神散、桃仁煎等十九首；其后各卷论分述产后各类常见病证，其论中有问答形式的部分基本采自《产育宝庆集》，余者则多引自《太平圣惠方》、《三因极病证方论》及《产宝》诸书。这部分较有创见、较详论述的，有治胞衣不下诀、产后血晕、产后狂言谵语、产后伤寒、产后月水不通、产后乳病等方面的内容。

卷二十四拾遗方，凡十二方。末附《产乳集》"将护婴儿方论"并木瓜圆、延胡索散二方。

4.1.4. 后世影响

《妇人大全良方》系统总结了南宋以前中医妇产科发展的成就，是一部具有里程碑意义的杰作，其经典地位几乎得到众口交赞的公允。后世一些影响很大的妇产科专著，如明代王肯堂的《女科证治准绳》、武之望的《济阴纲目》，几乎完全承袭了其体例，并引述了其大部分内容，简直可以视作《良方》的"别本"；清代萧壎的《女科经纶》、沈金鳌的《妇科玉尺》等书，对《良方》也是大量征引。《妇人大全良方》对于其后的妇产科专著而言，成了一个无法绕过的存在。虽然后世医家对于《良方》论病用药表现出的学术倾向不无异议，更乐于采纳金元以后医家的病机论述和新制"时方"，但《良方》的格局框架仍然对后世妇产科专著的体例结构发挥着持续的影响，也使其主要学术思想得以渗透其间（如前所举"医妇人首重调经"等）。因此，可以毫不夸张地断言，《妇人大全良方》确立了中医妇产科学的体系规范。

4.2. 外科精要

4.2.1. 撰著情况

据陈自明自序，该书撰于南宋景定癸

亥（公元 1263 年）。著者有感于"凡痈疽之疾，比他病最酷，圣人推为杂病之先。自古虽有疡医一科，及《鬼遗》等论，后人不能深究，于是此方沦没，转乖迷涂"，而当时却是"今乡井多是下甲人，专攻此科……盖医者少有精妙能究方论者。闻读其书，又不能探赜索隐，及至临病之际，仓卒之间，无非对病阅方，遍试诸药"，致使不少病家为庸医所误，因此在"近代名医李嗣立、伍起予、曾孚先辈"编集的"上古得效方论要诀"基础上，进一步"采摭群言，自立要领，或先或后，不失次序。其中重复繁文者削之，取其言简意尽，纲领节目，整然不繁"，编撰成了该书，目的是切合临床实用，达到"庶几览者，如指诸掌，虽不能尽圣人之万一，使临病之际，便有所主。"

4.2.2. 版本源流

该书撰成后，未详当时是否刊行。后元代朱震亨在此书基础上撰成《外科精要发挥》，今已不传，其部分内容见于明代汪机《外科理例》、楼英《医学纲目》诸书中。明代熊宗立对陈书又进行了校正补订，并增加了"补遗"一卷，是为《外科精要附遗》。此书除明天顺甲申（公元 1464 年）种德堂原刻本外，尚有明正德戊辰（公元 1508 年）叶玄昊重刊本。现尚存明刻残卷。

明代薛己于嘉靖丁未（公元 1547 年）全面删节和改编了陈书（改动涉及原文段落内容及各论标题），在原论篇后添加了自己的按语（以"愚按"标出）及治验案例；并在书末增附"疮疡隐括关键处治之法"的"附录"一卷。此种薛氏增损评注本被收入《薛氏医案全书》，其后复刊多次（至民国间尚有石印本行世），流行甚广。但此本与薛氏的《校注妇人良方》一样，几乎是"自为一书"（四库馆臣语），

全失陈书旧貌。据以研究薛氏学术思想或为允当，然凭此提炼陈氏学术思想则必多疏失。

日本医官津轻健寿（意伯）称其于官库访见"陈氏原本"，故誊写过录，并以熊氏校本、薛氏注本、《医方类聚》辑本及"鹿门望氏之旧藏"韩本参校后，于日本宽政丁巳（公元 1797 年）付梓刊行。津轻氏的校订是极为认真细致的（其校勘成果体现于框上眉批的校记中），对诸本异文几乎是不惮琐细地每字必录，特别是文内附记中还提到"戊午冬，《精要》刻成将刷行，偶得见韩本，乃是鹿门望氏之旧藏，文字有与前所校诸本不同者，更参对标记上方以续刻之。因思海内之广，犹必有异本，唯愿后贤重订尔"，其态度之严谨确实令人敬佩。此本于中国中医研究院图书馆有藏，堪称研究陈氏《外科精要》一书的最佳版本（以下简称为"津本"）。

4.2.3. 内容体例

由上所述，津本内容体例应该与陈氏原著的本来面貌更为接近，故本文探讨《外科精要》的内容皆以津本为据。

此本全三册。文前有序四篇，依次为赵汝暨序，无题名，落款为"景一日斋赵汝暨书于广平堂"；陈自明自序，题名"外科精要序"，叙其著作旨要。落款为"时景定癸亥孟秋宝唐习医陈自明良甫序"；伍起予序跋，无落款；李嗣立序跋，落款为"庆元岁在柔兆执徐，律中大吕，中浣日，遂江李迅嗣立书"。后接目录和正文，文内有插图。卷末有津轻氏所附异文两条，附记一条（附记落款为"己未初夏健寿识"），及"新雕外科精要跋"，叙及此书的版本、校刊情况，落款为"宽政丁巳仲秋初吉东都侍医法眼津轻意伯健寿撰"。

据津本内容观之，该书基本上可视作一部痈疽专论。全书正文上、中、下三卷，计五十四论，均在论述痈疽诊疗的方方面面。三卷的内容不大好归类概括。今粗略分之，卷上大体是概论性质，第一论名为"要诀"，著者特别指出"此一论最紧要，仔细玩味详览"，本论是全书的总纲，概述了痈疽的病因病机、治疗原则和治法方药；第二"痈疽备论"录曾孚先论，强调了痈疽治疗要"施以活法"的原则；第三至十一，详述痈疽灸法；第十二至十九，主要谈及痈疽发生、辨证、用药的一般规律；第二十至二十二，则对痈疽病因作了进一步的探讨，著者提出自己见解（将痈疽之源归为"毒"之一字）并引《中藏经》证之，其论病因与现代医学对于糖尿病并发痈疮症的认识颇有暗合。卷中主要谈的是痈疽的辨证特点及注意事项，前一方面如痈疽的表里、阴阳划分，其形证的善恶、顺逆辨别等，一直为后世所遵循；后一方面涉及调治、护理中常见问题的应对方法，切合临床实用。卷下头两论详尽介绍了麦饭石膏、神异膏等几个痈疽效方；第四十一至五十四则主要谈了痈疽病程中各类并发症（如发热、口渴）的处理及善后事宜，其中"论口干与渴证不同"（第四十九）与"调节饮食兼平胃气论"（第五十四）两节为陈氏心得，颇为精到；最后是痈疽杂方、治痈疽小方三道及一条升麻汤治肺痈的经验（未列篇次）。另外，卷末附有"补遗"，收录了陈日华的"痈疽点烙法"、洪丞相的"用蜞针法"、痈疽疖毒经效杂方（一十三道）及治疗其他一些外科疾病（如甲疽、乳痈、金疮、悬痈等）的方剂。

书中引文出处多能注明，据其可知李氏论见于第五、六、十、十一、十八、十九、二十四、二十八、三十七至四十二、四十四至四十六、四十八、五十一至五十二；伍氏论见于第七至九、十四至十六、二十三、二十八至三十一、三十三至三十六、四十七；曾氏论见于第二、二十五、四十三；第三、十三、十七，出自陈无择；第二十六、二十七，出自《卫济宝书》；第十二引马益卿；第二十一引华佗。书中所收方剂，卷上在第十一论后，卷中在卷末，卷下则随论而附。

4．2．4．后世影响

《外科精要》对于中医外科独立创设的重要影响，前已述及；下面再补充略举两方面的影响：一是陈氏开创的外科病"内外合一"的治法原则；二是《精要》中反复强调的使"邪有出路"的治法原则；三是《精要》总结的"疗发背痈疽用药要诀"（卷上第一论）在后世所引发的争议。

陈氏"内外合一"的外科病治法原则，是薛己在《校注外科精要序》中首先概括的："外科，盖指疮疡门言也。上古无外科专名，实防于季世，后人遂因而分内外为二科。兹《外科》乃宋陈良甫先生所著，虽以疡科名其书，而其治法固多合外内之道。如作渴、泄泻、灸法等论。诚有以发《内经》之微旨，殆亘古今所未尝道及者，可传之万世而无弊也。"这一符合中医整体观念的治法原则阐明后，在后世的外科学术发展中得到了充分的贯彻，对中医外科"外病内治"学术特点的形成是有导向之功的。

关于使"邪有出路"的治法原则，在《精要》中多处反复提及。如论骑竹马取穴灸法和隔蒜灸法是"庶使毒气有路而出，不攻于内"；灸足三里法是"引热就下"；"毒气方盛之时，外被傅药闭其毫孔，内服温药助其毒气，致令热毒之气，无路发越，内攻脏腑，倾人性命，急如反掌"，等等。可见，"邪有出路"的疏导原则是贯穿陈氏痈疽治法的一条主线。这一治疗思路亦颇为后世医家所认可，成为中医外科学的另一鲜明学术特点。

对于《精要》卷上第一论中总结出的痈疽治法的几项具体原则，如"治痈疽方萌之时……首用宣利之药，无使毒炽"的"大法"、"痈疽未溃，毒攻脏腑，一毫热药断不可用；痈疽已破，脏腑既亏，一毫冷药亦不可用"的"先后次第之要诀"等，在后世则引发了颇多争议，针锋相对，仁智互见。

针对《精要》"大黄宣热散毒，治痈疽要药。痈疽始作，皆须大黄等汤极转利之，排日不废"的提法，后世医家曾有异议，如汪机《外科理例》卷二引朱丹溪之言："此皆不能使人无疑。借曰用大黄，恐因大府秘而病体实，有积热沉痼者发也，止可破结导滞、推令转动而已，岂可谓极转利之，而且排日不废耶？若下利之后，又与利药，恐非防微杜渐之意。疮之始作，肿在肌肉，若非大满大坚实之症，自当行仲景发表之法，借五香汤为例，散之于外可也，何必遽用峻下之药，夺其里哉！或曰：痈疽用大黄走泄以去毒，孙真人尝言之，良甫祖述其说耳。曰：孙以盛名行奇术于公卿间者，良甫宋人，若其交游亦皆公卿之家、肉食之辈，固皆捷效。今不分贫富苦乐，一概用之，宁免孟浪之过乎？况有心劳而虚者，忧怒而虚者，强力劳动而虚者，大醉饱而虚者，皆气少而涩，血少而浊。生疽固是难治，若大府秘而稍安谷，甘淡薄而守戒律，犹为可治，不免尚费调补；苟因旬日半月，大府秘实，不知亦有其气不降而然者，便以为实而行大黄，岂不杀人？"

明代大医家张景岳对陈氏张于前、薛

氏倡于后的治疗痈疽"先后次第之要诀"，也有所訾议："凡痈疽，实证不可温补，虚证不可凉泄，此大法也。观前条陈良甫曰：凡疮疡未溃，一毫热药断不可用。痈疽已溃，脏腑已亏，一毫冷药亦不可用。又立斋云，若肿焮痛甚，烦躁脉大，寒热往来，大便秘结，小便涩痛，心神愦闷，皆邪热之证。凡辛热之剂，不但肿疡不可用，虽溃疡亦不可用也。此固然矣。然二公已道其半，犹未尽也。余读之曰，凡痈疽阴盛阳衰者，但见体虚脉弱，阳气无权等证，则凡苦寒之剂，非为溃疡不可用，即肿疡亦不可用也。又若阴邪凝结之毒，非用温热，何以运行。而陈氏谓肿疡不可用热药，恐不可以概言也"（《景岳全书·外科钤·总论治法》）。

围绕这些意见展开的学术争鸣，也在一定程度上刺激了中医外科学的学术发展，丰富了祖国医学思想的宝库。今天来回顾这些前人曾关注的问题，对于我们探索中医未来之路也是极富启迪的。

4.3.管见大全良方

4.3.1.撰著情况

据陈自明自序，该书撰于咸淳辛未（公元1271年），此时著者当已值晚年（自序中提到"仆早岁膝下至于华发"，书中还提及了《外科精要》的编集）。撰著缘起是"盖念医书繁夥，非行李所得尽载，逆旅仓遽，与医药或不相乎"。撰著体例是"就《局方》撮要"。可见，著者之编撰目的是提供一部简要实用的临床手册式的方书。

4.3.2.版本源流

日本·丹波元胤的《中国医籍考》卷四十九"方论（二十七）"载："〔陈氏（自明）管见大全良方〕：《医藏目录》，十卷。未见……按是书论方，散见于《医方类聚》各证门。惜其非完璧矣。"

后世研究者多据此认为此书已无单行本传世（见任应秋主编．《中医各家学说》．上海：上海科学技术出版社．1986年5月第1版），然据新版《中医图书联合目录》查证，国家图书馆和福建省图书馆尚存有此书的清代抄本。中国中医研究院图书馆亦藏有国图抄本的缩微胶卷。此本题名为《新编备急管见大全良方》，卷数与《中国医籍考》合，其中方药多失载，恐亦非全帙。然难得此本首尾完整，亦称善本，使我们如今有幸藉此一窥陈氏晚年学术之堂奥。

此外，今本《医方类聚》中，各门下标有"管见大全良方"的内容，亦是引自此书。其所载此书佚方，颇可补抄本之阙失；而此书卷143"诸虚门一"所引之"戒服丹说"，亦为抄本所失载之佚文。

4.3.3. 内容体例

据陈氏自序，该书"始自中风，讫于婴孺，科别类聚，汇而成编。"抄本全书共十卷。前有陈自明自序一篇，落款作"时咸淳辛未仲秋临川医学陈自明良甫序"。后接目录，题作"新编备急大全良方纲目"。卷前有"诊脉要诀"一篇，将脉象按七表、八里、九道、浮沉、洪微、虚实、迟数、怪脉分类论之，其多采七言歌诀形式，然亦与今所传"七言脉诀"不同，不排除为陈氏自撰。其后为正文十卷。卷一至卷六分别论治中风、伤寒、瘴疫、脾胃、诸虚、积热等杂病，其内容框架基本取自《太平惠民和剂局方指南总论》中、下两卷，然证候描述（《管见良方》多补出脉象）及处方举例常略有出入；其中对于中风、瘴疫、痢疾、痈疽等的论治，尤多创见，可与《妇人大全良方》杂病部分及《外科精要》的相关内容互参；卷六所附解毒、救急部分，亦是取《千金》、《外台》诸书的内容，补《局方

总论》之未备。卷七至卷九论治妇人病，其框架亦袭《局方总论》相关部分，其余则均于《妇人大全良方》中可见；值得一提的是，其产后部分全录了郭稽中二十一论，而略去了《妇人良方》"产后门"中其他内容。卷十论治小儿诸疾，其内容兼取《局方总论》及《妇人良方》卷二十四所附"《产乳集》将护婴儿方论"，并有少量新增部分，如歌诀、十种丹毒等内容。全书中仅有极少几首方剂载述了组成、用法，余皆失载，恐属阙佚。

4.3.4. 学术价值

此书一直以来隐没不彰，故对后世医学的影响远不及上述二书，然若仅凭此就低估了其学术价值，则难免有"遗珠之憾"。兹引几例以证之：

关于中风的证治：陈氏针对当时"皆遗古法，自立新意，或执一说，或本《易简》，不问阴阳冷热虚实、有汗无汗，不问外感风寒、内伤喜怒，六脉沉伏或指下浮盛，首以三生饮吞养正丹"的机械套用，"见若中风有热之证，更服三建、三生、养正等药，可谓抱薪救火"的草菅人命，及执守"风中人不可便用风药，气中人不可便用气药"原则的泥古不化等误区、弊端，提出了尖锐的批评。而极力倡导小续命汤治风的"古法"。并强调久病之人需大剂常服，坚定信念，方有望获愈。

关于瘴疫的防治：陈氏根据自己的实地考察经历，对瘴疫的病因提出了独创性的新见解："虽曰寒暄不齐，热毒之气熏蒸而成，然彼方之人，不造厕室，不问男女，皆是野溷，遇天气暄热，则臭秽之气便熏街路，人吸其气，安得不成病乎？"这一认识考虑到了公共卫生与传染病流行之间的关系，阐前人所未发，而更接近今天的科学结论，此等见地在当时是难能可

贵的。不仅如此，陈氏还发挥了中医注重"扶正祛邪"的预防理论，指出："凡处瘴乡，能简出入、正胃气、节饮食、远房色，虽曰居大法场中，亦无害也。若不能戒慎，虽不在烟瘴之地者，犹未免夭枉，况处烟瘴之地乎？"

关于痢疾的证治：陈氏对于痢疾寒热的辨证，并不执守"赤色为热，白色为寒，赤白相杂为冷热不调"的机械分法，转而提出以脉之盛虚来辨寒热的原则，主张"论见如五心烦热，唇赤，烦渴引饮，心中欲冷而恶热，脐腹胀痛，六脉洪数或六脉虚弱者，便不可作虚寒治疗，投之热药"。对于痢疾的治疗，陈氏力主"宜以败毒散去薄荷，多加人参、陈米、姜、枣煎服；或以小柴胡汤，亦加人参、姜、枣煎服"，理由是"此二药大能疏利肝气，败毒散能去风邪故也"。此议论别开生面，堪为后来清代喻嘉言氏"逆流挽舟"治痢

之前奏先导。陈氏还明确反对当时"始得痢疾，便投罂粟壳等紧涩之药"的时医风气，认为："夫罂粟壳其性紧涩，能损脾胃，留滞毒气，而反增其疾，正如沟渠停积不洁污秽之物，若不先荡涤，却窒涩其路，使秽污无路而出，可乎？是以多因服此，不进食饮，日渐羸困，强名曰'禁口'者，多矣！"但他并不因噎废食，全盘否定，而是能客观地指出："然罂粟壳非无功也，而施之久痢则可，更宜去尽筋膜、穰、蒂，锉碎，以白蜜和水淹一宿，次日慢火炒令焦黄色，庶得稳当。"

由上可见，《管见大全良方》一书对于探讨陈氏晚年学术思想及南宋医学风气，都有着极为宝贵的文献价值。其简便实用的选方特点，对于今日中医临床，也颇有参考价值。因此，该书值得我们更深一步地整理研究。

陈自明医学研究论文题录

1．孔淑真．妇产科学家陈自明．中华医史杂志　1955；7（3）:176

2．高德明．我国古代的妇产科专家——陈自明．中医杂志　1958；（6）:431

3．静修．宋代名医钱乙与陈自明．福建中医药　1959；4（10）:31

4．辛智科．陈自明和《妇人大全良方》．陕西中医　1983；4（2）:45

5．王大鹏．《妇人大全良方》对中医妇产科的贡献．黑龙江中医药　1983；（4）:45

6．王文玉，等．陈自明妇科集大全．山东中医杂志　1984；5（5）:64

7．王光辉，等．陈自明《妇人大全良方》优生学术思想探讨．山东中医杂志　1984；5（6）:7

8．朱定华，等．我国古代妇产科学的瑰宝．浙江中医学院学报　1985；9（2）:39

9．曾勇．陈自明对中医外科学的贡献．江西中医药　1986；（3）:4

10．谢兴生．陈自明的针灸学术思想探析．江西中医药　1988；19（3）:42

11．戴月笙．谈陈自明对妇科调经的认识．福建中医药　1989；20（3）:24

12．段光堂．学博于百家　术精于实践——陈自明《妇人大全良方》评述．上海中医药杂志　1991；（2）:32

13．尹国有．略论陈自明在痈疽证治上的成就．河南中医　1995；15（2）:80

14．魏贻光．陈自明对中医产科学的贡献．中华医史杂志　1998；28（1）:23

15．谢德聪．陈自明《妇人良方》论治崩漏的特色．福建中医学院学报　1998；8（3）:40

16．韩慧敏，等．论《妇人大全良方》人尿入药特色．光明中医　1998；13（6）:49

17．陈立怀，等．陈自明对护理学的贡献．长春中医学院学报　1999；15（4）:3

18．张清奇．《妇人大全良方》之学术思想及对后世的影响．现代中医　1999；12（3）:35

19．邹淑风，等．《妇人大全良方》情志为病浅析．中医药信息　2000；17（3）:72

20．刘青林，等．浅析《外科精要》的学术贡献．中医文献杂志　2001；（4）:19

21．谭抗美．《妇人大全良方》临床应用体会．新中医　2003；35（7）:68